乳腺疾病DBT和CEM 诊断解析

主 编　陈卫国　徐维敏　文婵娟
主 审　彭卫军　顾雅佳

科 学 出 版 社

北 京

内 容 简 介

本书是一部介绍数字乳腺断层摄影（DBT）和乳腺X线对比增强摄影（CEM）最新技术的专著，共分13章。第1章简要介绍乳腺影像技术的新进展，侧重于DBT和CEM的技术原理、操作规范及相关注意事项；第2～12章均通过大量临床实例及其图像资料，附上问答题与相关解释，系统阐述乳腺良恶性病变的影像表现（包括丰富的DBT和CEM病例图像）、病理特点、诊断要点及鉴别诊断；第13章概述人工智能（AI）在乳腺诊断的应用。本书编排以实用方便为主，乳腺疾病按病理归类，层次清楚，病种较全，图文并茂，兼具图谱及教科书的特点，可读性强。

本书全部材料来源于编撰者的实践经验，符合临床实际工作流程，体现了影像医学临床科研需求，是当前国内出版的第一本以DBT和CEM为重点解读内容的高阶专业参考书，也是一部具有相当实用价值的乳腺影像诊断教材。适用于影像科医师、临床相关专业医师、乳腺影像专业研究生及规培生阅读参考。

图书在版编目（CIP）数据

乳腺疾病DBT和CEM诊断解析/陈卫国，徐维敏，文婵娟主编 . —北京：科学出版社，2021.3

ISBN 978-7-03-066390-0

Ⅰ.①乳… Ⅱ.①陈…②徐…③文… Ⅲ.①乳房疾病－影像诊断 Ⅳ.① R655.804

中国版本图书馆 CIP 数据核字（2020）第 199648 号

责任编辑：程晓红 / 责任校对：张 娟
责任印制：赵 博 / 封面设计：吴朝洪

科 学 出 版 社 出版

北京东黄城根北街 16 号
邮政编码：100717
http://www.sciencep.com

三河市春园印刷有限公司 印刷
科学出版社发行 各地新华书店经销

*

2021 年 3 月第 一 版 开本：787×1092 1/16
2021 年 3 月第一次印刷 印张：34 1/2
字数：735 000

定价：268.00 元
（如有印装质量问题，我社负责调换）

编 者 名 单

主　审

彭卫军　复旦大学附属肿瘤医院放射诊断科
顾雅佳　复旦大学附属肿瘤医院放射诊断科

主　编

陈卫国　南方医科大学南方医院放射科
徐维敏　南方医科大学南方医院放射科
文婵娟　南方医科大学南方医院放射科

特邀编审

梁长虹　广东省人民医院放射科
罗娅红　辽宁省肿瘤医院影像科
郭庆禄　广东省妇幼保健院放射科
江魁明　广东省妇幼保健院放射科
马　捷　深圳市人民医院放射科
赵　亮　南方医科大学基础医学院病理学系
陈燕萍　南方医科大学南方医院影像诊断科
叶长生　南方医科大学南方医院乳腺外科
李颖嘉　南方医科大学南方医院超声诊断科
王　爽　南方医科大学基础医学院病理学系

副主编

秦耿耿　南方医科大学南方医院放射科
廖　昕　西门子医疗培训部
曾　辉　南方医科大学南方医院放射科
何子龙　南方医科大学南方医院放射科
汪思娜　南方医科大学南方医院放射科
徐泽园　南方医科大学南方医院放射科
吴杰芳　南方医科大学南方医院放射科

编　者（按姓氏笔画排序）

马梦伟　南方医科大学南方医院放射科
王　刚　东莞市人民医院放射科
毛勤香　柳州市人民医院放射科
叶　红　广东农垦中心医院放射科
冯晨雅　南方医科大学南方医院放射科
全美霞　南方医科大学南方医院放射科

刘　凯　解放军联勤保障部队第924医院核医学科

刘仁懿　南方医科大学南方医院放射科

刘民锋　南方医科大学南方医院乳腺外科

刘铁军　柳州市人民医院放射科

杜　钢　南方医科大学南方医院放射科

杜培南　中山市石岐苏华赞医院放射科

李　莹　香港大学深圳医院影像科

李　镒　南方医科大学研究生学院

李远章　南方医科大学第五附属医院影像诊断科

吴　勇　东莞市中西医结合医院影像科

张小玲　中山大学附属第一医院放射科

张国千　茂名市人民医院放射科

陈　皓　西门子医疗培训部

陈丽君　广东省中医院影像科

陈路嘉　南方医科大学南方医院乳腺外科

肖格林　广州中医药大学附属中山中医院影像科

林炯彬　南方医科大学南方医院放射科

林振东　湛江市中心人民医院放射科

林袁碧　南方医科大学南方医院放射科

林淑仪　南方医科大学南方医院放射科

郁　成　广东医科大学附属医院放射科

罗振东　香港大学深圳医院影像科

罗婉贤　南方医科大学南方医院超声诊断科

周　云　湘西自治州人民医院放射科

郑博文　南方医科大学南方医院放射科

胡仰玲　中山大学附属第一医院放射科

胡碧莹　佛山市人民医院放射科

费西平　南方医科大学南海医院影像科

唐宪明　阳春市第二人民医院放射科

梁　洁　南方医科大学南方医院门诊部

梁天立　南方医科大学南方医院放射科

梁家宁　肇庆市人民医院放射科

彭青松　通用电器医疗集团DXR科研培训中心

董建宇　南方医科大学南方医院乳腺外科

曾凤霞　南方医科大学南方医院放射科

温　晶　南方医科大学研究生学院

谢媛琳　佛山市三水区疾病防治所

蔡裕兴　南方医科大学南方医院放射科

熊小丽　南方医科大学南方医院放射科

潘德润　南方医科大学南方医院放射科

序 一

数字乳腺断层摄影（DBT）和乳腺X线对比增强摄影（CEM）是乳腺X线检查的最新技术。DBT和CEM在国内逐渐被广泛应用于临床，但目前尚未见到DBT及CEM临床应用系统总结的专业图书。

《乳腺疾病DBT和CEM诊断解析》是陈卫国教授团队在紧张纷繁的临床工作中积累的丰富临床经验及大量原始资料的总结，同时吸收了国内外相关最新研究成果。本书运用国际乳腺影像专业广泛使用的标准化语言（BI-RADS），系统阐述了乳腺疾病临床、病理、影像诊断与鉴别诊断。

乳腺影像检查技术较多，本书涵盖了多模态的检查方法，又以DBT及CEM为重点，按照乳腺常规诊断阅片流程，以病例分析的形式，深入剖析了不同病种的影像学特点，同时充分论述了X线新技术临床应用的优势与缺点。启发读者通过"影像表现—提出问题—分析问题"这一路径思考，逐步提高乳腺疾病诊断及鉴别诊断的能力与水平。

本书内容翔实、临床指导实用性强，病例分析与编排有新意，临床病例图片清晰典型，可读性强，有助于扩充读者的知识领域，加深对DBT和CEM技术的认知。我相信，本书是当前国内极具学术价值的乳腺疾病X线检查和诊断专业参考书，适用于影像科医师、临床相关专业人员和聚焦乳腺影像专业研究生阅读参考。我愿意推荐此书，供大家阅读和参考。

"他山之石，可以攻玉"，作者团队对DBT和CEM的应用体会与总结，或许有不少见仁见智的观点，有利于我们开拓视野和思路，值得肯定和鼓励。故此，我欣然应陈卫国教授的邀请，提笔拟就此篇。

是以为序。

2020年6月

序　二

乳腺影像检查技术主要包括数字乳腺X线摄影（DM）、乳腺超声、磁共振成像（MRI）、正电子发射体层（PET-CT）和乳腺锥形束CT等。数字乳腺断层摄影（DBT）和乳腺X线对比增强摄影（CEM）是两种最前沿的乳腺X线成像手段。目前，虽然已有不少关于DBT和CEM在乳腺疾病，尤其是乳腺癌检出方面的研究报道，但系统介绍乳腺DBT和CEM的专著仍是"凤毛麟角"。

陈卫国教授及其团队笔耕不辍，"博观而约取，厚积而薄发"，总结了在乳腺X线诊断领域的宝贵经验，编撰了《乳腺疾病DBT和CEM诊断解析》一书。笔者有幸参与了书稿的审核工作，通览全书，认为具有以下特点：①系统全面。术中涉及乳腺病种较多，影像学检查手段齐全，有助于对比不同检查技术在疾病诊断中的优劣，便于择优选择和综合应用。②实用价值高。书中材料全部来自作者的实践经验，内容翔实，附有丰富清晰的实例图片，问答与解析重点突出，符合实际工作流程；各章节列有参考文献和附录缩略语词典，方便读者参考。③图文并茂，可读性强。全书标题醒目，层次分明，文字精练，图片清晰，易于认识和理解，兼具乳腺影像诊断图谱及教科书的特点。

本书是目前国内出版的少见的重点介绍DBT和CEM临床应用的专著，具有相当高的学术水平，适用于影像诊断和乳腺外科医师，对规培生和相关专业医师进一步了解乳腺疾病的影像知识，提高乳腺图像的阅读技能，加深对DBT和CEM的理解大有裨益。

2020年6月

前　言

　　目前，乳腺癌已取代肺癌成为我国女性发病率最高的恶性肿瘤，也是女性致死的主要疾病之一。早发现、早诊断、早治疗可明显改善其预后，提高乳腺癌患者的生存率。影像学检查对早期乳腺癌的筛查与诊断具有重要作用，广泛开展乳腺X线摄影筛查可明显降低乳腺癌的病死率。

　　至今，乳腺影像检查仍然是数字乳腺X线摄影（DM）、超声和乳腺磁共振成像（MRI）"三驾马车"并行。乳腺X线摄影作为乳腺影像学检查的基础方法，费用低、操作便捷，诊断效能有一定保障，是乳腺影像诊断的主要手段，也是美国食品药品监督管理局（FDA）推荐的乳腺癌筛查的唯一方法。但我国女性乳腺以致密型多见，而乳腺X线摄影的诊断准确率随乳腺密度增加而逐渐减低。因此，近几年陆续研发了数字乳腺断层摄影（DBT）、乳腺X线对比增强摄影（CEM）等新的乳腺X线检查手段，这些成像方法采用更先进的技术来采集和显示图像，已经逐渐应用于临床实践，并达到了不俗的诊断效果。

　　乳腺超声是临床另一主要检查手段，操作简单、无辐射，对囊实性病变的诊断更为准确，与DM相辅相成，视为乳腺影像学检查的"黄金组合"。但超声检查对操作者技术和经验要求较高，每个不同年资的操作者对同一患者都可能有不同的解读，同时也面临捕获的切面图像能否完全满足诊断需求等一系列问题。

　　MRI一般作为乳腺常规影像学检查的进一步辅助诊断手段，是目前乳腺检查敏感性最高的方法之一，其多序列及功能成像在乳腺癌诊断、术前分期、新辅助化疗预后评价和手术方式的选择中均起着重要作用，但MRI对患者检查要求较高、检查时间较长，存在敏感性高但特异性相对偏低、对微小钙化显示效能不足等问题，使其在临床应用中受到一定限制。

　　PET-CT作为常用的功能成像，不仅可以协助临床和影像医师判断乳腺癌发病的范围和程度，发现临床未检测到的远隔病变，还可以通过特殊的分子生物学特征，补充和完善病理与组织学信息，为临床诊治提供更为准确的参考依据；但PET-CT费用高、辐射剂量大等缺点，使其在乳腺癌筛查与检测方面受到极大限制。

　　乳腺锥形束CT成像可使腺体组织在不被压缩的情况下显示完整内部结构的三维影像，得到的图像可从多个解剖平面对微钙化、肿块和不对称等可疑特征进行评估扫描，消除腺体组织的重叠，提高病变的可视化，但目前同样由于辐射剂量偏高，难以普遍推广应用于临床，尤其是应用于乳腺癌的筛查。

　　数字乳腺断层摄影（DBT）作为一种新兴的乳腺摄影技术，是指在一定角度下通过旋转X线球管采集一系列低剂量X线图像，然后经计算机后处理重建为新的断层影像，在目前乳腺疾病的检查与诊断中起着重要作用。相对于传统的二维乳腺摄影技术，重建后的三维断层影像能减少甚至消除组织重叠和结构噪声对诊断的影响，使隐藏于腺休中的病变清晰显示出来，更直观地观察病变的形态学结构，明显提高对病灶的发现率及诊断效能。

乳腺X线对比增强摄影（CEM）作为另一种前沿成像方式，亦是在数字化乳腺X线摄影的基础上，克服了传统数字乳腺X线摄影的局限性，通过注射碘对比剂，利用碘的K缘效应进行高、低双能量曝光，使在低能图上未显示的病变能够充分显影。CEM能将恶性肿瘤新生血管引起的对比增强效应与其解剖结构相结合，进一步明确病变的影像特点。

研究报道，DBT每次曝光剂量是传统DM辐射剂量的5%～10%，而CEM的辐射总剂量与DM相比也仅增加了20%，二者的辐射总剂量都在国际公认的限制范围之内，因此应用DBT、CEM检查诱导乳腺癌发生的可能性是微乎其微的。

目前，已有不少关于DBT、CEM在乳腺疾病，特别是在乳腺癌诊断方面的研究报道，但系统介绍DBT和CEM的专著并不多见。我们结合DBT和CEM临床应用的经验与体会，精选了100多例共1600多幅图像的各类型乳腺疾病资料，包括常见及罕见病理类型的乳腺癌、乳腺良性病变及感染性病变，涵盖了乳腺癌术后随访、假体置入术后复查、间期癌和男性乳腺癌等，内容全面，按病理类型分章节，规范使用第5版BI-RADS分类的专业术语，综合解读其影像表现，深入解析不同病种的影像特点，重点评析DBT及CEM在乳腺疾病检查中的优势与不足。

本书病例分析思路完全按照临床阅片常规流程展开，每个病例分享均包括一组多模态影像图片展示，伴随数个问题、参考答案及分析要点等内容，尽量深入浅出，通过"影像表现—提出问题—分析问题"的路径激发读者学习热情，在潜移默化中逐步提高乳腺疾病诊断与鉴别诊断的能力与水平。书中部分病例通过新的检查手段（如DBT、CEM）得出较全面的影像特征总结，改变了既往依赖一两种检查手段诊断乳腺疾病的局面，读者可对新技术的适应证加以借鉴。

本书由我和徐维敏博士、文婵娟博士共同主编，7位副主编分别负责部分章节的主要编审工作，并请中华放射学会乳腺专业委员会主任委员彭卫军教授和副主任委员顾雅佳教授担任本书的主审。特邀梁长虹教授、罗娅红教授、郭庆禄教授、江魁明教授、马捷教授、叶长生教授、李颖嘉教授、陈燕萍教授、赵亮教授、王爽教授等长期从事影像诊断、乳腺外科、超声和病理的著名专家参与部分章节的审阅。

本书大部分资料出自南方医科大学南方医院，涉及肿瘤和肿瘤样病变的病例均经手术病理证实，正文和图注不再一一赘述。少量病例资料来源于广东省中医院、香港大学深圳医院、东莞市人民医院和佛山市第一人民医院等，书中均有备注。

希望本书的出版，能帮助从事乳腺影像诊断的同道们进一步了解各种乳腺疾病的影像知识，提高对乳腺X线图像的诊断技能，加深对DBT、CEM等乳腺诊断新技术的认识并将其推广应用于临床。

　　"文章千古事，得失寸心知"。本书在编写过程中，全体编审以高度的责任心对撰写内容进行了深入探讨，几经修订，及时补充新知；以精益求精的态度对图片资料进行多次核对筛选，力避讹误，体现了我们专注乳腺影像事业的拳拳之心。但由于涉及研究领域较多，新技术临床应用时间不长，我们的体会亦只能是"沧海一粟"，深感"学海无涯"，"力有不逮"，限于编者的学识水平，书中不妥之处诚祈同行们不吝赐教并斧正。

2020 年 5 月

致　谢

　　本书付梓，饮水思源，我们要感谢所有参与策划、资料收集、撰写、审阅和文稿润色的师友、同事和学生，感谢他们的辛勤劳动，殚精竭虑。衷心感谢梁长虹教授和彭卫军教授作序，为本书增色添彩。

　　衷心感谢南方医院各级领导的大力支持与帮助。余艳红教授、李文源院长、鲁鸿副院长、吴汉森副院长、杨洪波副院长、医务处吴志华处长、教务处刘杰处长和科研处朱晓亮副处长，对乳腺影像的研究和本书的编撰出版给予许多无私关爱和支持，提出不少宝贵建议，承蒙关照，感激不尽。

　　特别感谢主审彭卫军教授和顾雅佳教授，他们是我国乳腺影像诊断的泰斗，学识渊博，严谨务实，为本书提出"画龙点睛"般的建设性意见，给予我们巨大帮助与启发。

　　由于全书涉及领域较广，为尽量避免疏漏，作者特别邀请了长期从事影像诊断、病理和临床相关专业的著名专家们审定部分内容。从策划、构思、组稿到编排，都得到梁长虹教授、彭卫军教授、罗娅红教授、顾雅佳教授、郭庆禄教授、江魁明教授、马捷教授、叶长生教授、李颖嘉教授、陈燕萍教授、赵亮教授和王爽教授的精心指导与帮助，他们远见卓识，提出不少卓有成效的专业性建议，百忙中抽暇审阅了部分章节。在此，主编携全体编撰者向他们表达由衷的敬意！

　　本书撰写参考了部分专家、教授的著述，已在各章节一一注明，在此一并表示感谢！

　　感谢南方医院影像中心和放射科全体同事的支持与帮助！感谢南方医院乳腺外科、超声诊断科和病理科同道的大力支持！

　　本书编撰过程中，还有许多良师益友给予我们热心指导与无私帮助，铭感于心，他们是：曾建华教授、周凌宏教授、陆遥教授、马建华教授、左大明教授、姚广裕副教授、甄鑫副教授、徐圆副教授、宋千成副教授、张超副教授、刘春玲副教授、吴卓副教授、张嫣副教授、韩非老师、王春波老师、邱旭辉老师、任博老师、战丽君老师、郭昭泽老师、金叶老师、刘道洪老师、贾会明老师、吴敏老师、郁爽老师、谭晓敏老师、陈静仪老师、薛莲老师、刘志刚老师、张新禄老师、彭鹏老师、谭小燕老师、林丽玲老师、胡兴媛老师。特此一并致以最诚挚的谢意。

　　本书凝聚了全体编者的心血与汗水，也融入了许多未能列名道谢的师长、同道的创新精见和默默支持，千言万语难表述，再道"谢谢"诉心声。

　　即便感谢再三，难免挂一漏万，敬请海涵。

陈卫国　徐维敏　文婵娟
2020年5月

目 录

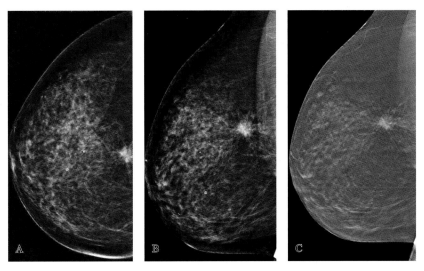

图1-1-6　头尾位二维影像（A）及外侧夸大头尾位（XCCL）的二维图（B）和DBT图（C）

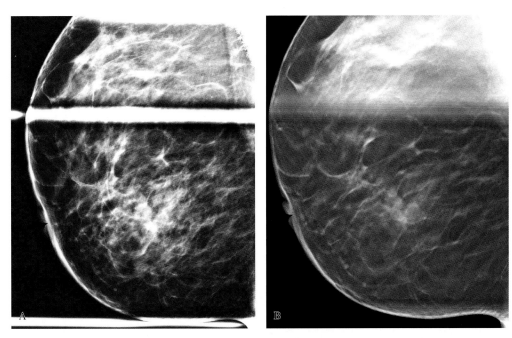

图1-1-7　局部加压时乳腺的二维图（A）和DBT图（B）

需要测量从乳头至病变的垂直距离，在上下方或内外方向上测量乳头至病变的距离，以及测量从病变到皮肤表面的距离。摄影时仅需更换专用的压迫板，不需要安装局部点压放大摄影专用的摄影台，对感兴趣区域进行局部压迫，相对于局部点压放大摄影，局部加压摄影最终可

同时得到二维和三维图像，但没有放大效果。

定点或锥形压迫有助于密集组织区域的模糊或不明确的发现物，提高乳腺肿块的分辨力。与整体乳腺压迫相比，定点压迫能使感兴趣区的厚度有更大幅度地减小，提高乳腺组织的分离程度，用来对感兴趣区域内正常与异常组织结构的区分，可产生更高的对比，对发现的肿物进行更精确评估。

4.局部点压放大摄影（图1-1-8） 在筛查中发现肿块时，放大摄影可对病变的边缘、可能存在的卫星病灶及是否有微小钙化方面提供额外的信息，对于钙化性病变可提供较详细的形态学信息，成簇钙化或其他钙化可变得更加明显，并可发现未知的成簇钙化，对结构紊乱和密度不对称也均有帮助。局部放大有助于通过对病灶密度或团块的边缘和其他结构特征更加精确地评价，有利于区分良恶性病变，同时还对钙化的数目、分布和形态具有更好的显示效果，此技术还可以扩展到常规体位中不容易发现的病灶。

5.穿刺定位 对于乳腺疾病，特别是可疑恶性病变的定性诊断，直接手术切除虽可准确定性，但存在手术费用较高、术后易留瘢痕或乳腺组织变形不利于跟踪随访等缺点。影像学检查是目前乳腺疾病中最常用且最有效的诊断方法，对缺乏典型影像学特征的微小病灶，可借助影像引导下的穿刺活检明确病变性质。其中乳腺X线立体定位活检是近年来较为常用的乳腺活检技术，是指通过乳腺X线机及其配套的立体定位装置，在X、Y、Z坐标上的三维空间位置上对感兴趣区定位，采用特制定位针进行手术切检。该技术解决了乳腺外科医师对乳腺微小病变术中定位的困难，为寻找手术最佳切口、减少组织损伤，提供了可靠途径。

对于已配置数字乳腺断层摄影（DBT）功能，但没有配备立体定位活检系统的乳腺X线摄影设备，南方医科大学南方医院放射科自主研发了一款乳腺穿刺定位压迫板，可以实现在X线断层摄影引导下的穿刺定位，且具有较高的准确性（图1-1-9）。其操作方法为：换上乳腺穿刺定位压迫板，对病变区进行压迫并拍摄DBT图像，

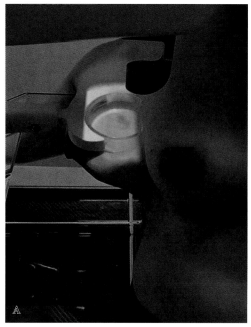 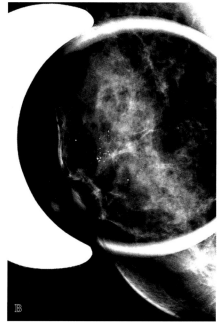

图1-1-8A、B　局部点压放大摄影体位（A）及处在该体位时所拍摄的二维图（B）

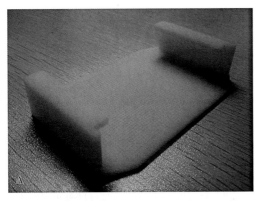

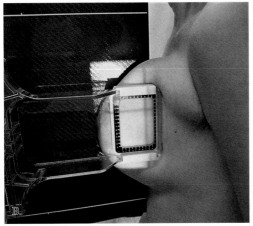

图1-1-9　使用的三维打印以及采用压迫板进行DBT摄影

明确病变在X、Y、Z坐标上的穿刺位置，选择病灶最清晰的层面与定位板数字最清晰的层面，两者层厚相减得到病灶深度。如图1-1-10，假设病灶最清晰层面为DBT第26层，定位板数字最清晰的层面为第11层，则两层厚相减得到的15mm为病灶深度。

四、注意事项

1.日常保养　乳腺X线摄影是一种利用软X线穿透人体部位进行照射，通过平板探测器，在计算机上显示图像，服务于临床医疗的一种高精密仪器。该设备对环境要求极高，在预防性保养中要关注室内温度保持20～26℃，湿度保持在50%～70%，稳压电源输入设备的电压在220～230V，并且关注除湿器是否有报警或储蓄罐中水已满而未及时倾倒。注意空调是否一直处于工作状态，并且出风口温度是否满足设备要求。检查平板下方和球管上方的风机口是否有灰尘堆积，如果有灰尘堆积要及时处理，以免影响球管正常散热。

2.适用人群　根据美国乳腺癌X线摄影普查和荷兰城镇女性乳腺癌X线摄影普查对乳腺癌患者死亡率影响的研究结论，X线摄影普查可以降低55～74岁女性的乳腺癌死亡率。根据中国抗癌协会乳腺癌诊治指南与规范（2019年版），当遇到以下情况时，要考虑进行定期乳腺X线检查。

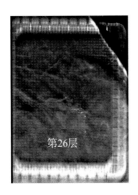

—

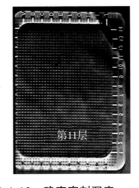

＝　穿刺深度
15mm

图1-1-10　确定穿刺深度

（1）45～69岁的一般风险女性，推荐进行规律性筛查。

（2）40～44岁的一般风险女性，应有机会接受筛查。接受筛查前，鼓励其在充分了解乳腺癌筛查的潜在收益、风险和局限性之后，与医师共同确定个体化决策。

（3）年龄＜40岁的一般风险女性，推荐不接受规律性筛查。

（4）年龄＞69岁的一般风险女性，身体健康且预期寿命＞10年，如有意愿，应有机会接受筛查。

（5）月经初潮年龄＜12岁或绝经年龄＞55岁者。乳腺癌的发生与雌激素的作用有关系，月经初潮早、绝经晚的人群，雌激素作用于乳腺的时间比较长。

（6）第一胎的生育年龄＞35岁，或未生育、产后未哺乳。孕激素、胎盘分泌的雌激素对乳腺癌的发生有一定的保护作用，但只有经过正常生育和正常哺乳的情况下，孕激素及胎盘分泌的雌激素才能起正常的保护作用。

（7）曾患乳腺良性病变（如良性肿瘤、乳腺增生症等）的女性及曾患对侧乳腺癌的患者。

（8）月经周期短。因为月经周期短说明雌激素作用时间长。

（9）临床或其他检查怀疑有病变者。

（10）有乳腺癌家族史。

（11）绝经后雌激素水平高或采用雌激素替代治疗。

3.最佳摄片时间　乳房的改变与月经周期中激素变化密切相关，月经后期受孕激素及泌乳素作用乳腺腺体增生明显，而月经后雌激素升高，孕激素及泌乳素迅速下降，腺体小叶缩小、导管及腺泡上皮细胞萎缩、剥脱。所以应在经期结束后3～10天行乳腺X线检查。

（林淑仪　马梦伟　蔡裕兴
文婵娟　廖　昕）

参 考 文 献

［1］Mandoul C，Verheyden C，Millet I，et al. Breast tomosynthesis：What do we know and where do we stand？［J］. Diagnostic and Interventional Imaging，2019，100（10）：537-551.

［2］Gilbert FJ，Tucker L，Young KC. Digital breast tomosynthesis（DBT）：a review of the evidence for use as a screening tool［J］. Clinical Radiology，2016，71（2）：141-150.

［3］Destounis S. Role of digital breast tomosynthesis in screening and diagnostic breast imaging［J］. Seminars in Ultrasound，CT and MRI，2018，39（1）：35-44.

［4］Friedewald SM，Rafferty EA，Rose SL，et al. Breast cancer screening using tomosynthesis in combination with digital mammography［J］. JAMA，2014，311（24）：2499.

［5］Svahn TM，Chakraborty DP，Ikeda D，et al. Breast tomosynthesis and digital mammography：a comparison of diagnostic accuracy［J］. The British Journal of Radiology，2012，85（1019）：e1074-e1082.

［6］Gilbert FJ，Tucker L，Gillan MG，et al. The TOMMY trial：a comparison of TOMosynthesis with digital MammographY in the UK NHS Breast Screening Programme——a multicentre retrospective reading study comparing the diagnostic performance of digital breast tomosynthesis and digital mammography with digital mammography alone［J］. Health Technol Assess，2015，19（4）：1-136.

［7］Wallis MG，Moa E，Zanca F，et al. Two-view and single-view tomosynthesis versus full-field digital mammography: high-resolution X-ray imaging observer study [J]. Radiology, 2012, 262 (3): 788-796.

[8] Bernardi D, Ciatto S, Pellegrini M, et al. Prospective study of breast tomosynthesis as a triage to assessment in screening [J]. Breast Cancer Research and Treatment, 2012, 133 (1): 267-271.

[9] Lourenco AP, Barry-Brooks M, Baird GL, et al. Changes in recall type and patient treatment following implementation of screening digital breast tomosynthesis [J]. Radiology, 2015, 274 (2): 337-342.

[10] Lang K, Andersson I, Rosso A, et al. Performance of one-view breast tomosynthesis as a stand-alone breast cancer screening modality: results from the Malmo Breast Tomosynthesis Screening Trial, a population-based study [J]. Eur Radiol, 2016, 26 (1): 184-190.

[11] Zuley ML, Bandos AI, Abrams GS, et al. Time to diagnosis and performance levels during repeat interpretations of digital breast tomosynthesis: preliminary observations [J]. Acad Radiol, 2010, 17 (4): 450-455.

[12] Skaane P, Bandos AI, Eben EB, et al. Two-view digital breast tomosynthesis screening with synthetically reconstructed projection images: comparison with digital breast tomosynthesis with full-field digital mammographic images [J]. Radiology, 2014, 271 (3): 655-663.

[13] Gilbert FJ, Tucker L, Gillan MG, et al. The TOMMY trial: a comparison of TOMosynthesis with digital MammographY in the UK NHS Breast Screening Programme--a multicentre retrospective reading study comparing the diagnostic performance of digital breast tomosynthesis and digital mammography with digital mammography alone [J]. Health Technol Assess, 2015, 19 (4): 1-136.

[14] Mori M, Akashi-Tanaka S, Suzuki S, et al. Diagnostic accuracy of contrast-enhanced spectral mammography in comparison to conventional full-field digital mammography in a population of women with dense breasts [J]. Breast Cancer, 2017, 24 (1): 104-110.

[15] Skaane P, Bandos AI, Gullien R, et al. Comparison of digital mammography alone and digital mammography plus tomosynthesis in a population-based screening program [J]. Radiology, 2013, 267 (1): 47-56.

[16] Wallis MG, Moa E, Zanca F, et al. Two-view and single-view tomosynthesis versus full-field digital mammography: high-resolution X-ray imaging observer study [J]. Radiology, 2012, 262 (3): 788-796.

[17] Zuley ML, Bandos AI, Abrams GS, et al. Time to diagnosis and performance levels during repeat interpretations of digital breast tomosynthesis: preliminary observations [J]. Acad Radiol, 2010, 17 (4): 450-455.

[18] Yun SJ, Ryu C, Rhee SJ, et al. Benefit of adding digital breast tomosynthesis to digital mammography for breast cancer screening focused on cancer characteristics: a meta-analysis [J]. Breast Cancer Research and Treatment, 2017, 164 (3): 557-569.

[19] 中国抗癌协会乳腺癌诊治指南与规范 (2019年版) [J]. 中国癌症杂志, 2019, 29 (8): 609-680.

[20] Caumo F, Romanucci G, Hunter K, et al. Comparison of breast cancers detected in the Verona screening program following transition to digital breast tomosynthesis screening with cancersdetected at digital mammography screening [J]. Breast Can-

cer Research and Treatment, 2018, 170（2）：391-397.

［21］黄强，葛玲玉，许顺良. 影像导向乳腺穿刺活检的方法及研究进展［J］. 国外医学（临床放射学分册），2006（2）：132-135.

［22］叶丽琼，陈细香. 乳腺X线立体定位术在乳腺疾病中的临床应用［J］. 武汉大学学报（医学版），2008（5）：687-688.

第二节　乳腺X线对比增强摄影

一、技术及方法

1.乳腺X线对比增强摄影的基本原理　乳腺X线对比增强摄影（contrast enhanced mammography，CEM）是在传统乳腺X线摄影基础上结合静脉注射对比剂的一项检查技术。它结合肿瘤新生血管引起的对比增强效应和解剖结构变化信息，并引入双能减影技术，可以提高乳腺癌检测的敏感性和特异性。对比增强效应是由于肿瘤瘤体及周围区域有大量渗透性高的新生血管，碘对比剂通过时从血管渗出到组织中，使血管和血供丰富的组织结构对比剂含量升高，造成组织结构密度差增大。双能减影原理（图1-2-1）是基于碘在33.2keV时存在的边缘效应（k-edge），边缘效应前后，碘对比剂对X线的吸收系数有较大差异，注入的碘对比剂无法被低能量摄影检测到，但可以被高能量摄影检测，因此可以在一次乳腺压迫过程中分别获得高、低能量图像。

CEM通过对高能和低能图像进行对数加权减法计算得到减影图像，主要包括3个步骤。X线在通过乳腺组织时呈指数衰减，而对数运算和指数运算互为反函数，因此首先通过自然算法分别对高、低能量图像进行对数转换，然后将对数转换后的低能图乘以加权系数（w）。w取决于低能和高能图相对正常乳腺组织的衰减系数。最后，用对数转换后的高能图减去加权对数转换后的低能图得到最终的减影图像（图1-2-2）。

随着不同厂商的跟进和探索，CEM系统也有不同的名称。通用电气（General

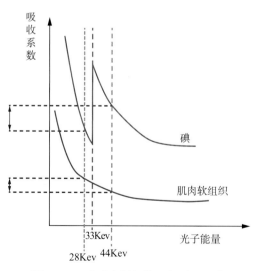

图1-2-1　碘对比剂与软组织对不同光子能量X线的吸收系数

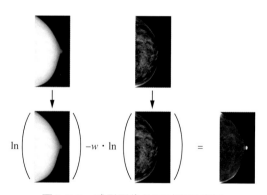

图1-2-2　减影图像处理过程示意图

Electric, GE Company）以对比增强能谱乳腺X线摄影（contrast enhanced spectral mammography，CESM）命名他们的CEM系统。豪洛捷公司为了与未来可能出现的对比增强断层融合系统区分，以CE2D（contrast-enhanced 2D）作为他们的CEM系统名称。西门子的TiCEM（Titanium contrast-enhanced mammography）系统，则是由于他们使用了含有钛金属的过滤器。此外，还有CEDM（contrast enhanced digital mammography）及CMM（contrast media mammography）等不同的命名。目前为止，CEM、CEDM和CESM是相对通用的命名方式。

2. CEM检查设备及高压注射器 CEM中的低能图像与全视野数字化乳腺X线摄影（full field digital mammography，FFDM）相似，通常使用25～34kV管电压，钨（W）、铑（Rh）、钼（Mo）作为阳极材料，银（Ag）、Rh或者Mo作为滤过材料。低能图像使用的能量低于碘边际效应值，此时碘对比剂在低能图像上不可见。最近研究表明低能图像的诊断效能与FFDM相似。CEM中的高能图像使用45～49kV的管电压，钛（Ti）或者铜（Cu）作为滤过材料，阳极材料与低能图像相同。选择Ti或者Cu作为滤过材料的目的是为了滤过低于碘边际效应的X线光子，从而将低能图像和高能图像区分开。但不同厂商机器的具体设置各有差异（表1-2-1）。

本院前期收集资料使用的CEM系统如图1-2-3，后期则同时使用Siemens Mammomat Revelation TiCEM。不同品牌CEM机器规格见表1-2-1。

表1-2-1 不同品牌对比增强乳腺X线机规格

品牌	GE Healthcare		Hologic	Siemens Healthineers
型号	Senographe Essential SenoBright	Senographe Pristina SenoBright HD	Selenia Dimensions /3Dimensions I-View	MAMMOMAT Revelation TiCEM
低能图像				
阳极/滤过材料	钼/钼 钼/铑 铑/铑	钼/钼 铑/银	钨/铑 钨/银	钨/铑
滤过材料厚度（mm）	钼：0.03 铑：0.025	钼：0.03 银：0.03	0.050	0.050
管电压范围（kV）	26～31	钼/钼：26 铑/银：34	25～33	28～34
高能图像				
阳极/滤过材料	钼/铝＋铜 铑/铝＋铜	铑/铜	钨/铜	钨/钛
滤过材料厚度（mm）	铝：0.3 铜：0.3	0.25	0.3	1.0
管电压范围（kV）	45～49	49	45～49	49
图像获取时间（s）	2.5～7.5	2.5～7.5	＜2	＜22

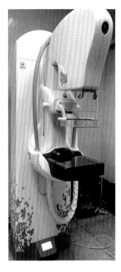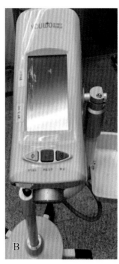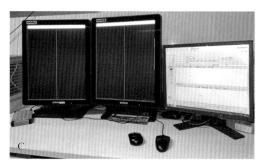

图1-2-3　乳腺X线机（A），高压注射器（B），诊断工作站（C）

（1）乳腺X线机

机器型号：GE Senographe Essential。

产地：法国。

阳极/过滤器：

①低能量采集：钼/钼；铑/铑。

②高能量采集：钼/铜；铑/铜。

与常规乳腺X线机相比，CESM检查设备增加了用于CESM高能量采集的第3个由铜（Cu）和铝（Al）构成的过滤器，并配置控制双能量CESM序列采集的软件。

（2）诊断工作站

BARCO MDCG-5221 5MP显示器2台。

CESM工作站软件GE Healthcare MammoWorkstation（Version 4.7.0）。

（3）高压注射器

品牌：友沃。

型号：YW-CT101。

3.受检者告知与检查前准备

（1）告知

1）适应证：①常规乳腺X线摄影无法定性的乳腺病变；②致密类乳腺的可疑病变；③乳腺病变范围的确定；④可疑多灶性乳腺癌；⑤乳腺癌化疗效果评估；⑥乳腺癌活检术后及保乳术后术区评估等。

2）禁忌证：①碘对比剂过敏者；②严重肾功能障碍者；③严重心血管病变，肝功能极差者；④甲状腺功能亢进者；⑤妊娠期女性；⑥乳腺整形美容术者。

3）可能出现的并发症及医疗风险：①对比剂过敏反应。轻度：局限性荨麻疹和（或）瘙痒、局限性皮肤水肿、鼻充血、喷嚏、流涕等；中度：弥漫性荨麻疹和（或）瘙痒、皮肤红斑、颜面水肿、轻度喉头水肿、支气管痉挛，无呼吸困难、无缺氧或轻度缺氧；重度：弥漫性水肿、颜面水肿伴呼吸困难、严重的支气管痉挛伴缺氧、低血压、过敏性休克等。②诱发肾功能障碍。③对比剂逆流所致肺、心、脑、肾血管栓塞。④诱发各种严重心律失常、急性心肌梗死等脑血管病意外。⑤其他潜在疾病诱发加重甚至死亡。

（2）检查前准备：检查之前，受检者需签署知情同意书。操作技师与受检者充分沟通，让其了解检查过程，并告知检查中的注意事项，以便顺利完成检查。

4.最佳摄片时间　具有适应证的受检者静脉注射碘对比剂后2～7min完成所有部位的摄片。

5.碘对比剂用量计算　测量受检者体

重，根据以下公式计算注射剂量：

$$对比剂注射剂量 = \frac{体重（kg）\times 1.5 \times 300}{对比剂浓度}$$

6.检查流程　检查前先以1.5ml/kg的剂量、3.0ml/s的标准速率注射对比剂，注射后2分钟开始CEM检查。摄影前后顺序没有明确规定和公认的相关行业标准。我们的经验是先行患侧头尾位（carnio caudal，CC）摄影，再行患侧内外斜位（mediallateral oblique，MLO）摄影，然后依次行健侧CC位和健侧MLO位摄影，要求在同步注射对比剂后2分钟开始摄影，7分钟内完成所有常规体位的检查。必要时行特殊体位摄影，通常在常规体位完成后执行。整个过程均在自动曝光控制模式下进行摄影（图1-2-4）。

7.常规摄影体位

（1）头尾位（carnio caudal，CC）：头尾位（图1-2-5）是内外斜位的重要补充摄影，重点为乳腺内侧组织。拍摄时应在包全乳腺内侧的前提下，尽量多包括外侧。整体摆位要求类似FFDM。

摆位设计要点：①调整机架高度，使

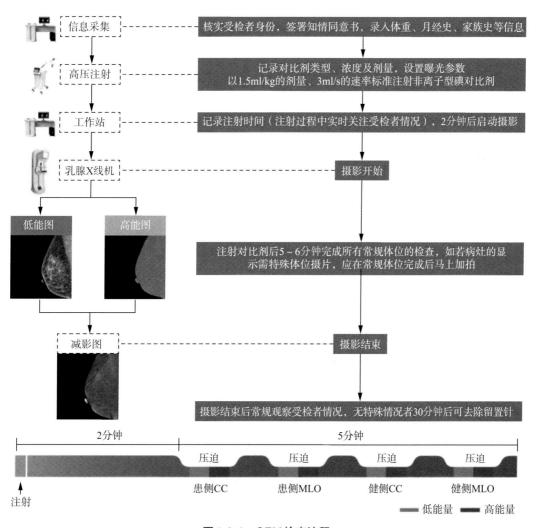

图1-2-4　CEM检查流程

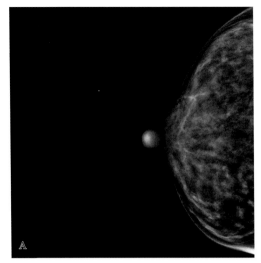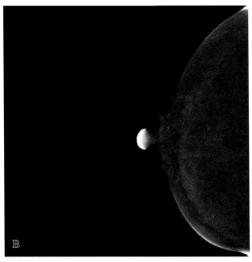

图1-2-5　CC位低能图（A），CC位减影图（B）

平板与乳房和上腹部交界处置于同一水平；②技师站在患者被检查乳房的对侧，一只手放在乳房下提升乳房下皱褶，另一只手放在乳房上缘，将乳房组织牵拉远离胸壁，并将乳头放在平板探测器中心，最大限度使乳房组织呈现出来；③压迫器缓慢向下压迫，加压过程中指导患者压低肩膀，上半身稍向前倾斜，放松乳房上部的皮肤及肩膀。若有皱褶可用手滑动展平皮肤皱褶。

（2）内外斜位（medial lateral oblique，MLO）：内外斜位（图1-2-6）是最重要

的摄影体位，X线束从乳房的内上侧射向外下侧，可以较好地显示乳腺外上象限的深部组织，但是可能漏掉内后侧的乳腺组织。整体摆位要求类似FFDM。

摆位设计要点：①平板探测器平面与水平面成30°～60°，使得平板探测器平面与胸大肌角度平行。②指导患者将手放于机器支撑臂下部，肘部置于探测器外下方，上身向平板前倾。技师将患者手臂抬起并向内轻旋，以保证将腋窝角、腋下软组织及后外侧的乳房附件包括进摄影范围

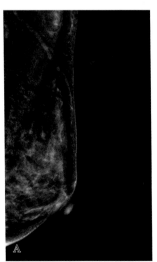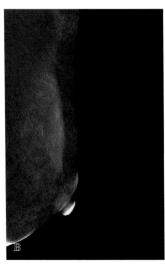

图1-2-6　MLO位低能图（A），
MLO位减影图（B）

内。③压迫板加压过程中，技师应将患者检测肩膀下压并帮助其放松，防止患者的锁骨被压迫板压伤，并且向上向外牵拉乳房，必要时可以稍微旋转以伸展乳房组织，最后向下牵拉腹部组织展开乳房下皱褶。

8. 平均腺体剂量 X线对人体的效应可分为随机效应和非随机效应。随机效应包括致癌作用和遗传效应等，其发生概率与辐射剂量大小有关。乳腺腺体是拍摄乳腺X线片时吸收辐射能力最强的组织，因此使用平均腺体剂量（average glandular dose，AGD）来评价乳腺X线摄影中辐射危险。AGD无法被直接测量，需要使用适当的转换系数从入射剂量或空气比释动能计算得到。转换系数与乳房厚度、腺体密度等相关。

CEM系统中单个乳房单次体位的AGD为2.49～3.0mGy，其中24%～25%的辐射来自于高能图像。虽然CEM的平均腺体剂量较FFDM高，但是总体而言，CEM的平均腺体剂量仍然低于乳腺X线摄影剂量指导规定的最大值。CEM导致的辐射暴露的致癌风险也小于其他危险因素。

二、质量控制

质量控制的最终目的是以较低的辐射剂量获得较高质量的图像，为临床提供可靠的诊断依据。质量控制是指通过日常、间断地对影像设备参数测试，确保影像质量的合格；同时通过测量实际性能指标，在发现实际指标偏离标准要求时采取措施使之恢复至标准水平的一个系统管理过程。

技师对机器熟练操作、设计标准投照体位、对图像采集时间把握及对比剂过敏急救等问题直接影响图像质量及患者安全。制订并执行规范的CEM投照程序

（详见本节第1部分）；严格执行机器保养程序；定期举行例会，根据乳腺X线摄影图像质量控制标准对CEM图像从摆位、伪影、曝光条件等方面进行评价，总结出现问题的原因并提出解决方案等措施，对质量控制都有着举足轻重的意义。

1. 规范技术操作

（1）内外斜位影像显示标准：①左右两侧乳房的图像对称，呈菱形；②组织充分伸展、无重叠，乳头呈切线位；③充分显示乳后脂肪间隙（不能缺失乳腺组织的内下角）；④乳腺下皱褶展开，且达照射野下缘；⑤胸大肌前缘隆起，延伸至乳头基线水平；⑥无皱褶及伪影；⑦保乳术后变形严重、乳头受肿块牵拉内陷等，可不考虑乳头切线位，只要最大限度显示乳腺组织。

（2）头尾位影像显示标准：①充分显示腺体后脂肪间隙，10%～25%显示胸大肌边缘；②左右两侧乳房的图像对称，呈球形；③必须包含乳房内侧，尽可能包含乳房外侧；④可见乳头轮廓，乳头切线位；⑤CC位与MLO位后乳头线（posterior nipple line，PNL）差距＜1cm；⑥无皱褶及伪影。

（3）影响图像质量的因素：CEM中最常见的伪影是光晕伪影，又称"乳房内乳房"，由减影图乳房外缘的一条较低灰度带围成，形成两个乳房影。光圈伪影在较大的乳房及早期CEM设备出现概率更大，并且一般情况下光晕伪影不会对图像观察造成影响。当图像中出现医疗设备、首饰等体外异物伪影时，异物周围的乳腺组织只能通过低能图进行评估，因此在拍摄前应该尽量去除体外异物。

波纹伪影指图像中出现的黑白相间的形似波纹的纹路，约在32%的图像中出现，主要原因是低能图像和高能图像获取过程中的轻微运动导致图像匹配误差。波纹伪

影多出现在MLO位中，因为乳房压迫时，压力更多集中在乳房的上部和胸肌部分，乳房下半部分压力较小，容易产生移动。

其他常见伪影有乳房内植入物、心脏起搏器、首饰、皮肤褶皱、机器故障及对比剂飞溅伪影等（图1-2-7）。上述提到可能出现的伪影主要出现在早期一些CEM设备中，经过软件优化或者硬件升级后，这些伪影出现的概率可能会减低。总的来说，如果影像医师熟悉CEM中常出现的伪影，那么它们就不会对图像解释产生严重的影响。

2.降低电离辐射对人体的危害　典型成年女性乳腺X线摄影剂量指导水平的平均腺体剂量约为3.0mGy。CEM辐射的平均腺体剂量在总群体中＜2.0mGy，其辐射剂量与乳腺压迫厚度相关。良好而有规则的压迫可减少腺体厚度，从而减少剂量、散射线和影像模糊。

3.保障设备正常运行

（1）环境

温度：（23±3）℃。

湿度：40%～60%。

大气压：700hPa～1060hPa。

（2）设备清理：为了得到高质量的图像质量和防止疾病的交叉传染，必须对设备进行充分清洁和消毒，保证彻底清洁所有接触患者的设备表面，以及在使用中被污染的设备表面。同时不能让液体进入设备内部，防止电击危险。

压迫、板机架、控制台及高压注射器：用95%乙醇浸泡的棉球擦拭。

平板探测器：用双氧水浸泡的棉球擦拭（注意勿用乙醇擦拭，乙醇易损坏平板上的保护膜）。

（3）QC测试：QC测试是确保CEM应用程序能够在按照其设计标准运行的简单检查，旨在检测可能降低图像质量的设置变化，以及随着时间推移可能出现的设备性能降低。

1）Flat field测试：检查图像质量是否一致。

①频率：每周1次。

②目标：测试检查亮度非均匀性、High Frequency Modulation和SNR非均匀性。

③结果：所有的Flat field测试必须合格。如果系统没有通过测试，必须弄清问题根源，并采取措施纠正偏差后，才能进行采集CEM摄影图像工作。

2）CEM AUTO模式测试：检查CEM

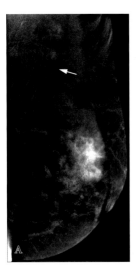
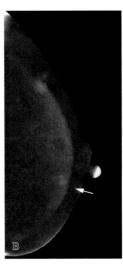
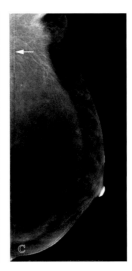

图1-2-7　皮肤褶皱伪影（A），光晕伪影（B），机器伪影（C）

AUTO模式的正确运行情况。

频率：每月1次。

目标：测试设计用于检查CEM AUTO模式下参数的正确选择。

结果：如果曝光参数与下表中规定的值一致，则自动（auto）（表1-2-2）测试成功。

表1-2-2　曝光参数

丙烯酸模块厚度（mm）	自动（auto）模式的曝光参数					
	低能量			高能量		
	靶/滤波器	mAs	kV	靶/滤波器	mAs	kV
25	钼/铑	32～56	27	钼/铜	56～100	46
50	铑/铑	50～89	29	铑/铜	128～224	45
60	铑/铑	56～100	31	铑/铜	144～252	47

3）伪影评估和Flat Field

①频率：每年1次。

②目标：评估全视野数字乳腺X线照片或模型图像中显示的伪影的程度和来源。确保Flat Field图像是均匀的。

③结果：如果存在可能会模拟或者掩盖临床信息的伪影或非均匀性显像，在测试日起的30天内，必须查清问题根源，并采取纠正措施。

4）乳腺入口曝光和再现性

①频率：每年1次。

②目标：为一名平均体型患者（约4.2cm的压迫乳房厚度，50%脂肪，50%腺体组织）测量典型入口曝光，并评估短期的曝光再现性。同时测量低能量和高能量摄影中的总入口剂量。

③结果：再现性测试中mAs和空气比释动能的最大可接受变化系数为0.05。如果不符合条件，在测试日起的30天内，

必须查清问题根源，并采取纠正措施。

5）光束质量评估（半价层测量）

①频率：每年1次。

②目标：测量高能量（HE）配置中C射线光束的半价层（half value layer，HVL）。HVL的可接受数值将通过展示组合kVp和过滤而确保患者安全。

③结果：对于Mo和Rh目标，在47kV时的HVL应＞3mm。如果不符合条件，则必须找到问题的源头并采取纠正措施。

④测量结果记录表：用于记录各种测试结果的表格。

4.提高图像质量 CEM乳腺图像质量的提高可从多方面着手。

碘对比剂温度应该尽量保持在37℃左右，这可以在一定程度上降低碘过敏的概率。对比剂的总量、流速控制及曝光时间的前后顺序，也直接关系到检查质量的好坏。因此，开始注射对比剂时应立即启动计时器，同时掌握好摄影时间，尽量在规定时间内完成检查。

检查时应尽量安抚受检者，进行良好而有规则的压迫，因为紧张的情绪会使受检者血液流动加速，从而使对比剂在人体生理排泄加速，不利于把握检查时间的准确性。而良好的压迫可以使纤维腺体组织照片密度均匀，同时起到固定乳腺的作用，从而消除运动伪影。优化曝光条件可以增加光学密度和对比度，有利于微小钙化和低对比度病变的显示。降低噪声可以提高对于钙化等细微结构的识别能力。如果病灶位置用常规体位无法拍摄或拍摄不完全，可以采用特殊体位直接代替原体位，以最大限度显示病灶。此外，应定期举行例会，根据乳腺影像显示标准及乳腺影像质量标准对图像进行评价（表1-2-3）与总结，为提高乳腺图像质量提供指导。

表 1-2-3　本院乳腺 X 线摄影技术评价标准

姓名	年龄	检查号	CC 位	MLO 位
			充分显示腺体后脂肪间隙	很好显示乳腺后方脂肪组织
			左右两侧乳房图像对称	左右两侧乳房图像对称
			包含乳房内侧	胸大肌延伸至乳头基线水平
			乳头呈切线位	乳头呈切线位
			无褶皱及伪影	无褶皱及伪影

三、CEM 减影图解读

详细内容见第 2 章第二节。

四、CEM 背景实质强化解读

CEM 中的乳腺背景实质强化（background parenchymal enhancement，BPE）指有血供的正常乳腺纤维腺体组织强化，可分为极少（minimal）、轻度（mild）、中度（moderate）、重度（marked）。CEM 不同程度的 BPE 见图 1-2-8：①BPE 极少强化（图 1-2-8A、B）：是指无纤维腺体组织强化；②BPE 轻度强化（图 1-2-8C、D），指纤维腺体组织强化范围＜25%（0＜强化纤维腺体组织＜25%）；③BPE 中度强化（图 1-2-8E、F）：指纤维腺体组织强化范围＞25% 而小于 50%（25%＜强化纤维腺体组织＜50%）；④BPE 重度强化（图 1-2-8G、H），指纤维腺体组织强化范围＞50%（强化纤维腺体组织＞50%）。

BPE 是乳腺癌发生的独立危险因素，中度和重度强化的患者更容易发生乳腺癌。背景实质强化程度可能与腺体密度及激素水平相关，有研究认为腺体密度的增加会导致 BPE 强化程度的上升，但部分散在纤维腺体乳腺可以出现较强的背景实质强化，而极度致密型乳腺也可能仅出现轻微的背景实质强化，因此，其具体关系仍有待进一步研究。雌激素也是影响 BPE

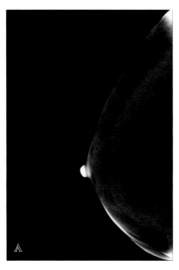
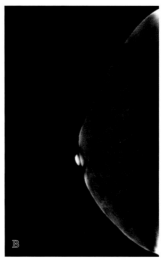
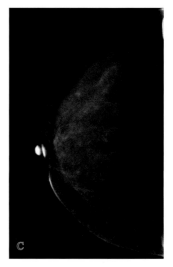

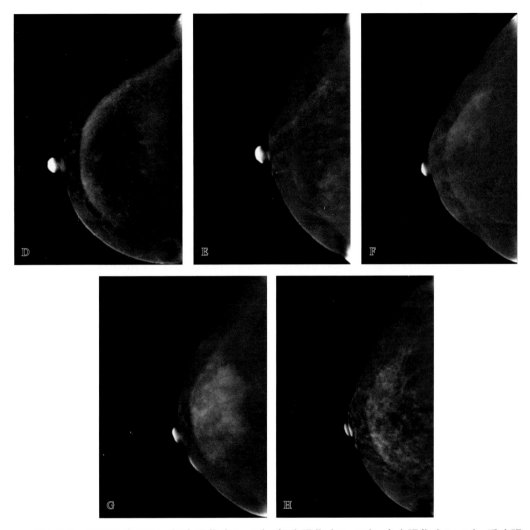

图1-2-8　不同程度BPE，极少强化（A、B）、轻度强化（C、D）、中度强化（E、F）、重度强化（G、H）

强度的重要因素，研究表明绝经后女性的BPE要低于绝经前女性，接受内分泌治疗的乳腺癌患者的BPE也会出现较明显的下降。

五、临床应用

1.优点　自从获得美国食品药品监督管理局（Food and Drug Administration，FDA）审批以来，CEM系统已经在多种临床环境中得到应用和研究。CEM不仅能显示病灶位置、形状、大小等形态学信息，还间接反映血流动力学信息，在乳腺癌检测上具有很好的敏感性和特异性。与FFDM相比，CEM可以检出致密型乳腺FFDM中隐匿的病灶，避免漏诊，并且对于多中心或多灶性病灶的检出具有独特优势。对于乳腺癌筛查中因FFDM无法确定病灶而召回的患者，CEM可以检出更多的病灶并且降低活检率。对于怀疑或确诊乳腺癌的患者，CEM还可以了解病灶的范围及评价有无复发。此外，低能 CEM 图像质量与 FFDM 相似，在显示乳腺癌微钙化灶上也具有相当的临床应用价值。

与 MRI 相比，CEM 具有相似的乳腺癌诊断效能及病灶测量能力。由于 CEM 能反映肿瘤血供情况，可以作为评价新辅助化疗疗效以及是否复发的工具，具有与 MRI 相似的评估效能。然而，CEM 更易于操作，价格低，检查时间短，可以作为 MRI 禁忌证患者新的检查手段。此外，CEM 中的乳腺背景实质强化可作为乳腺癌独立危险因素，为乳腺癌风险评估及监测提供新的思路（表 1-2-4）。

表 1-2-4　CEM 与 MRI 优点对比

CEM	MRI
价格低廉	没有辐射
检查时间短	图像可以包括胸壁和腋窝
低能图像可以检测钙化灶	发生急性对比剂反应的概率低
检查噪声小，更适用于幽闭恐惧症患者	不需要压迫
没有 MRI 相关禁忌证如心脏起搏器和金属植入患者	可以进行 MR 引导下活检
没有肾源性系统性纤维化及钆沉积的风险	

2. 缺点　CEM 在具有更好敏感性和特异性的同时，相比 FFDM 也增加了辐射剂量。但研究表明 CEM 的平均腺体剂量仍然低于 3.0mGy。由于 CEM 检查需要静脉注射碘对比剂，因此存在发生对比剂不良反应的风险，如过敏反应和对比剂肾病。对比剂不良反应发生率虽低，但严重不良反应的后果严重，因此检查室应严格按相关规定配备相应的急救药物和器材。

CEM 强化程度取决于病灶的碘摄取量，对于体积太小或者乏血供的病灶，CEM 亦可能出现假阴性结果造成漏诊；而对于富血供的良性病灶，有可能出现假阳性结果。此外，虽然 CEM 能够排除正常组织的干扰，但仍然属于压迫摄影，影像存在一定的重叠情况。压缩的乳腺有可能影响血液的流动，导致诊断结果的偏差；而减轻压迫又会导致乳房厚度增加，加剧组织重叠导致的模糊效应。

目前所有厂家的设备均还无法进行 CEM 引导下活检。如果 CEM 发现的病灶无法与未增强的乳腺 X 线摄影或者 DBT 上的病灶相关联，并且超声也无法识别病灶时，仍然需要进行 MRI 检查，必要时进行 MRI 引导下活检。

迄今为止，CEM 缺乏业界公认并统一的成像标准和诊断标准，对于 CEM 结果的解读尚无系统、全面的定量或半定量分析方法，仍然以放射科医师的经验判断为主，主观性较强。以上这些因素对于 CEM 在临床进一步推广应用都造成一定的阻碍。

3. 本院 CEM 应用的经验小结　本院自 2017 年引入 CEM 系统以来，在乳腺癌诊治的多个方面都积累了一定的经验，并取得部分成果。在一项纳入 97 例患者共 120 个病灶的临床研究中，CEM 可发现 FFDM、DBT 与超声中均不可见的病灶。对于 BI-RADS 4B 类及其以上的病灶，结合 CEM 与不结合 CEM 两种方法的敏感性分别是 91.0% 和 80.9%，特异性分别是 87.1% 和 93.5%，提示 CEM 诊断效能优于 FFDM ＋ DBT，能发现更多病灶；对于可疑病变，行 CEM 检查可以提高乳腺癌诊断的准确性。

在诊断肿块型病变方面，本院分别比较了CEM、DBT、FFDM及US的诊断效能，结果表明DBT＋CEM的敏感性最高，达到99.13%；而US＋CEM的特异性及诊断准确性最高，分别达到80.30%、92.40%。对于致密型乳腺-肿块型病变，DBT＋CEM与US＋CEM的诊断敏感性相近，达到99%；但是US＋CEM的特异性更高（79.95%）；这说明对于行CEM检查的肿块型病变，联合US具有更大的临床应用价值。

此外，我们还探究了CEM背景实质强化程度与月经状态、纤维腺体组织类型、病变主要征象及病理类型的相关性，结果表明绝经女性健侧BPE以无/极少强化多见，未绝经女性健侧BPE以轻度强化多见；并且无论绝经与否，女性在月经周期第8～14天行CEM检查时，双侧图像受CEM影响最小，图像质量更好。而随着腺体密度的增加，BPE也有一定程度的增高，中度及重度BPE多见于致密类乳腺。但是在病变性质、病变主要类型方面，BPE均无明显相关性。

CEM可以同时显示乳腺病灶的形态学和血流动力学信息，虽然存在如辐射剂量增加、可能产生对比剂不良反应等缺点，但其相对于MRI更加快速、简便、敏感性与特异性相当的优势，在高危人群筛查、降低活检率、术前分期、新辅助化疗疗效评估等方面都有其独特价值。目前，国内外对CEM的大数据研究仍然不足，随着CEM更广泛的应用以及相应技术的革新，CEM在乳腺癌诊疗方面必将拥有更加广阔的应用前景。

（郑博文　林袁碧　熊小丽　徐维敏
彭青松　陈　皓　陈卫国）

参 考 文 献

[1] Dromain C, Thibault F, Diekmann F, et al. Dual-energy contrast-enhanced digital mammography: initial clinical results of a multireader, multicase study [J]. Breast Cancer Res, 2012, 14 (3): R94.

[2] Ronca R, Benkheil M, Mitola S, et al. Tumor angiogenesis revisited: Regulators and clinical implications [J]. Medicinal Research Reviews, 2017, 37 (6): 1231-1274.

[3] De Palma M, Biziato D, Petrova TV. Microenvironmental regulation of tumour angiogenesis [J]. Nature Reviews Cancer, 2017, 17 (8): 457-474.

[4] 柳杰, 刘佩芳, 张连连, 等. 数字乳腺X线摄影平均腺体剂量与腺体密度及压迫厚度的关系研究 [J]. 国际医学放射学杂志, 2014, 37: 311-313.

[5] Rao AA, Feneis J, Lalonde C, et al. A pictorial review of changes in the BI-RADS fifth edition [J]. Radiographics, 2016, 36 (3): 623-639.

[6] Heller SL, Young Lin LL, Melsaether AN, et al. Hormonal effects on breast density, fibroglandular tissue, and background parenchymal enhancement [J]. Radiographics, 2018, 38 (4): 983-996.

[7] Telegrafo M, Rella L, Stabile Ianora AA, et al. Breast MRI background parenchymal enhancement (BPE) correlates with the risk of breast cancer [J]. Magnetic Resonance Imaging, 2016, 34 (2): 173-176.

[8] Klifa C, Suzuki S, Aliu S, et al. Quantification of background enhancement in breast magnetic resonance imaging [J]. Journal of Magnetic Resonance Imaging, 2011, 33 (5): 1229-1234.

［9］Sorin V，Yagil Y，Shalmon A，et al．Background parenchymal enhancement at contrast-enhanced spectral mammography（CESM）as a breast cancer risk factor［J］．Academic Radiology，2019．

［10］King V，Kaplan J，Pike MC，et al．Impact of tamoxifen on amount of fibroglandular tissue，background parenchymal enhancement，and cysts on breast magnetic resonance imaging［J］．The Breast Journal，2012，18（6）：527-534．

［11］King V，Goldfarb SB，Brooks JD，et al．Effect of aromatase inhibitors on background parenchymal enhancement and amount of fibroglandular tissue at breast MR imaging［J］．Radiology，2012，264（3）：670-678．

［12］Travieso-Aja MDM，Maldonado-Saluzzi D，Naranjo-Santana P，et al．Diagnostic performance of contrast-enhanced dualenergy spectral mammography（CESM）：a retrospective study involving 644 breast lesions［J］．La Radiologia Medica，2019，124（10）：1006-1017．

［13］Luczyńska E，Heinze-Paluchowska S，Dyczek S，et al．Contrast-enhanced spectral mammography：comparison with conventional mammography and histopathology in 152 women［J］．Korean Journal of Radiology，2014，15（6）：689-696．

［14］Lalji UC，Jeukens CR，Houben I，et al．Evaluation of low-energy contrast-enhanced spectral mammography images by comparing them to full-field digital mammography using EUREF image quality criteria［J］．Eur Radiol，2015，25（10）：2813-2820．

［15］Patel BK，Lobbes MB I，Lewin J．Contrast enhanced spectral mammography：a review［J］．Seminars in Ultrasound，CT，and MR，2018，39（1）：70-79．

［16］Iotti V，Ravaioli S，Vacondio R，et al．Contrast-enhanced spectral mammography in neoadjuvant chemotherapy monitoring：a comparison with breast magnetic resonance imaging［J］．Breast Cancer Res，2017，19（1）：106．

［17］James JR，Pavlicek W，Hanson JA，et al．Breast radiation dose with CESM compared with 2D FFDM and 3D tomosynthesis mammography［J］．AJR American Journal of Roentgenology，2017，208（2）：362-372．

［18］Jeukens CR，Lalji UC，Meijer E，et al．Radiation exposure of contrast-enhanced spectral mammography compared with full-field digital mammography［J］．Investigative Radiology，2014，49（10）：659-665．

［19］Bhimani C，Matta D，Roth RG，et al．Contrast-enhanced spectral mammography：technique，indications，and clinical applications［J］．Acad Radiol，2017，24（1）：84-88．

［20］文婵娟，徐维敏，曾辉，等．对比增强X线摄影对乳腺可疑病变的诊断价值［J］．中华放射学杂志，2019，53（9）：737-741．

［21］John M，Lewin，Martin J．Yaffe．A History of Contrast-Enhanced Mammography［M］．Springer，2019．https：//doi.org/10.1007/978-3-030-11063-5_1．

第2章

数字乳腺断层和乳腺X线对比增强摄影BI-RADS解读

第一节　数字乳腺断层摄影BI-RADS解读

数字乳腺断层摄影（digital breast tomosynthesis，DBT）是通过一系列不同投照角度的二维图像，经计算机重建得出断层图像，能减少组织重叠，更好地检出病灶，区分正常结构和可疑病变，可明显提高乳腺X线的敏感性和特异性。

ACR BI-RADS是用来规范乳腺报告，减少乳腺影像解读和处理建议误解的一个重要工具，有助于监测影像报告质量。DBT增加了BI-RADS报告的准确性，如果一个肿块在FFDM图像中被周围组织遮盖表现为"边缘遮蔽"，而DBT减少了组织重叠的影响，肿块边缘表现"清晰"，则在DBT BI-RADS报告中应描述为"边缘清晰"。在此章节中，我们结合FFDM中乳腺BI-RADS报告书写经验，详细介绍每个征象在DBT图像上的表现，旨在提高对DBT图像上乳腺病变的认识。

一、肿块（mass）

肿块是指在两个投照体位上都能观察到的占位性病变。如果一个可能的肿块仅在一个投照体位上能看到，不能明确具有三维占位特征，此类发现在筛查时应称之为"不对称致密"，应增加投照体位、乳腺断层融合摄影或进行超声检查，可能显示潜在的肿块影。FFDM图像上的重叠结构在DBT上显示更加清晰，可提高对肿块边界的辨别，可以更好地发现、辨别多灶性和两侧多发的良恶性肿块，降低召回率甚至避免召回。

在乳腺报告中，应逐一单独描述肿块的形态、边缘和密度，作为判定肿块良恶性的重要指标。形态包括圆形、椭圆形、不规则形；边缘包括清晰、遮蔽、模糊、微分叶、毛刺；密度包括高密度、等密度、低密度和含脂肪密度，根据肿块内脂肪比例不同，含脂肪密度肿块又包括含脂肪的混杂密度肿块和单纯脂肪密度肿块。

1.形状（shape）

（1）圆形（round）：肿块呈球样或圆形。

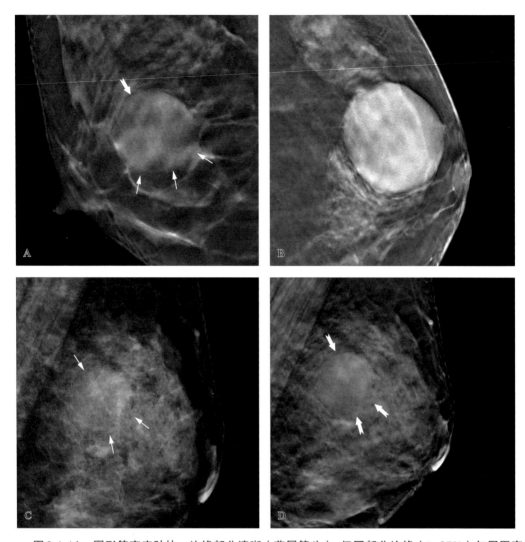

图2-1-1A　圆形等密度肿块，边缘部分清晰（燕尾箭头），但因部分边缘（＞25%）与周围高密度组织影重叠、遮蔽，该肿块应定义为遮蔽（白色箭头）

图2-1-1B　圆形高密度肿块，大部分在脂肪背景下，肿块边缘显示清晰

图2-1-1C、D　FFDM发现左侧乳腺外上象限一枚等密度肿块，大部分边缘与周围组织重叠（图C，白色箭头），DBT去除组织重叠后肿块大部分边缘显示清晰（图D，燕尾箭头）

（2）椭圆形（oval）：肿块呈椭圆 　　起伏）。
形或蛋形（可以包含2～3个波浪样小

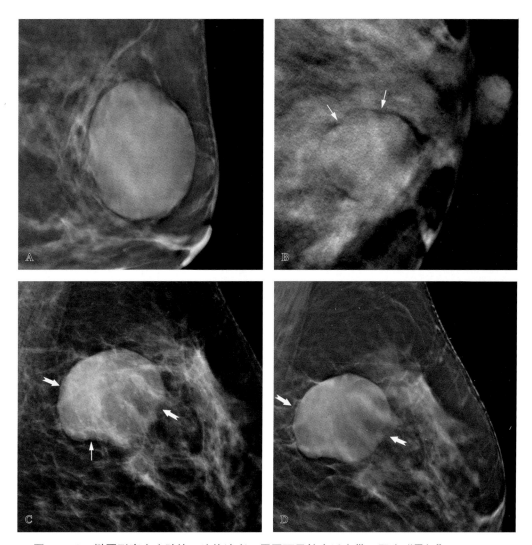

图2-1-2A　椭圆形高密度肿块，边缘清晰，周围可见较窄透亮带，即为"晕征"

图2-1-2B　椭圆形等密度肿块，可见2个浅分叶（白色箭头），边缘清晰，周围可见宽窄不一透亮带

图2-1-2C、D　FFDM示椭圆形高密度肿块，可见1个浅分叶（白色箭头），由于几乎完全在脂肪背景下，肿块似与周围组织分界清晰（燕尾箭头），行DBT检查示该部分边缘模糊，局部小梁增宽、扭曲，则BI-RADS分类应提高至4A或4B，最终病理证实为浸润性导管癌

（3）不规则形（irregular） 病变的形状不能用以上几种来描述［第4版的分叶形在第5版（2013版）中被归为不规则形］。此描述一般提示可疑恶性病灶。

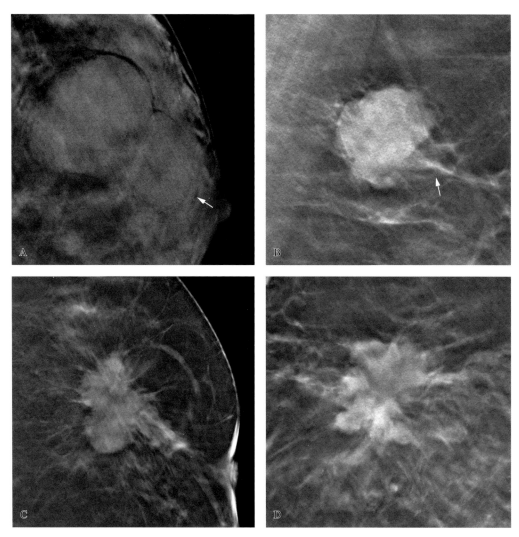

图2-1-3A　不规则形等密度肿块，在第4版中可归类为分叶形。肿块部分边缘清晰，部分边缘（＞25%）因被周围组织遮盖而定义为遮蔽（白色箭头）

图2-1-3B　不规则形高密度肿块，边缘模糊，局部小梁结构增宽（白色箭头）

图2-1-3C、D　不规则形高密度肿块，边缘毛刺。病理证实为浸润性导管癌

2.边缘（margin）　边缘指的是病变的边界或界线，是判断肿块良恶性的重要指标。边缘分为清晰、遮蔽、微分叶、模糊和毛刺。

（1）清晰（circumscribed）：肿块的边缘显示清晰（至少75%的边缘表现为清晰锐利，＜25%的边缘被周围组织遮蔽），病变与正常组织之间分界截然，无浸润征象。如果肿块任何一部分边缘模糊或呈毛刺状，则应归类为后面介绍的类型。

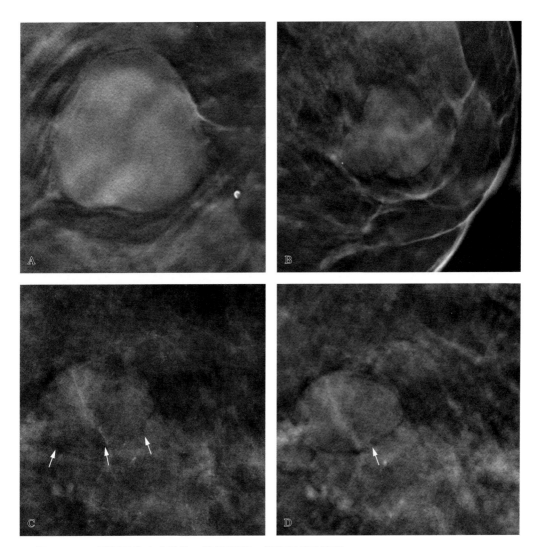

图2-1-4A　椭圆形高密度肿块，边缘清晰。超声显示为囊肿

图2-1-4B　不规则形等密度肿块，边缘清晰，超声显示为囊肿

图2-1-4C、D　FFDM示椭圆形等密度肿块，约一半边缘被周围组织遮盖；DBT去除组织重叠影响，该部分边缘显示清晰（白色箭头）。综合FFDM和DBT分析，该肿块边缘被定义为"边缘清晰"

（2）遮蔽（obscured）：肿块边缘被重叠的或正常的组织遮盖所致，用于假定为边缘清晰的肿块。这种描述一般用在诊断医师认为一个肿块边缘清晰，但部分（＞25%）被正常乳腺组织遮挡的时候，不适用于因为腺体组织致密而被完全遮蔽无法检出的肿块。DBT图像上重叠的腺体位于扫描平面之外，有利于显示病灶潜在的边缘。

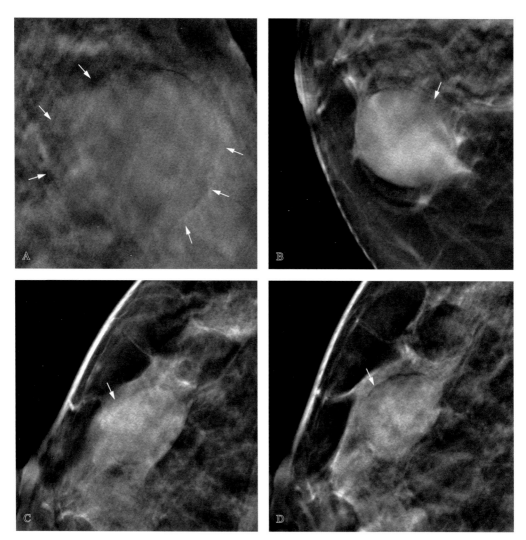

图2-1-5A　圆形等密度肿块，小部分边缘清晰，大部分边缘被周围组织遮盖（白色箭头），定义为边缘遮蔽。超声提示为单纯囊肿

图2-1-5B　椭圆形高密度肿块，部分边缘遮蔽（白色箭头）

图2-1-5C、D　图C显示椭圆形等密度肿块，大部分边缘被遮盖，肿块边缘被定义为遮蔽（检查日期为2018-03-23）；图D为同一病例，肿块部分边缘较前清晰（白色箭头），但仍有＞25%边缘被遮蔽（检查时间为2020-03-31）。该肿块随访稳定，结合超声分析提示良性病变，推测诊断为纤维腺瘤

（3）微分叶（microlobulated）：肿块边缘呈细小波浪状，为边缘模糊的一种亚型，一般提示可疑恶性病灶，但阳性预测值稍低。勿与肿块形态的描述混淆，超过3个大分叶的肿块应定义为"不规则形"。DBT能够更好地显示肿块边缘的轮廓。

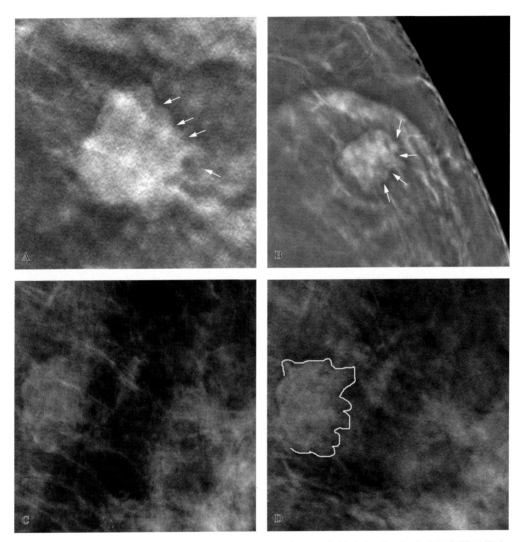

图2-1-6A、B　不规则形高密度肿块，微分叶状边缘，（白色箭头）。病理证实为浸润性导管癌

图2-1-6C、D　FFDM示不规则形等密度肿块，由于边缘有较多小波浪状起伏，边缘应该描述为微分叶状；DBT能够更好地显示肿块边缘

（4）模糊（indistinct）：肿块边缘界线模糊或任何部位的边缘怀疑有浸润的可能，而这种表现并非由于正常乳腺组织重叠所致，则应定义为"边缘模糊"。FFDM图像上显示的局灶不对称可能在DBT上被证实为边缘模糊的肿块。请注意，切勿混淆边缘遮蔽和边缘模糊，对病灶的处理应基于最为可疑的边缘特征或结合其他的可疑征象。对可触及的病变，联合超声检查有助于判断病变性质，尤其是对囊实性病变的鉴别，降低误诊率。

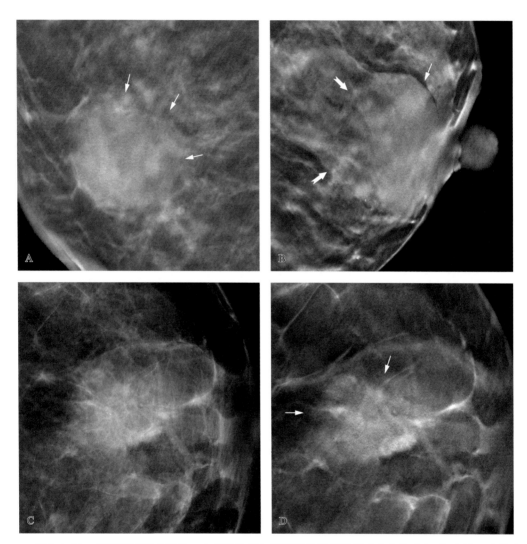

图2-1-7A 椭圆形高密度肿块，大部分边缘与周围组织界线模糊（白色箭头）。超声提示为单纯囊性病变，结合超声分析，推测诊断为囊肿伴感染

图2-1-7B 椭圆形等密度肿块，尽管约一半边缘清晰（白色箭头），但其余部分边缘与周围组织分界不清（燕尾箭头），因此定义为边缘模糊

图2-1-7C、D FFDM显示高密度肿块，整个肿块与周围组织界线模糊，无法判断肿块的具体形状。DBT示肿块边缘仍显示模糊，仔细观察可见肿块呈不规则形（白色箭头）。病理证实为浸润性导管癌

（5）毛刺（spiculated）：从肿块边缘出现的多发放射状排列的线状影，高度提示可疑恶性病变。DBT能够更好地显示

毛刺肿块的特征，区分毛刺样肿块和结构扭曲。

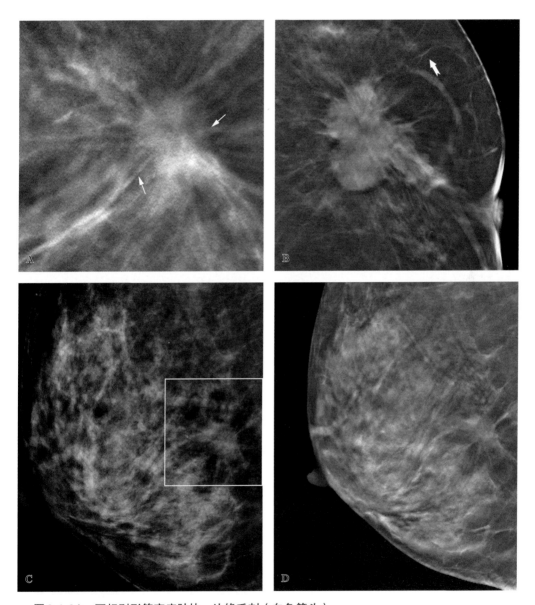

图2-1-8A 不规则形等密度肿块，边缘毛刺（白色箭头）

图2-1-8B 不规则形高密度肿块，边缘毛刺。肿块邻近皮下脂肪层，可见增粗及受牵拉的Cooper韧带（燕尾箭头）

图2-1-8C、D FFDM示不规则形等密度肿块（方框），几乎都处于脂肪背景中，肿块边缘与周围分界不清；DBT能更清楚地显示肿块的毛刺边缘。病理诊断为浸润性导管癌

3.密度（density）　密度用于描述病变相对于等体积的乳腺腺体组织而表现的X线衰减程度。大部分以肿块为表现的乳腺癌密度等于或高于正常腺体组织，高密度肿块的恶性可能性（70%）要远远高于等密度或低密度肿块（22%），肿块型乳腺癌表现为低密度的可能性很小，尽管在生长过程中可能卷入脂肪组织，但肿块型乳腺癌一般不含有透光区。需要注意的是，相比于形状和边缘，肿块密度是乳腺X线特征中可靠性最低的主观评价指标，受女性乳腺腺体组织量的影响最大。

（1）高密度（high density）：肿块X线衰减程度要比等体积乳腺纤维组织的衰减程度高。此类肿块建议结合超声分析，除非超声上具有典型的良性特征，否则均应进行活检。

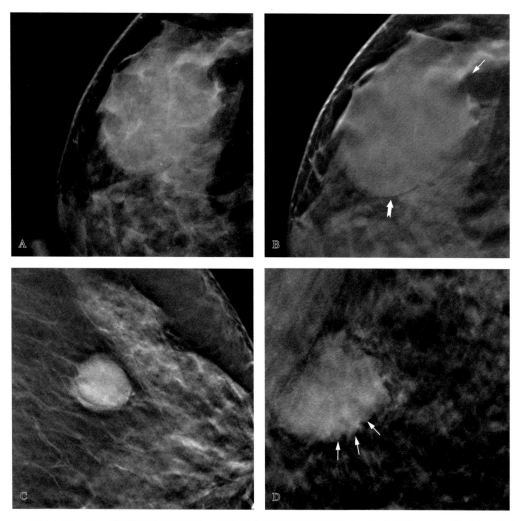

图2-1-9A、B　椭圆形高密度肿块，边缘部分清晰（燕尾箭头），部分模糊（白色箭头）。超声显示为囊性病变

图2-1-9C　椭圆形高密度肿块，边缘清晰。结合超声分析，诊断为纤维腺瘤

图2-1-9D　不规则形高密度肿块，边缘部分模糊，部分微分叶状（白色箭头）。病理证实为浸润性导管癌

（2）等密度（equal density）：肿块X
线衰减程度和等体积乳腺纤维组织的衰减
程度相等。

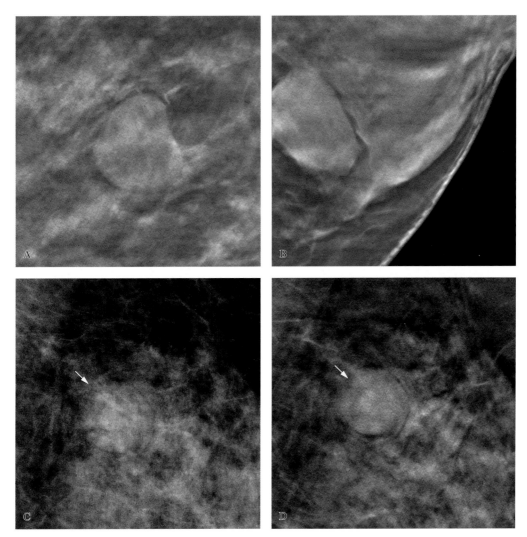

图2-1-10A　椭圆形等密度肿块，边缘清晰

图2-1-10B　椭圆形等密度肿块，边缘清晰。肿块切除活检病理诊断为乳腺纤维腺瘤

图2-1-10C、D　FFDM示圆形等密度肿块，边缘部分清晰，部分遮蔽（白色箭头）。DBT去除
部分组织重叠影响后，边缘显示更加清晰

（3）低密度（low density）：肿块X 线衰减程度要比等体积乳腺纤维组织的衰 减程度低。

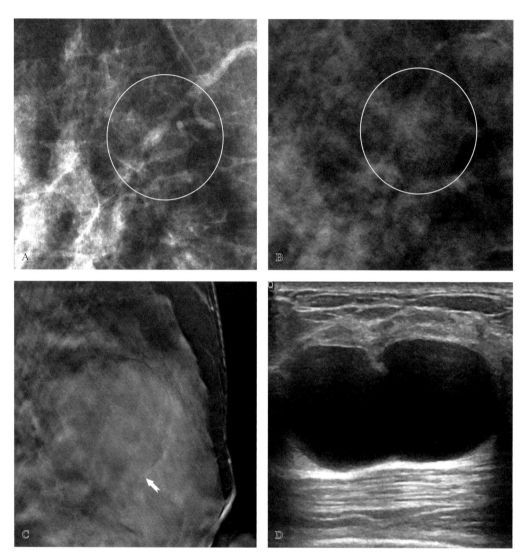

图2-1-11A、B　FFDM示低密度肿块，肿块几乎完全在脂肪背景中，因密度较淡且与血管影重叠，边缘观察欠佳；DBT示肿块边缘遮蔽。超声显示为囊肿

图2-1-11C、D　椭圆形、低密度肿块边缘遮蔽（燕尾箭头）。超声显示为囊肿

（4）含脂肪密度（fat-containing）：包含所有含脂肪的肿块，肿块中含有不同比例的脂肪，即在乳腺X线摄影中至少部分透亮。含脂肪密度肿块几乎都是良性，DBT有助于显示肿块内脂肪及肿块边缘，可做出诊断性评估。恶性病变早期罕见脂肪陷入，在断层摄影图像上显示更为明显。

当肿块内只含有脂肪成分时，表现为单纯脂肪密度。常见于含油囊肿、积乳囊肿、脂肪瘤等病变。

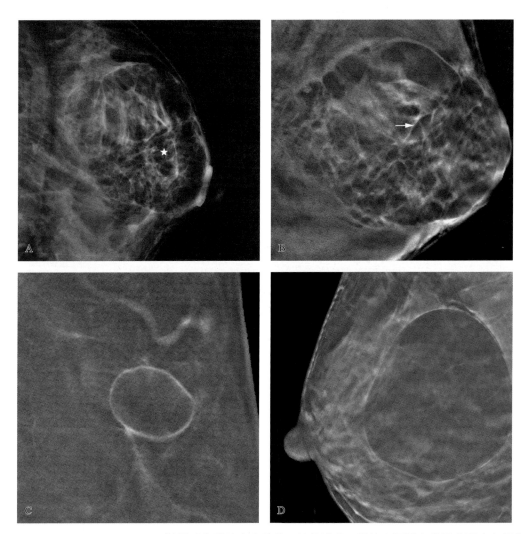

图2-1-12A、B　FFDM示椭圆形含脂肪密度肿块，边缘清晰，肿块内可见多发透亮影（白星）及多发高密度间隔（白色箭头），DBT显示更加清楚。病理诊断为错构瘤

图2-1-12C、D　椭圆形脂肪密度肿块，边缘清晰，为典型良性脂肪密度肿块

二、钙化（calcification）

钙化通常分为典型良性钙化和可疑恶性钙化。乳腺X线片能够确认的典型良性钙化表现为粗大、圆形和边缘光滑，较恶性钙化更容易被发现。恶性钙化通常很小，有时需要点压放大摄影进一步观察钙化特征。

明显良性的钙化无须在诊断报告中逐一描述，但当诊断医师认为其他阅片者可能对这些钙化分析产生误解时，应当在报告描述中加以说明，必要时在诊断中提及。无法确定钙化产生的原因时，钙化的描述应包括形态及分布。

1. 典型良性钙化（typical benign calcification）

（1）皮肤钙化（skin calcification）：皮肤内的钙化，常位于皮脂腺内，可形成于痣、皮肤切口及纹身处。该类型的钙化常见中心透亮区，通常根据形态表现能够确定诊断。皮肤钙化最常见于胸骨旁的乳房下襞、腋窝及乳晕处。不常见的钙化形态可以根据切线位投照来证实钙化位于皮肤层。DBT的首几层与末几层可显示皮肤，从而确定钙化位于皮肤。

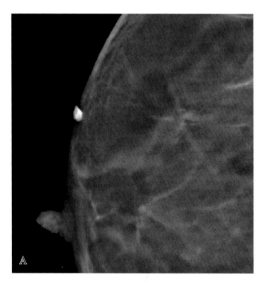
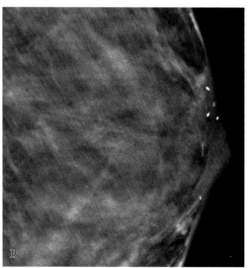

图2-1-13A　DBT示右侧乳腺皮肤内钙化，典型
图2-1-13B　左侧乳腺乳晕区皮肤多发圆形钙化

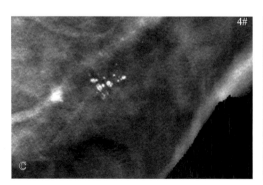
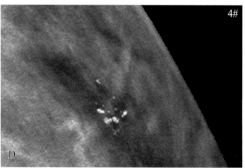

图2-1-13C、D　"Tatoo"征，即成群的皮肤钙化在不同时期相同投照体位图像上相互位置关系保持不变

（2）血管钙化（vascular calcification）：乳腺动脉中膜内的钙化，多呈平行轨道样，或显著地与管状结构有关的线样钙化，可选择性报告描述。有研究表明，血管壁钙化，尤其是见于＜50岁女性时，提示存在冠状动脉疾病的潜在风险，可在报告上适当描述其与心血管病变危险因素相关。

请注意！线样分布的钙化需考虑血管钙化的可能性，钙化可不对称沿血管一侧壁呈线样分布，断层融合成像可清晰显示血管轮廓，帮助识别乳腺动脉钙化。立体定位活检时应尽量避开邻近的血管钙化，以免额外增加出血风险。

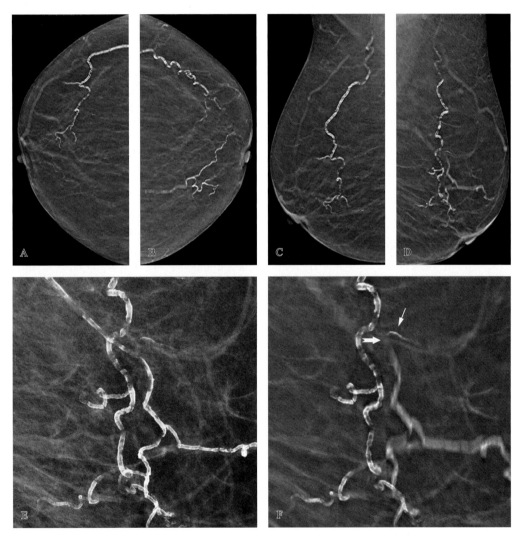

图2-1-14A～F　77岁女性，双侧乳腺DBT图像上可见叠加在血管壁上的钙化，沿动脉血管壁呈平行轨道样改变。一侧管壁正在形成的钙化（白色箭头）与血管影（燕尾箭头）相延续

（3）粗大或"爆米花样"钙化（coarse or popcorn-like calcification）：典型的乳腺纤维腺瘤退变产生的大钙化（长径＞2～3mm）。处于不同阶段的纤维腺瘤钙化形态可不一致，但均表现为粗大钙化。

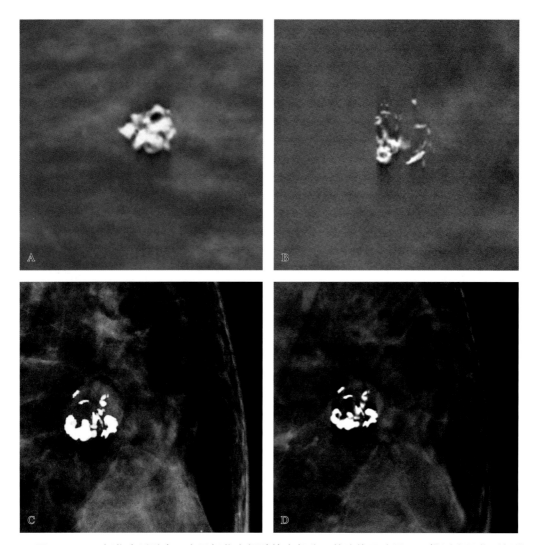

图2-1-15A   钙化广泛融合，由于钙化占据肿块大部分，其边缘无法显示，推测为退化型纤维腺瘤

图2-1-15B   钙化部分融合，且肿块被周围致密组织遮盖，但仍是典型良性的爆米花样钙化

图2-1-15C、D   椭圆形低密度边缘清晰的肿块，内见典型"爆米花样"钙化，DBT示肿块边缘清晰，诊断为退化型纤维腺瘤

（4）大杆状钙化（large rod-like calcification）：与导管扩张相关的良性钙化，通常位于因碎屑填充而扩张的导管管腔内或导管壁上，形成实心或断续的、光滑的杆状形态，直径常≥1mm。如果钙化位于导管管壁，中心可透亮，当扩张导管内分泌物钙化时，钙化常为实心。此类型钙化多为双侧乳腺出现，常沿导管走行分布，以乳头为中心呈放射状分布，有时可呈分枝状。

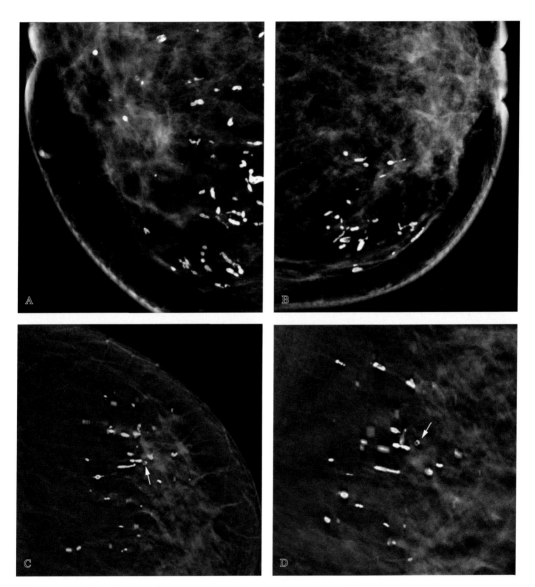

图2-1-16A、B　双侧乳腺多发大杆状钙化，沿导管走行分布

图2-1-16C、D　53岁女性，双侧乳腺大量沿导管走行分布的大杆状钙化，密度高、光滑、杆状，部分中心透亮（白色箭头）。超声显示双侧乳腺导管明显扩张，部分导管内见稍强回声及弱回声充填

（5）圆形钙化（round calcification）：发生在乳腺小叶或腺泡内的钙化。较大的典型圆形钙化可忽略不计。圆形钙化如多发，钙化灶常大小不一。当散在分布时，多考虑为良性钙化；如钙化灶很小（＜1mm），常为乳腺腺泡内的钙化。＜0.5mm时，可用"细点状"来形容。

此类型的钙化，"分布"是临床处理措施取决的关键点。双侧弥漫或散在分布为典型良性表现。双侧多发成簇分布的圆形钙化常为良性表现，区域样分布亦多为良性，推荐行放大摄影以排除可疑钙化形态。如果没有既往乳腺X线摄影作为对比，应密切随访。如果是新出现的、逐渐增多的、线样或段样分布的、或是癌肿同侧出现的孤立成簇分布细点状钙化，建议进行临床干预——进一步活检。

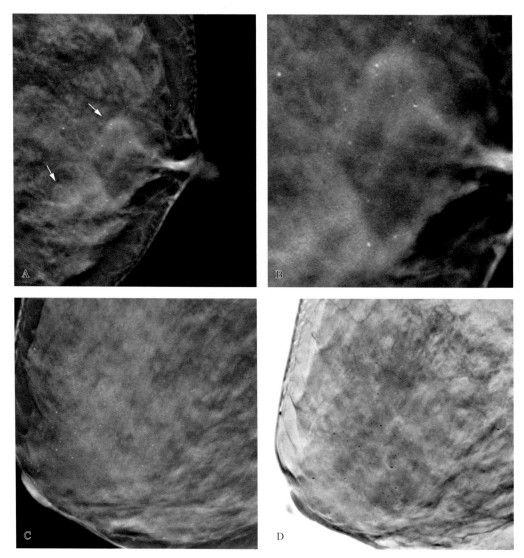

图2-1-17A、B　左侧乳腺区域分布细点状钙化，合并多发等密度肿块（白色箭头），超声显示为囊肿，推测诊断为纤维囊性乳腺病

图2-1-17C、D　右侧乳腺弥漫分布圆点状、细点状钙化，立体定向活检证实为纤维囊性乳腺病

（6）边缘型钙化（rim calcification）：边缘型钙化，曾称之为"蛋壳样钙化""中心透亮型钙化"表现为球形表面的钙质沉积，其壁厚常＜1mm，此类钙化从＜1mm到＞1cm不等，可为圆形或卵圆形，表面光滑，有中心透亮区。脂肪坏死及囊肿壁钙化是最常见的"边缘"钙化。含油囊肿或单纯囊肿壁内广泛钙化则范围更宽泛（有时壁更厚）。

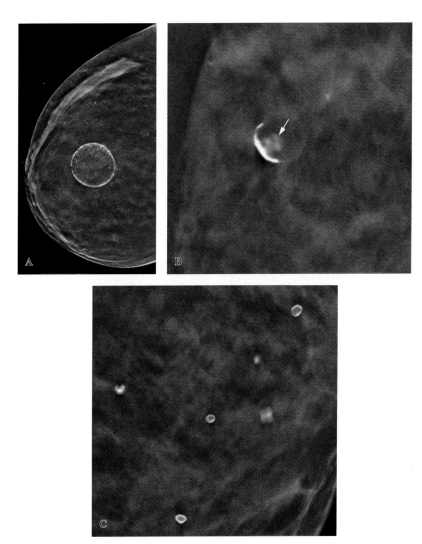

图2-1-18A 边缘型钙化，见于自体脂肪移植术后女性，推测诊断为含油囊肿形成伴钙化

图2-1-18B 边缘型钙化，部分增厚钙化边缘被从正面投影，因此中心透亮区可见钙化（白色箭头）

图2-1-18C 多发边缘型钙化，大小及钙化壁厚度不同

（7）营养不良性钙化（dystrophic calcification）：因组织损伤所致的钙化沉积，常见于创伤后、手术后乳房或出现在放疗后的乳房，典型者位于瘢痕处或附近。较粗大，常＞0.5mm，形状多不规则，可见其中心透亮。含油囊肿或脂肪坏死导致的边缘型钙化随时间逐渐粗糙，可转变成营养不良性钙化。

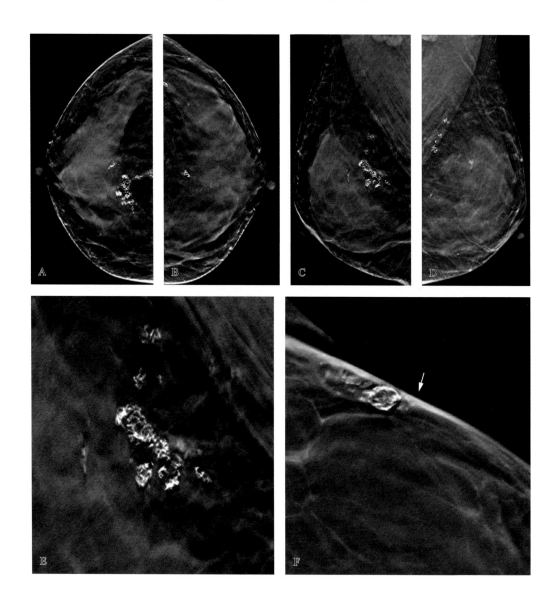

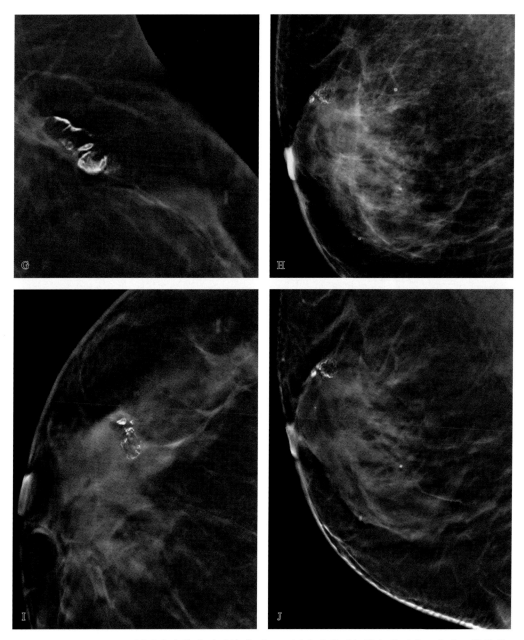

图2-1-19A～E 双侧乳房自体脂肪移植术后，双侧乳腺乳后间隙多种形态、大小不等营养不良性钙化，钙化中心可见透亮区

图2-1-19F、G 左侧乳腺癌保乳术后及放疗后，术区可见粗大营养不良性钙化，邻近皮肤增厚、回缩（白色箭头）

图2-1-19H～J 右侧乳腺外上象限术后，术区可见粗大营养不良性钙化，中心可见透亮区

（8）钙乳样钙化（milk of calcium）：多为囊肿或微囊肿内钙质沉积的表现。轴位像（CC位）上常呈模糊的、圆形、无定形钙化，但往往显示不够明显；内外斜位（MLO）上形态可改变，更加分散；在90°侧位上钙化显示更清晰，呈半月形、新月形、弧形（凹面向上的）或是沿囊壁的线样钙化。此类钙化最重要的特点是钙化形态可随投照体位变化而改变（轴位与斜位或90°侧位）。如果在筛查中不能确定，需要召回患者增加放大CC位及侧位摄片。请注意！钙乳样钙化可与恶性钙化混合存在，临床工作中，应仔细评估任何不具有分层表现的钙化，并按照最可疑的钙化分类进行处理。DBT利于显示钙乳样钙化中是否合并可疑肿块或结构扭曲等征象。

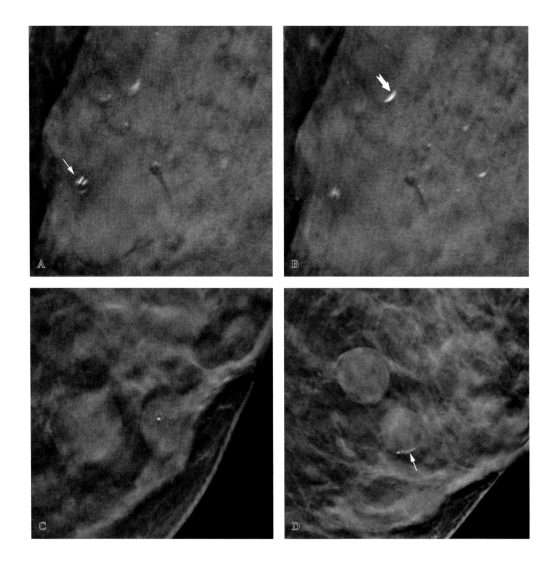

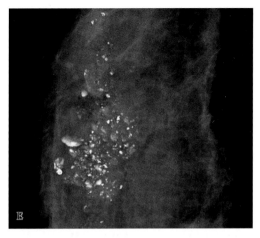
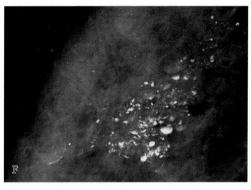

图2-1-20A、B 散在分布的钙乳样钙化，呈凹面向上新月形（白色箭头）。DBT示其内多发等密度肿块影（燕尾箭头），结合超声分析，符合小囊肿内钙化沉积

图2-1-20C、D 图C为左侧乳腺CC位DBT图像，可见成簇分布细点状、模糊无定形钙化叠加于等密度结节之上；图D为同侧乳房MLO位DBT图像，可见依附于肿块底部新月曲线形钙化（白色箭头）。超声证实多发肿块为囊肿。结合超声分析，推测诊断为纤维囊性乳腺病

图2-1-20E、F 右侧乳腺外上象限钙乳样钙化。重力作用下可见呈半月形、新月形、弧形或沿囊肿壁分布的钙化

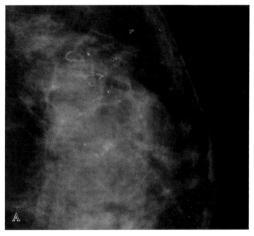
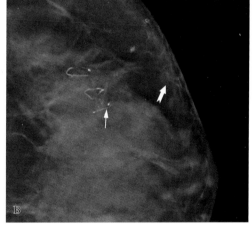

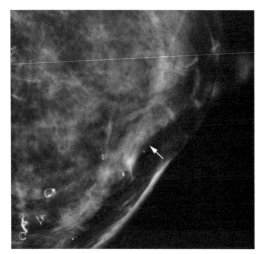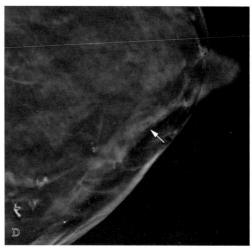

图2-1-21A、B　缝线样钙质沉积环和不完整线结（白色箭头）。该手术部位可见结构紊乱及邻近Cooper韧带显影增粗、皮肤增厚（燕尾箭头）

图2-1-21C、D　左侧乳腺内下象限缝线样钙化，该手术部位可见皮肤增厚、内陷（白色箭头）

（9）缝线钙化（suture calcification）：这类钙化为缝合线上的钙质沉积，典型表现为线状或管状，常见缝线结显示。

2. 可疑恶性钙化（suspicious morphology calcification）　乳腺钙化形态学分类有助于判断其恶性可能性。可疑恶性钙化的描述分4种，用来提示恶性可能，虽然其阳性预测值大小不等，但一般均建议活检。对于可疑恶性的钙化，即使与前片对比表现相对稳定也应进行活检。

可疑恶性钙化包括：①无定形钙化；②粗糙不均质钙化；③细小多形性钙化；④细线样及线样分枝状钙化。DBT易于显示伴随的肿块、不对称或结构扭曲征象，帮助进一步评估。

（1）无定形钙化（amorphous calcification）：此类钙化多呈模糊的粉末状，钙化很小或很模糊，以至于无法进一步确定其特征性形态类型。一般根据钙化的分布指导进行临床处理，包括以下3种：①双侧、弥漫、散在的无定形钙化常被归类为良性，定期复查；②双侧多发的成簇分布良性可能性大，可考虑对钙化数量最多、最明显的区域进行活检，以排除恶性的可能；③成簇的、区域的、线样或段样分布的无定形钙化为可疑恶性，应做活检确诊。需要注意的是，恶性病变或高危病变的表现可多年稳定不变。

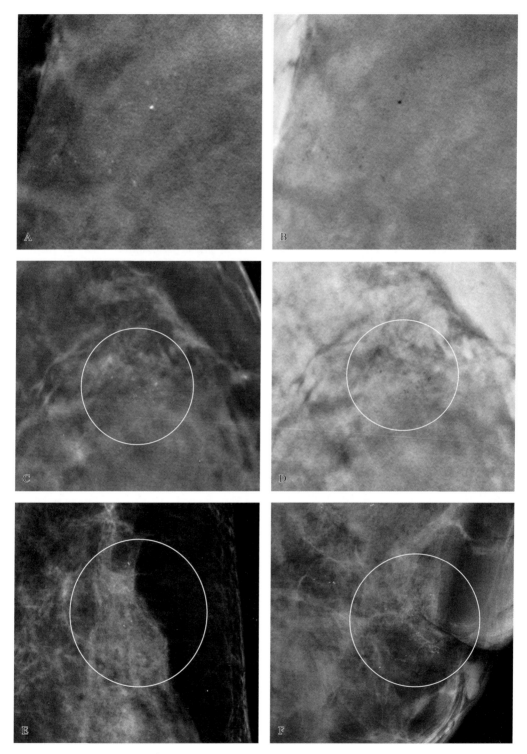

图2-1-22A、B　区域分布的无定形钙化，图B为相同层面的反片图像，钙化更加明显

图2-1-22C、D　无定形钙化（白圈）。大部分钙化显示模糊，钙化数量无法计数，无法确定钙化的具体形态

图2-1-22E、F　区域分布的无定形钙化（白圈）。病理诊断均为纤维囊性乳腺病

（2）粗糙不均质钙化（coarse heterogeneous calcification）：这类钙化形状不规则，常＞0.5mm，相对显著而易于发现，有聚集趋势，但体积较不规则形营养不良性钙化小。可能与恶性病变有关，也可出现在纤维化、纤维腺瘤或创伤后发展为营养不良性钙化的区域。DBT图像有助于显示FFDM图像上不易观察到的脂肪坏死所形成的透亮肿块，可帮助评估伴随的肿块或不对称。

粗糙不均质钙化应根据其分布、最可疑的钙化或伴随的可疑肿块进行临床处理。双侧、多发、表现相似的成簇分布粗糙不均质钙化为良性或良性可能性大，孤立的成簇分布为中度可疑征象，呈线样、段样分布或伴随肿块时更为可疑，应进行活检。

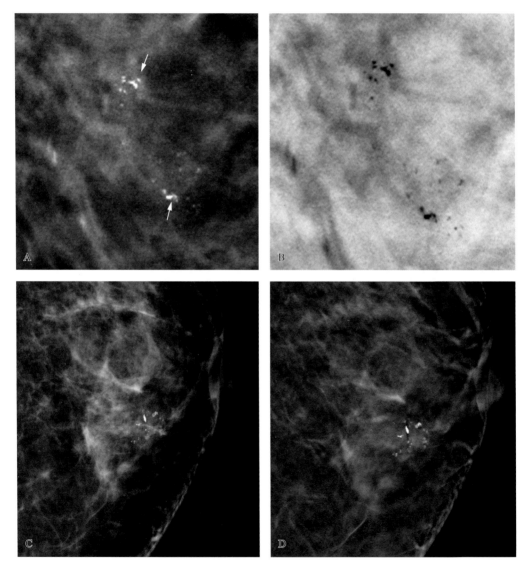

图2-1-23A、B　段样分布的钙化，形态为粗糙不均质（白色箭头）及细小多形性，BI-RADS 4B类，建议活检。立体定向活检病理示中级别导管内癌

图2-1-23C、D　成簇分布的粗糙不均质钙化，DBT未见肿块及结构扭曲征象。立体定向活检病理提示低级别导管内癌

（3）细小多形性钙化（fine pleomorphic calcification）：此类型钙化往往比无定形钙化更为显著，其大小及形态多样，直径常＜0.5mm；与粗糙不均质钙化相比，体积更小，边缘模糊，可见更多的成角及三角形钙化，一般无聚集融合趋势。

细小多形性钙化既非典型良性钙化，也不是典型恶性钙化，总体恶性风险为中度，恶性率取决于其分布特征，但这种类型的钙化均建议活检。DBT 和超声检查可进一步评估是否伴随肿块或不对称，有助于 BI-RADS 分类与诊断。

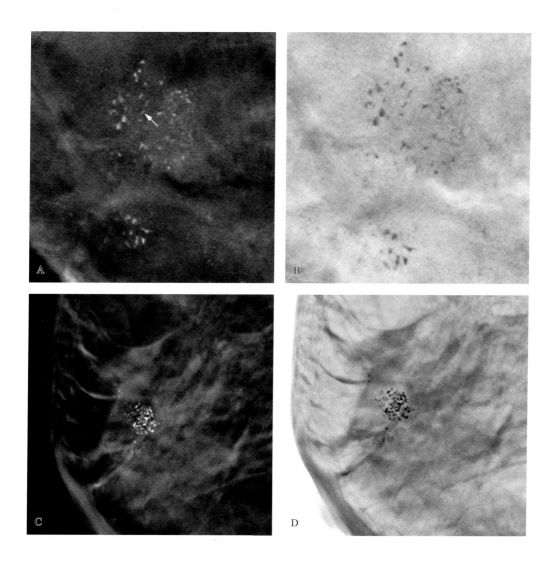

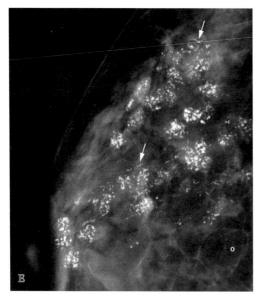

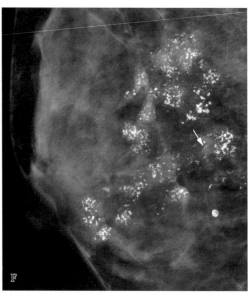

图2-1-24A、B　区域分布的细小多形性钙化，其中夹杂数枚细线样钙化（白色箭头），局部实质密度增高

图2-1-24C、D　成簇分布的细小多形性钙化，局部实质密度增高、呈结节状改变。对钙化区域进行立体定向活检，病理诊断为浸润性导管癌

图2-1-24E、F　段样分布的细小多形性钙化，夹杂少量细线样钙化（白色箭头），局部实质密度增高。立体定向活检提示浸润性导管癌伴高级别导管内癌

（4）细线样或线样分枝状钙化（fine linear or fine-linear branching calcification）：这类钙化呈纤细的直线或曲线排列的不规则形，可以呈断续状，宽＜0.5mm。此类钙化的出现多提示导管腔内癌肿的浸润、填充。请注意！"线样"定义为钙化形态而非分布形式。不论何种分布形式，细线样钙化均为可疑恶性征象，均需进行活检，综合文献报道，活检证实约70%为恶性。DBT有利于判断钙化区域是否伴随肿块或不对称，可直接活检伴随不对称或肿块区域，以检出可能的浸润性癌成分。

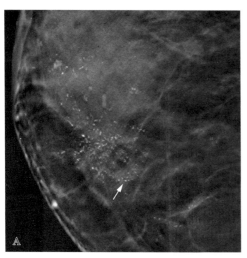

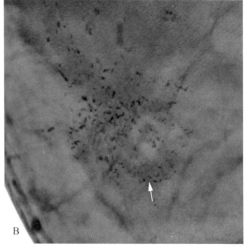

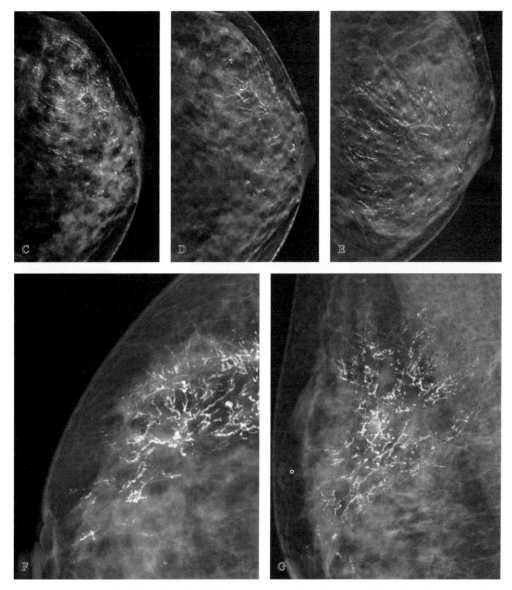

图2-1-25A、B　段样分布的细线样钙化，部分钙化形态为细小多形性（白色箭头），钙化区域实质密度增高。对钙化区域行立体定向活检提示浸润性导管癌，伴高级别导管内癌

图2-1-25C～E　段样分布的细线样及线样分枝状钙化，伴广泛的实质密度增高，病理诊断为中级别导管内癌

图2-1-25F、G　段样分布的细线样及线样分枝状钙化。病理诊断为高级别导管内癌

3.钙化的分布（distribution）　用于提示钙化在乳腺内的分布状况。如果乳腺X线摄影显示有多组形态和分布类似的钙化，可在报告中描述为多发相似钙化。在评价钙化恶性可能性上，钙化的分布和形态学同等重要。

（1）散在或弥漫分布（scattered/diffuse）：单侧或双侧乳腺内钙化灶，随机分布于整个乳腺内。弥漫/散在分布的无定形或细点状钙化常为良性，且常在双侧乳腺出现。而细小多形性、细线样或线样分枝状的钙化，其形态已经提示恶性风险较高，多倾向于DCIS，即使是弥散分布，也属于活检的适应证，应结合DBT图像、超声等来确认肿块和（或）其他可疑征象的存在。

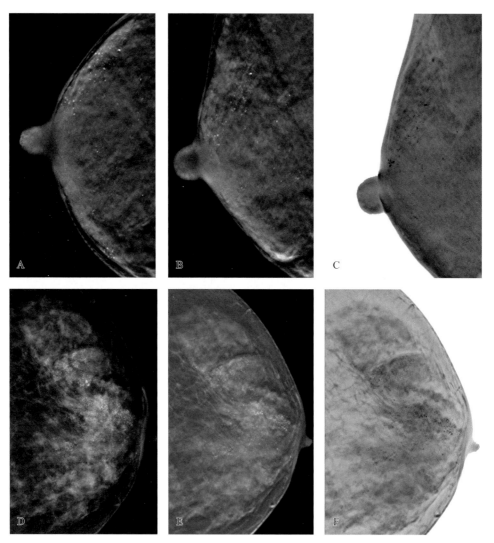

图2-1-26A～C　弥漫分布的圆点状、细点状钙化，随访3年钙化形态及数量稳定，推测诊断为纤维囊性乳腺病

图2-1-26D～F　弥漫分布的细小多形性及无定形钙化，延伸至乳头后方。FFDM图像（图D）示乳腺实质密度弥漫增高，DBT图像（图E）可见多发模糊等密度肿块。病理诊断为高级别导管内癌伴局灶浸润性导管癌

（2）区域性分布（regional）：定义为钙化散在分布于较大体积的腺体组织内（范围＞2cm），但并不沿导管走行分布。因为这类钙化常分布于单一象限的大部分区域或累及多个象限，所以恶性可能性略小。但在临床诊断时必须将钙化的形态和分布方式综合考虑，一般包括以下3种情况：①区域性分布的细点状钙化良性可能性大，可进行短期随访；②区域分布的无定形钙化应予以中度关注，建议活检；

③区域分布的细小多形性、细线样及线样分枝状钙化高度怀疑恶性，应进行活检，并予以追踪落实。

双侧对称的区域性分布倾向于良性病变；当钙化位于单侧乳腺、筛查发现或随访期间新发，应使用放大摄影进一步评估钙化范围及形态。结合DBT和超声检查有助于评估高度可疑区域性钙化区隐匿的肿块或不对称致密，因其可能与浸润成分相关，此时应提高可疑恶性的级别。

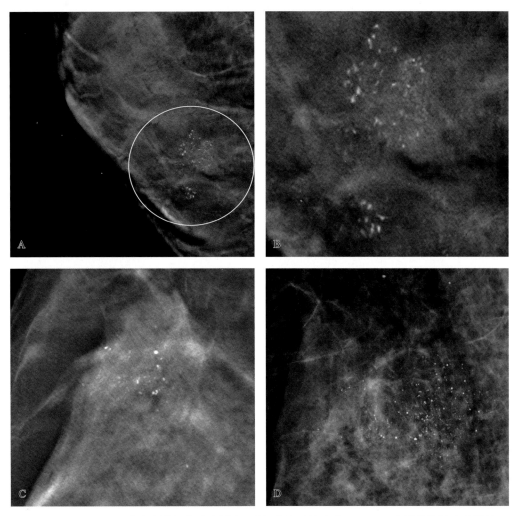

图2-1-27A、B　区域分布的钙化（白圈），以细小多形性为主，DBT示内见模糊等密度肿块

图2-1-27C、D　DBT示右侧乳腺上方区域分布钙化，部分钙化为圆点、细点状，部分钙化因体积小、密度淡而显示模糊，无法确定其形态特征；进一步点压放大摄影后发现，钙化形态均为圆点、细点状。病理诊断：腺病伴灶状导管内钙化

（3）成簇或集群分布（grouped）：此修饰词用于描述至少5个钙化灶聚集在一起，占据一小体积的乳腺组织（范围＜1cm），或更多的钙化灶成群聚集于＜2cm范围乳腺组织内时。联合两个体位X线图像或DBT图像有助于确认真正的成簇分布的钙化，以此排除因钙化重叠投影而显示在一个体位图像上的成簇分布钙化。

成簇分布的钙化形态是临床处理需要注意的关键点之一，使用局部点压放大摄影有助于辨别钙化的形态。成簇分布钙化可呈任何形态，对多组的成簇分布钙化，应单独评估最可疑的形态。DBT有助于评估伴发的肿块、不对称或结构扭曲。

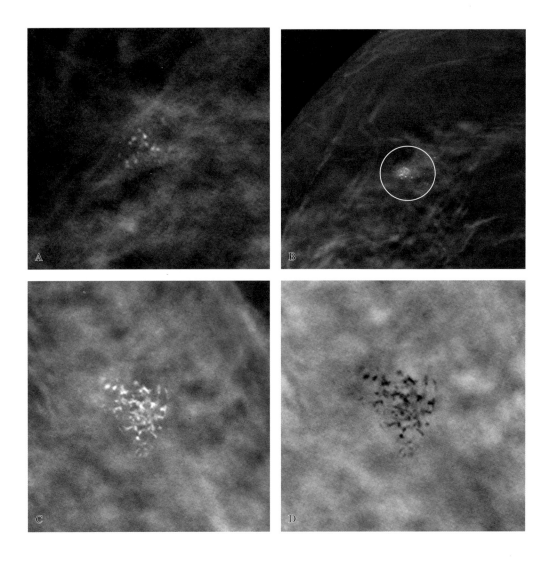

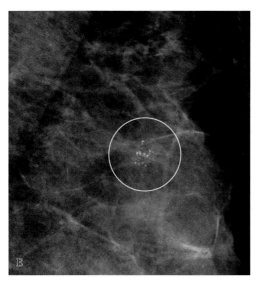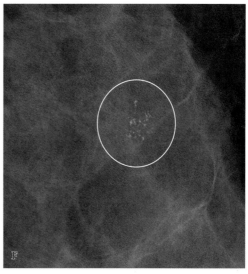

图2-1-28A 成簇分布的钙化，病理诊断为中级别导管内癌

图2-1-28B 成簇分布的细点状钙化（白圈），随访3年钙化稳定

图2-1-28C、D 新增的、成簇分布的细线样钙化，部分表现线样分枝状，高度提示恶性

图2-1-28E、F 成簇分布钙化（白圈）。图F为点压放大摄影图像，点压后显示钙化数量增多，形态以细点状为主，局部实质未见异常。病理提示为导管内癌

（4）线样（linear）：钙化沿线样分布，大部分指向乳头方向。线样分布提示钙化沉积于导管内，要考虑恶性的可能，应建议活检。血管钙化和大杆状钙化在分布上也常呈线样，但可以从形态学上区分良性与恶性；DBT有助于判断线样分布钙化是否沿血管走行。线样钙化伴随肿块或不对称致密，高度提示可能存在浸润成分。

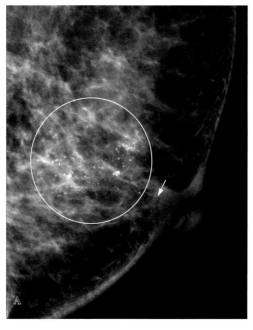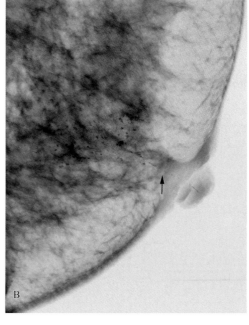

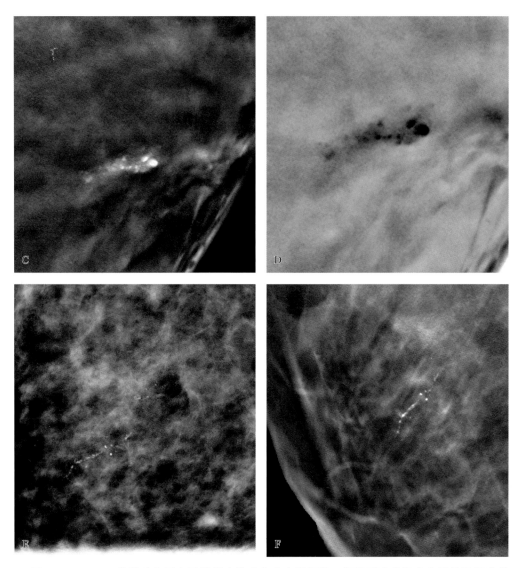

图2-1-29A、B　段样（白圈）及线样（箭头）分布微钙化，钙化形态为细小多形性及细点状，相应区域实质密度增高。病理诊断为浸润性导管癌

图2-1-29C、D　线样分布的无定形及钙乳样钙化

图2-1-29E、F　线样分布的细点状钙化

（5）段样（segmental）：段样分布的钙化多提示钙质沉积在一个或多个导管及其分支，应当考虑到在乳腺的一叶或一段内广泛存在或多灶乳腺癌的可能性。当然，此种钙化分布亦可见于良性病变内（如大杆状钙化），良性钙化常光滑、杆状，钙化灶体积较大，而恶性钙化常细小，更为不规则。圆点状或无定形钙化，如呈段样分布，其恶性可疑度升高，建议活检。

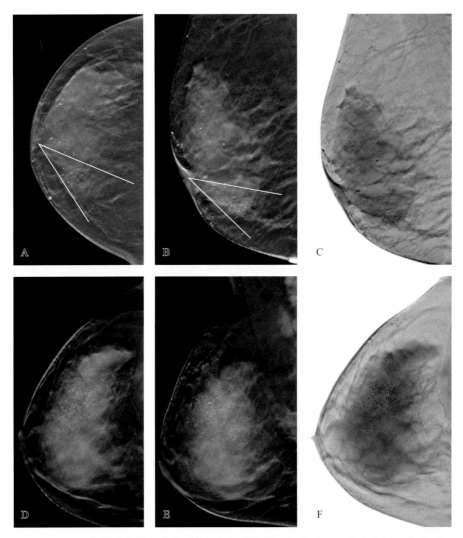

图2-1-30A～C　段样分布的细小多形性及细线样钙化，钙化延伸至乳头后方呈"V"形改变。注意其他区域多发成簇分布的钙化及局部实质密度增高。病理诊断为浸润性导管癌伴高级别导管内癌

图2-1-30D～F　段样分布的细线样或线样分枝状钙化，实质密度弥漫增高，小梁结构增宽。病理诊断为浸润性导管癌

三、结构扭曲（architectural distortion）

定义为乳腺局部正常结构的变形失常，但无明确肿块影显示。包括从一点发出的放射状线条或毛刺影（需与实性肿块的毛刺状边缘区别），或是乳腺实质边缘的局灶收缩、扭曲变形或曲度消失。结构扭曲也可能伴有肿块、不对称或钙化。如果患者没有创伤或手术病史，结构扭曲应考虑可疑恶性或放射状瘢痕，应建议进一步活检。DBT、局部加压摄影和点压放大摄影有助于腺体结构扭曲细节的显影，并可显示潜在的肿块。

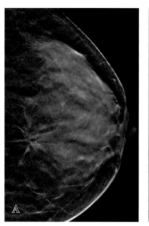
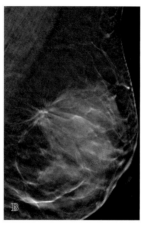
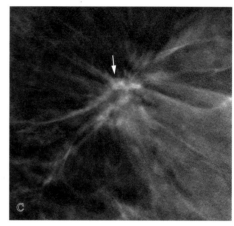

图2-1-31A～C　左侧乳腺上方（12点钟）后1/3结构扭曲，表现为以一点为中心的放射状细线影，箭头示病灶中心实质密度增高，可见模糊等密度小肿块（箭头）。病理诊断为浸润性导管癌

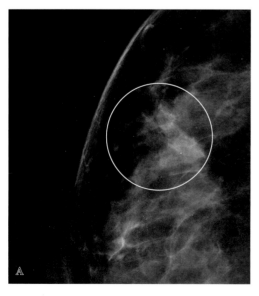
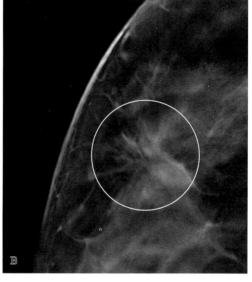

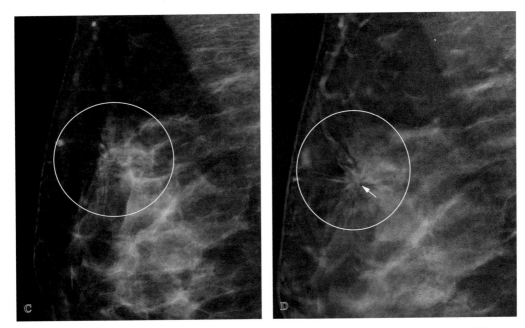

图2-1-32A～D 右侧乳腺外上象限中1/3结构扭曲（放射状纠集），DBT观察更为清楚，中心可见脂肪密度透亮影（箭头），周围实质密度增高。病理诊断为纤维囊性乳腺病，伴局部导管内乳头状瘤

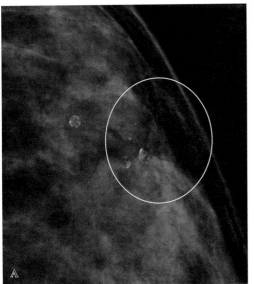

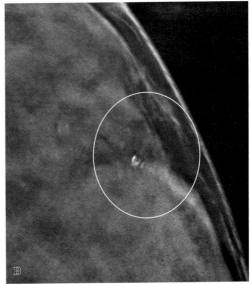

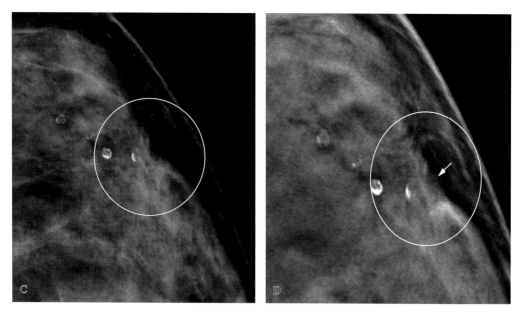

图2-1-33A～D　图A、B示左侧乳腺外上象限结构扭曲（实质边缘收缩/变形），周围可见数枚边缘型钙化，DBT示内未见肿块，无手术及创伤史，评估为BI-RADS 4A类；该患者6个月后复查，FFDM图像（图C）示该区域实质密度较前增高，DBT图像（图D）可见病灶内新增一枚等密度肿块。病理诊断为腺病

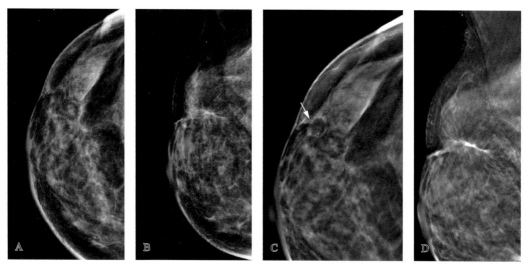

图2-1-34A～D　中年女性，乳腺癌保乳术后2年。术区可见结构扭曲（实质边缘收缩、变形/放射状纠集），病灶形态及密度随体位改变而变化，内可见椭圆形脂肪密度肿块（白色箭头），邻近皮肤增厚、内陷。考虑患者手术位置与结构扭曲位置相对应，推测诊断为术后结构扭曲合并脂肪坏死，常规随访

四、不对称（asymmetry）

不对称仅表现为单侧的纤维组织密度增高，而不足以诊断为肿块。结构不对称仅为在单个投照体位的异常乳腺X线表现。另外3种不对称，包括局灶不对称、宽域性不对称和进展性不对称，虽然在1个以上的投照体位上可见，但是具有凹面向外的边缘，并且其内散在脂肪密度影，而高密度肿块具有全部或部分凸面向外的边缘，且中心密度高于外周。

1.结构不对称　仅在一个投照位置上可见的纤维腺体组织，80%可能是伪影或正常组织的重叠所致。

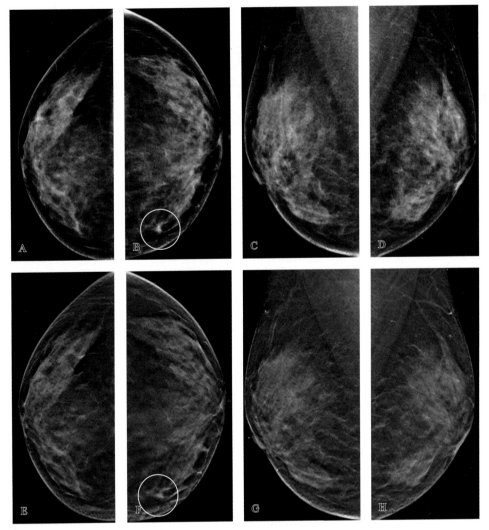

图2-1-35A～H　FFDM图像示在左侧乳腺CC位内侧区域可见结构不对称（白圈）；DBT图像示乳腺组织叠加重合所致，未见肿块、钙化等其他可疑征象

2.局灶不对称（focal asymmetry） 此修饰词定义为描述一种不够肿块标准的影像表现。在两个投照位置（CC位和MLO位）上均为形态相似的局限性不对称影（＜1个象限），但缺乏确切的完整边界和一个真性肿块的显著性。它有可能是正常乳腺组织的腺体小岛，尤其是当其内散在分布脂肪时。但由于缺乏确切的良性病变证据，如无前片对比，局灶不对称有时需要多模态影像学进一步检查。DBT有助于进一步评估局灶不对称伴随的可疑肿块、钙化或结构扭曲。部分在FFDM上表现为不对称的病灶，在DBT上可能证实为边缘模糊肿块。

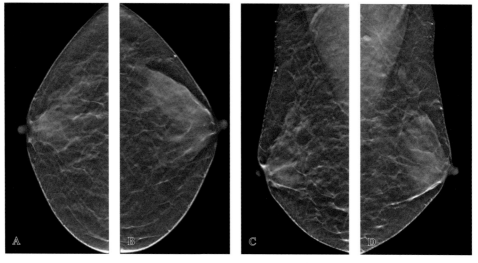

图2-1-36A～D　左侧乳腺外上象限局灶不对称，其内混杂脂肪组织，未见肿块、结构扭曲及钙化，超声检查没有相应异常。诊断考虑为良性不对称乳腺纤维组织结构

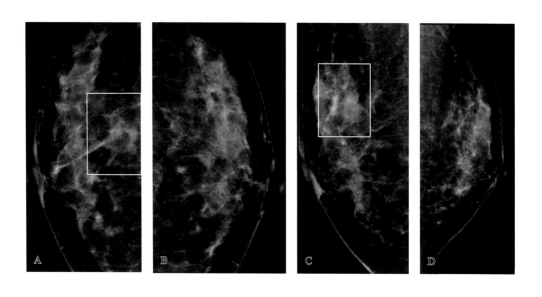

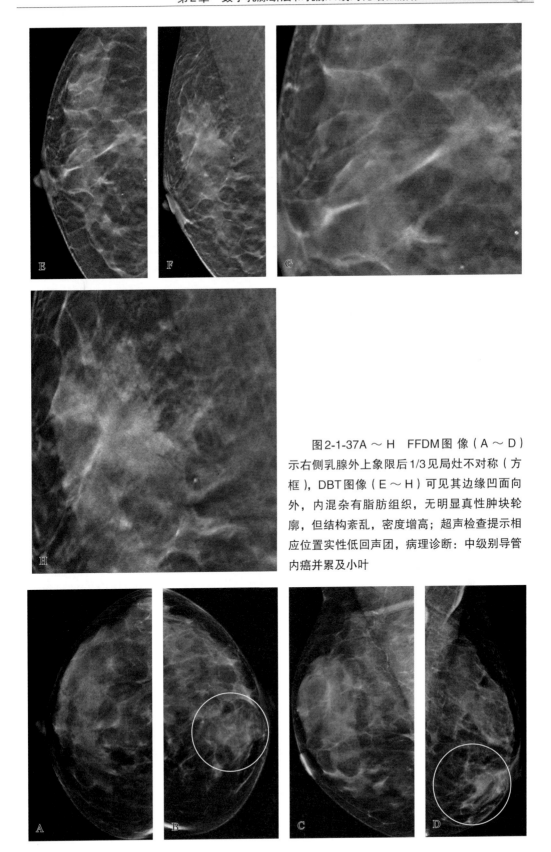

图2-1-37A～H　FFDM图像（A～D）示右侧乳腺外上象限后1/3见局灶不对称（方框），DBT图像（E～H）可见其边缘凹面向外，内混杂有脂肪组织，无明显真性肿块轮廓，但结构紊乱，密度增高；超声检查提示相应位置实性低回声团，病理诊断：中级别导管内癌并累及小叶

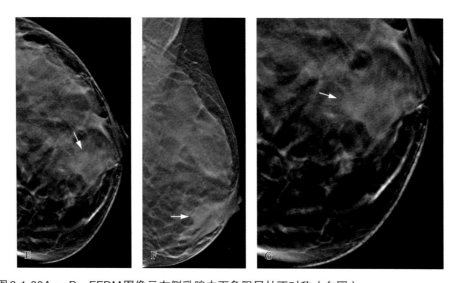

图2-1-38A～D　FFDM图像示左侧乳腺内下象限局灶不对称（白圈）

图2-1-38E～G　DBT图像示该不对称区域可见一枚模糊等密度肿块（白色箭头）及少许模糊钙化影。超声引导下对肿块行穿刺活检，证实为浸润性导管癌

3. 宽域性不对称（global asymmetry）宽域性不对称或称为"球形不对称"，表示乳腺较宽区域（至少1个象限）致密，强调与对侧乳腺相应区域对比，代表了乳腺部分组织量较对侧显著增多，但不包括肿块、结构扭曲或可疑钙化。通常提示正常乳腺结构的变异。如临床可触及，不能排除恶性可能，应进一步综合影像诊断。DBT有助于显示伴随的肿块、不对称等异常征象。

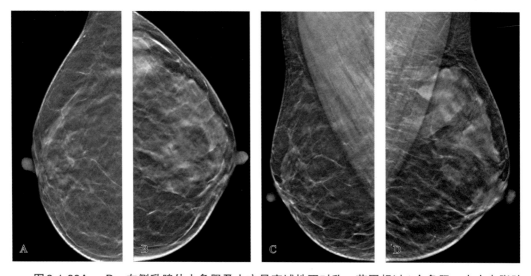

图2-1-39A～D　左侧乳腺外上象限及上方见宽域性不对称，范围超过1个象限，内夹杂脂肪密度影，DBT未见肿块等异常征象，此例经5年随访，影像学表现无明显变化。考虑为正常乳腺结构的变异

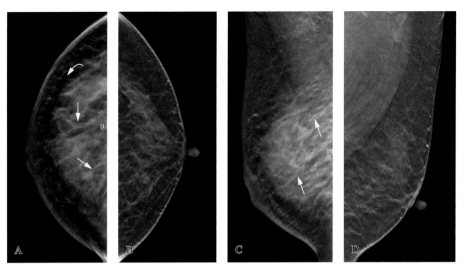

图2-1-40A～D　右侧乳腺宽域性不对称，累及整个乳腺，实质密度弥漫增高，DBT未见明确肿块、可疑钙化及结构扭曲征象，小梁结构增宽（直箭头）、Cooper韧带显影增粗（弯箭头）、皮肤弥漫增厚，且临床触诊右侧乳房较对侧硬度增高。病理诊断为浸润性导管癌，伴高级别导管内癌

4.进展性不对称（developing asymmetry）　定义为与前面的影像学检查相比，有新发、增大的或比以前更明显的局灶性不对称。文献报道约15%的进展性不对称被证实是恶性的（浸润性导管癌或导管原位癌或两者均有），其恶性的PPV为12.8%，因此，对进展性不对称的病例，均需进一步影像学检查或活检，直到排除恶性为止。

DBT有助于评估不对称，帮助确定征象是否真实存在，并建立三维定位。需要注意的是，超声检查正常不能除外恶性，尤其对于很小的（＜1cm）进展性不对称，即使超声检查没有相应表现，亦应进行活检。

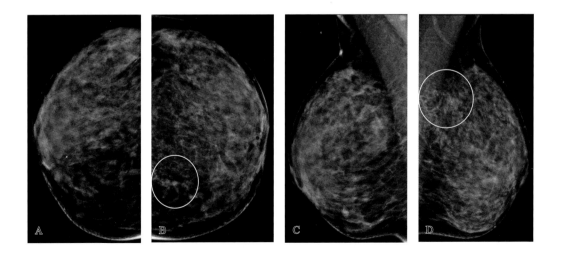

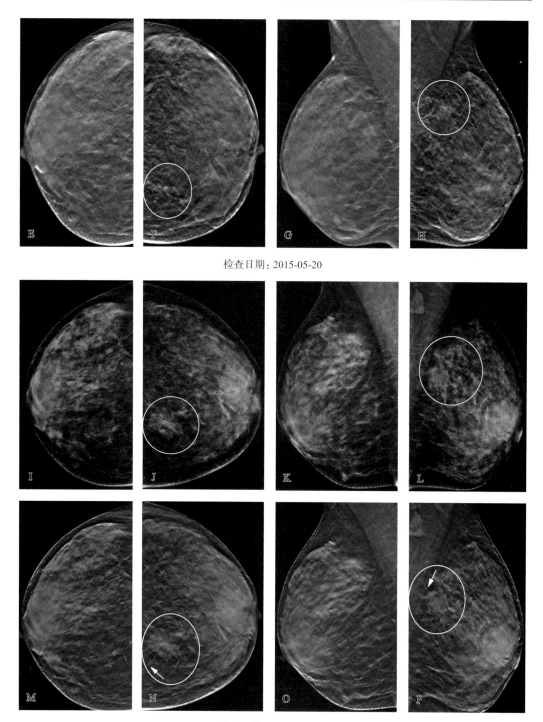

检查日期：2015-05-20

检查日期：2019-09-23

图2-1-41A～H　FFDM示左侧乳腺内上象限后1/3局灶不对称（白圈），DBT未见明确肿块、可疑钙化及结构扭曲；超声检查没有相应异常

图2-1-41I～P　该患者4年后复查，左侧乳腺内上象限局灶不对称较前片范围增大、密度增高（白圈），DBT示邻近小梁结构增宽、纠集（白色箭头）。经穿刺活检证实为特发性肉芽肿性乳腺炎

五、不对称管样结构/单发扩张导管（asymmetric tubular structure/solitary dilated duct）

单侧管样或分枝状结构，多提示增宽或扩张的导管。如果没有伴随其他可疑的临床或乳腺X线表现，此征象常无太大的意义，无须进一步影像学检查。若伴有血性或清亮的自发性乳头溢液则需进一步评估，结合DBT、超声等检查手段，发现可疑影像学征象应予以活检。

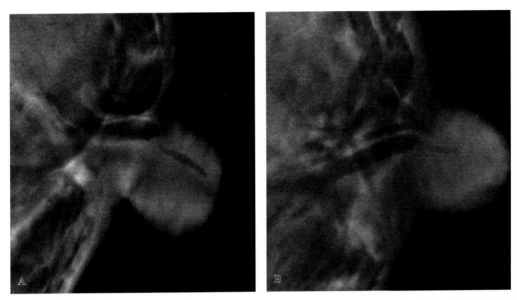

图2-1-42A、B　左侧乳腺乳晕下区数条管状透亮影，临床无特殊表现，超声提示左侧乳腺导管扩张，DBT未见可疑肿块、钙化及结构扭曲，考虑为良性导管扩张表现

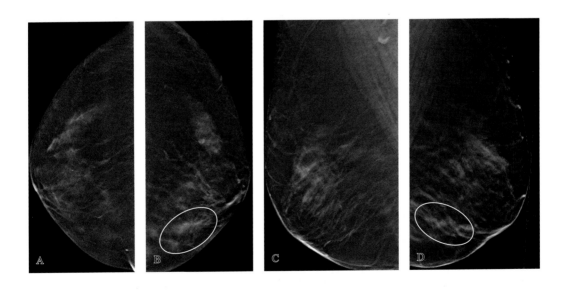

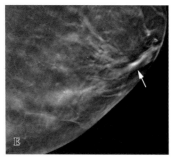
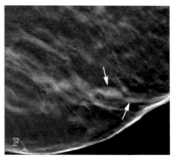
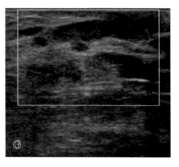

图2-1-43A～G 63岁女性，左侧乳头血性溢液1个月余。DBT示左侧乳腺乳晕下区不对称管状结构（白色箭头），另外注意内下象限的局灶不对称（白圈），超声提示左侧乳腺导管局部扩张伴弱回声团充填。切除活检病理证实为实体性导管内乳头状癌

六、乳内淋巴结（intramammary lymph node）

定义为乳腺实质内的淋巴结。典型的乳内淋巴结常显示为肾形或淋巴门处可见因脂肪存在而呈现的透亮切迹，长轴常＜1cm。即使长轴＞1cm，如能观察到明显的脂肪组织填充，也可认为是正常乳内淋巴结。乳内淋巴结可多发，可发生在任何部位。

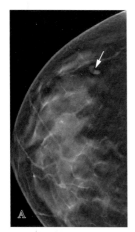
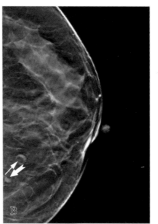
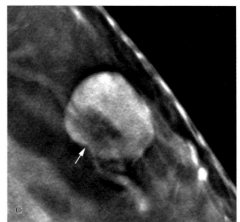

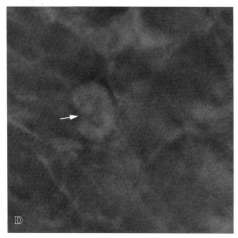

图2-1-44A 右乳（CC位）外侧见一枚淋巴结，呈肾形，箭头示含脂肪的淋巴结门

图2-1-44B 左乳（CC位）内侧见两枚椭圆形结节，边缘清楚，其中一枚（直箭头）中心可见脂肪透亮影，皮质较薄；另一枚（燕尾箭头）略呈肾形，含脂肪的淋巴结门不明显，均考虑为乳内淋巴结

图2-1-44C、D 箭头示含脂肪的淋巴结门，为良性乳内淋巴结的典型影像表现

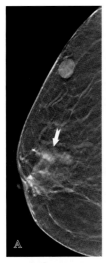
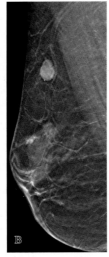
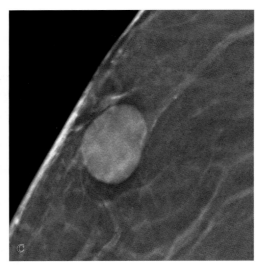

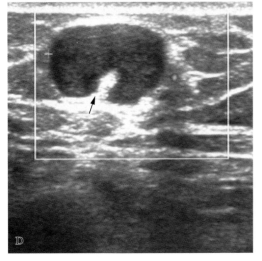

图2-1-45A～D 肿大乳内淋巴结位于右侧乳腺外上象限，边缘清晰；超声（图D）示肾形肿块，皮质偏心性增厚，中央可见残留淋巴门脂肪样回声（黑色箭头）。注意右侧乳腺外上象限不规则边缘模糊肿块影（燕尾箭头），肿块穿刺活检结果为浸润性导管癌，淋巴结穿刺活检病理诊断为淋巴结内见癌转移

七、皮肤病变（skin lesion）

皮肤病变有可能投影到两个投照体位的X线片，此时容易被误认为是乳腺内病变，操作技师应在体表做标记，并在工作表上注明。乳腺断层融合图像对辨别病变位于皮肤还是乳腺组织内有较大帮助。

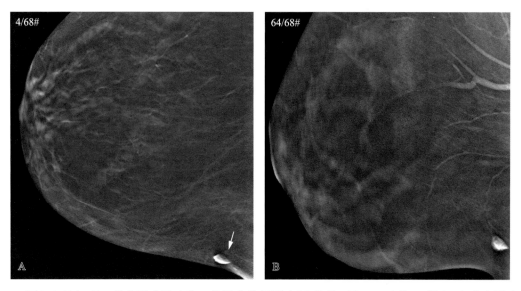

图2-1-46A、B　凸起的皮肤病变，位于皮肤层面（CC位第4层，MLO位64层）。在乳房压迫过程中，皮肤病变周围存在气体，在图像上表现为边界清晰的结节周围可见气体密度影（箭头）

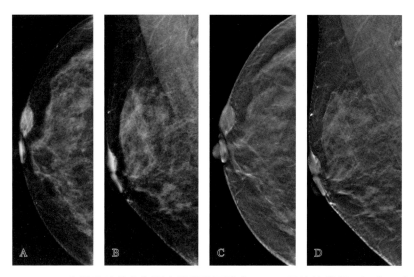

图2-1-47A～D　右侧乳腺外上象限皮下脂肪层结节，DBT示边缘模糊，相应区域皮肤增厚。超声显示皮下脂肪层实性低回声团。推测诊断为皮脂腺囊肿并感染。切除活检病理诊断为表皮囊肿伴急性炎症反应，局部脓肿形成

八、相关征象

一般与肿块、不对称或钙化一起使

用，当没有其他征象时，也可单独使用。

1.皮肤回缩（skin retraction）乳腺皮肤异常地被牵拉。

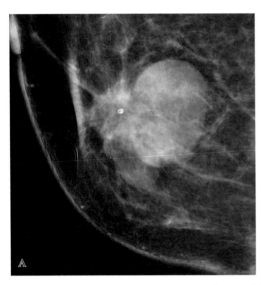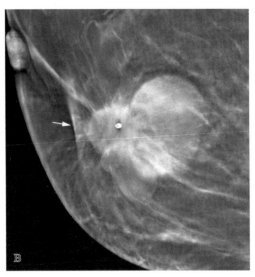

图2-1-48A、B　皮肤回缩。不规则高密度肿块的前方可见因皮肤牵拉回缩形成的两条皮肤线影（白色箭头）。病理证实为浸润性导管癌

2.皮肤增厚（skin thickening）皮肤增厚可为局灶或弥漫分布（厚度＞2mm）；当与此前的乳腺X线摄影对比，有明显变化时，此征象有临床意义。请注意！放疗也可能造成单侧的皮肤增厚。此外，临床工作中，考虑皮肤增厚，应该与对侧乳腺皮肤加以对比观察。

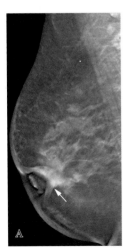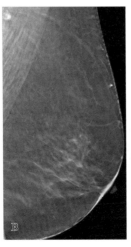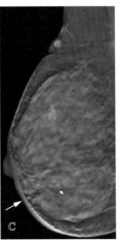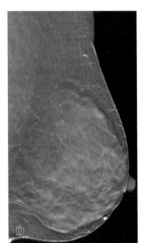

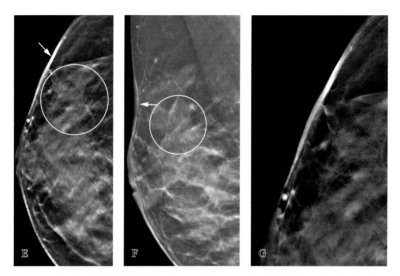

图2-1-49A、B　右侧乳腺弥漫皮肤增厚。可见不规则高密度肿块及乳头牵拉、回缩（白色箭头）。肿块穿刺病理提示浸润性导管癌

图2-1-49C、D　右侧乳腺癌保乳术后，右乳下半部可见局限皮肤增厚（白色箭头）

图2-1-49E～G　右侧乳腺乳晕区及外上象限局部皮肤增厚（箭头）。结合患者手术史，推测诊断为手术所致皮肤瘢痕形成。注意外上象限区域结构扭曲（白圈），同患者手术部位相符，考虑为术后改变

3.乳头回缩（nipple retraction）　乳头被牵拉下陷。需注意与乳头内陷（nipple inversion）区别，乳头内陷常表现为双侧，如果此征象比较稳定，且没有其他可疑表现，则非恶性表现。如乳头回缩为新发、单侧，则其恶性的可能性明显增加。

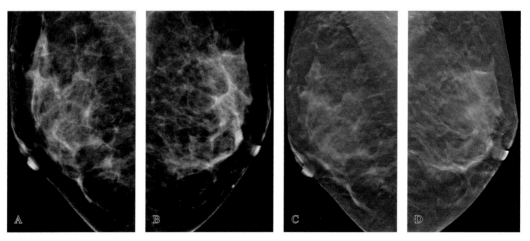

图2-1-50A～D　双侧乳头内陷。双侧乳头呈"鱼嘴型"，FFDM和DBT图像示双侧乳腺未见其他可疑征象。超声检查未提示相应异常。推测为先天性发育或良性改变

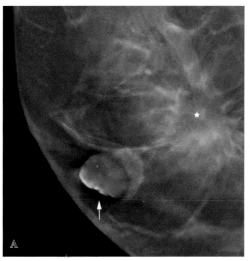
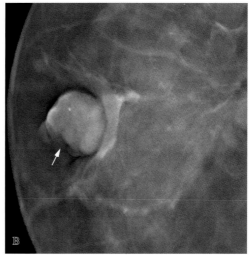

图2-1-51A、B　箭头示邻近不规则形毛刺状肿块（白星）所致的乳头回缩（白色箭头）。伴有乳晕区皮肤的增厚及Cooper韧带增粗。肿块穿刺病理证实为浸润性导管癌

4.小梁结构增宽（trabecular thickening）　此征象为乳腺纤维分隔增厚所致，可弥漫或局灶，可单侧或双侧。小梁结构粗细应与对侧乳腺或前片的同一片区域进行比较，由于改变细微，检测相对困难。DBT有助于诊断小梁结构增宽及隐匿的肿块。

小梁结构增宽的诊断难点在于鉴别良性的炎症过程和炎性乳腺癌。水肿通常在乳晕周围和乳腺下垂部分最明显，常见相关的皮肤增厚；治疗过程导致的小梁结构增宽、水肿在治疗后首次X线检查中明显，但随后会逐渐缓解。橘皮样病变，伴相连部位肿块、可疑钙化均提示炎性乳腺癌。

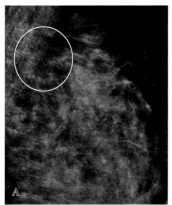
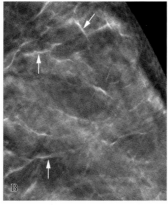
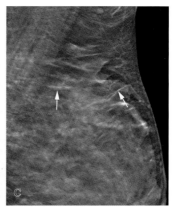

图2-1-52A～C　左侧乳腺浸润性导管癌新辅助化疗后，原肿块（白圈）基本消失，仅见残留少量细小多形性钙化。箭头示小梁结构增宽

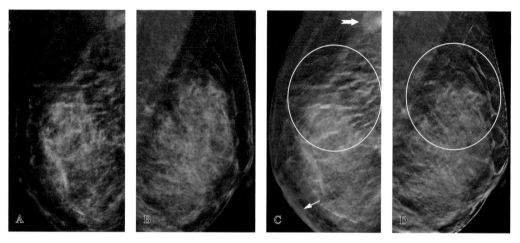

　　图2-1-53A～D　右乳上象限实质密度弥漫增高，与对侧乳腺对比，小梁结构增宽（白圈），注意乳晕区皮肤的增厚（白色箭头）及腋淋巴结肿大（燕尾箭头）。超声提示右乳片状不均质回声团。穿刺活检证实为乳腺肉芽肿性小叶炎

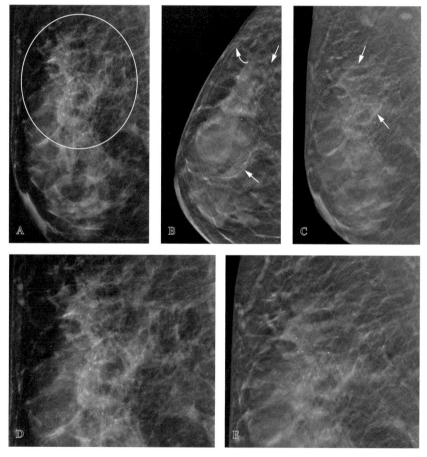

　　图2-1-54A～E　FFDM图像示右侧乳腺区域分布的细小多形性、细点状钙化（白圈），相应区域的小梁结构增宽（直箭头），皮下脂肪层Cooper韧带增粗（弯箭头），支持恶性诊断。钙化切取活检病理证实为低–中级别导管内癌

5.腋淋巴结肿大　增大的（＞2.0cm）、无脂肪密度的腋区淋巴结需注意评价。如果是新出现的，需结合临床进一步检查。分析患者的病史，可以明确部分腋淋巴结肿大的原因，区分炎性反应性增生或癌性转移性肿大，进而避免不必要的检查和临床干预。一个或多个由脂肪填充的增大腋窝淋巴结，一般考虑为正常变异。

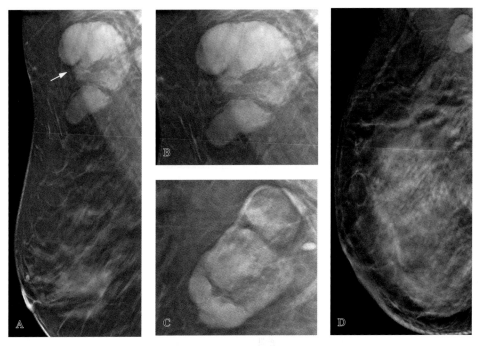

图2-1-55A、B　箭头示右侧腋窝肿大淋巴结，皮质明显增厚、密度增高，结合患者同侧乳腺癌病史，推测诊断为腋淋巴结转移。行腋淋巴结清扫术，病理诊断为右侧腋淋巴结癌转移

图2-1-55C　腋窝肿大淋巴结，似由多枚结节融合而成。结合患者乳腺癌病史，考虑为腋淋巴结转移

图2-1-55D　右侧腋窝一枚肿大淋巴结，边缘光整。可见右侧乳腺实质密度弥漫增高，小梁结构增宽，超声引导下穿刺活检病理示乳腺肉芽肿性小叶炎。诊断为腋淋巴结反应性增生

6.结构扭曲　作为一个相关征象，结构扭曲可与其他影像学发现结合使用，提示病变附近的乳腺组织变形或回缩。

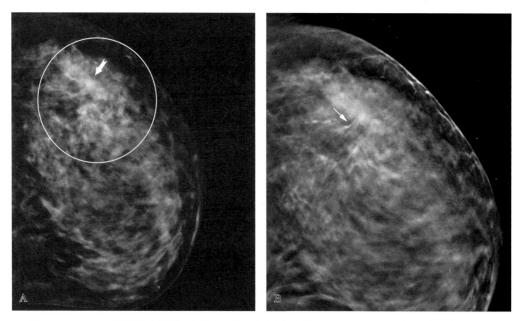

图2-1-56A、B　肿块伴结构扭曲（白圈）。左侧乳腺外上象限不规则形高密度肿块，边缘模糊（燕尾箭头），邻近实质密度增高，局部小梁结构增宽、纠集（直箭头）。肿块穿刺活检病理证实为浸润性导管癌

7.钙化　作为相关征象，钙化可与一个或多个影像学发现结合使用来描述病变内部或邻近的不同形态的钙化影。

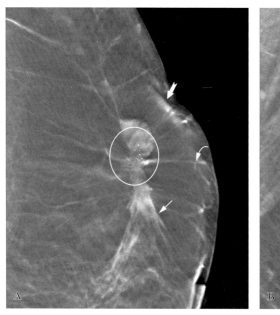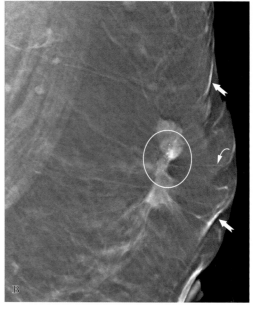

图2-1-57A、B　左侧乳腺外上象限不规则形肿块，边缘毛刺（白色箭头），内见多发细小多形性钙化（白圈），邻近皮肤增厚、内陷（燕尾箭头），Cooper韧带增粗、受牵拉（弯箭头）。病理证实浸润性导管癌

（汪思娜　杜　钢　陈卫国）

参 考 文 献

[1] American College of Radiology. ACR BI-RADS-Mammography 5th Edition//ACR Breast Imaging Reporting and Data System, Breast Imaging Atlas. Reston：American College of Radiology，2013.

[2] Friedewald SM. Breast tomosynthesis：practical considerations [J]. Radiol. Clin. North Am，2017，55：493-502.

[3] Noroozian M，Hadjiiski L，RahnamaMS，et al. Digital breast tomosynthesis is comparable to mammographic spot views for mass characterization [J]. Radiology，2012，262：61-68.

[4] Yamamoto Nobuko，Yoshizako Takeshi，Yoshida Rika，et al. Usefulness of digital breast tomosynthesis for non-calcified benign breast masses [J]. Clin Imaging，2019，54：84-90.

[5] Horvat JV，Keating DM，RodriguesDH，et al. Calcifications at digital breast tomosynthesis：imaging features and biopsy techniques [J]. Radiographics，2019，39：307-318.

[6] Cohen EO，Tso HH，Phalak KA，et al. Screening mammography findings from one standard projection only in the era of full-field digital mammography and digital breast tomosynthesis [J]. AJR Am J Roentgenol，2018，211：445-451.

[7] Chesebro AL，Winkler NS，Birdwell RL，et al. Developing asymmetry at mammography：correlation with US and MR imaging and histopathologic findings [J]. Radiology，2015，279（2）：385-394.

第二节　乳腺X线对比增强征象解读

乳腺X线对比增强摄影（contrast enhanced mammography，CEM）是通过静脉注射非离子低渗透碘对比剂，在标准的头尾位及内外斜位摄影中使用双能量减影技术获得四视图双侧乳腺X线片。每次摄影获得类似常规乳腺X线摄影的形态与密度信息的低能图像，同时获得类似乳腺MRI血管信息的高能图像，后处理低能图及高能图生成减影后图像。减影后图像突显对比剂吸收的区域，并通过增强的信息突出被腺体组织遮蔽的病灶，辅助定位已知或可疑的病变，明显提高乳腺X线检查的特异度及敏感度。

CEM低能图类似乳腺X线摄影常规图像，减影后图像类似乳腺DCE-MRI图像去除腺体背景后图像。为了减少乳腺影像特征描述差异及对处理意见的误解，提高报告的可读性及质量，本章节中低能图常见图像特征描述（肿块、钙化、结构扭曲、不对称）参考ACR FFDM-BI-RADS特征描述方式，减影后图像特征参考ACR MRI-BI-RADS中强化特征进行描述。结合我们的临床经验，重点介绍减影后图像常见征象。

一、点/多点强化（focus/foci）

点状强化是指一个微小的强化点，不具备明显占位性效应，难以描述其形态、边缘及内部增强特征。点状强化不代表一个有占位效应的肿块或病变。通常，点状强化直径＜5mm。多点强化是指多发斑点或小圆点状增强，被正常乳腺组织或脂肪分隔开，不在一个小范围内聚集成团。临床上多为多发的点状强化，单乳多发或双乳多发，随机出现。

诊断经验：点状强化通常良性，少见恶性，一般恶性概率＜3%。良性可能包括以下病种：乳腺增生、腺病、乳头状瘤、纤维腺瘤、乳内淋巴结；恶性可能包括浸润癌和导管原位癌等。当形态可疑、新发或较前增大者多建议活检，否则予以随访。当出现双侧散在点状强化，多考虑为背景强化（background parenchymal enhancement，BPE）。

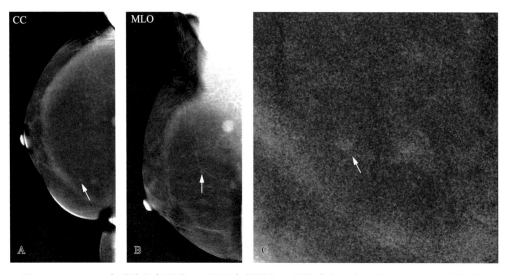

图2-2-1A～C　右乳外上象限前1/3处见点状强化，边缘清晰，直径小于3mm（白色箭头），周围未见明确异常强化。MLO位上放大图（C）白色箭头指示为微小强化点，周围可见点状不强化纤维腺体

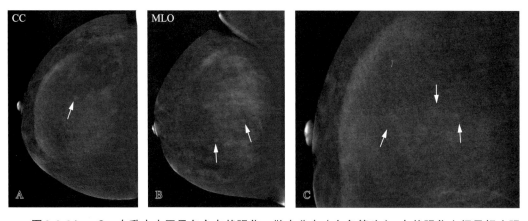

图2-2-2A～C　右乳中央区见多个点状强化，散在分布（白色箭头），点状强化之间见轻度强化的乳腺组织间隔分布，在点状强化内侧见条状强化的血管影。CC位放大图（C）示点状强化，直径＜5mm（白色箭头），边缘稍模糊，结合低能图，考虑为增生腺体

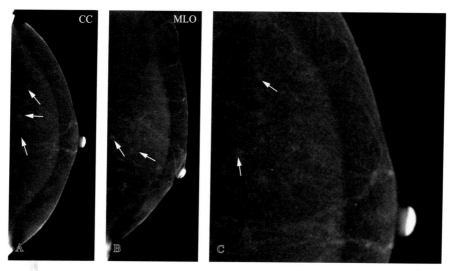

图2-2-3A～C 左乳外上象限中后1/3处见多点状强化，散在分布（白色箭头），中间见条状血管走行。CC位放大图（C）上多个点状强化散在分布（白色箭头），强化之间见不强化脂肪及轻度强化的正常腺体组织相间分布

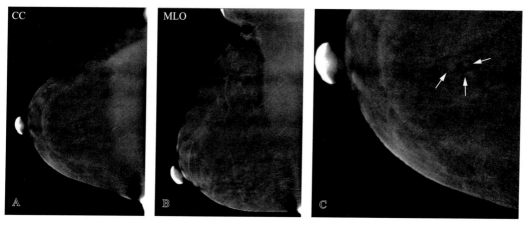

图2-2-4A～C 右乳内下象限前1/3处见多发点状强化，周围见条状轻度强化血管影伴随走行。CC位放大图（C）见点状强化散在分布（白色箭头）

二、肿块样强化（mass）

肿块样强化：在两个投照体位都能观察到的占位性病变，可以推挤或者牵拉周围乳腺组织，可用形状、边缘、内部强化特征进行描述。主要观察强化的形态（shape）、边缘（margin）、内部强化特征（internal enhancement characteristics）及强化程度（degree of enhancement）。强化形态分为圆形、椭圆形（含分叶）及不规则形；边缘则为光整、不规则和毛刺；内部强化特征为均匀、不均匀、环形强化及内部不强化分隔；最后，根据强化程度可分为轻度、中度和高度强化。

形态不规则、毛刺和模糊的边缘，以及内部强化分隔、不规则环形强化是偏恶性征象。

1.形态（shape）

（1）圆形（round）、椭圆形（oval，

包括分叶形lobulated）：指强化呈圆形、椭圆形，具有球形、球状或圆形的形状，包括具有波浪状或有圆齿轮廓的肿块。当肿块的各向径线大致相等时称为圆形，不相等时称为椭圆形。

诊断经验：圆形或椭圆形对鉴别良恶性病变无明确提示意义，文献报道边缘光滑的类圆形肿块也有4%～18%的可能为浸润性癌。所以，形状结合边缘，如果内部强化均匀，呈轻、中度强化及边缘清楚者，50%～88%为良性病变，常见病变包括纤维腺瘤、乳内淋巴结、乳头状瘤、乳腺良性增生和叶状肿瘤等。恶性病变常见的病理类型有浸润性癌、黏液癌、肉瘤、转移瘤和淋巴瘤。

1）圆形（round）

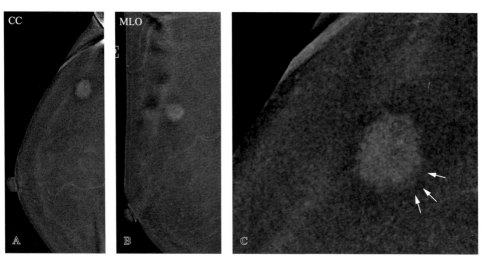

图2-2-5A～C　右乳外上象限后1/3处见圆形肿块样强化，边缘模糊。CC位放大图（C）示肿块样高度强化，边缘模糊（白色箭头），内部强化不均匀，可见点状不强化钙化影，周围腺体未见明确强化，最后病理证实为浸润性癌

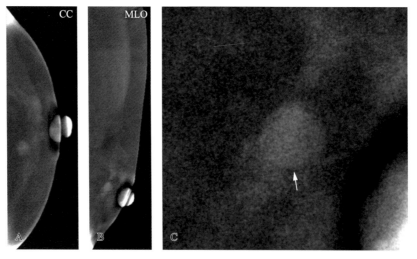

图2-2-6A～C　左乳内侧（约9点钟方向）前1/3处见圆形肿块样中度强化，边缘清晰。MLO位放大图（C）示肿块呈圆形中度强化，边缘清晰，周围似见较窄的无强化带（白色箭头），内部呈均匀强化，周围未见异常强化，最后病理证实为纤维腺瘤

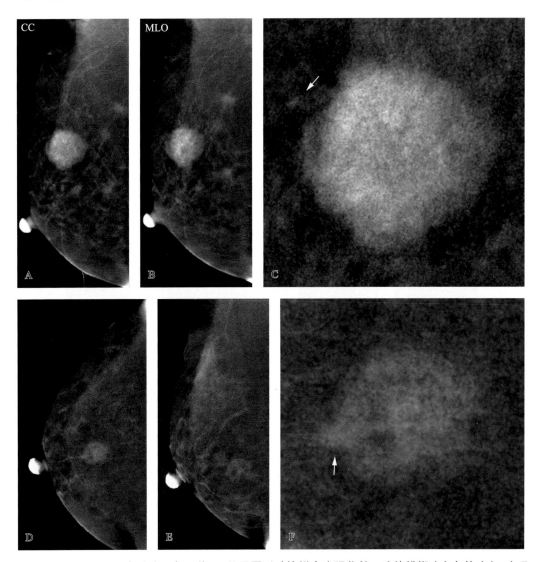

图2-2-7A～C　右乳外上象限前1/3处见圆形肿块样高度强化灶，边缘模糊（白色箭头），病理为浸润性导管癌2级

图2-2-7D～F　右乳中央区中1/3处见圆形肿块样中度强化灶，边缘模糊（白色箭头），病理为浸润性导管癌2级

2）椭圆形（oval）

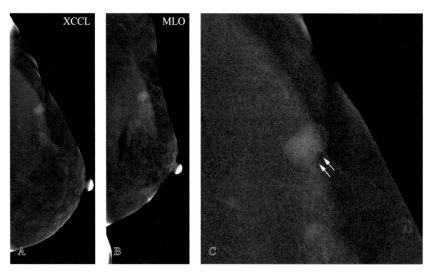

　　图2-2-8A～C　左乳外上象限见椭圆形肿块样高度强化。XCCL位放大图示椭圆形强化可见波浪状边缘（白色箭头），肿块内部强化均匀，病理证实为浸润性导管癌2级

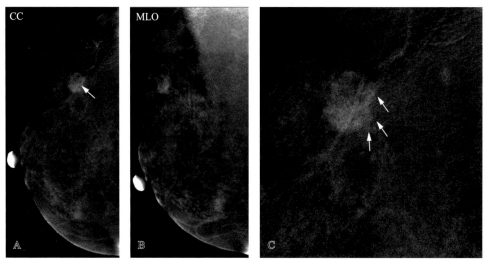

　　图2-2-9A～C　右乳外上象限见肿块样高度强化（白色箭头），呈椭圆形（分叶形），边缘模糊，内部强化不均匀，可见点状及囊状不强化影。CC位放大图（C）可见肿块样强化局部呈分叶状（白色箭头）

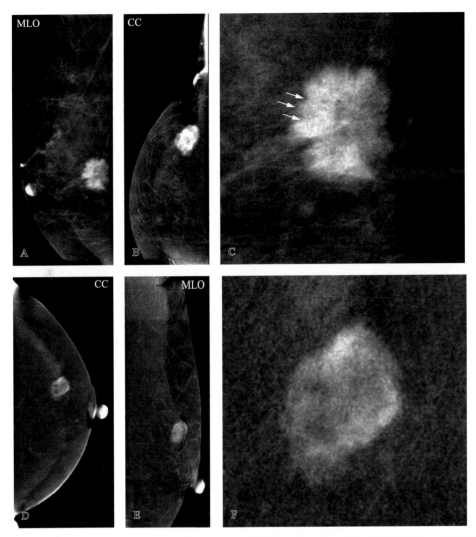

图 2-2-10A ～ C　右乳外侧（约 9 点钟方向）椭圆形（分叶状）肿块样高度强化，边缘不清晰（白色箭头），内部强化不均匀，病理证实为浸润性癌

图 2-2-10D ～ F　左乳外上象限椭圆形肿块样高度强化，边缘模糊，内部强化不均匀，病理证实为黏液癌，内见脉管癌栓

（2）不规则形（irregular）：强化具有不规则的形态，特指其"形状"不能用圆形、椭圆形、分叶状等类型描述。不规则的病灶边缘可以是清晰的、也可以是模糊的。不规则肿块需要与非肿块样强化相鉴别。

诊断经验：边缘模糊，内部强化不均匀且呈中高度强化者，多为恶性病变（浸润性导管癌、浸润性小叶癌及导管内癌）；硬化性腺病、纤维腺瘤及不典型增生也可为不规则形强化。

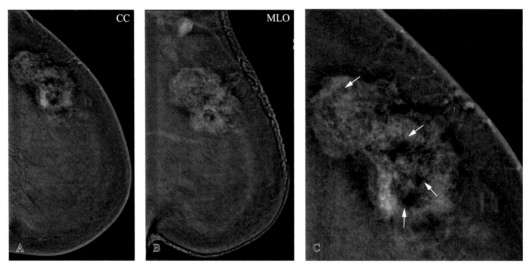

图2-2-11A～C　左乳外上象限见不规则形肿块样中度强化，内部强化不均匀，不规则形强化周围见条带状无强化区。CC位放大图（C）示不规则形强化灶边缘模糊，内见多个囊状不均匀强化区域（白色箭头），病理证实为浸润性导管癌

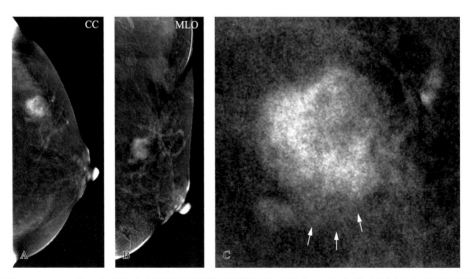

图2-2-12A～C　左乳外上象限见不规则形肿块样高度强化。CC位放大图（C）见不规则形肿块样强化，边缘模糊（白色箭头），内部强化不均匀，最后病理证实为浸润性导管癌2级

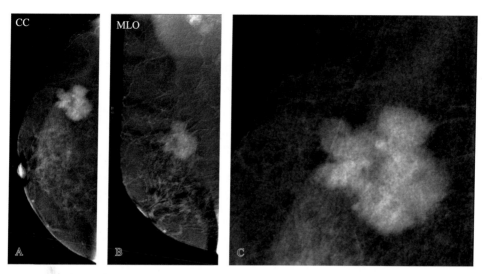

图2-2-13A～C　右乳外上象限见不规则肿块样高度强化灶，内部强化不均匀，边缘模糊，病理证实为浸润性癌

2.边缘（margin 对强化形态的修饰）

（1）边缘光整、清晰或锐利（circumscribed）：指强化整体边缘光整、明晰，分界锐利，与周围乳腺组织分界明确（至少75%的强化边缘显示清晰，其他边缘可因背景强化而略模糊），病变与正常组织之间分界清晰，可认为病灶无浸润征象。如果强化任何部分边缘模糊或呈毛刺样，应

划分为后面介绍的类型。

诊断经验：多数良性病灶边缘清晰，但部分恶性肿瘤也可表现为边缘光滑。良性病变包括单纯或复杂囊肿、囊实性肿块、纤维腺瘤、良性叶状肿瘤、乳内淋巴结和错构瘤等；恶性病变多见于浸润性导管癌（高级别）、髓样癌、黏液癌、包被性乳头状瘤、转移瘤和肉瘤。

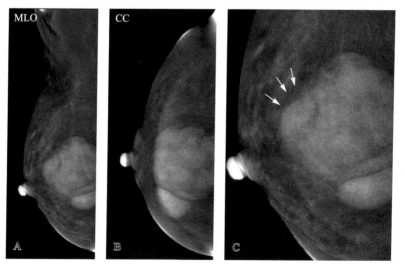

图2-2-14A～C　右乳中央区及内下见不规则形肿块样高度强化，边缘清晰。MLO位放大图（C）肿块样强化，边缘清晰（白色箭头），内部见少许不均匀强化区域，病理证实为交界性叶状肿瘤

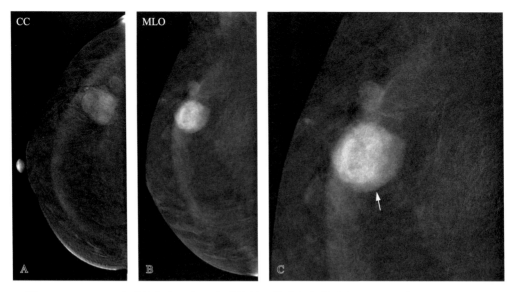

图2-2-15A～C　右乳外上象限见两个肿块样强化（白色箭头）。MLO位放大图（C）椭圆形强化边缘清晰，局部稍呈分叶状（白色箭头），内部为均匀强化，较小病灶边缘遮蔽，最后证实两个病灶均为纤维腺瘤

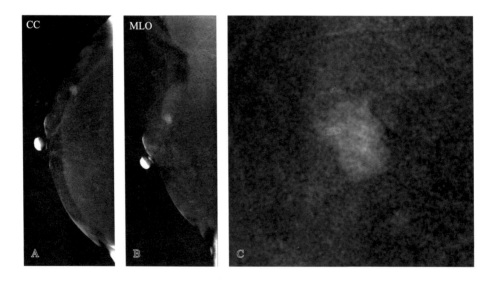

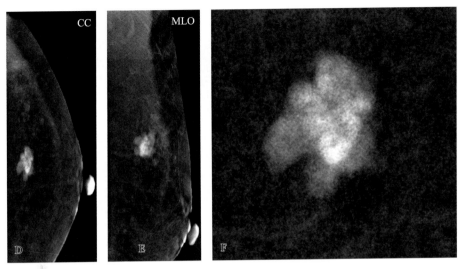

图2-2-16A～C　右乳外上象限前1/3处见一椭圆形肿块样高度强化灶，边缘清晰

图2-2-16D～F　左乳外上象限中后1/3处见一不规则形肿块样高度强化灶，边缘清晰

（2）不规则（irregular）：当病灶边缘不清晰且无毛刺时，又没有确切的词汇来形容，应划归为不规则。表现为不规则的良性病变有：硬化性腺病、纤维腺瘤和导管内乳头状瘤；恶性病变则包括浸润性导管癌、黏液腺癌、髓样癌、浸润性小叶癌、导管原位癌和乳腺转移癌。

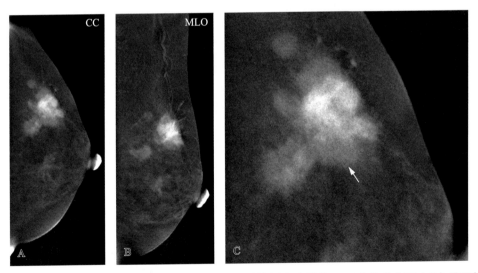

图2-2-17A～C　左乳外象限上限见不规则形肿块样高度强化。MLO位放大图（C）见不规则肿块样强化边缘不清晰（白色箭头），周围实质密度稍升高，呈轻度强化，并见增粗血管影，病理证实为浸润性导管癌2级

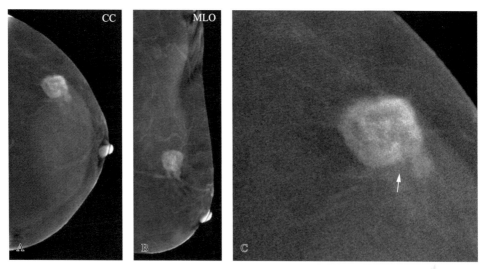

图2-2-18A～C　左乳外上象限见一不规则形肿块样高度强化。CC位放大图（C）上见肿块样强化边缘不清晰（白色箭头），内部呈不均匀强化，病理证实为浸润性乳腺癌

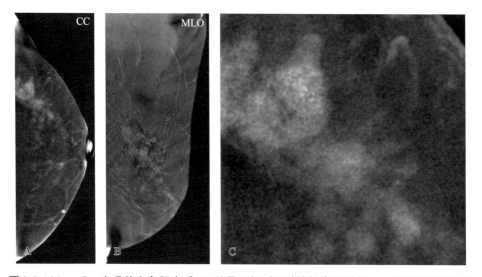

图2-2-19A～C　左乳外上象限中后1/3处见不规则形肿块样高度强化，边缘呈不规则改变

（3）毛刺（spiculated）："毛刺"指强化边缘发散出放射状的线样结构，提示病灶向周围组织侵犯，有毛刺征的强化肿块多数是恶性病变，如侵袭性癌，包括浸润性导管癌、浸润性小叶癌和导管内癌。

80%～91%毛刺提示恶性。部分良性病变亦可出现毛刺征，可见于硬化性腺病或放射状瘢痕，术后或外伤后亦可能会出现类似毛刺的强化。

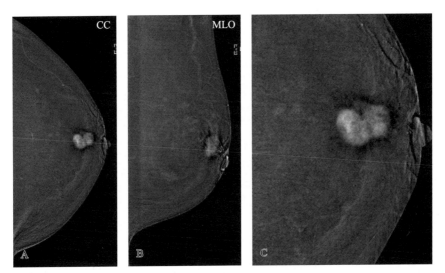

图2-2-20A～C　左乳乳晕下区见不规则形高度强化，边缘毛刺，CC位放大图（C）见不规则肿块样强化边缘毛刺，内部见囊状不强化区，病理证实为浸润性导管癌2级，周围乳腺组织呈腺病改变

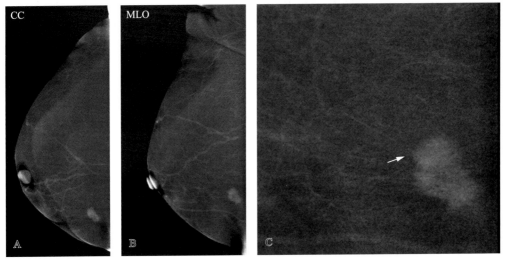

图2-2-21A～C　右乳外下象限后1/3处见一肿块样高度强化，MLO位放大图示肿块样高度强化，呈椭圆形，边缘见多发毛刺（白色箭头），病理证实为浸润性导管癌2级

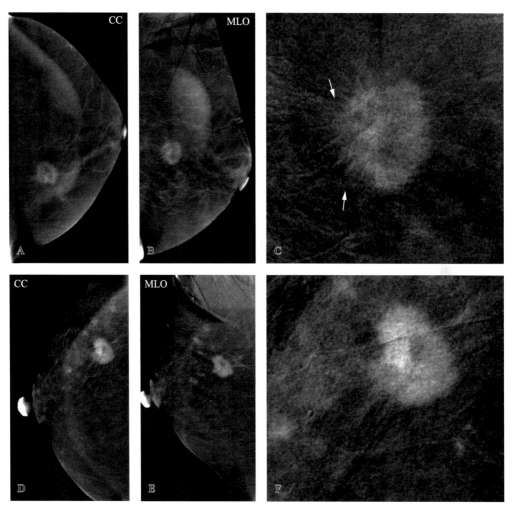

图2-2-22A～C　圆形肿块样不均匀高度强化，边缘毛刺（白色箭头）

图2-2-22D～F　不规则肿块样高度强化灶，边缘毛刺

3. 内部强化特征（internal enhancement characteristics）　内部强化特征指病灶内部强化幅度与分布方式，包括均匀、不均匀、环形、内部非强化分隔。

（1）均匀（homogeneous）：肿块内部分布连续、强化幅度均匀一致。多见于

良性病变，少数也可为恶性病变，恶性病变者常＜1cm（参考MRI BI-RADS）；也有文献报道均匀强化对病灶的良恶性并没有太多提示意义，体积较小的恶性病变可以是均匀强化，良性的纤维腺瘤也可在早期出现不均匀强化。

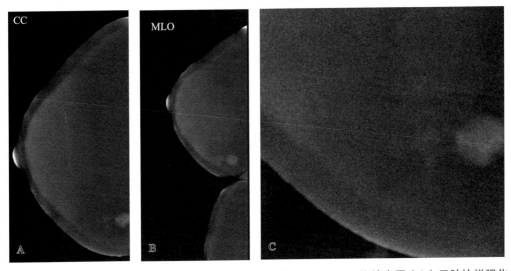

图2-2-23A～C　右乳内下象限后1/3处见肿块样高度强化。CC位放大图（C）示肿块样强化，内部呈均匀性强化，前沿见斑片状轻度强化灶，病理证实肿块样强化为浸润性导管癌2级伴高级别导管内癌

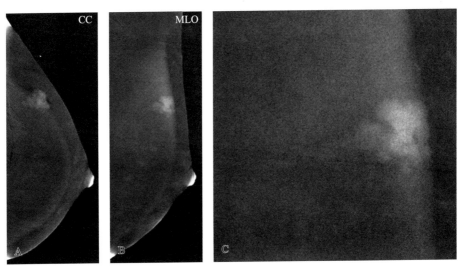

图2-2-24A～C　左乳外上象限中1/3处见不规则形肿块样高度强化。MLO位放大图（C）见不规则形肿块样高度强化，边缘不清晰，内部呈均匀性强化，病理证实为浸润性导管癌2级

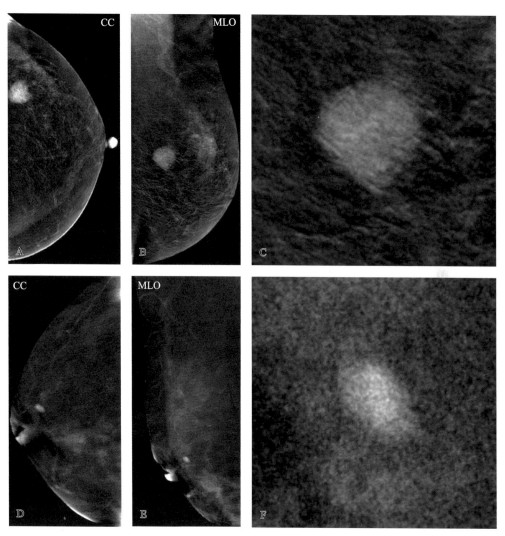

图2-2-25A～C　圆形肿块样高度强化，边缘部分清晰、部分模糊，内部强化均匀

图2-2-25D～F　椭圆形肿块样高度强化，边缘模糊，内部强化均匀

（2）不均匀（heterogeneous）：肿块内部不同位置强化分布不均匀、强化幅度高低不一致。约90%的恶性病变为不均匀强化，所以当不均匀强化且形状不规则，边缘呈不规则或毛刺，恶性风险明显增高。

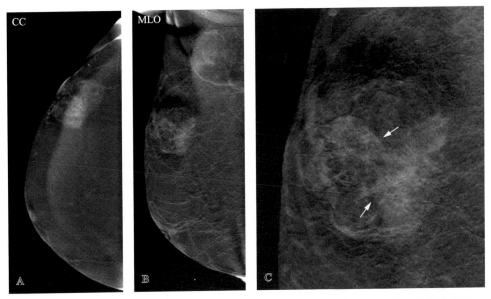

图2-2-26A～C 右乳外上象限中1/3处不规则形肿块样中度强化。MLO位放大图（C）示肿块样强化边缘部分清晰、部分模糊，内部见高低不等不均匀强化区（白色箭头），并见囊状不强化区，周围可见迂曲增粗血管显影，病理证实为浸润性导管癌2级

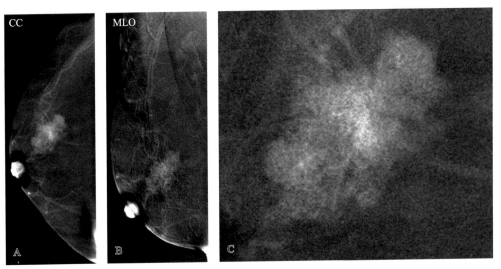

图2-2-27A～C 右乳外上象限前中1/3处见不规则形肿块样高度强化。MLO位放大图（C）示肿块样高度强化，边缘模糊，内部不均匀强化，并见高低不等强化区，周围可见增粗迂曲血管影向病灶纠集，病理证实为高级别导管内癌

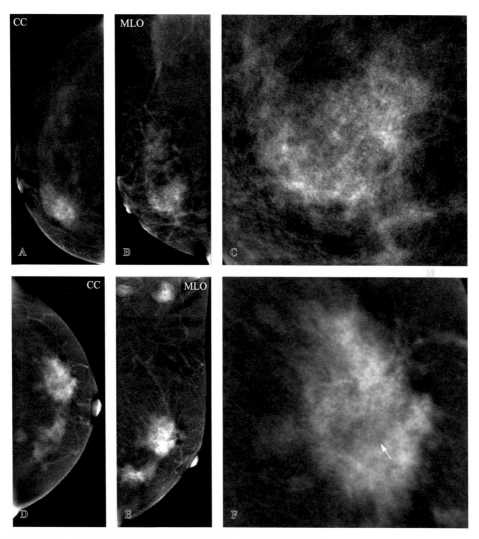

图2-2-28A ～ C　不规则形肿块样高度强化，内部强化不均匀

图2-2-28D ～ F　不规则形肿块样高度强化，内部见囊状不强化区域（白色箭头）

（3）环形强化（rim）：环形强化指病灶周围部分强化幅度大于中央部分或中央部不强化，主要是因为周围新生血管丰富所致。不规则的厚壁环形强化倾向于恶性改变，而光滑、薄壁环形强化（＜4mm）倾向良性。良性病变包括血肿、脂肪坏死、脓肿或囊肿破裂；恶性病变包括浸润性导管癌、髓样癌、黏液癌、浸润性小叶癌和化生癌。

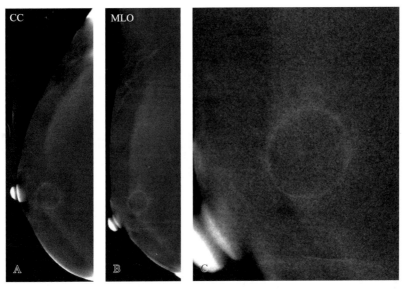

图2-2-29A～C　右乳中央区前1/3处见肿块样环形中度强化影，边缘模糊。MLO位放大图（C）环形强化影，周围环形强化区域边缘模糊。病理证实为乳腺囊肿伴慢性炎症并急性活动

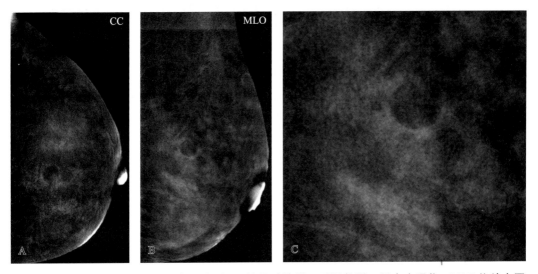

图2-2-30A～C　右乳内上象限中后1/3处见肿块样环形强化影，呈中度强化。MLO位放大图（C）见环形强化影，边缘模糊，环壁略厚、欠均匀，局部内壁似见结节影，周围见多发斑片状非肿块样轻度强化灶。病理证实为黏液癌，部分中级别导管内癌，周围乳腺呈纤维囊性乳腺病改变

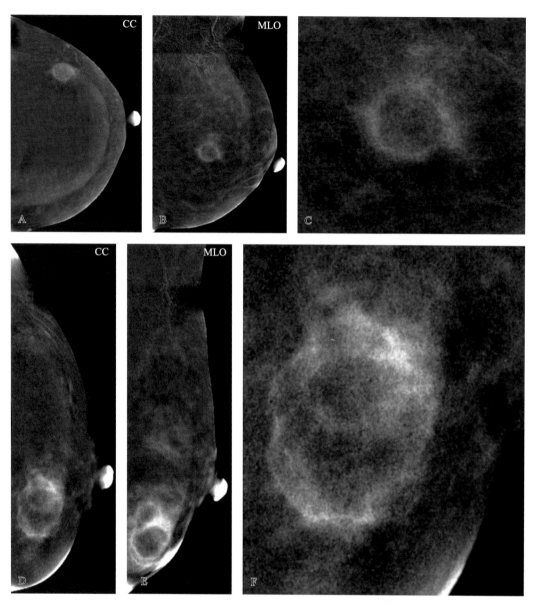

图2-2-31A～C 不规则形肿块样环形高度强化，边缘模糊，病理证实为浸润性导管癌

图2-2-31D～F 肿块样环形高度强化，边缘模糊，内见条状分隔，病理证实为浸润性导管癌2级

（4）内部非强化分隔（dark internal septations）：肿块内部非强化分隔是指不强化的纤维带，不强化分隔多为肿块内纤维带，其内可含或不含血管。良性病变，如纤维腺瘤、良性分叶状肿瘤；恶性病变，包括浸润性导管癌、黏液腺癌、包膜内乳头状癌（encapsulated papillary carcinoma，EPC）等，均可出现此征象。

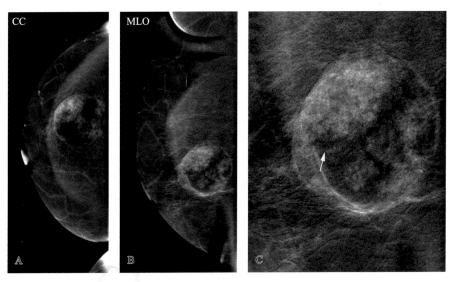

图 2-2-32A ～ C 右乳外侧（9 点钟方向）中、后 1/3 处肿块样不均匀明显强化，边缘模糊。MLO 位放大图（C）示肿块样不均匀高度强化灶内部见多发不均匀分隔样不强化区域（白色箭头）

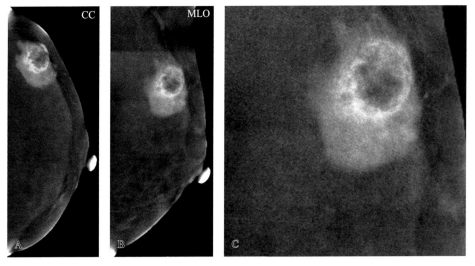

图 2-2-33A ～ C 左乳外上象限不规则形肿块样环形明显强化。MLO 位放大图（C）示不规则形肿块样强化内见条状及囊状不强化分隔，环壁呈偏心厚壁改变。病理证实为浸润性癌，部分呈化生性癌样改变

4.强化程度（degree of enhancement）肿块样或非肿块样强化与其周围强化或非强化的相同体积的乳腺组织相比，分轻度、中度和高度强化3种。强化程度与病灶内部新生血管及血流丰富程度密切相关，当病灶呈中高度强化时，说明病灶有足够的血供，可为炎性病变或偏恶性病变。而轻度强化多为血供缺乏的增生结节、纤维腺瘤或复杂囊肿等良性病变。

（1）轻度强化

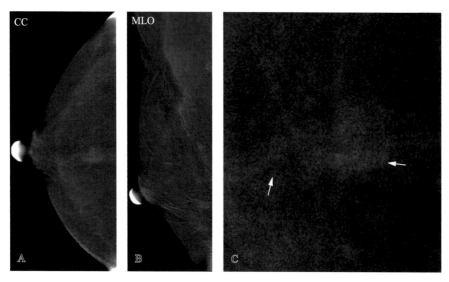

图2-2-34A～C　右乳下方（约6点钟方向）后1/3处见不规则形肿块样轻度强化，边缘模糊。CC位放大图（C）内见肿块样轻度强化，边缘模糊，强化程度等或稍高于周围强化腺体组织（白色箭头）

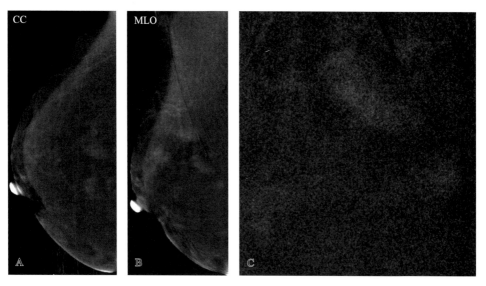

图2-2-35A～C　右乳上方（约12点钟方向）后1/3处见不规则形肿块样轻度强化。MLO位放大图（C）内见不规则肿块样轻度强化，边缘模糊，强化程度稍高于周围强化腺体组织

（2）中度强化

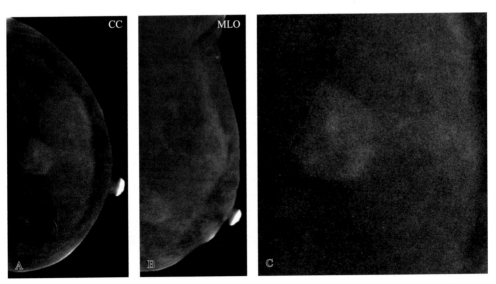

图2-2-36A～C 左乳下方后1/3处肿块样中度强化，内部强化不均匀。CC位放大图（C）内见肿块样中度强化，边缘模糊，内部呈不均匀强化，病理证实为浸润性导管癌2级

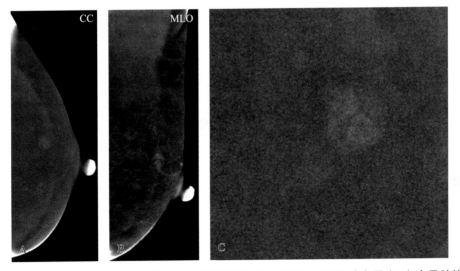

图2-2-37A～C 左乳外上象限前1/3处不规则中度强化灶。CC位放大图（C）内见肿块样中度强化，边缘模糊，内部呈不均匀强化，强化程度稍高于周围腺体，病理证实为高级别导管内癌

（3）高度强化

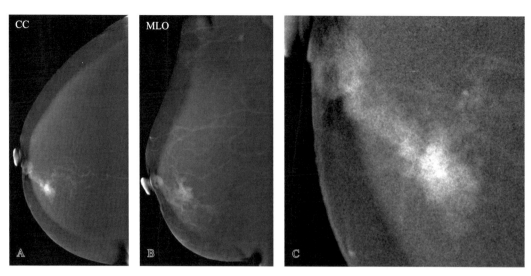

图2-2-38A～C　右乳乳晕下区至内下象限前1/3呈不规则形肿块样高度强化。CC位放大图（C）内见肿块样明显强化，边缘模糊，强化程度明显高于周围腺体，病理证实为浸润性导管癌2级

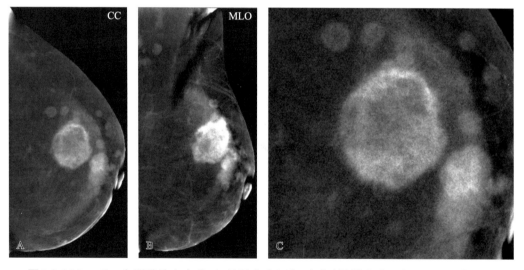

图2-2-39A～C　左侧乳腺上中前1/3处见多个不规则形肿块样高度强化。CC位放大图（C）内见肿块样高度强化，边缘部分模糊、部分清晰，内部呈不均匀强化，强化程度明显高于周围腺体，病理证实为浸润性癌（多灶性）

三、非肿块样强化（no-mass en-hancement，NME）

非肿块样强化指病灶没有明确占位效应的强化区域，几乎无法分辨病灶轮廓，中间可以夹杂正常的乳腺组织和脂肪组织。其范围可很小或很广泛，内部强化特点是强化灶互不相连，被周围正常乳腺实质所分隔。除了内部均匀强化型以外，非肿块样强化内部的强化成分常与多发点状或区域性的正常腺体组织或脂肪相间存在。主要从形态特征和内部强化特征进行描述。形态特征：可呈线样（linear）、局灶区域性（focal）、段样（segmental）、区

域性（regional）、多发区域性（multiple regional）和弥漫性（diffuse）。内部强化特征：可为均匀、不均匀、集丛样和簇样环形强化。诊断经验：①线样强化沿着导管走行并出现分支，强化呈段样分布，为偏恶性的征象。②集丛样强化及簇状环状强化可为良性或恶性征象。

1. 分布

（1）局灶区域性（focal）：一个小的有限区域（在一个导管系统内）的强化，其内部具有非肿块样强化特征。通常情况下，一个局灶强化区范围＜25%的乳腺象限的体积，异常强化的成分与正常腺体组织或脂肪相间存在（均匀性局灶性强化区例外）。出现此征象的良性病变包括：正常变异的乳腺实质、纤维腺瘤样变及纤维囊性变；恶性病变包括小叶原位癌、导管原位癌、浸润性导管癌或小叶癌。

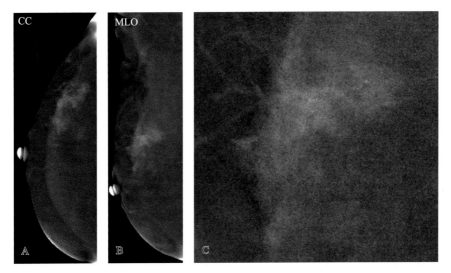

图2-2-40A～C　右乳外上象限呈局灶性明显强化。MLO放大图（C）强化灶内见强化成分与正常腺体组织相间，呈局灶区域性分布，边缘模糊，周围血管增粗、走行紊乱，病理证实为高级别导管内原位癌

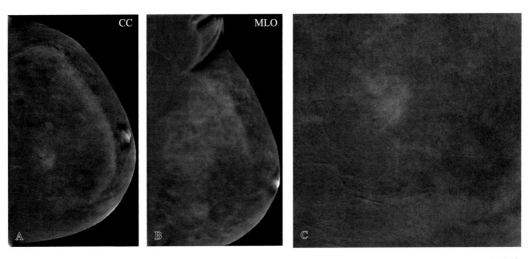

图2-2-41A～C　左乳内下象限后1/3处见非肿块样轻度强化灶。CC位放大图（C）示非肿块样强化呈局灶性区域分布，内部强化均匀，周围结构未见明确异常强化，病理证实为纤维囊性乳腺病

（2）线样（linear）：强化呈细线样或伴有分枝状，不一定限于导管走行；如沿着导管走行，且出现分支，为偏恶性的征象，导管内癌常表现为线样分布的不均匀强化，或沿导管分布及分支样、网格样强化，提示强化在导管内或周围。线样强化的良性病变多为纤维囊性变；而恶性病变则包括导管内癌和乳头状瘤。

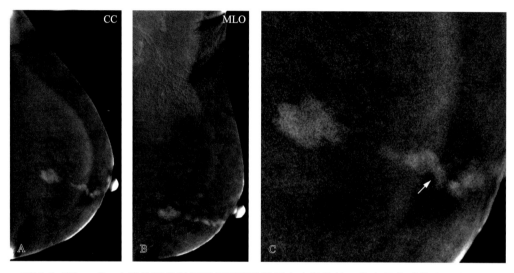

图2-2-42A～C　左乳外下象限见不规则形肿块样高度强化灶，前方见非肿块线样中度强化灶（白色箭头）。MLO位放大图见一线样强化从乳头下方沿导管向肿块样强化走行，呈中度强化，病理证实为导管内癌

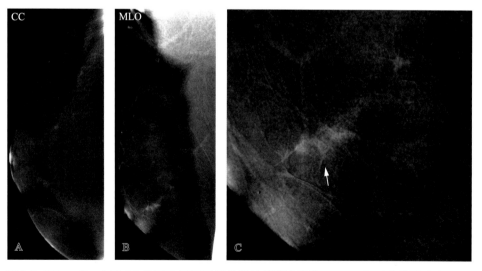

图2-2-43A～C　右乳CC位示乳晕下区见非肿块样轻度强化，MLO位则为线样分布。MLO位放大图（C）见线样强化沿导管分布指向乳头（白色箭头），边缘模糊，病理证实为纤维囊性乳腺病

（3）段样（segmental）：强化区域累及单个或多个乳腺小叶范围，其形态分布符合乳腺小叶尖端指向乳头的锥形或三角形。主要提示导管和其分支病变；多为恶性病变，如导管内癌和浸润性导管癌，部分浆细胞乳腺炎亦可出现此征象。

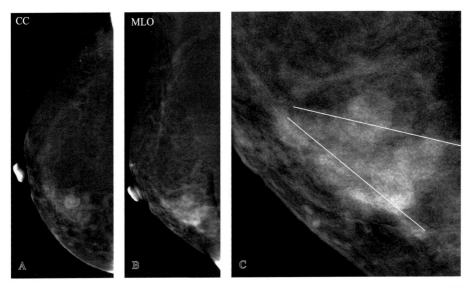

图2-2-44A～C　右乳内下象限见非肿块样段样高度强化。MLO位放大图（C）示非肿块段样强化呈三角形，尖端指向乳头方向，边缘模糊，内见圆形肿块样强化灶，周围血供增强，病理证实为非哺乳期炎性病变

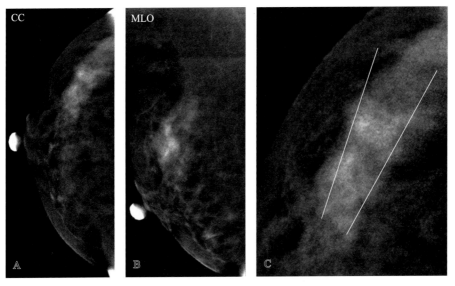

图2-2-45A～C　右乳外上象限前1/3处见非肿块样高度强化，边缘模糊。CC位放大图（C）非肿块样强化呈段样走行，顶点指向乳头方向，内部呈不均匀强化，病理证实为乳腺腺体增生

（4）区域性（regional）：当强化范围>25%的1个象限至大于1个象限时，归为区域性强化，或超过单个乳腺导管系统的分布。内可显示散在的正常组织，单个或多个区域非肿块强化可见。正常变异、炎症和纤维囊性变可出现区域性强化；恶性病变，如小叶原位癌、导管原位癌和浸润性小叶癌也可出现此征象。

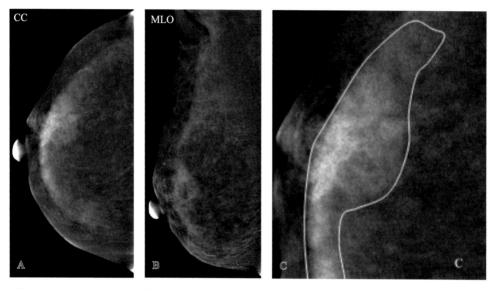

图2-2-46A～C　右侧乳晕区见非肿块样不均匀中度强化，边缘模糊。CC位放大图（C）病灶呈区域性片状分布（白线区域），血供增加，病理证实为浸润性导管癌，部分区域为高级别导管内癌累及小叶

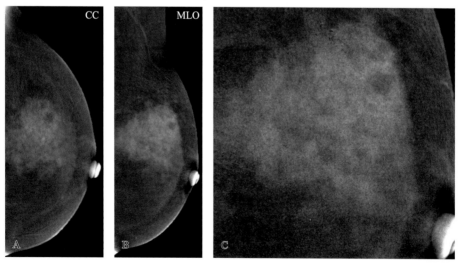

图2-2-47A～C　左乳上方（约12点钟方向）见非肿块样不均匀高度强化，呈区域性分布，边缘模糊。MLO位放大图（C）示内部强化不均匀，见囊状无强化区域，整体呈地图样分布，病理证实为肉芽肿性小叶炎

（5）多发区域性（multiple regional）：指异常强化发生在至少2个或更多区域的

乳腺组织，正常纤维腺体组织或脂肪分隔的2个或2上以上的区域分布强化。

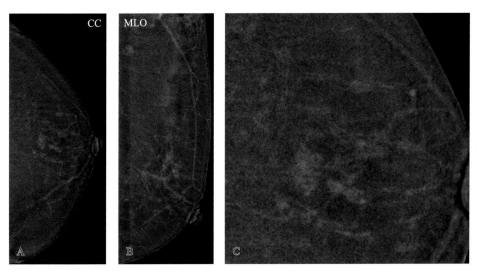

图2-2-48A～C　左乳上方（约12点钟方向）见非肿块样斑片状不均匀中度强化。CC位放大图示非肿块样强化呈片状多区域分布，中间间隔不强化正常腺体组织，强化边缘模糊，内部呈不均匀强化，病理证实为高级别导管内癌

（6）弥漫性（diffuse）：强化累及2个以上象限甚至全乳腺，广泛均匀分布于

乳腺内，则归为弥漫性强化。

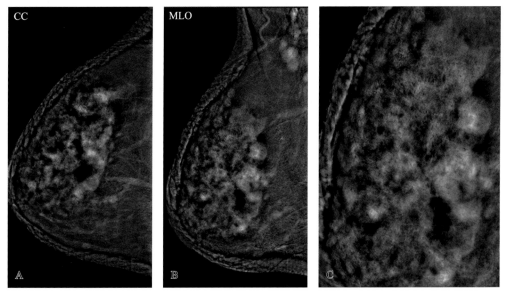

图2-2-49A～C　右侧乳腺实质见多发不规则非肿块样高度强化，边缘模糊。MLO位放大图（C）示弥漫性强化灶内见不强化正常组织间隔，周围见纡曲增宽血管影，皮肤弥漫不均匀强化，病理证实为浸润性导管癌2级

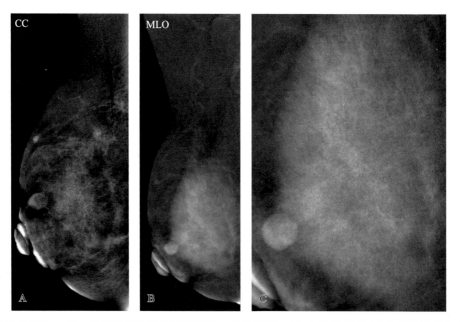

图2-2-50A～C　右侧乳腺弥漫性高度强化，边缘模糊。MLO位放大图（C）示强化均匀分布，密度均匀，并以内上象限为著，病理证实为浸润性导管癌2级

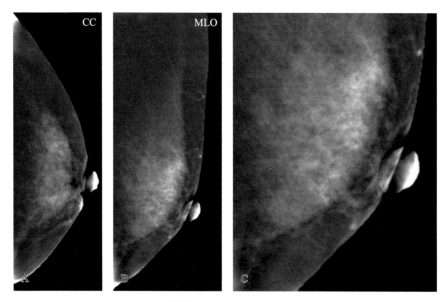

图2-2-51A～C　左侧乳腺见非肿块样弥漫轻度强化。MLO位放大图（C）见强化弥漫性分布于乳腺内，周围血管增粗、血供增加，病理证实为导管内乳头状瘤伴导管上皮旺炽性增生

2.内部强化特征

（1）均匀性（homogeneous）：融合性的均一强化。在非肿块样强化中较少见，因中间夹杂脂肪或腺体组织。

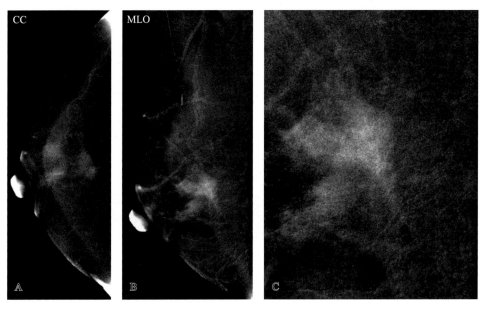

图2-2-52A～C　右乳外上象限中1/3处见局灶区域性非肿块样高度强化，边缘模糊。MLO图放大图（C）示内呈融合片状均一强化，随时间强化程度升高，病理证实为急性化脓性乳腺炎

（2）不均匀强化（heterogeneous）：随机分布的不均匀强化，间以正常乳腺实质或脂肪。

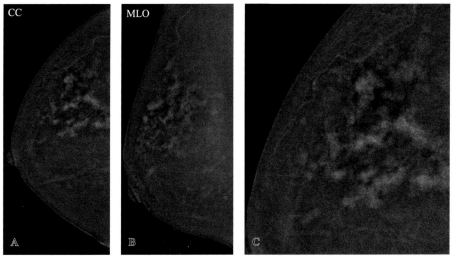

图2-2-53A～C　右乳外上象限中1/3处见非肿块样不均匀高度强化，呈段样分布。MLO位放大图（C）见不均匀强化灶内间不强化乳腺实质，病理证实为低级别导管内癌伴乳头状瘤

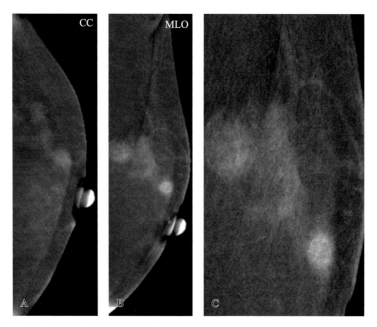

图2-2-54A～C　左乳外上象限前1/3处及后1/3处与胸大肌重叠处见肿块样及非肿块样高度强化。MLO位放大图（C）见非肿块样不均匀强化呈片状分布，内见高低不等强化，边缘模糊，最后病理证实为浸润性癌

（3）集丛样强化（clumped）：主要反映多个卵石样的强化或小灶强化融合聚集成团，偶见含有融合区。如果局灶区域分布，可形似葡萄，如果在一条线上可呈串珠状，或形似珍珠项链，与病理的小叶腺泡对应。集丛样强化多见于乳头状瘤、纤维囊性乳腺病、导管内癌、小叶癌等。

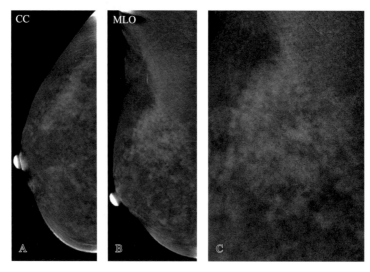

图2-2-55A～C　右乳外上象限见多发斑片状集丛样强化，边缘模糊。MLO位放大图（C）显示强化呈片状，部分融合，内见无强化腺体相间分布，病理证实为纤维囊性乳腺病

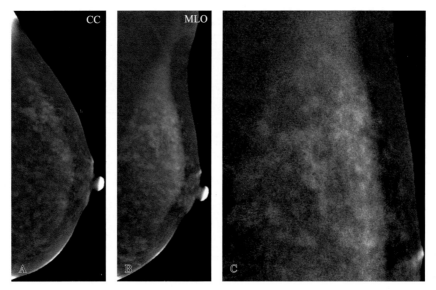

图2-2-56A～C　左乳外上象限见集丛样强化。MLO位放大图（C）示非肿块样轻度强化边缘模糊，呈鹅卵石样分布，病理证实为纤维囊性乳腺病

（4）簇样环形（cluster ring）：成簇分布或多发连续排列的小环状强化，呈蜂窝状，成群包绕导管，导管周围间质强化。恶性病变常见于导管原位癌、浸润性导管或小叶癌；良性病变则可为炎症、纤维囊性变、破裂囊肿或乳头状瘤。

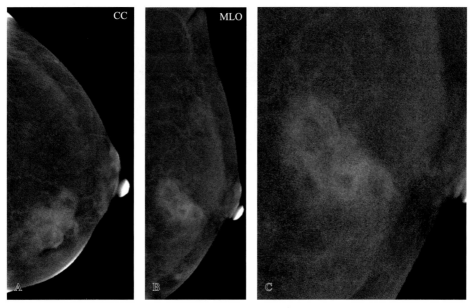

图2-2-57A～C　左乳内下象限中、后1/3处见集丛样强化，内见无强化区。MLO位放大图（C）示集丛样强化，病理证实为慢性炎症伴急性发作

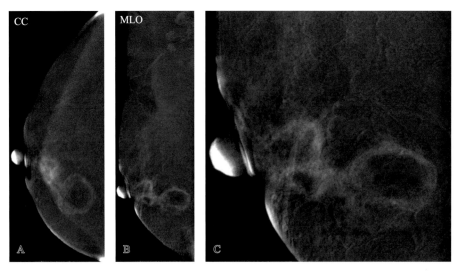

图2-2-58A～C　右乳内下象限前、中1/3处见多发中度环状强化。MLO位放大图（C）见环状强化成簇样分布，呈中度强化，边缘不清晰，病理证实为慢性炎症伴急性发作，部分脓肿形成

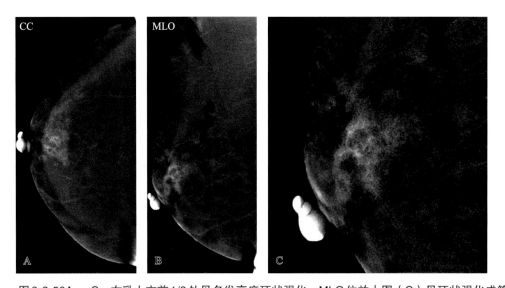

图2-2-59A～C　右乳上方前1/3处见多发高度环状强化。MLO位放大图（C）见环状强化成簇状分布，呈高度强化，边缘模糊，最后病理证实为浸润性导管癌

（何子龙　林炯彬　徐维敏　陈卫国）

参　考　文　献

[1] D'Orsi CJ, Sickles EA, Mendelson EB, et al. ACR BI-RADS® atlas: breast imaging reporting and data system. Reston, VA: American College of Radiology, 2013.

[2] Horvat JV, Keating DM, RodriguesDH, et al. Calcifications at digital breast tomosynthesis: imaging features and biopsy techniques [J]. Radiographics, 2019, 39 (2):

307-318.

［3］Friedewald SM. Breast tomosynthesis：practical considerations［J］. Radiol Clin North Am. 2017，55（3）：493-502.

［4］Noroozian M，Hadjiiski L，Rahnama-Moghadam S，et al. Digital breast tomosynthesis is comparable to mammographic spot views for mass characterization［J］. Radiology，2012，262（1）：61-68.

［5］Yamamoto N，Yoshizako T，Yoshida R，et al. Usefulness of digital breast tomosynthesis for non-calcified benign breast masses［J］. Clin Imaging，2019，54：84-90.

［6］Morris EA，Comstock CE，Lee CH. ACR BIRADS® magnetic resonance imaging. In. ACR BI-RADS® atlas，breast imaging reporting and data system［J］. Reston，VA，American College of Radiology，2013.

［7］Kamal RM，Helal MH，Mansour SM，et al. Can we apply the MRI BI-RADS lexicon morphology descriptors on contrast-enhanced spectral mammography?［J］Br J Radiol. 2016，89（1064）：20160157.

［8］Mohamed KR，Hussien HM，Wessam R，et al. Contrast-enhanced spectral mammography：Impact of the qualitative morphology descriptors on the diagnosis of breast lesions［J］. Eur J Radiol. 2015，84（6）：1049-1055.

［9］Łuczyńska E，Niemiec J，Hendrick E，et al. Degree of enhancement on contrast enhanced spectral mammography（CESM）and lesion type on mammography（MG）：comparison based on histological Results［J］. Med Sci Monit，2016，22：3886-3893.

第 3 章

浸润性导管癌

乳腺浸润性导管癌（invasive ductal carcinoma，IDC）是浸润性乳腺癌最常见的病理类型，2012版WHO乳腺肿瘤组织学分类中，已改为"浸润性癌，非特殊类型［invasive carcinoma of no special type（NST）］"。考虑到浸润性导管癌这一名称已经沿用多年，广大读者相对更为熟悉，因此本书仍然采用"浸润性导管癌"称谓。其影像表现复杂多样，肿块、钙化或肿块伴钙化是较常见的影像特征，亦可表现为结构扭曲或不对称。本章按主要表现为典型肿块、非典型肿块、触诊阴性肿块、肿块伴钙化、钙化伴不对称、单纯钙化和结构扭曲等影像征象的顺序编排。

▶▶病例1

女，54岁，发现左乳肿块1年余，自觉无变化。触诊：左乳外下象限肿块质韧、基底固定，边界欠清；左侧乳头内陷，局部可见"酒窝征"。

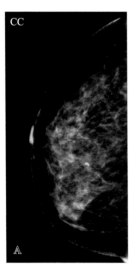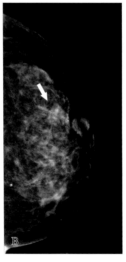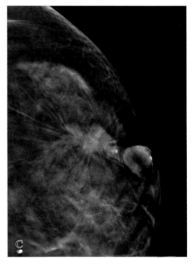

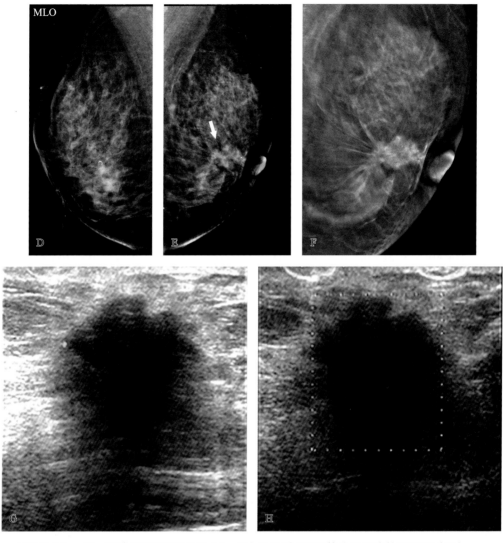

图3-0-1A～C　双乳CC位FFDM图（A、B）及左乳CC位箭头所示病灶DBT图（C）

图3-0-1D～F　双乳MLO位FFDM图（D、E）及左乳MLO位箭头所示病灶DBT图（F）

图3-0-1G、H　左乳4点钟病灶超声图

问题

1. 乳腺X线（图3-0-1A～F）对左乳病灶的描述，下列哪些选项是正确的？（多选）

   A. 不规则肿块

   B. 边缘毛刺

   C. 乳头回缩

   D. 邻近小梁结构纠集

   E. 邻近皮肤增厚、凹陷

2. 乳腺X线对病灶的BI-RADS分类，下列哪项最为恰当？（单选）

   A. 3类

   B. 4A类

   C. 4B类

   D. 4C类

   E. 5类

3. 乳腺超声（图3-0-1G、H）关于病灶的描述，下列哪些选项是正确的？（多选）

A. 实性低回声团

B. 边界清晰

C. 形态呈分叶状

D. 平行生长

E. 不平行生长

4. 该患者左乳病灶最可能的诊断是什么？（单选）

A. 硬化性腺病

B. 浸润性导管癌

C. 导管内癌

D. 髓样癌

E. 黏液腺癌

参考答案

1. ABCDE　　2. E　　3. ACE　　4. B

分析要点

1. 临床特点　中年女性，左乳肿块质韧、固定、边界不清，乳头内陷，局部皮肤"酒窝征"，考虑恶性病变。

2. 影像表现　FFDM 示左乳外下象限不规则高密度肿块，DBT 清晰显示边缘毛刺，且伴少量圆点及模糊无定形钙化，邻近小梁结构增宽、皮肤增厚、内陷，左侧乳头回缩。超声左乳 4 点钟不规则实性低回声团，不平行生长，边界模糊，边缘成角。乳腺 X 线及超声均为典型恶性肿瘤表现，浸润性导管癌可能性大，BI-RADS 5 类。

3. 经验分享　此病例涉及乳房自我检查的有效性，患者发现肿块 1 年多，自觉无变化，但就诊时触诊信息已明显倾向恶性。患者的乳房自检与专业人员的视触诊是完全不同等级的筛查，因此，定期进行乳腺筛查极为重要，乳腺 X 线摄影和超声检查作为"黄金组合"基本能够满足乳腺癌筛查的需求。

针对影像征象的分析，由于乳腺组织重叠、压迫力度等因素的影响，此例 FFDM 图像对病灶形态、边缘的显示欠佳，但 DBT 明显消除了这些不利因素，对病灶细节显示优势明显，不但清楚显现了此肿块不规则的形态及毛刺状边缘，而且明确了肿块与邻近皮下脂肪层、皮肤及乳头的关系，对手术方式的选择至关重要。

病理

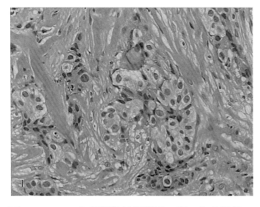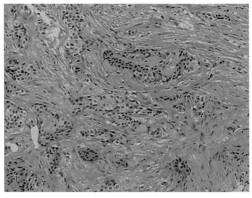

图 3-0-1I、J　左乳浸润性导管癌 2 级；免疫组化：ER（＋）、PR（＋）、HER2（0）、Ki-67（＋，20%）

▶▶ 病例 2

女，61 岁，已绝经，发现右乳肿块 2 年，近 1 年自觉生长迅速。触诊：右乳内上象限边界不清肿块、不活动，局部皮肤可见"酒窝征"。

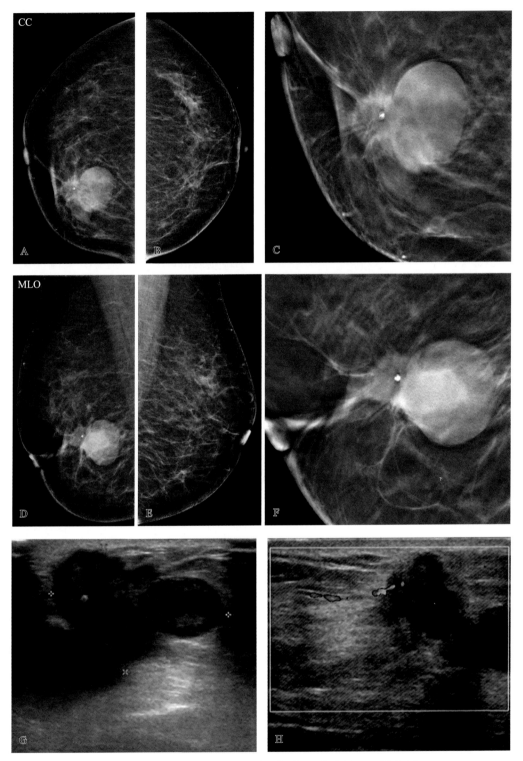

图3-0-2A～C 双乳CC位FFDM图（A、B），右乳CC位病灶DBT图（C）

图3-0-2D～F 双乳MLO位FFDM图（D、E），右乳MLO位病灶DBT图（F）

图3-0-2G、H 右乳2点钟病灶超声图

问题

1. 乳腺X线（图3-0-2A～F）关于右乳病灶征象的描述，下列哪项最为恰当？（单选）

   A. 边缘清晰

   B. 边缘遮蔽

   C. 边缘毛刺

   D. 边缘微分叶

   E. 边缘模糊

2. 该病例乳腺X线（图3-0-2A～F）相关征象的描述，下列哪些选项正确？（多选）

   A. 腋淋巴结肿大

   B. 小梁结构增宽

   C. 皮肤凹陷

   D. 乳头回缩

   E. 皮肤增厚

3. 乳腺超声（图3-0-2G、H）病灶的回声类型，以下较为恰当的是？（单选）

   A. 无回声

   B. 强回声

   C. 混合回声

   D. 低回声

   E. 等回声

4. 该病灶的乳腺X线BI-RADS分类，下列哪一项最为恰当？（单选）

   A. 3类

   B. 4A类

   C. 4B类

   D. 4C类

E. 5类

参考答案

1. C　　2. BCDE　　3. C　　4. E

分析要点

1. 临床特点　老年绝经女性，发现右乳边界不清肿块，且局部酒窝征，提示恶性病灶。

2. 影像表现　FFDM显示右乳内侧（约3点钟方向）不规则高密度肿块，似由多发肿块融合而成，边缘局部毛刺改变（病灶前缘），肿块内见一枚粗大钙化；DBT则对肿块形态、边缘，周围小梁结构增宽、皮下脂肪浑浊，悬韧带增厚、皮肤增厚、凹陷及乳头回缩等伴随征象显示更为细致。超声检查右乳2点钟不规则混合回声团，部分切面示多个团块融合，边界不清、边缘成角，部分切面示不平行生长。上述影像改变均明显提示病灶为恶性，BI-RADS 5类。

3. 经验分享　绝经后老年女性，发现乳房肿块就诊，但从临床征象及典型恶性影像表现来判断，肿块显然不是近期才出现的。乳腺X线及超声表现需把握主要矛盾，肿块部分边缘虽然清晰，但前缘呈毛刺状，且累及乳头及皮肤，总体呈恶性倾向。此病例的启示在于规范乳腺X线筛查的重要性。目前研究表明，乳房自我检查并不能有效地筛查乳腺癌，要求适龄女性人群定期进行乳腺X线及超声筛查，及时检出早期病灶。

病理

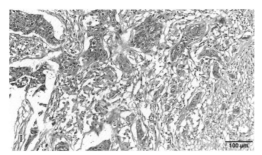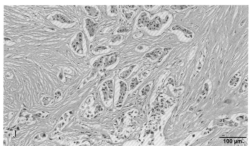

图3-0-2I、J 右乳浸润性导管癌2级；免疫组化：ER（-）、PR（-）、HER2（0）、Ki-67（+，30%）

▶▶病例3

女，50岁，发现右乳质韧、不活动肿块1年，局部皮肤可见"酒窝征"。

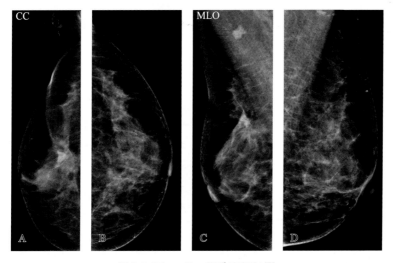

图3-0-3A～D 双乳FFDM图

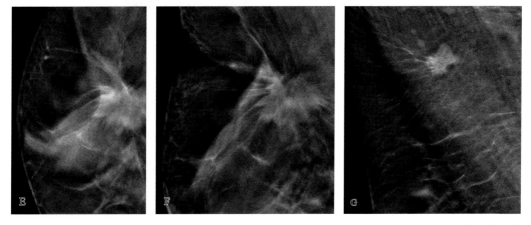

图3-0-3E～G 右乳CC、MLO位外上象限病灶DBT图（E、F），右乳MLO位腋前份淋巴结DBT图（G）

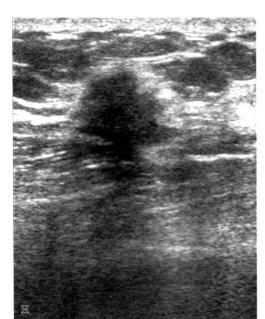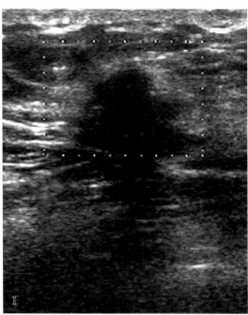

图 3-0-3H、I　右乳外上象限病灶超声图

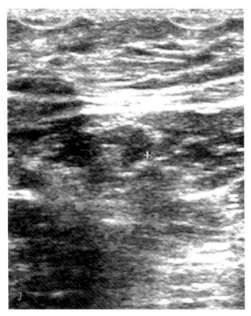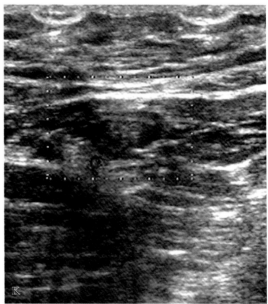

图 3-0-3J、K　右乳腋淋巴结超声图

问题

1. 乳腺 X 线（图 3-0-3A ～ F）关于右乳病灶的描述，下列哪一项最全面？（单选）

A. 不规则肿块，边缘毛刺，周围小梁结构增宽

B. 不规则肿块，边缘毛刺，邻近皮肤增厚

C. 不规则肿块，边缘毛刺，周围小梁结构增宽，邻近皮肤增厚

D. 不规则高密度肿块，边缘毛刺，周

围小梁结构增宽，邻近皮肤增厚

E. 不规则等密度肿块，边缘模糊，周围小梁结构增宽，邻近皮肤增厚

2. 乳腺X线（图3-0-3A～G）关于病灶的BI-RADS分类，下列哪一项最恰当？（单选）

A. 3类

B. 4A类

C. 4B类

D. 4C类

E. 5类

3. 乳腺超声（图3-0-3H、I）关于病灶的描述，下列哪些选项正确？（多选）

A. 实性低回声团

B. 不平行生长

C. 边界清晰

D. 边缘毛刺

E. 后方回声衰减

参考答案

1. D　　2. E　　3. ABDE

分析要点

1. 临床特点　中年女性，发现右乳肿块质韧、不活动，局部皮肤"酒窝征"，考虑恶性病灶。

2. 影像表现　FFDM示右乳上方不规则高密度毛刺肿块，周围小梁结构增宽，邻近皮肤明显凹陷，且见乳头回缩；DBT清楚显示多发长短不一毛刺，呈放射状改变；同侧腺前份见高密度淋巴结影，形态不规则，DBT更清晰显示局部伴毛刺；超声提示12点钟相同位置的不规则实性低回声团，边缘毛刺，后方回声衰减且与邻近组织分界不清；右侧腋窝见异常淋巴结，皮质增厚，淋巴结门偏心，内可探及少许彩色血流。综合判断右乳病灶BI-RADS 5类，考虑浸润性导管癌伴腋淋巴结肿大。

3. 经验分享　此病例对于掌握肿块型浸润性导管癌的主要征象及相关征象很有帮助。形态不规则、毛刺边缘等主要征象，均可在乳腺X线及超声图像上清楚显示。伴随征象则能进一步增加诊断信心，比如"酒窝征"是指乳腺癌侵及悬韧带（Cooper韧带），导致肿瘤表面皮肤收缩而呈现"酒窝样"改变。对于腋淋巴结的评估，超声更为常用，尽管乳腺X线摄影对其改变敏感性不高，但具有较高的特异性，当发现淋巴结密度增高、不规则伴毛刺时，判断为转移可能性大。

病理

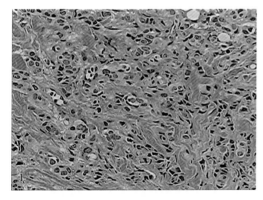
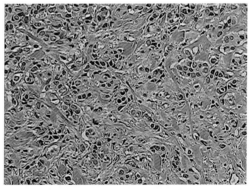

图3-0-3L、M　右乳浸润性导管癌2级，腋淋巴结见癌转移；免疫组化：ER（＋）、PR（＋）、HER2（1＋）、Ki-67（＋，10%）

▶▶病例4

女，49岁，自述右乳触痛数天；触

诊：右乳外上象限肿块质韧，边界欠清，不活动。

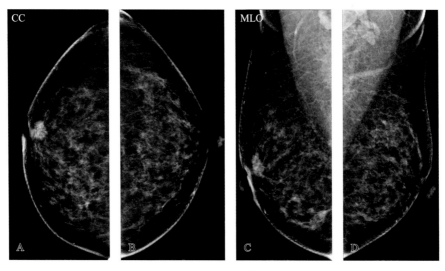

图3-0-4A～D　双乳FFDM图

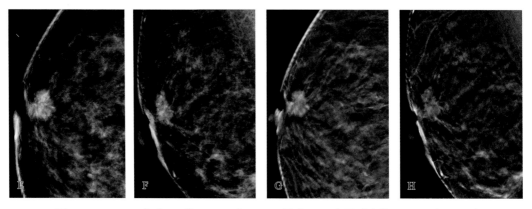

图3-0-4E～H　右乳CC位、MLO位FFDM图（E、F）及对应的DBT图（G、H）

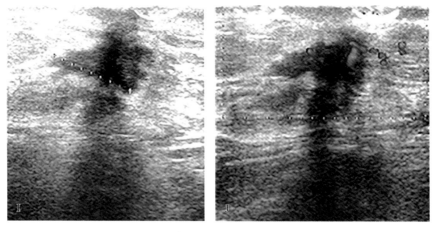

图3-0-4I、J　右乳12点钟乳头旁病灶超声图

问题

1. 乳腺X线（图3-0-4A～H）关于右乳病灶的描述，下列哪一项为主要征象？（单选）
   A. 肿块
   B. 钙化
   C. 不对称
   D. 淋巴结肿大
   E. 结构扭曲

2. 2013版X线BI-RADS分类中，对于肿块的描述主要有以下哪些方面？（多选）
   A. 形态
   B. 大小
   C. 边缘
   D. 密度
   E. 位置

3. 乳腺超声（图3-0-4I、J）关于病灶的描述，下列哪项是正确的？（多选）
   A. 形态不规则
   B. 实性低回声团
   C. 边界清晰
   D. 病灶内见彩色血流信号
   E. 后方回声增强

4. 结合临床特点、乳腺X线及超声检查，最可能的诊断是什么？（单选）
   A. 浸润性导管癌伴导管内癌
   B. 导管内乳头状瘤
   C. 浸润性导管癌
   D. 浸润性小叶癌
   E. 硬化性腺病

参考答案

1. A　　2. ABCDE　　3. ABD　　4. C

分析要点

1. 临床特点　中年女性，右乳外上象限不活动、边界不清肿块。

2. 影像表现　患者乳腺组织类型为散在纤维腺体类（b类），FFDM示右侧乳晕下区不规则高密度小肿块，右侧腋窝淋巴结密度增高、形态饱满。DBT清楚显示毛刺边缘，邻近小梁结构增宽，皮肤增厚、内陷；超声于相应位置显示不规则实性低回声团，边界欠清，边缘毛刺，内见点、条状彩色血流信号。影像表现属典型恶性表现。

3. 经验分享　此病例位于乳晕下区，属于较表浅区域。虽表现为小肿块，但已引起邻近皮肤增厚、凹陷，肿块本身也呈现形态不规则、边缘毛刺等典型恶性肿块征象，诊断浸润性导管癌不难。

病理

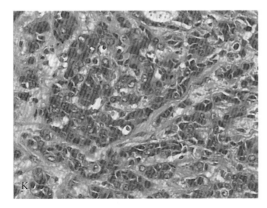
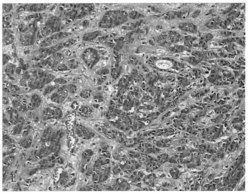

图3-0-4K、L　右乳浸润性导管癌2级；免疫组化：ER（＋）、PR（＋）、HER2（0）、Ki-67（＋，30%）

▶▶病例5

女，29岁，发现右乳肿块2天；触诊

质硬，基底固定。

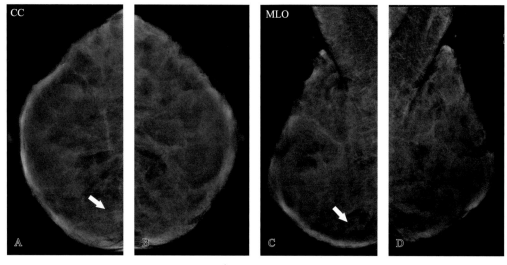

图3-0-5A ～ D　双乳FFDM图

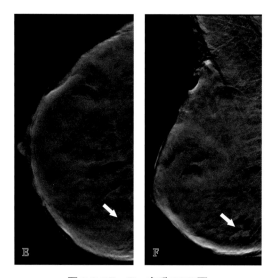

图3-0-5E、F　右乳DBT图

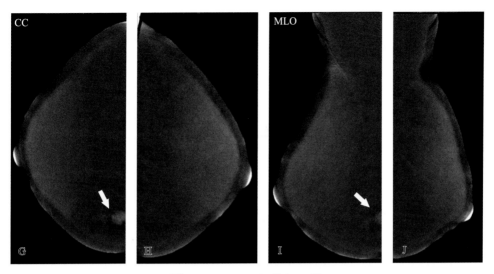

图3-0-5G～J　双乳CEM图

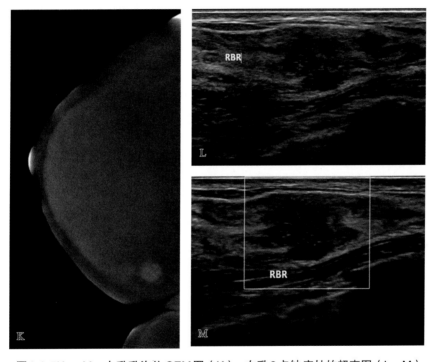

图3-0-5K～M　右乳乳沟位CEM图（K）；右乳3点钟病灶的超声图（L、M）

问题

1. 乳腺X线（图3-0-5A～F）对右乳箭头所示病灶的描述，最恰当的是？（单选）

   A. 肿块

   B. 钙化

   C. 肿块伴钙化

   D. 肿块伴结构扭曲

   E. 结构扭曲

2. 乳腺X线对比增强摄影（图3-0-5G～K）对病灶的描述，下列哪项正确？（单选）

   A. 肿块样明显均匀强化，边缘模糊

   B. 非肿块样明显均匀强化，边缘模糊

C. 肿块样明显不均匀强化, 边缘模糊

D. 非肿块样明显不均匀强化, 边缘模糊

E. 不强化

3. 乳腺超声 (图3-0-5L、M) 对于病灶的描述, 下列哪项正确? (单选)

A. 实性低回声团, 形态规则, 边缘清晰

B. 实性混合回声团, 形态不规则, 边缘清晰

C. 实性低回声团, 形态不规则, 边缘成角

D. 实性混合回声团, 形态规则, 边缘成角

E. 无回声团, 形态不规则, 边缘清晰

4. 综合上述检查, 该患者最可能的诊断是什么? (单选)

A. 纤维腺瘤

B. DCIS

C. 叶状肿瘤

D. 浸润性导管癌

E. 髓样癌

参考答案

1. A   2. A   3. C   4. D

分析要点

1. 临床特点 年轻女性 (＜30岁), 肿块触诊质硬、基底固定, 临床信息良恶性指向不明确。

2. 影像表现 超声见形态不规则、边缘成角的低回声团, 表现偏恶性, 且其内似发现点状强回声, 此种改变是否伴随微钙化? FFDM表现为单纯肿块, 并未发现微钙化。FFDM、DBT以及CEM所展示的病灶特征有所不同, FFDM表现为椭圆形等密度肿块, 边缘模糊, 但因极度致密类纤维腺体组织限制, 并未展现出更多恶性征象, DBT也未能完全消除重叠影响; 肿块较小且位置靠后, FFDM及DBT的

CC位未能充分显示肿块全貌, 影响病灶判断。CEM提供了病灶的血流动力学改变, 减影图示双侧乳腺背景强化极少且对称, 补充的乳沟位摄片完整展示了病灶全貌, 呈肿块样明显强化, 其前缘见局灶轻度非肿块样强化, 结合低能图像分析, 不能除外恶性病灶的可能。

3. 经验分享 乳腺X线摄影检出病灶的敏感性受纤维腺体组织类型的影响, 极度致密类乳腺对小病灶显示的敏感性明显下降; 对近胸壁的病变较难显示, 易误诊或漏诊。此例为年轻患者, 表现为近胸壁位置的小肿块, 常规X线拍摄体位, 再加上致密纤维腺体组织重叠, 无法完全显示病灶。诊断医师在必要时需及时告知技师加照补充体位, 如此病例加摄乳沟位等。乳腺小肿块因病灶直径＜2cm, 甚至＜1cm, 恶性征象往往不典型, 单一影像诊断手段容易误判。

乳腺小肿块的病理类型亦涉及各种良恶性病变, 如纤维腺瘤、假血管瘤样间质增生、腺病、导管内乳头状瘤、导管内癌、浸润性导管癌以及其他特殊类型乳腺癌等, 术前诊断的重点在于做出合适的良恶性判别。超声弹性成像的肿块硬度分析、DBT＋CEM的肿块形态、边缘及血供分析等多种新的技术手段均能较好区分小肿块的良恶性。此病例肿块紧靠后胸壁, 需判断病灶是否来源于胸壁, 亦或是否累及胸壁, 此时动态增强MRI是更好的检查手段, 除能够清晰显示病灶本身, 还能同时了解胸肌筋膜、胸壁及淋巴结情况, 判断是否存在多中心、多灶性病灶, 为乳腺癌术前准确分期及手术方案的制订提供可靠的依据。

病理

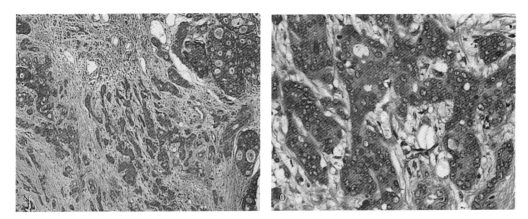

图3-0-5N、O 右乳浸润性导管癌2级；免疫组化：ER（＋）、PR（＋）、HER2（1＋）、Ki-67（＋，10%）

▶▶ **病例6**

女，36岁，发现左乳肿块1个月，缓慢生长，局部红肿热痛，抗炎治疗后无变化；触诊：左侧乳腺内上象限肿块质韧，边界不清，不活动。

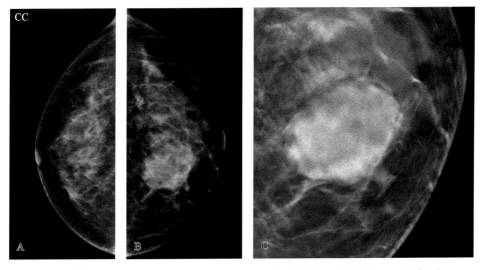

图3-0-6A～C 双乳CC位FFDM图（A、B）及左乳CC位病灶DBT图（C）

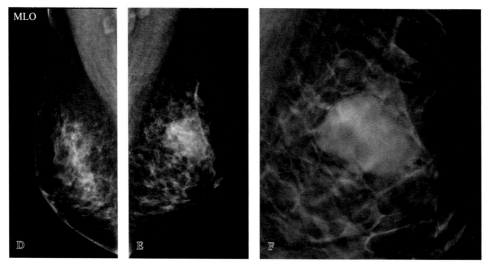

图3-0-6D～F 双乳MLO位FFDM图（D、E）及左乳MLO位病灶DBT图（F）

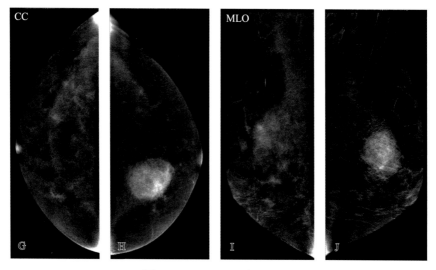

图3-0-6G～J 双乳CEM图

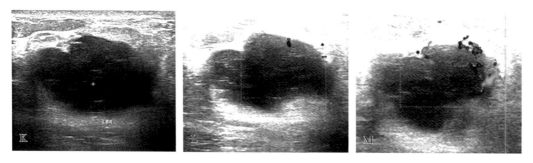

图3-0-6K～M 左乳10点钟病灶超声图

问题

1. 乳腺X线（图3-0-6A～F）对左乳病灶的描述，下列哪项最恰当？（单选）
   A. 椭圆形肿块，边缘清晰，伴钙化
   B. 圆形肿块，边缘模糊，不伴钙化
   C. 椭圆形肿块，边缘模糊，不伴钙化
   D. 圆形肿块，边缘清晰，伴钙化
   E. 椭圆形肿块，边缘毛刺，不伴钙化

2. 乳腺X线对比增强摄影（图3-0-6G～J），对左乳病灶的描述，下列哪项最恰当？（单选）
   A. 非肿块样明显均匀强化
   B. 非肿块样中度均匀强化
   C. 肿块样明显均匀强化
   D. 肿块样轻度不均匀强化
   E. 肿块样中度均匀强化

3. 乳腺超声（图3-0-6K～M）关于病灶的描述，下列哪项是正确的？（多选）
   A. 边界成角
   B. 实性低回声团
   C. 形态不规则
   D. 边缘探及点、条状彩色血流信号
   E. 后方回声衰减

4. 根据所提供的图像资料，该病灶影像诊断和鉴别诊断应包括哪些？（多选）
   A. 炎性肉芽肿
   B. 叶状肿瘤
   C. 髓样癌
   D. 纤维腺瘤
   E. 浸润性导管癌

参考答案

1. C　　2. C　　3. BCD　　4. ABCE

分析要点

1. 临床特点　此例为36岁女性，左乳缓慢生长的质韧、不活动、边界不清肿块，局部红、肿、热、痛，抗炎治疗无效，临床总体印象倾向于可疑恶性病变，但不除外炎性病变。

2. 影像表现　超声示左乳内上象限不规则实性低回声团，边界尚清晰，局部呈分叶改变，团块边缘可探及点、条状彩色血流信号。FFDM及DBT示左乳内上象限高密度肿块，边缘部分模糊、部分呈微分叶，邻近实质密度增高，小梁结构紊乱、纠集；CEM病灶呈肿块样明显均匀强化；超声及多模态X线检查均需考虑恶性肿瘤，即使年龄偏年轻，BI-RADS判读仍然应为4C类。

3. 经验分享　中国女性乳腺癌发病的高峰年龄为45～55岁，但近年研究表明，乳腺癌发病有年轻化趋势。此例从临床资料入手，局部的红肿热痛可能会让人首先考虑炎性病变、或者肿瘤合并感染等，但一段时间的抗炎治疗无效，炎性病灶的可能性较低。超声亦提示实性肿瘤，良恶性鉴别应该主要从影像征象入手，肿块局部分叶，边缘部分模糊，且周围实质密度及小梁结构有改变，因此，首先可以排除纤维腺瘤等良性病变。

此病例单纯从影像上区分髓样癌及浸润性导管癌是相当困难的，有研究表明刻意去区分非典型髓样癌与浸润性导管癌，并无太重要的临床意义，因此我们认为，重点在于抓住病灶本身的主要征象，准确区分良恶性，并给出合理的BI-RADS分类，有效指导临床诊疗。

病理

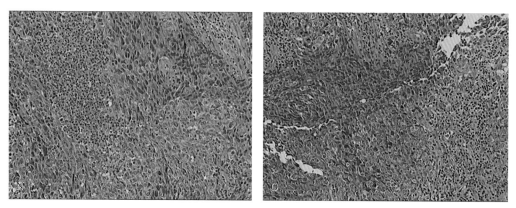

图3-0-6N、O　左乳浸润性导管癌3级；免疫组化：ER（＋）、PR（－）、HER2（0）、Ki-67（＋，80%）

▶▶病例7

女，64岁，发现左乳肿块2个月。左乳内上象限触及质韧、不活动、边界不清肿块；左侧乳头可挤压出黄色溢液。

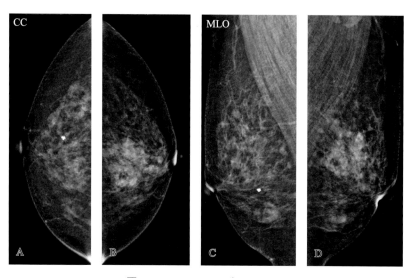

图3-0-7A～D　双乳FFDM图

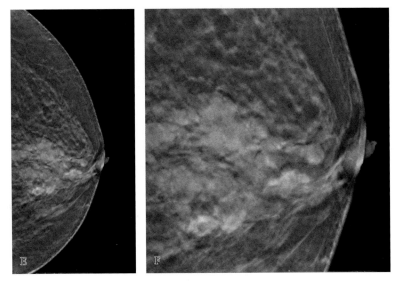

图3-0-7E、F　左乳CC位DBT图（E）及物理放大图（F）

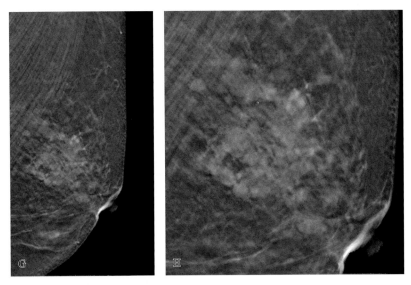

图3-0-7G、H　左乳MLO位DBT图（G）及物理放大图（H）

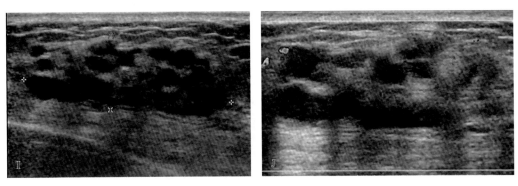

图3-0-7I、J　左乳病灶超声图

问题

1. 乳腺X线（图3-0-7A～H），左乳病灶的主要征象为下列哪一项？（单选）

   A. 不对称致密

   B. 结构扭曲

   C. 肿块

   D. 微钙化

   E. 肿块伴钙化

2. 乳腺超声（图3-0-7I、J）对左乳病灶的描述，下列哪几项恰当？（多选）

   A. 多发实性低回声团，部分相互融合

   B. 边界清晰

   C. 内部回声不均匀

   D. 形态规则

   E. 周边可见彩色血流

3. 综合乳腺X线及超声检查，左乳病灶最恰当的BI-RADS分类是什么？（单选）

   A. 3类

   B. 4A类

   C. 4B类

   D. 4C类

   E. 5类

参考答案

1. C   2. ACE   3. D

分析要点

1. 临床特点　老年绝经女性，触及不活动，边界不清肿块，倾向偏恶性病灶。

2. 影像表现　FFDM示左乳多发肿块，相互融合成串珠状及团块状，整体呈段样分布，自乳后脂肪区延伸至乳头后方，DBT示多发肿块间分界不清，整体边缘模糊，相应区域实质密度增高、小梁结构增宽；左侧乳头回缩。超声于相应位置显示多发实性低回声团，部分融合、分叶，边界欠清，形态不规则，其内部回声不均匀，周边见少许彩色血流。

3. 经验分享　患者触诊提示偏恶性，而绝经后女性触及阳性肿块需格外警惕。乳腺X线及超声均表现为多发肿块，且肿块间相互融合，自乳后脂肪区延伸至乳头后方，其整体呈段样分布，边缘模糊。另外需要注意的细节在于DBT显示多发肿块间分界不清、小梁结构增宽。综上所述，应当考虑恶性病变，但属于非典型肿块型乳腺癌的影像表现。病理最后为IDC伴DCIS，可推测多发肿块并融合表现应是起源于各导管及其分支所致。

病理

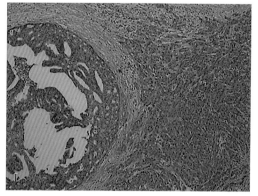

图3-0-7K、L　左乳浸润性导管癌2级伴中级别导管内癌；免疫组化：ER（＋）、PR（＋）、HER2（1＋）、Ki-67（＋，20%）

▶▶病例8

女，46岁，常规体检触诊阴性。

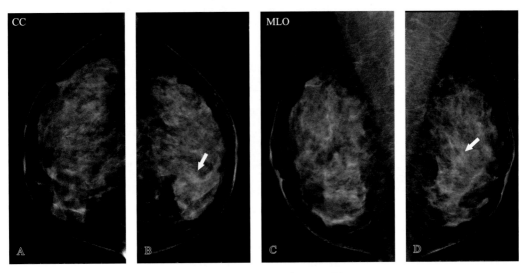

图 3-0-8A ～ D　双乳 FFDM 图

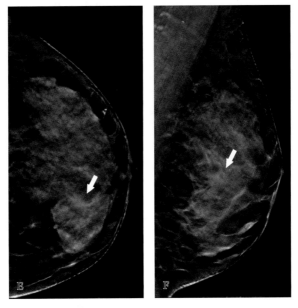

图 3-0-8E、F　左乳 DBT 图

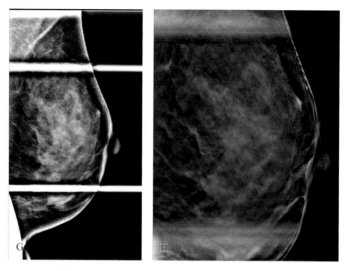

图3-0-8G、H　左乳MLO位局部加压摄影图

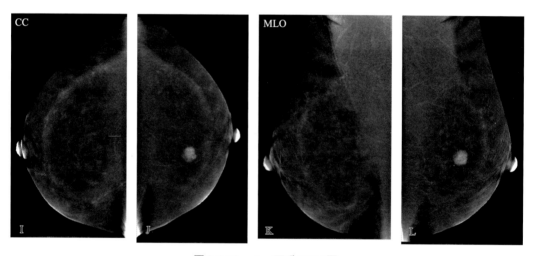

图3-0-8I ～ L　双乳CEM图

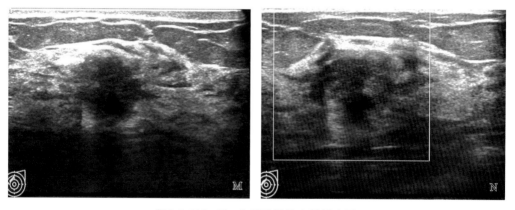

图3-0-8M、N　左乳乳晕处病灶超声图

问题

1. FFDM（图3-0-8A～D）和局部加压摄影（图3-0-8H）对左乳箭头所示病灶的描述，最恰当的是？（单选）

   A. 未见明确异常；肿块

   B. 局灶不对称；结构扭曲

   C. 局灶不对称；肿块

   D. 未见明确异常；结构扭曲

   E. 局灶不对称；局灶不对称

2. 乳腺X线对比增强摄影（图3-0-8I～L）对左乳病灶的描述，下列哪项正确？（单选）

   A. 肿块样轻度均匀强化

   B. 非肿块样明显均匀强化

   C. 肿块样明显均匀强化

   D. 非肿块样轻度不均匀强化

   E. 不强化

3. 乳腺超声（图3-0-8M、N）对病灶的描述，下列哪项正确？（单选）

   A. 实性低回声团，形态规则，边缘清晰

   B. 实性混合回声团，形态不规则，边缘清晰

   C. 实性低回声团，形态不规则，边缘成角

   D. 实性混合回声团，形态规则，边缘成角

   E. 无回声团，形态不规则，边缘清晰

4. 综合上述检查，该患者最可能的诊断是什么？（单选）

   A. 纤维腺瘤

   B. 浸润性小叶癌

   C. 叶状肿瘤

   D. 浸润性导管癌

   E. 导管内乳头状癌

参考答案

1. C　　2. C　　3. C　　4. D

分析要点

1. 临床特点　中年女性（45岁），第一次进行筛查性乳腺X线摄影，触诊阴性。

2. 影像表现　FFDM发现左乳内侧（约9点钟方向）中1/3处局灶不对称，但因致密类纤维腺体组织重叠干扰，病灶征象不明确；DBT示肿块边缘模糊伴可疑毛刺；召回患者后的DBT局部加压摄影清晰观察到不规则等密度肿块，边缘毛刺，周围小梁结构增宽。超声见实性低回声团，形态不规则，边缘成角，CEM进一步证实病灶的部位、大小，且呈肿块样明显均匀强化，结合多种影像学手段，基本可明确肿块性质偏恶性。

3. 经验分享　患者触诊阴性，体现了乳腺影像学筛查的重要性。FFDM发现可疑病变，及时召回并进行DBT检查及局部加压摄影，可以提供更多病灶信息，减少误、漏诊；CEM在诊断全流程中所扮演的角色更多是判断病灶是否多发，间接提供病灶的血供方式。此例患者为致密类纤维腺体组织背景下的小病灶，CEM轻度背景强化与病灶强化呈明显的对比，使病灶显示更为清楚，对最终良恶性的判别有较大帮助，充分体现了CEM的优势。

病理

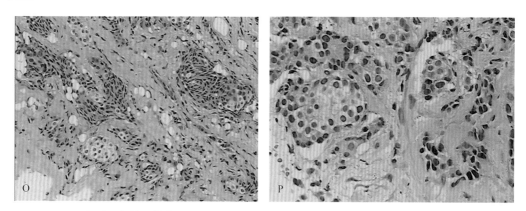

图3-0-8O、P 左乳浸润性导管癌2级；免疫组化：ER（＋）、PR（＋）、HER2（0）、Ki-67（＋，20％）

▶▶ 病例9

女，46岁，右乳外上象限肿块，质硬，膨胀性生长，活动好；左乳触诊阴性。

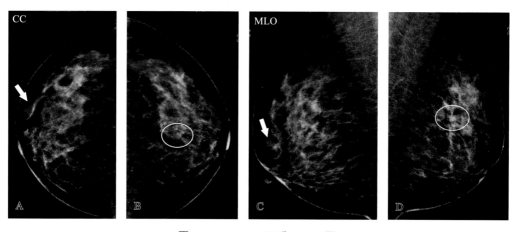

图3-0-9A ～ D 双乳FFDM图

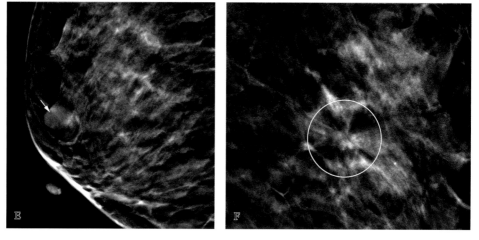

图3-0-9E、F 右乳箭头示病灶DBT图（E）；左乳圆圈内病灶DBT图（F）

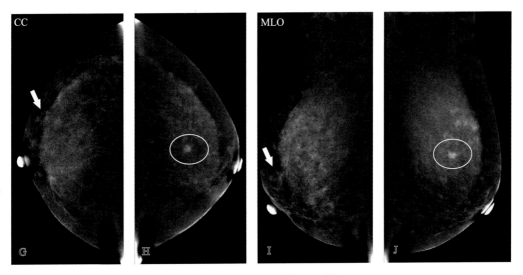

图3-0-9G～J 双乳CEM图

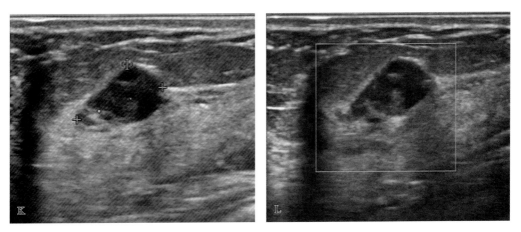

图3-0-9K、L 右乳病灶超声图

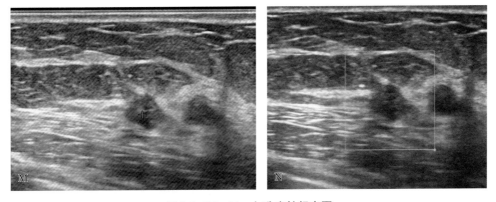

图3-0-9M、N 左乳病灶超声图

问题

1. 乳腺X线（图3-0-9A、C、E）对右乳病灶的描述，较恰当的有哪些？（多选）

   A. 椭圆形肿块

   B. 边缘毛刺

   C. 伴钙化

   D. 边缘遮蔽

   E. 高密度

2. 乳腺X线（图3-0-9B、D、F）对左乳病灶的描述，较恰当的有哪些？（多选）

   A. 不规则肿块

   B. 边缘清晰

   C. 等密度

   D. 边缘毛刺

   E. 周围小梁结构增宽

3. CEM（图3-0-9G～J）对双侧病灶强化程度的描述，哪项最恰当？（单选）

   A. 右中度；左轻度

   B. 右轻度；左明显

   C. 右轻度；左中度

   D. 右中度；左不强化

   E. 右明显；左不强化

4. 乳腺超声（图3-0-9K～N）对于双乳病灶的描述，下列哪项正确？（单选）

   A. 右乳实性低回声团，边缘不清；左乳实性低回声团，边缘清晰

   B. 右乳无回声团，边缘清晰；左乳实性低回声团，边缘不清

   C. 右乳混合性回声团，边缘清晰；左乳实性低回声团，边缘不清

   D. 右乳实性低回声团，边缘不清；左乳混合性回声团，边缘清晰

   E. 右乳无回声团，边缘清晰；左乳混合性回声团，边缘不清

5. 综合以上检查，该患者左乳病灶最可能的诊断是什么？（单选）

   A. 纤维腺瘤

   B. 硬化性腺病

   C. 纤维囊性乳腺病

   D. 浸润性导管癌

   E. 导管内乳头状瘤

参考答案

1. AD   2. ACDE   3. C   4. C

5. D

分析要点

1. 临床特点　中年女性，右乳肿块质硬、膨胀性生长、活动度好，提示偏良性；左乳触诊阴性。

2. 影像表现　FFDM显示右乳病灶为单纯椭圆形肿块，边缘遮蔽，DBT则显示边缘清晰。超声显示右乳病灶边界清、形态规则。综合临床及影像表现可以诊断良性病灶。左乳病灶超声表现边缘欠清、形态欠规则，但恶性征象不明显，尚无法明确良恶性；FFDM表现为不规则毛刺小肿块，周围小梁结构增宽，CEM示左乳病灶呈肿块样中度强化，结合二维图像分析，总体考虑恶性病灶、IDC可能性大。

3. 经验分享　患者因右乳触及肿块就诊，但影像发现双侧乳腺均有病灶，需结合多种影像手段综合分析双乳病灶性质。

触诊阳性的右乳病灶结合超声、FFDM及DBT检查基本可以诊断为良性，其在CEM上表现为轻度强化。结合我院诊断经验，恶性病灶在CEM上常有不同程度强化，良性病灶多数无强化或轻度强化，如纤维囊性乳腺病、硬化性腺病等。但部分良性肿瘤，如纤维腺瘤、良性叶状肿瘤等，在CEM上亦可出现中度，甚至明显强化，因此不能单纯依靠病灶是否强化去鉴别良恶性，其性质仍需结合年龄、临床症状、超声、FFDM及DBT等其他模态的

影像征象综合判断。

左乳病灶在FFDM及DBT上均表现为典型恶性征象,CEM呈现相应区域的中度强化灶,更加明确恶性倾向。FFDM及DBT所显示的毛刺状边缘则可能代表病灶对周围实质的浸润,在CEM图像上不一定出现强化。研究表明,CEM图像所测得的病灶大小与最终病理测量的病灶大小有高度相关性,因此CEM图像所示肿块强化范围,能够推测病灶实际大小,对临床手术方案的制订有很好的参考价值。

病理

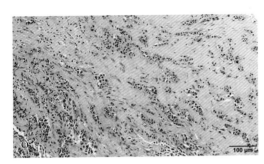
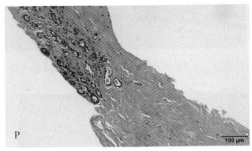

图3-0-9O、P 左乳浸润性导管癌2级(O);右乳纤维囊性乳腺病(P);左乳病灶免疫组化:ER(+)、PR(+)、HER2(0)、Ki-67(+,10%)

▶▶▶病例10

女,58岁,已绝经,发现左乳肿块1年余;触诊:左乳外上象限肿块质硬、不活动,局部皮肤可见"酒窝征"。

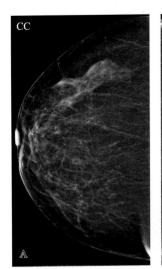
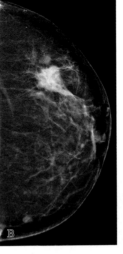
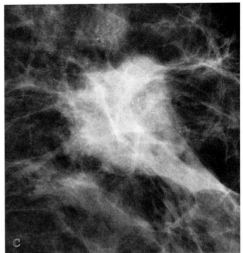

图3-0-10A～C 双乳CC位FFDM图(A、B);左乳CC位病灶FFDM物理放大图(C)

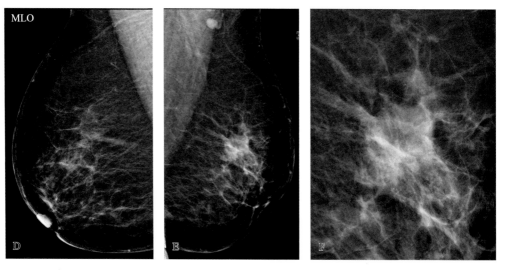

图3-0-10D～F 双乳MLO位FFDM图（D、E），左乳MLO位病灶FFDM的物理放大图（F）

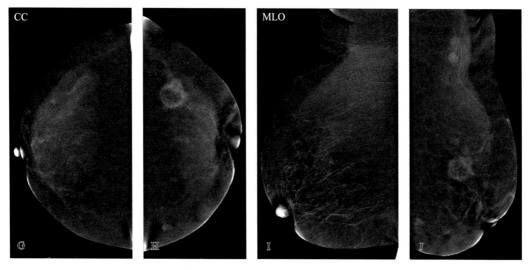

图3-0-10G～J 双乳CEM图

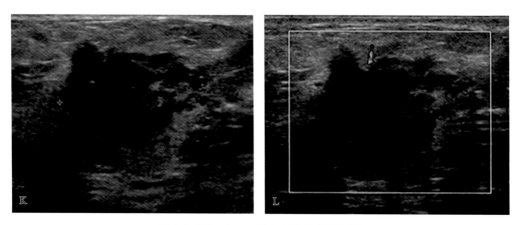

图3-0-10K、L 左乳2点钟病灶超声图

问题

1. 乳腺X线（图3-0-10A ～ F）关于病灶的描述，下列哪项正确？（单选）

   A. 局灶不对称

   B. 结构扭曲

   C. 肿块

   D. 肿块伴钙化

   E. 不对称致密伴钙化

2. 乳腺X线对比增强摄影（图3-0-10G ～ J）对大病灶的描述，下列哪项最恰当？（单选）

   A. 非肿块样均匀强化

   B. 环形明显强化

   C. 不强化

   D. 肿块样均匀强化

   E. 肿块样不均匀强化

3. 乳腺超声（图3-0-10K、L）对于病灶的描述，下列哪些选项正确？（多选）

   A. 实性低回声团

   B. 形态规则

   C. 形态不规则

   D. 边缘成角

   E. 后方回声增强

4. 根据上述临床及影像资料，左乳病灶最恰当的BI-RADS分类是什么？（单选）

   A. 3类

   B. 4A类

   C. 4B类

   D. 4C类

   E. 5类

参考答案

1. D　　2. B　　3. ACD　　4. E

分析要点

1. 临床特点　绝经后女性，左乳外上象限肿块质硬、不活动，局部可见酒窝征，从触、视诊判断病灶偏恶性。

2. 影像表现　FFDM示左乳外上象限不规则高密度毛刺样肿块，邻近外上方区域见另一小肿块，两处病灶均伴多发细小多形性钙化，周围小梁结构增宽；左侧乳头回缩。超声发现大病灶位置与FFDM一致，表现为不规则实性低回声团，边界成角，内见数个点状强回声钙化灶，肿块边缘少许点状彩色血流。CEM见较大肿块呈环形明显强化，边缘模糊、局部毛刺，其邻近小肿块表现为肿块样强化，强化程度轻于较大肿块。综合上述影像表现，诊断恶性病灶（BI-RADS 5类），浸润性导管癌可能性大。

3. 经验分享　此例为绝经后女性，乳腺组织密度表现为散在纤维腺体类（b类），乳腺X线摄影检测乳腺病灶的敏感性较高，诊断并不困难。超声从病灶形态、边缘、内部回声等方面与FFDM表现相互印证，两者结合，基本能够满足诊断需求。CEM的作用在于更进一步明确病灶数量、范围、内部和周围细节，有助于外科治疗方式的选择。

综合我们的临床经验和部分文献报道，乳腺恶性肿块在CEM上多表现为中度或明显肿块样均匀强化，但亦有相当比例的恶性病变呈现环形强化，这与病灶的病理基础密不可分。环形强化作为恶性肿瘤的重要形态学特征之一，与乳腺癌肿瘤血管生成和病理特征有关，往往提示预后不良，是较高的组织分级、ER阴性、PR阴性的独立预测因素。环形强化可在一定程度上反映病灶ER的低表达水平，此时肿瘤快速生长，中心容易出现坏死，使病灶呈环状强化。还有研究表明乳腺癌内部坏死与癌细胞HER2阳性表达之间呈正相关，此例病理证实为HER2过表达型IDC，与相关研究所提及可能更容易出现环形强化的结论基本符合。

病理

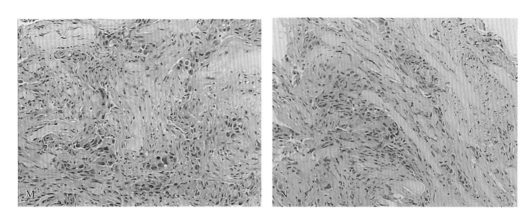

图3-0-10M、N　左乳浸润性导管癌2级；免疫组化：ER（－）、PR（－）、HER2（3＋）、Ki-67（＋，50%）

▶▶病例11

女，55岁，已绝经，发现右乳肿块2年余，缓慢生长；右乳外上象限肿块质韧，不活动，边界不清。

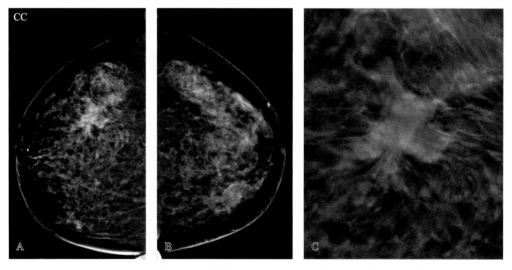

图3-0-11A～C　双乳CC位FFDM图（A、B），右乳CC位病灶DBT图（C）

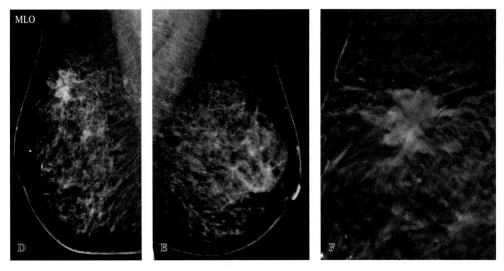

图3-0-11D～F 双乳MLO位FFDM图（D、E），右乳MLO位病灶DBT图（F）

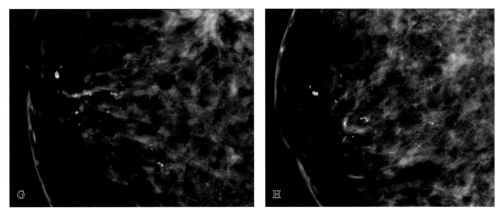

图3-0-11G、H 右乳CC、MLO位FFDM的物理放大图

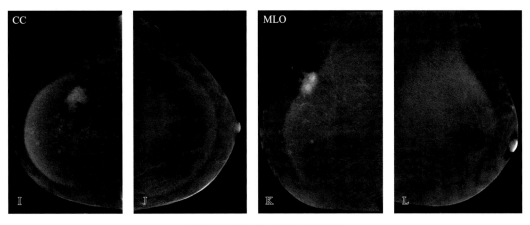

图3-0-11I～L 双乳CEM图

问题

1. 乳腺X线（图3-0-11A～F）对右乳肿块的相关描述，下列哪些选项是恰当的？（多选）

   A. 不规则肿块

   B. 边缘毛刺

   C. 小梁结构增宽

   D. 高密度肿块

   E. 边缘清晰

2. 乳腺X线（图3-0-11G、H）对右乳微钙化形态的描述，下列哪些选项正确？（多选）

   A. 模糊无定形

   B. 粗大颗粒状

   C. 细小多形性

   D. 细线样或线样分枝状

   E. 粗糙不均质

3. CEM（图3-0-11I～L）对肿块强化方式的描述，哪项是正确的？（单选）

   A. 肿块样明显均匀强化

   B. 非肿块样明显均匀强化

   C. 肿块样明显不均匀强化

   D. 非肿块样明显不均匀强化

   E. 不强化

4. 根据以上临床及影像资料，右乳病灶最恰当的BI-RADS分类是什么？（单选）

   A. 3类

   B. 4A类

   C. 4B类

   D. 4C类

   E. 5类

参考答案

1. ABCD   2. DE   3. A   4. E

分析要点

1. 临床特点　绝经后女性，触诊肿块不活动。

2. 影像表现　FFDM示右乳外上象限不规则毛刺肿块，周围小梁结构增宽；右乳内上象限多发、段样分布的细线样及粗糙不均质钙化，延伸至乳头后方；DBT显示不规则形态及毛刺边缘更为清晰；CEM示肿块病灶呈肿块样明显强化，微钙化区域则呈现段样不均匀非肿块样强化，CC位显示肿块与钙化强化区域关系密切。再结合右乳肿块邻近皮下脂肪层模糊、悬韧带增厚以及同侧腋窝淋巴结形态不良，考虑恶性肿瘤，多灶性浸润性导管癌可能性大。

3. 经验分享　此例征象分析可归类为"多发病灶＋肿块＋钙化"。多灶性乳腺癌是指单侧乳腺同一象限内2个或2个以上相互分离的恶性病灶。此病例为绝经后女性，触诊阳性肿块，影像表现为肿块、微钙化的多发病灶，FFDM表现已经足够支撑BI-RADS 5类及病理类型判断，DBT则能更细致显示肿块形态、边缘以及钙化伴随的实质改变。两处病灶相对独立，且均位于右乳外上象限区域，间距＜5cm，符合多灶性乳腺癌的诊断标准。CEM的优势在于通过显示肿块及钙化的强化类型及范围，更准确地明确肿块与微钙化病灶的关联，为手术方案的制定提供准确的参考依据。

病理

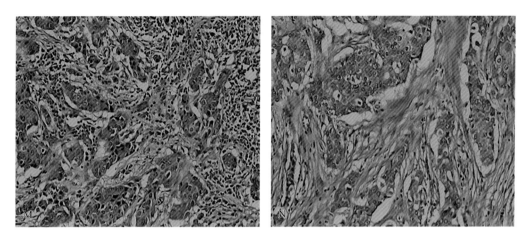

图3-0-11M、N　右乳浸润性导管癌3级；　免疫组化：ER（＋）、PR（－）、HER2（2＋）、Ki-67（＋，20%）；FISH示本例有*HER2*基因扩增

▶▶**病例12**

女，55岁，已绝经。左侧乳腺上方触及质韧不规则肿块。

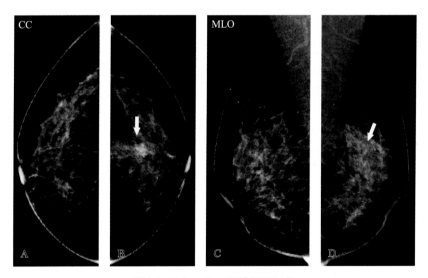

图3-0-12A～D　双乳FFDM图

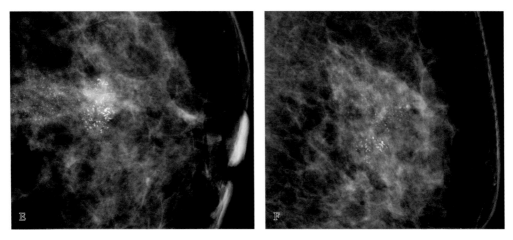

图3-0-12E、F　左乳病灶FFDM的物理放大图

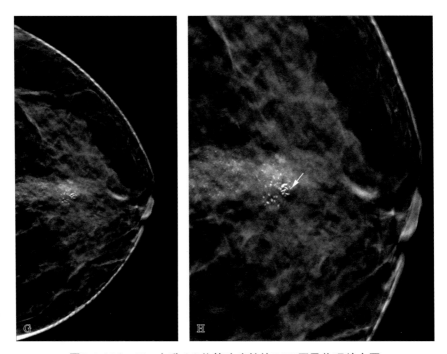

图3-0-12G、H　左乳CC位箭头病灶的DBT图及物理放大图

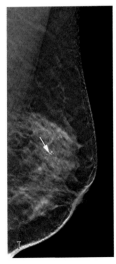
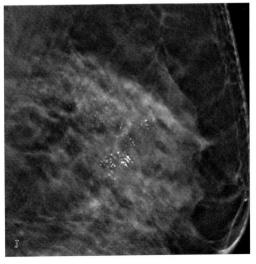

图3-0-12I、J 左乳MLO位箭头病灶的DBT图及物理放大图

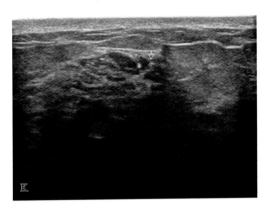
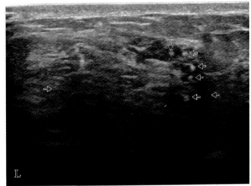

图3-0-12K、L 左乳12点钟病灶的超声图

问题

1. 乳腺X线（图3-0-12A～F）关于病灶形态及分布的描述，以下选项正确的有哪些？（多选）

   A. 不对称致密

   B. 细小多形性钙化

   C. 细线样或线样分枝状

   D. 成簇分布

   E. 段样分布

2. 结合乳腺X线及乳腺超声（图3-0-12A～L），关于左乳病灶较为恰当的BI-RADS分类是什么？（单选）

   A. 3类

   B. 4A类

   C. 4B类

   D. 4C类

   E. 5类

3. 结合乳腺X线及超声检查，该患者下一步恰当的处置？（单选）

   A. 6个月短期内随访

   B. 每年1次常规随访

   C. 手术活检

   D. 进一步MRI检查

   E. 无须处理

参考答案

1. BCE　　2. E　　3. C

分析要点

1.临床特点　绝经期女性，左乳扪及质韧、不活动肿块，提示偏恶性病灶。

2.影像表现　FFDM示左乳上方中、后1/3处多发细线样或线样分枝状及细小多形性微钙化，呈段样分布；DBT更清楚显示相应区域实质密度明显增高、小梁结构增宽。超声见不均质回声团，其内见多个点状强回声钙化灶，后方回声衰减；综合影像提示恶性病灶，BI-RADS 5类，考虑浸润性导管癌。

3.经验分享　以钙化为主要征象的病灶，乳腺X线检查具有明显优势，FFDM能清晰显示典型恶性钙化的形态及分布，DBT可进一步明确局部实质密度增高及小梁结构改变，提示病灶对周围间质浸润。综合文献报道和相关病例总结，我们认为，当乳腺X线摄影主要表现为段样分布的细小多形性钙化，但伴有细线样或线样分枝状钙化时，会出现较高比例的IDC伴发高级别DCIS的情况。此例可见明显段样分布的细小多形性钙化和细线样或线样分枝状钙化，提示病灶沿导管及其分支生长，可能兼有代表导管内癌的成分，此征象特点值得今后临床工作中重视与借鉴。

病理

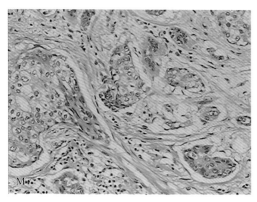
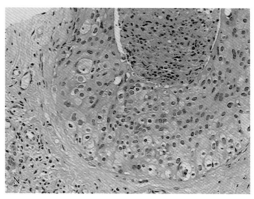

图3-0-12M、N　左乳浸润性导管癌2级伴高级别导管内癌；免疫组化：ER（＋）、PR（＋）、HER2（0）、Ki-67（＋，20%）

▶▶**病例13**

女，59岁，已绝经，发现右乳肿块数天。右乳外上象限肿块质韧、基底固定，边界不清，局部皮肤可见"酒窝征"。

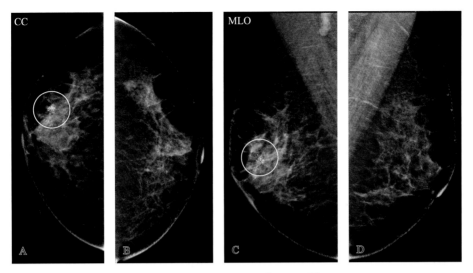

图3-0-13A ～ D 双乳FFDM图

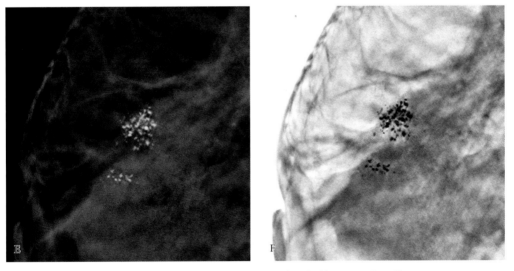

图3-0-13E、F 右乳MLO位圆圈内病灶的DBT图和反片

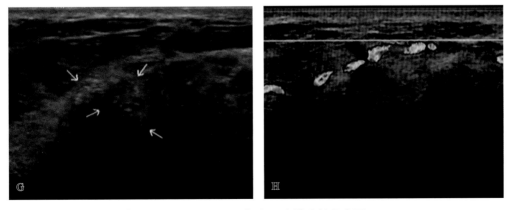

图3-0-13G、H 右乳10点钟病灶超声图

问题

1. 乳腺X线（图3-0-13E、F）对右乳微钙化形态的描述，以下哪项正确？（单选）

　　A. 模糊无定形

　　B. 粗大颗粒状

　　C. 细小多形性

　　D. 细线样或线样分枝状

　　E. 粗糙不均质

2. 乳腺X线（图3-0-13A、C）对右乳微钙化分布特征的描述，以下哪项正确？（单选）

　　A. 区域性

　　B. 弥漫性

　　C. 成簇分布

　　D. 段样分布

　　E. 线样分布

3. 乳腺超声（图3-0-13G、H）关于病灶的描述，以下哪些选项正确？（多选）

　　A. 片状不均质低回声区，内见多发点状强回声

　　B. 形态不规则

　　C. 周边见粗大不规则条状彩色血流信号

　　D. 后方回声衰减

　　E. 边缘成角

4. 综合临床、X线及超声检查，右乳病灶最合适的BI-RADS分类是哪项？（单选）

　　A. 3类

　　B. 4A类

　　C. 4B类

　　D. 4C类

　　E. 5类

参考答案

1. C　　2. C　　3. ABCD　　4. E

分析要点

1. 临床特点　绝经期女性，扪及右乳病灶质韧、基底固定，局部见酒窝征，提示偏恶性。

2. 影像表现　FFDM示多发细小多形性钙化，成簇分布，伴局灶不对称和周围小梁结构增宽，DBT清晰显示邻近皮下脂肪层模糊、悬韧带增厚，局灶性皮肤增厚及凹陷。超声见右乳相应部位不规则、不均质低回声区，边界不清，内见多个细点状强回声钙化灶，部分成簇，后方回声衰减，周边见粗大不规则条状彩色血流信号。综合考虑病灶为恶性。

3. 经验分享　此病例以细小多形性钙化为主要影像特征，除较明显的临床表现外，乳腺X线提供的信息对诊断至关重要，FFDM和DBT均可清晰显示钙化的形态、分布及所累及的大致范围，且能够显示病灶邻近皮下脂肪层浑浊、悬韧带增宽及皮肤增厚、凹陷等相关典型征象，充分体现了乳腺X线检查的技术特点和对乳腺钙化性病变的诊断优势。

病理

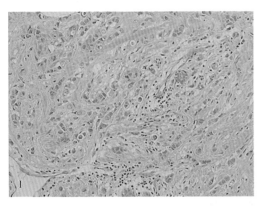
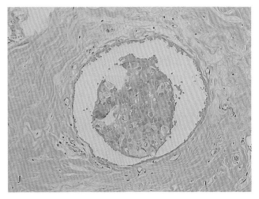

图3-0-13I、J 右乳浸润性导管癌3级伴脉管内癌栓；免疫组化：ER（-）、PR（-）、HER2（3+）、Ki-67（+，30%）

▶▶病例14

女，52岁，常规体检，既往乳腺X线

检查未见明确异常；触诊阴性。

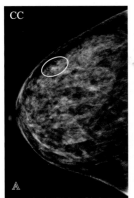
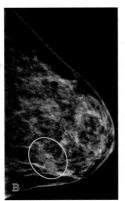
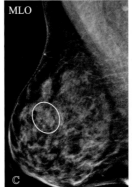
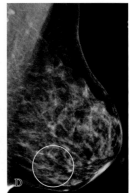

图3-0-14A～D 双乳FFDM图

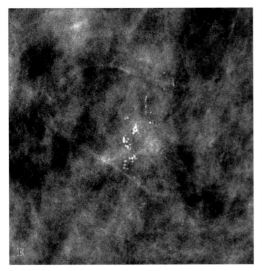
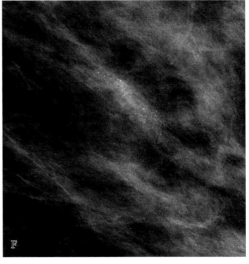

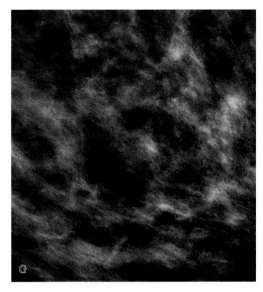

图3-0-14E～G　右乳钙化局部点压放大摄影图（E），左乳钙化局部点压放大摄影图（F、G）

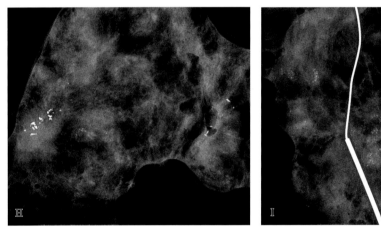
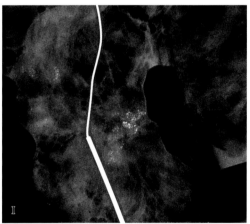

图3-0-14H、I　右乳钙化标本摄影图（H），左乳钙化标本摄影图（I）

问题

1. 乳腺X线（图3-0-14E）对右乳微钙化形态的描述，以下哪些选项较恰当？（多选）

A. 模糊无定形

B. 粗大颗粒状

C. 细小多形性

D. 线样分枝状

E. 粗糙不均质

2. 乳腺X线（图3-0-14F）对左乳微钙化形态的描述，以下哪些选项较恰当？

（多选）

A. 模糊无定形

B. 粗大颗粒状

C. 细小多形性

D. 细点状

E. 粗糙不均质

3. 乳腺X线（图3-0-14E）对右乳微钙化分布特征的描述，以下哪项正确？（单选）

A. 区域性

B. 弥漫性

C. 成簇分布

D. 段样分布

E. 线样分布

4. 结合乳腺X线及超声检查，该患者右乳病灶最合适的BI-RADS分类为以下哪项？（单选）

A. 3类

B. 4A类

C. 4B类

D. 4C类

E. 5类

参考答案

1. AC　　2. AD　　3. C　　4. C

分析要点

1. 临床特点　中年女性，前一次乳腺X线检查阴性；触诊阴性。

2. 影像表现　对比既往片，FFDM示双侧乳腺均见新增微钙化，右乳钙化形态为细小多形性，夹杂模糊无定形，局部实质密度增高，成簇分布；左乳钙化形态显示欠清；局部点压放大摄影（图3-0-14F）示左乳钙化多发成簇、整体呈区域性分布，形态大部分为细点状，少部分为模糊无定形；超声未见明确异常。

3. 经验分享　此例FFDM发现新增多发微钙化，进一步的局部点压放大摄影更清晰观察到钙化数量、形态及分布。右乳成簇分布细小多形性钙化提示恶性风险较高。左乳钙化虽同为新增病灶，但呈区域性分布，形态大部分为细点状，少部分为模糊无定形，恶性风险相对右乳稍低；但总体来说，新增成簇或者区域性分布的可疑恶性钙化均需要活检干预。超声对微小钙化的总体敏感性较低，此例超声诊断阴性，既有经验问题，亦有检查技术的客观影响，不足为奇；对此类患者，建议可在X线检查基础上，进行"第二眼"超声检查。

此病例触诊阴性、影像特征为新增双侧多发微钙化，其诊断过程充分体现了乳腺X线技术对乳腺钙化性病变的诊断优势和FFDM筛查的重要意义。

病理

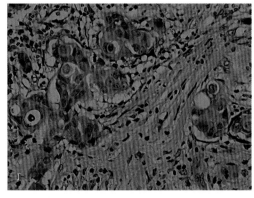
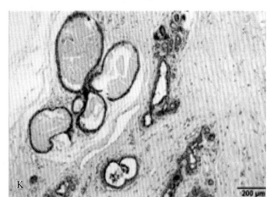

图3-0-14J、K　右乳浸润性导管癌2级（J）；左乳纤维囊性乳腺病（K）；右乳免疫组化：ER（＋）、PR（＋）、HER2（3＋）、Ki-67（＋，10%）

▶▶病例15   女，44岁，常规体检，触诊阴性。

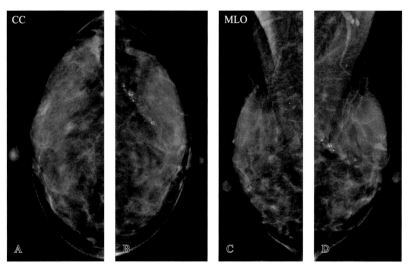

图3-0-15A～D　双乳FFDM图

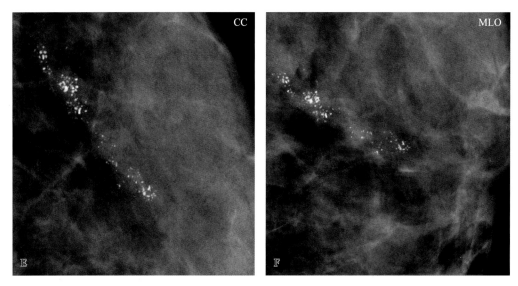

图3-0-15E、F　左乳钙化CC位及MLO位物理放大图

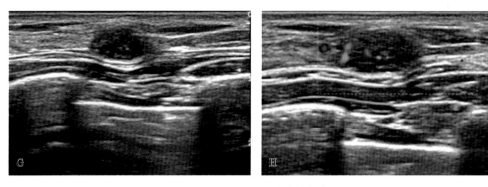

图3-0-15G、H　左乳病灶超声图

问题

1. 乳腺X线（图3-0-15E、F）对左乳微钙化形态的描述，以下哪项正确？（单选）

   A. 模糊无定形

   B. 粗大颗粒状

   C. 细小多形性

   D. 细线样或线样分枝状

   E. 粗糙不均质

2. 乳腺X线（图3-0-15B、D）对左乳微钙化分布特征的描述，以下哪项正确？（单选）

   A. 区域性

   B. 弥漫性

   C. 成簇分布

   D. 段样分布

   E. 线样分布

3. 结合乳腺X线及超声检查，左乳病灶最合适的BI-RADS分类为以下哪项？（单选）

   A. 3类

   B. 4A类

   C. 4B类

   D. 4C类

   E. 5类

参考答案

1. C   2. D   3. D

分析要点

1. 临床特点　中年女性，触诊阴性。

2. 影像表现　FFDM示左乳外上象限微钙化，形态多为细小多形性，其内夹杂粗糙不均质钙化，呈段样分布，局部实质密度增高。超声表现为实性低回声，病灶形态尚规则，内回声不均，可见多个细点状强回声，团块内见短条状彩色血流信号。总体考虑偏恶性病灶，BI-RADS 4C类。

3. 经验分享　此例与病例14类似，触诊阴性的筛查病例，影像特征均为细小多形性钙化。FFDM所呈现的钙化特点与分布均符合乳腺恶性钙化的表现。

乳腺X线检查是目前发现乳腺微钙化最敏感的影像手段，微钙化常常作为早期乳腺癌唯一的X线征象，对诊断起着极其重要的作用。钙化型乳腺癌，触诊常为阴性，分析其微钙化的X线特征尤为重要。研究表明在单纯钙化型IDC病灶中，细小多形性微钙化、段样分布是最为常见的X线表现。

病理

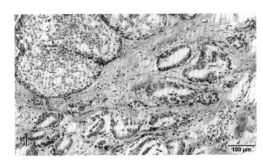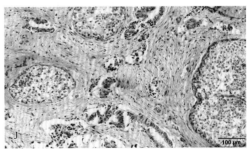

图3-0-15I、J　左乳浸润性导管癌1级；免疫组化：ER（＋）、PR（＋）、HER2（1＋）、Ki-67（＋，60%）

▶▶病例16

女，57岁，触诊阴性。

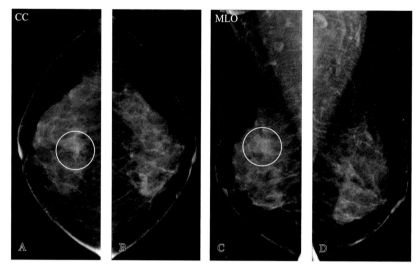

图3-0-16A～D　双乳FFDM图

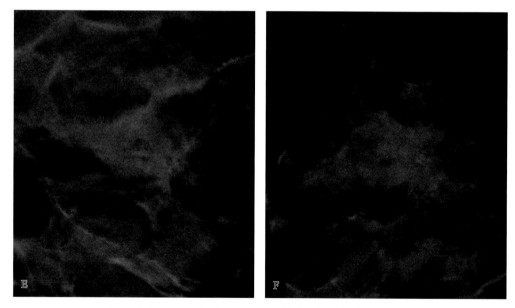

图3-0-16E、F　右乳CC、MLO位圆圈内病灶局部DBT图

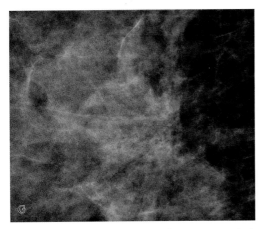
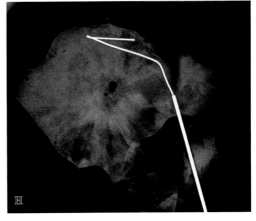

图3-0-16G、H 右乳MLO位病灶局部点压放大图（G）、右乳病灶标本摄影图（H）

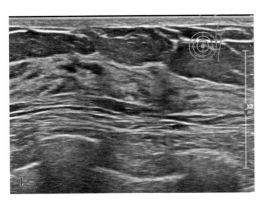
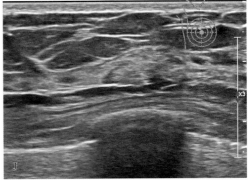

图3-0-16I、J 双乳超声图

问题

1. 乳腺X线（图3-0-16A～G）对右乳病灶的描述，下列哪项正确？（单选）

 A. 不规则肿块

 B. 结构扭曲伴钙化

 C. 肿块伴钙化

 D. 局灶不对称伴钙化

 E. 结构扭曲

2. 乳腺X线对病灶的BI-RADS分类，下列哪项最恰当？（单选）

 A. 3类

 B. 4A类

 C. 4B类

 D. 4C类

 E. 5类

3. 该患者右乳病灶可能的诊断有哪些？（多选）

 A. 硬化性腺病

 B. 浸润性导管癌

 C. 导管内癌

 D. 浸润性小叶癌

 E. 术后改变

4. 该病灶下一步的处理应该是什么？（单选）

 A. X线短期内（6个月）随访

 B. 常规X线随访（12个月）

 C. 超声短期内随访

 D. 需要进一步评估

E. 进一步取材活检

参考答案

1. B　　2. C　　3. ABCD　　4. E

分析要点

1. 临床特点　中年女性，常规体检，触诊阴性。

2. 影像表现　FFDM示右乳上方结构扭曲，DBT较FFDM显示病灶更加明确，结构扭曲中心密度增高，其内见微钙化。经局部点压放大摄影示钙化形态多为细点状及模糊无定形。超声示双侧乳腺未见明显占位性病变。乳腺X线发现结构扭曲灶，但该患者没有乳腺相关手术病史，加之结构扭曲内伴有微钙化，考虑硬化性腺病可能性大，不完全除外恶性可能，需进一步取材活检明确病理，BI-RADS归为4B类。

3. 经验分享　此例患者为中年女性，属乳腺癌高发年龄，临床触诊阴性，常规乳腺X线筛查发现病灶。FFDM显示该患者乳腺呈不均匀致密类，DBT减少了纤维腺体组织的重叠，对结构扭曲的细节显示更为明确，不但清楚显示实质的局灶收缩，而且提示了微钙化的存在。点压放大摄影则更加明确显示结构扭曲中央不伴有肿块，对微钙化形态的显示也具有优势。本例超声显示阴性，超声检查对不伴有肿块的结构扭曲以及单纯钙化灶的诊断敏感性较低，因此定期进行乳腺X线筛查极为重要。如果患者没有明确的创伤史或手术史，结构扭曲伴有其他征象如钙化或肿块时，需考虑可疑恶性，建议进一步活检。

病理

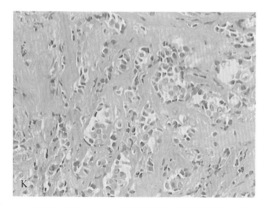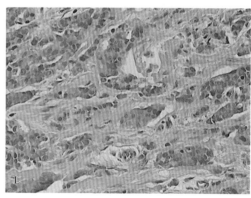

图3-0-16K、L　右乳浸润性导管癌2级；免疫组化：ER（＋）、PR（＋）、HER2（1＋）、Ki-67（＋，40%）

▶▶病例17

女，47岁，发现右乳肿块5个月余；右乳上方肿块，质硬，边界不清，基底固定。

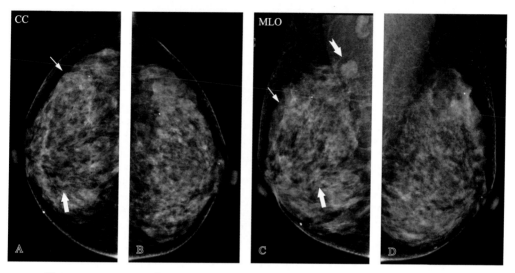

图3-0-17A～D 双乳FFDM图，图A及图C粗箭头标示右乳内侧病灶，细箭头标示右乳外上象限病灶，燕尾箭头标示右乳上方病灶

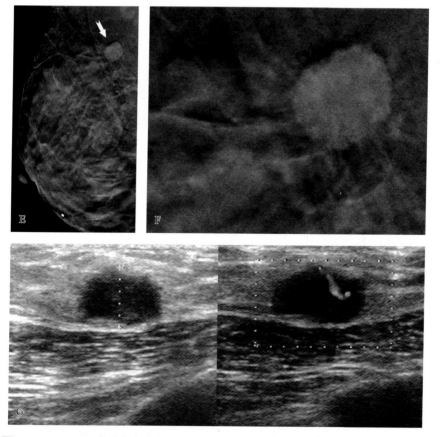

图3-0-17E～G 右乳上方病灶DBT图（E）、相应物理放大图（F）及超声图（G）

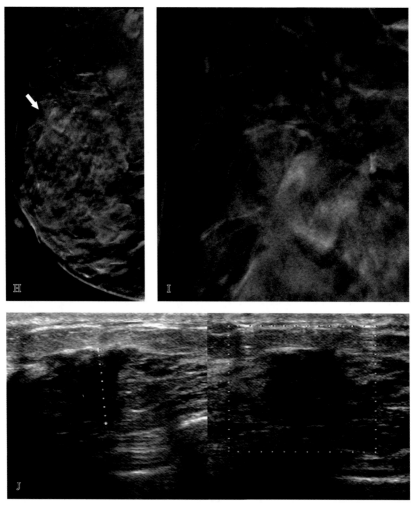

图3-0-17H～J 右乳外上象限病灶DBT图（H）、相应物理放大图（I）及超声图（J）

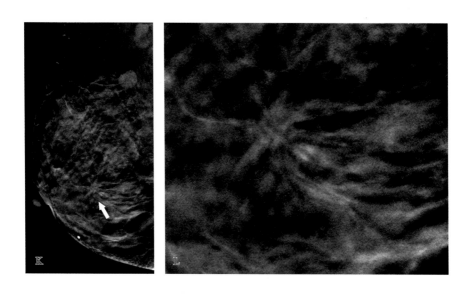

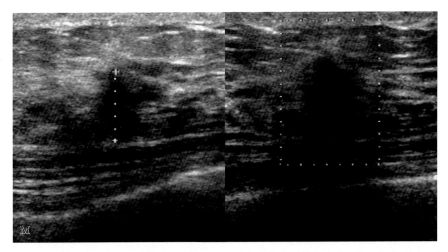

图3-0-17K～M 右乳内侧病灶DBT图（K）、相应物理放大图（L）及超声图（M）

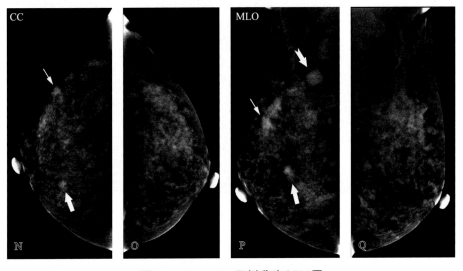

图3-0-17N～Q 双侧乳腺CEM图

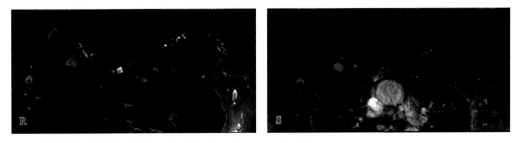

图3-0-17R、S 右乳12点钟病灶MRI的T_2压脂及增强图，对应乳腺X线上方的病灶

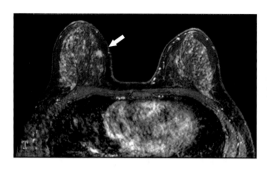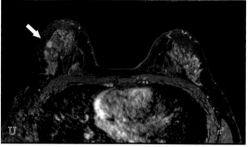

图3-0-17T、U　右乳2点钟（T）、10点钟（U）病灶MRI的增强图，分别对应乳腺X线内侧、外上象限的病灶

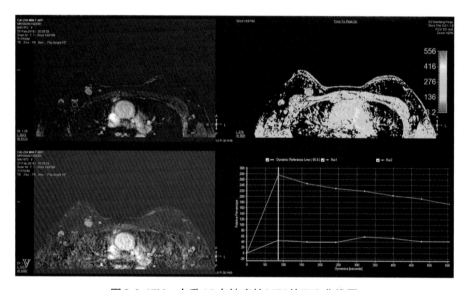

图3-0-17V　右乳12点钟病灶MRI的TIC曲线图

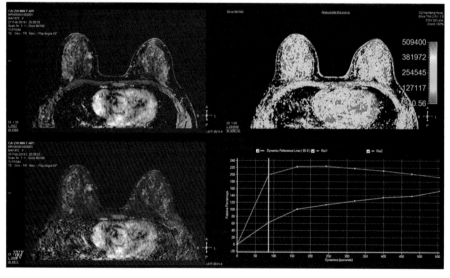

图3-0-17W　右乳2点钟病灶MRI的TIC曲线图

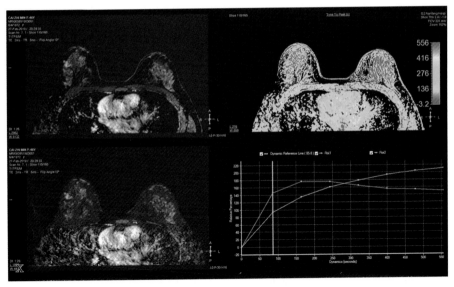

图 3-0-17X　右乳 10 点钟病灶 MRI 的 TIC 图

问题

1. 乳腺 X 线（图 3-0-17A ～ D）3 个箭头标示病灶的影像征象，以下哪些描述恰当？（多选）

   A. 局灶不对称

   B. 结构扭曲

   C. 肿块

   D. 钙化

   E. 肿块伴钙化

2. CEM（图 3-0-17N ～ Q）细箭头所示右乳外上象限病灶的描述，下列哪项正确？（单选）

   A. 肿块样明显强化

   B. 非肿块样明显强化

   C. 不强化

   D. 非肿块样轻度强化

   E. 肿块样轻度强化

3. 乳腺超声对右乳内侧病灶（图 3-0-17M）的描述，下列哪些选项正确？（多选）

   A. 实性低回声团

   B. 边界清晰

C. 不平行生长

D. 边界不清

E. 平行生长

4. 根据以上临床及影像资料，右乳病灶最为恰当的 BI-RADS 分类是什么？（单选）

   A. 3 类

   B. 4A 类

   C. 4B 类

   D. 4C 类

   E. 5 类

5. 乳腺 MRI 对右乳 12 点钟病灶（图 3-0-17R、S、V）描述，以下哪些选项正确？（多选）

   A. T_2WI 高信号肿块

   B. 形态不规则

   C. 边缘清晰

   D. TIC 曲线呈流出型

   E. 明显强化

参考答案

1. BC　　2. B　　3. ACD　　4. E

5. ABDE

分析要点

1.临床特点　中年女性，右乳质硬、基底固定肿块，提示偏恶性，但临床仅发现一处病灶。

2.影像表现　综合影像手段，发现多个病灶。①FFDM示右乳上方与胸大肌重叠处圆形高密度肿块，DBT清楚显示边缘毛刺、局部微分叶，肿块前缘小梁结构增宽；CEM示病灶呈肿块样明显强化；超声提示相同位置不规则实性低回声，边缘毛刺，且可探及粗大血流束；MRI-T$_2$WI高信号，边缘欠光整，TIC曲线初始相呈快速强化，延迟相呈流出型；DWI高信号，ADC值为$0.66×10^{-3}mm^2/s$。②FFDM示右乳内侧中1/3处结构扭曲，呈放射状纠集，DBT见结构扭曲中央密度增高；CEM呈非肿块样明显强化，边缘模糊；超声示不规则实性低回声，纵横比>1，边缘毛刺，呈"蟹足状"，局部见点状彩色血流；MRI呈局灶分布不规则非肿块样强化，TIC曲线呈平台型。③右侧外上象限病灶FFDM显示欠佳，无经验的诊断医师很可能遗漏此病灶。DBT则示相应区域中、后1/3各见一处结构扭曲，局部实质密度增高，邻近悬韧带牵拉、增厚；CEM示病灶呈局灶非肿块样明显强化，边缘模糊；超声呈不规则实性低回声，不平行生长，呈"蟹足状"；MRI亦呈局灶分布不规则非肿块样强化，TIC曲线呈平台型。综合影像表现亦提示两处结构扭曲呈恶性倾向。

3.经验分享　此病例临床仅发现单个病灶，影像特征为多发病灶，病灶类型为结构扭曲和肿块。触诊阳性病灶位于右乳12点钟位置，多模态影像手段显示此肿块恶性征象较典型，浸润性导管癌可能性大；另外两处触诊阴性的病灶，分别位于

内侧及外上象限，主要表现为结构扭曲和结构扭曲＋肿块，单靠FFDM可能无法满足诊断需要，DBT在检出病灶的同时，能较好观察到病灶中央是否存在实性高密度影；超声的作用在于与乳腺X线摄影发现的病灶进行相互印证，可增强诊断信心。CEM和MRI对病灶显示提供更为细致、全面的信息。

此病例中表现为结构扭曲的两处病灶，病理证实为浸润性小叶癌，有不少研究表明，结构扭曲或局灶不对称是浸润性小叶癌最常或次常出现的影像征象。

目前研究认为，多灶性乳腺癌是指单侧乳腺同一象限内2个或2个以上相互分离的恶性肿瘤，各病灶之间距离≤5cm（如果相邻病灶分开，但距离很近<5mm，且形态一致，应视为同一病灶），一般假定为同一病理类型，多灶性乳腺癌更容易发生淋巴结转移。多中心性乳腺癌是指单侧乳腺2个或2个以上恶性肿瘤位于不同象限内，或同一象限≥2个病灶，且各病灶之间距离>5cm，其病理类型和分子分型可完全不同。多灶、多中心性乳腺癌一般列为保乳手术的相对禁忌证。此病例3个病灶分别处于不同象限，最后病理证实为IDC与ILC，应诊断为多中心性乳腺癌。

传统FFDM对于致密类纤维腺体组织背景下的小病灶可能造成遗漏，DBT、CEM等新技术和MRI的合理运用，能确保发现多发性的病灶。当临床医师遇到表现为多发病灶、多种影像表现的情况，建议与放射科、病理科充分沟通，细究各病灶的病理类型，这对手术方案制订、判断患者预后及助力临床科研均有裨益。

病理

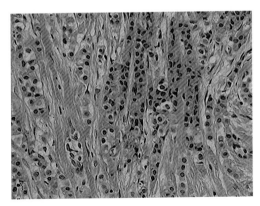 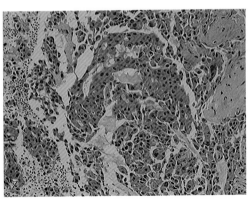

图3-0-17Y、Z　右乳2点钟、10点钟肿块浸润性小叶癌（Y）；右乳12点钟肿块浸润性导管癌2级（Z）；免疫组化：ER（＋）、PR（＋）、HER2（0）、Ki-67（＋，10%）

▶▶小结

浸润性导管癌是浸润性乳腺癌最为常见的类型，占浸润性乳腺癌的65%～80%，通常可表现为肿块、钙化、肿块伴钙化、结构扭曲或不对称致密。以往传统观点认为，乳腺癌起源于导管上皮，进而癌细胞突破乳腺导管或腺泡基底膜，侵犯周围间质组织。2012版世界卫生组织（WHO）乳腺肿瘤组织学分类中，已将"浸润性导管癌"这一命名去除，改采用"浸润性癌，非特殊类型（invasive carcinoma of no special type，NST）"，以强调其与特殊型浸润性癌的区别。这一概念的变化反映对此类肿瘤起源的认识，不再强调所谓的"导管上皮来源"。终末导管小叶单位（terminal ductal lobular unit，TDLU）是乳腺实质的功能单位，负责泌乳，并对激素和营养的变化发生反应，乳腺大多数病理改变（包括乳腺癌）都起源于终末导管小叶单位。

肿块是浸润性导管癌影像表现中最常见的征象。分析肿块，形态与边缘特征对良恶性鉴别至关重要，其中边缘征象更关键；第5版X线BI-RADS分类中，肿块边缘可分为清晰、遮蔽、微分叶、模糊、毛刺。边缘清晰常为良性征象；边缘模糊、毛刺多被认为是偏恶性征象；边缘微分叶及边缘遮蔽在良恶性病灶均可出现，并非是浸润性导管癌的特征改变。边缘遮蔽是指由于病变上方或邻近的腺体将其遮挡而无法对此病变边缘做出进一步的评价，这种改变多出现在致密类乳腺或者病变本身密度较低的情况下，需要通过其他影像手段进一步判断其性质。微分叶（图3-0-18A～C）是指连续超过3个的小波浪状改变，在DBT上显示得更明确。

微钙化也是浸润性导管癌的常见表现，有时甚至是唯一的影像征象。乳腺X线摄影对微钙化显示十分敏感，所以FFDM仍是乳腺癌筛查及诊断的主要方式。乳腺癌病灶出现钙化，一般分为单纯钙化、钙化伴肿块和钙化伴结构扭曲等。单纯钙化常出现在导管内癌、导管内癌伴微浸润或者浸润性导管癌中，X线常表现为成簇、段样、线样分布的模糊无定形或

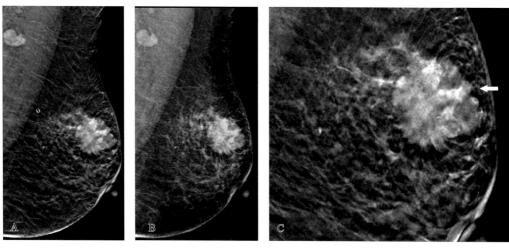

图3-0-18A～C 左乳FFDM图（A）、DBT图（B）及DBT物理放大图（C）；肿块边缘呈微分叶（白箭头）

细小多形性钙化。钙化伴随肿块出现时，浸润性导管癌的比例明显增高（图3-0-18D～G）。浸润性导管癌的发生发展模式，部分研究认同是由导管内癌逐步发展而来的，因此两者在乳腺X线表现存在某种程度的相似。

乳腺超声对表现为肿块的浸润性导管癌诊断效能较高，多可观察到不平行生长的边缘不清、形态不规则的肿块，病灶内有时可见微钙化，血流常以高速高阻血流

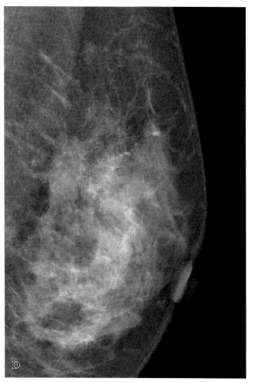

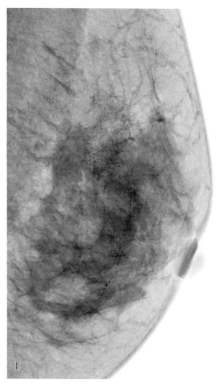

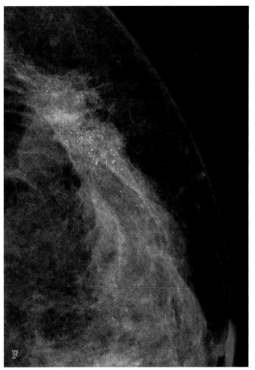
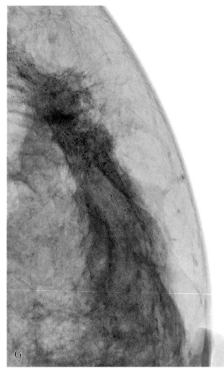

图3-0-18D～G　浸润性导管癌表现为段样分布的细小多形性钙化，且伴不规则肿块

为主，弹性评分多为4～5分。但乳腺超声对单纯微钙化识别还存在一定困难，乳腺X线摄影则对乳腺癌的微钙化诊断优势明显，两者联合应用可显著提升钙化型乳腺癌的诊断准确率，从而提高早期乳腺癌检出率。

由于常规乳腺X线摄影对致密类乳腺诊断的相对局限性，DBT与CEM等新技术应运而生。

DBT可明显降低乳腺组织重叠的影响。较早的研究已表明，DBT运用于乳腺疾病诊断中，能够提高致密类乳腺内肿块的检出率，同时DBT能更好地显示肿块边缘、病变周围结构扭曲和小梁结构改变。随后更多研究显示，将DBT用以辅助FFDM，发现无论患者乳腺致密与否，均可增加乳腺癌的检出率并降低召回率，尤其对于腺体分布不均匀的患者，其术前

评估乳腺癌肿块大小的能力显著优于超声和FFDM。但DBT仍然有它的局限性，对于极度致密类的乳腺，实质组织重叠无法完全消除，所以小肿块病灶的检出仍存在很大挑战性；由于DBT属于重建图像，也不利于微钙化的整体显示。DBT的另一缺点——假阳性率的增加，则可通过诊断医师经验的不断积累或多模态乳腺影像方法的应用来弥补。

CEM是在数字化乳腺X线摄影的基础上使用对比剂进行检查的一种新的成像技术。对于恶性病灶，比如最常见的浸润性导管癌，在CEM减影图上常呈中度或明显肿块样或非肿块样强化，仅有少部分恶性病灶（比如黏液腺癌）不强化。良性病灶通常无强化（图3-0-18H、I），但部分病理类型（纤维腺瘤、良性叶状肿瘤、导管内乳头状瘤）可呈轻、中度强

化（图3-0-18J、K），结合FFDM和DBT的表现，不难区别。少数良性病变（比如炎症及硬化性腺病等）可呈不同程度非肿块样强化（图3-0-18L～O），需要多模态影像手段，并结合临床加以鉴别。目前研究表明，CEM诊断良恶性病变的准确性明显高于常规乳腺X线摄影，其敏感性与特异性均处于目前乳腺影像诊断技术的最高水平（敏感性93%～100%，特异性79%～94%），与乳腺MRI诊断效能不相上下。因此，针对致密类乳腺，罹患乳腺癌可能性较高的女性（比如有乳腺癌家族史、BRCA基因突变等），可尝试部分选择CEM进行乳腺癌筛查，可以提高检出乳腺癌的灵敏性，使得更多早期乳腺癌患者得到及时治疗。在乳腺癌筛查中发现可疑恶性病灶患者，可考虑使用CEM进一步明确诊断。

乳腺动态增强MRI通过多序列、全方位扫描，能够深度获取乳腺病灶的位置、大小、数目、信号和邻近组织信息。研究表明，非增强组合序列中，尤其T_2WI序列联合DWI成像对浸润性乳腺癌的诊断有一定优势（敏感性90.6%，特异性91.3%），可作为乳腺疾病筛查的MRI技术。动态增强磁共振成像（dynamic contrast enhanced magnetic resonance imaging，DCE-MRI）联合DWI则对诊断乳腺良恶性病变有较高的敏感性、特异性及准确性，可称为是最佳诊断组合序列。动态增强磁共振通过测量相关参数，比如时间-信号强度曲线（time signal intensity，TIC）、容量转移常数（Ktrans）、速率常数（Kep）和血管外细胞外间隙容积比例参数（Ve），可分析病灶的灌注、微循环及毛细血管透过性的改变。大多数浸润性导管癌由于生长速度较快，血管密度

大，血管内皮细胞发育不完善，基底膜缺损，毛细血管通透性增加，血流入量及渗出量均增加，导致对比剂在血管和细胞内外交换加速，Ktrans、Kep及Ve值升高，TIC曲线常呈流出型。其周边瘤细胞增殖活跃，微血管密度较中央区高，且病灶中央区多伴坏死、出血或纤维化改变，所以浸润性导管癌多呈不均匀或环形强化。

由于浸润性导管癌存在多种异常的征象，其鉴别诊断主要考虑以下几种情形：①浸润性导管癌主要表现为肿块，如果呈典型不规则高密度肿块（伴或不伴钙化），且为毛刺状边缘时，诊断不难。少部分边缘总体表现为清晰，需与特殊类型的乳腺癌，如黏液腺癌、髓样癌、乳头状癌等（图3-0-6A～M）或一些良性肿瘤，比如复杂型纤维腺瘤、良性叶状肿瘤等进行鉴别。②浸润性导管癌主要表现为钙化时，则需重点关注其形态及分布，浸润性导管癌更多表现为细小多形性钙化，呈段样分布。研究表明，在对钙化敏感的乳腺X线摄影检查中，良恶性钙化的鉴别相对容易，但进一步将浸润性导管癌与浸润性小叶癌、导管原位癌（伴/不伴微浸润）区分则具有一定的难度（图3-0-13A～H，图3-0-15A～H）。③浸润性导管癌主要表现为"不对称致密影"或"结构扭曲"，需要结合病史并进行补充摄影或进一步检查（图3-0-8A～N）。关注重点在于"不对称致密影"是否遮盖真性肿块以及伴随可疑恶性钙化（图3-0-12A～L）；"结构扭曲"的形态是否有变化，其中央是否有肿块、微钙化等（图3-0-17A～Q）；并注意密切随访，观察"不对称致密影"是否进展，"结构扭曲"的范围增大还是缩小，以上这些都是判断"不对称致密影"

是浸润性导管癌、乳腺慢性炎症还是其他病变，"结构扭曲"是浸润性导管癌、术后瘢痕还是硬化性腺病等的重要观察指标。

随着乳腺影像检查方法的不断发展与进步，多模态乳腺影像技术的研究正在如火如荼进行。如何做好乳腺X线技术（包括FFDM、DBT和CEM）、超声技术（二维、三维、弹性成像）和磁共振（常规序列、动态增强、定量参数）等检查手段的综合与优选策略，充分突出各种检查技术的优点，发挥其联合应用的最高效能，是临床诊治乳腺癌，尤其是对早期乳腺癌的早诊早治，降低乳腺癌死亡率中极为重要的一环。

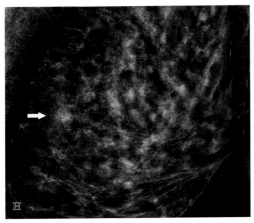
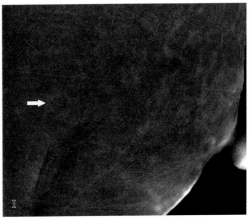

图3-0-18H、I　圆形肿块（H，箭头）在CEM减影图像上无强化（I，箭头），超声提示为囊肿

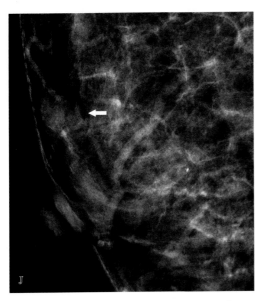
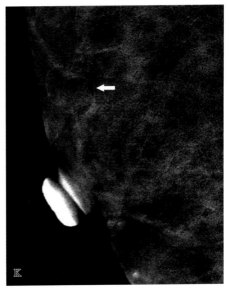

图3-0-18J、K　椭圆形肿块（J，箭头）在CEM减影图像上呈环形轻度强化（K，箭头），病理证实为导管内乳头状瘤

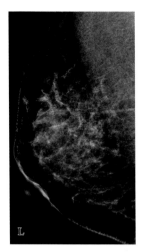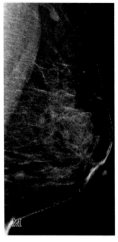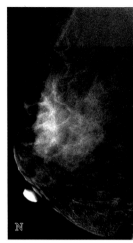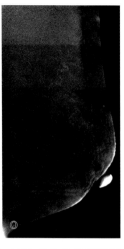

图3-0-18L～O 右乳外上象限宽域性不对称（L）在CESM减影图像上（N）呈非肿块样明显强化，病理证实为肉芽肿性小叶炎

（徐泽园　曾　辉　张小玲　王　刚　毛勤香　陈卫国）

参 考 文 献

［1］Lakhani SR，Ellis IO，Schnitt SJ．WHO classification of tumors of the breast［M］．Geneva：WHO Press，2012：1-240.

［2］陈卫国，秦耿耿，徐维敏，等．非肿块型钙化性乳腺癌微钙化X线表现与病理结果对照［J］．南方医科大学学报，2014，4：523-527.

［3］顾雅佳，周康荣，陈彤箴，等．乳腺癌的X线表现及病理基础［J］．中华放射学杂志，2003，37（5）：439-444.

［4］Sprague BL，Coley RY，Kerlikowske K，et al．Assessment of radiologist performance in breast cancer screening using digital breast tomosynthesis vs digital mammography［J］．JAMA Netw Open，2020，3（3）：e201759.

［5］汤伟，杨孟，高毅，等．数字乳腺断层融合X线摄影术前评估乳腺癌肿块大小的效能对比研究［J］．中国癌症杂志，2018，28（11）：813-818.

［6］姜婷婷，张盛箭，李瑞敏，等．对比增强能谱X线摄影对乳腺疾病的诊断价值［J］．中华放射学杂志，2017，51（4）：273-278.

［7］Mall S，Lewis S，Brennan P，et al．The role of digital breast tomosynthesis in the breast assessment clinic：a review［J］．J Med Radiat Sci，2017，64（3）：203-211.

［8］汤伟，李瑞敏，高毅，等．数字乳腺断层融合X线摄影与常规影像学检查诊断效能的对比研究［J］．中国癌症杂志，2017，27（6）：487-495.

［9］柳杰，刘佩芳．数字乳腺断层摄影在乳腺筛查中的应用进展［J］．国际医学放射学杂志，2018，41（3）：319-323.

［10］Fallenberg EM，Schmitzberger FF，Amer H，et al．Contrast-enhanced spectral mammography vs．mammography and MRI-clinical performance in a multi-reader evaluation［J］．Eur Radiol，2017，27（7）：2752-2764.

［11］夏琬君，程敬亮，肖云飞．乳腺浸润性导管癌TIC曲线及ADC的诊断价值［J］．实

用放射学杂志，2015，（10）：1733-1535.

[12] 李玉春，冯翠兰，蒙志刚，等. MR扩散加权成像与不同成像序列组合对乳腺良恶性病变的诊断价值［J］. 中国临床医学影像杂志，2017，28（2）：95-98.

[13] 安琪，李晶. 超声与数字断层摄影检查致密乳腺进展［J］. 中国介入影像与治疗学，2018，15（4）：251-254.

[14] 沈茜刚，周良平，郑晓静，等. 对比增强能谱乳腺X线摄影的辐射剂量分析［J］. 中国癌症杂志，2017，27（12）：940-245.

第4章

乳腺导管原位癌（导管内癌）

第一节 高级别导管内癌

▶▶病例1

女，48岁，外院发现右乳钙化，右侧

乳腺外侧触诊较对侧质硬。

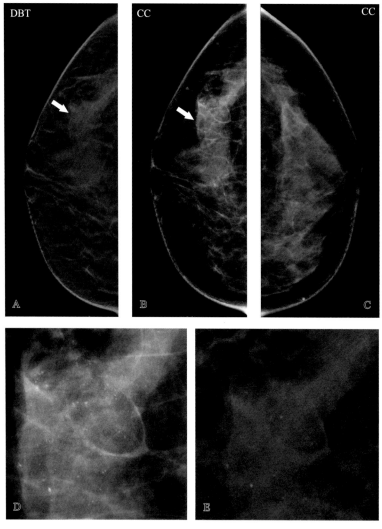

图4-1-1A～E 右乳DBT图（A），双乳FFDM图（B、C），右乳病灶CC位物理放大图（D、E）

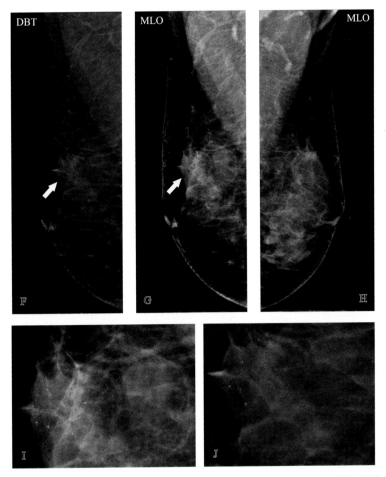

图 4-1-1F ～ J　右乳 DBT 图（F），双乳 FFDM 图（G、H），右乳病灶 MLO 位物理放大图（I、J）

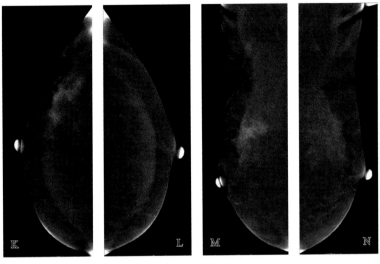

图 4-1-1K ～ N　双乳 CEM 图

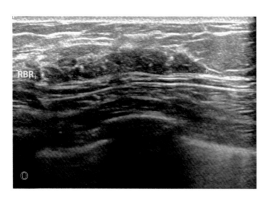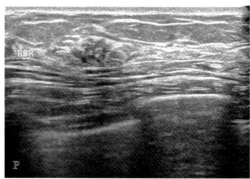

图4-1-1O、P　右乳10点钟病灶超声图

问题

1. 乳腺X线（图4-1-1A～J）关于右乳病灶的主要征象及伴随征象有哪些？（多选）

　　A. 段样分布钙化

　　B. 细小多形性及模糊不定形钙化

　　C. 不规则形高密度肿块伴钙化

　　D. 高密度肿块，边缘清晰

　　E. 不对称致密

2. 右乳病灶的X线（FFDM＋DBT）BI-RADS分类，下列哪类最合适？（单选）

　　A. 3类

　　B. 4A类

　　C. 4B类

　　D. 4C类

　　E. 5类

3. 乳腺CEM（图4-1-1K～N）关于右乳病灶的主要描述是什么？（单选）

　　A. 肿块样明显强化

　　B. 肿块样轻度强化

　　C. 无强化

　　D. 非肿块样明显强化

　　E. 环形明显强化

4. 结合CEM，关于右乳病灶的BI-RADS分类，下列哪类最合适？（单选）

　　A. 3类

　　B. 4A类

　　C. 4B类

　　D. 4C类

　　E. 5类

5. 乳腺超声（图4-1-1O、P）关于右乳病灶的主要描述是什么？（多选）

　　A. 实性低回声团

　　B. 混合回声团，边缘清晰

　　C. 形态不规则，边缘成角

　　D. 内部血流

　　E. 内部点状钙化灶

6. 根据以上资料，该病变可能性较大的病理诊断是什么？（多选）

　　A. 导管内乳头状瘤

　　B. 腺病

　　C. 导管内癌

　　D. 浸润性导管癌

　　E. 黏液癌

参考答案

1. ABE　　2. D　　3. D　　4. E　　5. AE

6. CD

分析要点

　　1. 影像表现　①FFDM/DBT：主要征象为右乳外上象限微钙化，形态为细小多形性，段样分布；伴随征象为局灶不对称致密影。根据BI-RADS分类，线样、段样分布的细小多形性钙化PPV为60%，因此归入4C类。②US：病灶为实性低回声

团，内见大量点状强回声。③CEM：病灶呈明显段样强化，边缘模糊，邻近见增粗、走行紊乱的强化血管影。研究发现，当FFDM为可疑恶性钙化，CEM表现为明显强化时，往往具有极高的恶性风险。因此，可明确诊断为5类。

2.经验分享　当放射科医生观察乳腺X线影像时，必须确定所看到的钙化是典型良性、可能良性、可疑恶性或高度怀疑恶性。尽管这种判断在很多情况下可以通过常规摄影获得，但针对微钙化，必须经过诊断性X线摄影进一步评价，一旦确定了钙化的影像特征，就应采取相应的处理措施。乳腺局部放大摄影能更清晰地显示钙化的形态，补充体位包括内外侧位和切线位检查。并且，对乳腺X线摄影中钙化的诊断评估包括以下几方面：形态、分布、数量、大小、差异、与前次检查对比的变化和继发所见等。本例患者为中年女性，常规摄影发现乳腺微钙化，召回进行局部点压放大摄影后，以微小钙化为主要征象，形态为细小多形性，段样分布，病变区强化，且临床触及异常，应高度怀疑恶性。在乳腺恶性病变中，导管内癌常常表现为单纯钙化，细小多形性、线样/线样分枝状钙化呈成簇或段样分布是其特征性表现。

病理

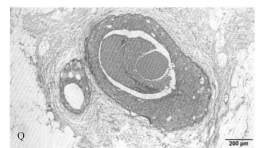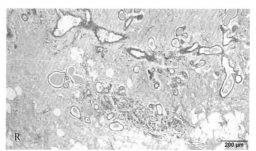

图4-1-1Q、R　右乳高级别导管内癌（Q）伴腺病（R）；免疫组化：ER（＋）、PR（＋）

▶▶病例2

女，38岁，发现左乳无痛性肿块2年，自述无明显变化。左乳外上象限触及肿块质硬，膨胀性生长，活动良好。

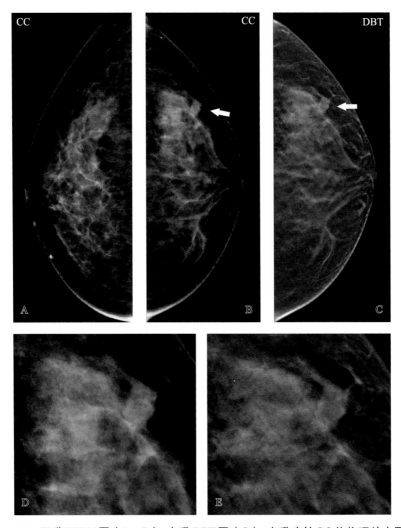

图4-1-2A～E　双乳FFDM图（A、B），左乳DBT图（C），左乳病灶CC位物理放大图（D、E）

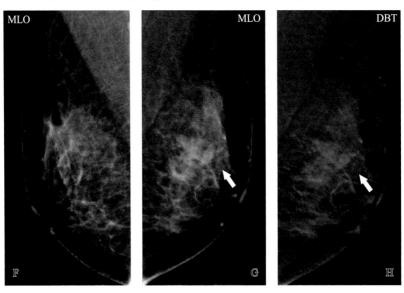

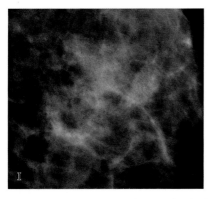
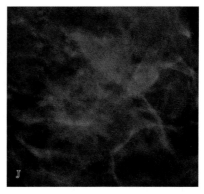

图4-1-2F～J 双乳FFDM图（F、G），左乳病灶（白色箭头）DBT（H）及MLO位物理放大图（I、J）

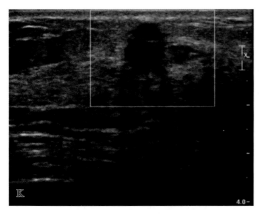
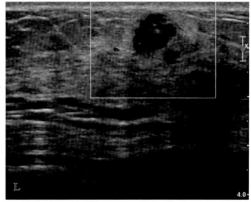

图4-1-2K、L 左乳2点钟病灶超声图

问题

1. 乳腺X线（图4-1-2A～J）关于左乳病灶的主要描述有哪些？（多选）

A. 不规则形肿块，边缘呈连续小分叶

B. 椭圆形肿块，边缘模糊

C. 高密度肿块

D. 不规则肿块，周围小梁结构紊乱

E. 细点状钙化

2. 左乳病灶的X线BI-RADS分类，下列哪类最合适？（单选）

A. 3类

B. 4A类

C. 4B类

D. 4C类

E. 2类

3. 乳腺超声（图4-1-2K、L）关于左乳病灶的主要描述有哪些？（多选）

A. 低回声团

B. 混合回声团，边缘清晰

C. 形态不规则

D. 边缘成角

E. 后方回声增强

参考答案

1. ACDE 2. D 3. ACD

分析要点

1. 影像表现 ①FFDM/DBT：左乳外上象限见不规则形、高密度肿块影；肿块边缘模糊、见连续小分叶；DBT提示肿块内见数枚微小钙化；肿块邻近实质密度增高，小梁结构紊乱。根据ACR BI-RADS

分类，临床可触及的、形态不规则、边缘模糊的实性肿块，应当归入4C类。②US：肿块为实性，形态不规则，纵横比＞1，边缘毛糙、成角，内回声欠均，团块局部突向皮下脂肪层，提示恶性可能性大。

2.经验分享　本例为青年女性，发现无痛性肿块2年无变化，临床可扪及质硬肿块。根据患者年龄及临床表现，易初步诊断为纤维腺瘤。然而，超声显示病变为实性且纵向生长，边缘成角，具有一定恶性风险；FFDM提示肿块为不规则形、边缘模糊，这些征象均提示恶性可能。研究表明，当钙化作为伴随征象出现时，如形态不规则的肿块或结构扭曲伴有微钙化，应提高其恶性风险。因此，肿块或结构扭曲是否伴有微小钙化，以及明确钙化与肿块或结构扭曲的关系就变得至关重要。如果病灶存在钙化，那么确定钙化的位置对定性非常关键，与FFDM相比，DBT可以减少由于组织重叠带来的影响，对于微钙化的检出及定位具有较大的优势。本例DBT清楚显示了肿块内数枚微小钙化，支持病变为恶性的诊断。我们在一组研究中发现，与特殊类型乳腺癌相比，导管内癌及浸润性导管癌中钙化出现的比例更高。

病理

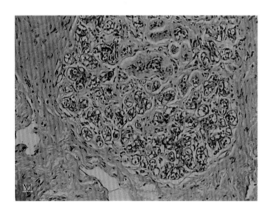
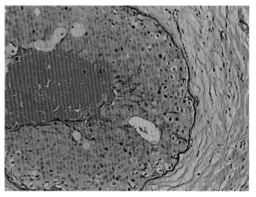

图4-1-2M、N　左乳高级别导管内癌并累及小叶，周围乳腺导管上皮普通型增生；免疫组化：CK5/6（肌上皮＋）、ER（＋）、PR（＋）、HER2（1＋）、Ki-67（＋，约40％）

▶▶病例3

31岁女性，自述发现左乳少量淡黄色溢液1个月余；触诊、挤压时未见溢液。

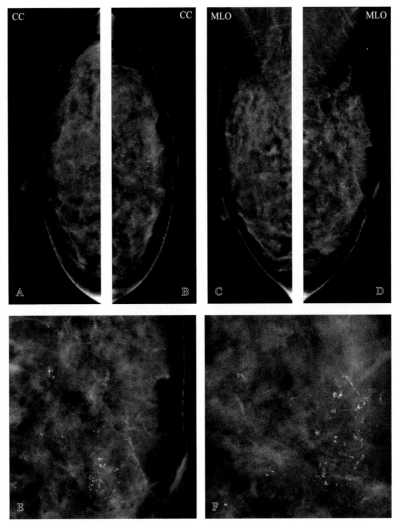

图 4-1-3A ～ F　双乳 FFDM 图（A ～ D），左乳病灶 CC 及 MLO 位物理放大图（E、F）

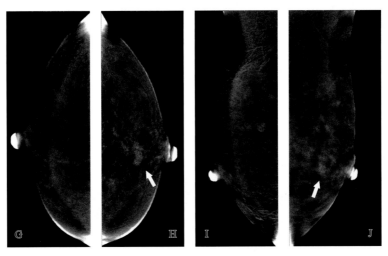

图 4-1-3G ～ J　双乳 CEM 图

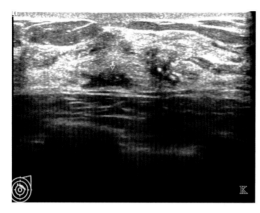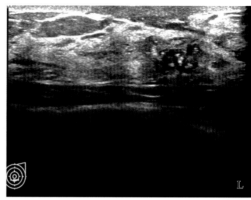

图4-1-3K、L 左乳外上象限及6点钟病灶超声图

问题

1. 乳腺X线（图4-1-3A～F）关于左乳病灶的主要描述有哪些？（多选）

    A. 段样分布钙化

    B. 细线样和（或）细小多形性钙化

    C. 局部实质密度增高

    D. 不规则高密度肿块伴钙化

    E. 结构扭曲

2. 左乳病灶的X线（FFDM＋DBT）BI-RADS分类，下列哪类最合适？（单选）

    A. 3类

    B. 4A类

    C. 4B类

    D. 4C类

    E. 5类

3. 乳腺CEM（图4-1-3G～J）关于左乳病灶的主要描述有哪些？（多选）

    A. 肿块样明显强化

    B. 均匀强化

    C. 不均匀强化

    D. 非肿块样明显强化

    E. 环形明显强化

4. 左乳病灶CEM的BI-RADS分类，下列哪类最合适？（单选）

    A. 3类

    B. 4A类

    C. 4B类

    D. 4C类

    E. 5类

5. 乳腺超声（图4-1-3K、L）关于左乳病灶的主要描述有哪些？（多选）

    A. 无回声区

    B. 实性低回声团

    C. 形态不规则

    D. 边缘欠清

    E. 内见点状强回声

6. 根据以上资料，该病变可能的病理诊断是什么？（多选）

    A. 导管内乳头状瘤

    B. 纤维囊性乳腺病

    C. 导管内癌

    D. 浸润性导管癌

    E. 腺病

参考答案

1. ABC   2. D   3. ABD   4. E

5. BCDE   6. CD

分析要点

1.影像表现 ①FFDM/DBT：左乳中央区及内上象限多量细小多形性及线样钙化，呈段样及线样分布，局部实质密度增高，小梁结构扭曲。根据BI-RADS分类，线样或段样分布的细小多形性钙化，应归

为4C类。线样或段样分布的线样或线样分枝状钙化，应当归入5类。由于该病例钙化以细小多形性为著，故BI-RADS分类判定为4C类。②CEM在钙化区域内见多个不同程度的肿块样强化灶及非肿块样强化区。③US提示病灶为多个实性低回声团，边界欠清，形态不规则，回声不均，内见多量钙化，未见明显彩色血流信号。

2.经验分享　微钙化是乳腺癌的主要X线征象之一，其中，线样及线样分枝状钙化（铸形钙化）的出现往往提示着高度恶性可能，对乳腺癌的诊断具有重要价值。从钙化分布上看，段样、线样分布钙化的恶性可能性也要高于成簇分布。它常提示钙化来源于导管腔内，并沉积在1个或多个导管及其分支，应当考虑到在乳腺的一叶或一段内广泛存在或多灶乳腺癌的可能。与非线样及线样分枝状钙化相比，线样及线样分枝状钙化往往与高级别、浸润性癌的关系更为密切，常见于高级别导管内癌及浸润性导管癌。此外，我们的经验是当临床出现乳头反复溢液、瘙痒、结痂或湿疹样改变，或乳腺内存在导管内癌（表现为钙化向乳头方向延伸至乳晕下区时），应考虑到乳头Paget病的可能。

病理

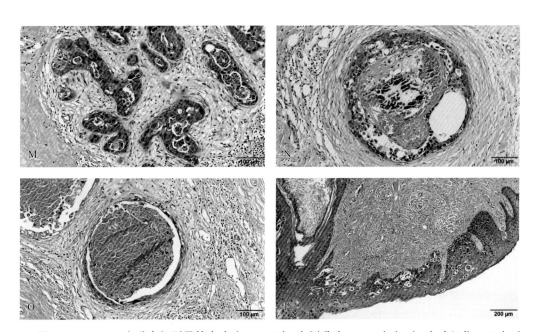

图4-1-3M～P　左乳高级别导管内癌（M～O）；左侧乳头Paget病（P）；免疫组化：ER（-）、PR（-）、HER2（3＋）

第二节　中、低级别导管内癌

▶▶ 病例1　　　　　　　　　　　　　　异常。

女，36岁，常规筛查，触诊未发现

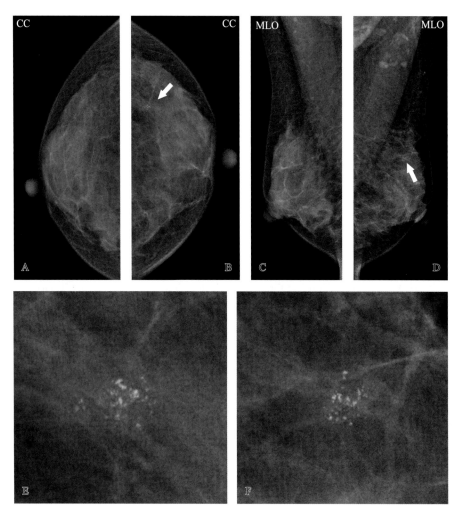

图 4-2-1A ～ F　双乳 FFDM 图（A ～ D），左乳病灶 CC 及 MLO 位物理放大图（E、F）

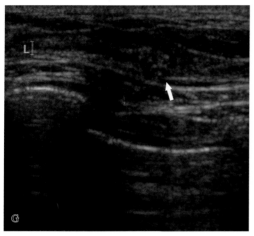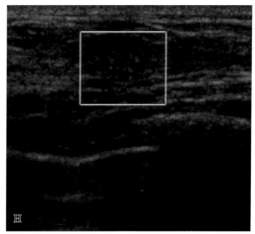

图4-2-1G、H　左乳2～3点钟病灶超声图

问题

1. 乳腺X线（图4-2-1A ～ F）关于左乳病灶的主要描述有哪些？（多选）

   A. 不对称致密伴钙化

   B. 高密度肿块伴成簇分布钙化

   C. 高密度肿块

   D. 成簇分布钙化

   E. 细小多形性钙化

2. 左乳病灶的X线BI-RADS分类，下列哪类最合适？（单选）

   A. 3类

   B. 4A类

   C. 4B类

   D. 4C类

   E. 5类

3. 乳腺超声（图4-2-1G ～ H）关于左乳病灶的主要描述有哪些？（多选）

   A. 低回声团，边缘不清晰

   B. 不均质回声区

   C. 形态不规则

   D. 内部密集点状强回声

   E. 周边回声增强

4. 根据以上资料，该病变最可能的病理诊断是什么？（单选）

   A. 导管内乳头状瘤

   B. 纤维囊性乳腺病

   C. 导管内癌

   D. 浸润性导管癌

   E. 腺病

参考答案

1. DE　　2. C　　3. BCD　　4. C

分析要点

　　1.影像表现　①FFDM：左乳外上象限细小多形性钙化、成簇分布。根据BI-RADS分类，成簇分布的细小多形性钙化PPV为29%，因此归入4B类。②超声：首次常规筛查中未发现异常；当X线检查提示成簇微钙化，执行"第二眼"超声时，在左乳外上象限检出成簇密集点状强回声，内未探及异常彩色血流信号。

　　2.经验分享　乳腺X线摄影对微小钙化敏感，可发现临床无症状、触诊阴性的早期乳腺癌。超声及MRI则是当X线摄影和（或）临床检出异常征象后的重要辅助手段。在对临床可触及肿块的评价中，超声起着至关重要的作用。但从传统意义上讲，除高分辨率超声外，大多数微钙化都不能在超声中显示，因此一般不采用超声来评价钙化的性质。但研究显示，当X线摄影发现的单纯成簇微小钙化，如果超声亦能同时检出，提示病变可能具有一定恶性风险，此时超声对乳腺钙化的定性具有一定帮助。其原因是恶性病变在早期即可出现由于导管内增殖的肿瘤性上皮细胞引起的局部实质改变，而X线摄影对这种轻微变化并不敏感，但在超声下由于实质改变导致的实性背景使得钙化将更容易被检出。本例患者为青年女性，临床触诊及常规超声筛查均无异常发现，常规X线摄影

显示单纯钙化成簇分布，召回进行诊断性局部放大摄影提示钙化为可疑恶性，需临床干预。第二眼超声检出钙化，恶性风险增加。

单纯钙化是导管内癌最常见的X线表现，我院一组关于导管内癌的对照研究中，发现中、低级别导管内癌均为细小多形性钙化，成簇分布为主；高级别则以细小多形性、线样分枝状钙化，段样分布为主。

病理

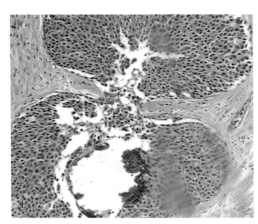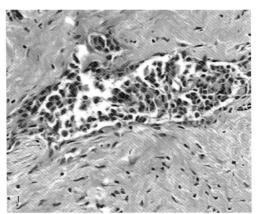

图4-2-1I、J　左乳中级别导管内癌；免疫组化：P53（-）、ER（+）、PR（+）、HER2（0）、Ki-67（+，5%）

▶▶病例2

女，46岁，发现肿块1个月，伴触痛。左乳外上象限触及肿块，质硬、固定、边界不清；局部皮肤稍凹陷，疑似"酒窝征"。

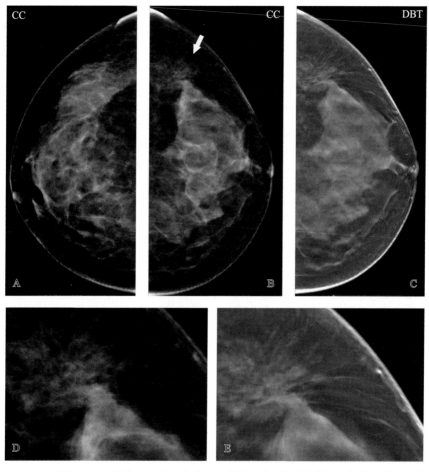

图 4-2-2A ～ E　双乳 FFDM 图（A、B），左乳 DBT 图（C），左乳病灶 CC 位物理放大图（D、E）

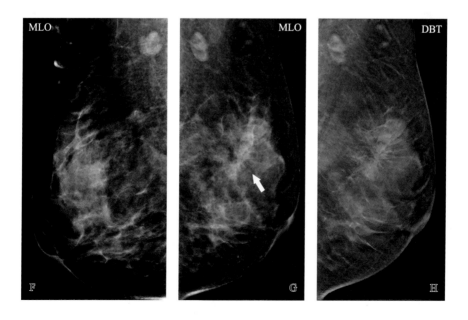

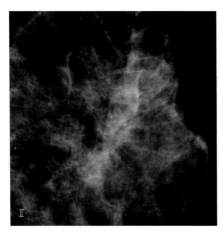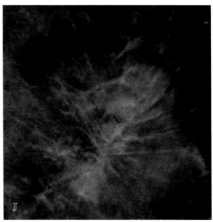

图4-2-2F～J 双乳FFDM图（F、G），左乳DBT图（H），左乳病灶MLO位物理放大图（I、J）

问题

1. 乳腺X线（图4-2-2A～J）关于左乳病灶的主要描述有哪些？（多选）

A. 小梁结构放射状纠集

B. 邻近皮肤增厚

C. 结构扭曲

D. 肿块伴模糊无定形钙化

E. 局灶不对称致密

2. 左乳病灶的X线BI-RADS分类，下列哪类最合适？（单选）

A. 3类

B. 4A类

C. 4B类

D. 4C类

E. 5类

参考答案

1. ACE   2. D

分析要点

1. 影像表现 FFDM主要征象为结构扭曲，召回补充摄影及DBT提示病灶形态不随体位改变、伴局灶不对称，结合临床触及质硬肿块，不活动，可见酒窝征，并排除外伤及手术史，根据BI-RADS分类，应考虑为可疑恶性，归入4C类，建议临床干预。

2. 经验分享 放射医师发现结构扭曲时，应当召回补充摄影，判断是真阳性或重叠所致。若结构扭曲真实存在，而患者又否认曾有过创伤或外科手术史，则应当考虑为可疑恶性，建议活检。值得注意的是，对于结构扭曲的活检方式，应推荐切除或切取活检。乳腺的良、恶性病变均可表现为结构扭曲，且结构扭曲也可合并肿块、不对称或钙化等征象，当然，这些伴随征象的出现也意味着恶性风险的增加。在引起结构扭曲的恶性病变中，以小管癌、浸润性小叶癌较为常见，亦有约13.6%的浸润性导管癌表现为局灶不对称或者结构扭曲。尽管大部分的导管内癌通常都表现为成簇或段样分布的微小钙化，但在中、低级别的导管内癌中，仅仅只表现为局灶不对称及结构扭曲的亦不少见。良性病变则以硬化性腺病和放射状瘢痕最为多见。Tabar和Dean在乳腺X线摄影中将一些较大的中心透亮的放射状瘢痕描述为"黑星"状改变。关于结构扭曲的定性，我们的经验是如果临床能够触及、两个位置都能观察到且形态不随体位改变，尤其是在结构扭曲中合并有微钙化或肿块等征象时，恶性风险增加。此外，与常规摄影相比，DBT对于结构扭曲的检出及定性诊断更为准确。

病理

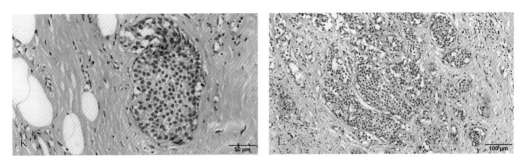

图4-2-2K、L　左乳低级别导管内癌并累及小叶；免疫组化：ER（＋）、PR（＋）、HER2（1＋）

第三节　导管内癌伴微小浸润癌

▶▶病例1

女，39岁，发现左乳肿块1周，自述无明显增大。左乳内上象限触诊质硬，伴有结节感。

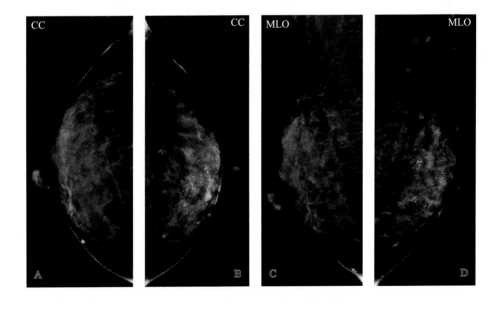

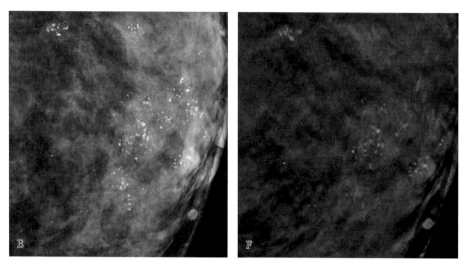

图4-3-1A～F　双乳FFDM图（A～D），左乳病灶CC位物理放大FFDM图（E）及DBT图（F）

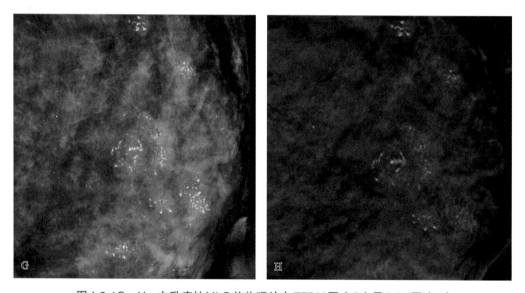

图4-3-1G、H　左乳病灶MLO位物理放大FFDM图（G）及DBT图（H）

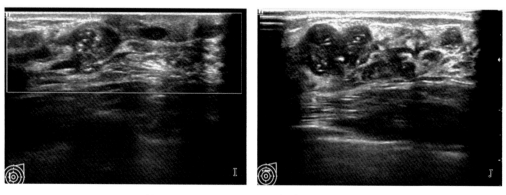

图4-3-1I、J　左乳9～1点钟病灶超声图

问题

1. 乳腺X线（图4-3-1A～H）关于左乳病灶的主要描述有哪些？（多选）

   A. 段样分布钙化

   B. 细小多形性、线样及线样分枝状钙化

   C. 高密度肿块

   D. 局部实质密度增高

   E. 不对称伴结构扭曲

2. 乳腺超声（图4-3-1I、J）关于左乳病灶的主要描述有哪些？（多选）

   A. 低回声团，边缘不清晰

   B. 无回声团，边缘清晰

   C. 不均匀回声团

   D. 蟹足样生长

   E. 内部点状强回声

3. 综合以上资料，左乳病灶的BI-RADS分类，下列哪类最合适？（单选）

   A. 3类

   B. 4A类

   C. 4B类

   D. 4C类

   E. 5类

参考答案

1. ABCD   2. ACE   3. E

分析要点

1. 影像表现　左乳FFDM见细小多形性、线样及线样分枝状钙化，局部成簇分布，整体呈段样分布，DBT示钙化区伴肿块形成。根据BI-RADS分类，线样或段样分布的线样或线样分枝状钙化，应当归入5类。超声示病灶为多个实性低回声区，形态不规则，回声不均，内见多发点状强化声（钙化），未见明显彩色血流信号。

2. 经验分享　微钙化形态多样，而线样及线样分枝状钙化被认为是典型的恶性钙化表现。Rominger等统计了10665例微钙化病变，发现线样及线样分枝状钙化的恶性率高达78%，远远高于其他形态的钙化。我们统计了一组钙化型乳腺癌，线样及线样分枝状钙化的出现率远高于非线样及线样分枝状钙化，其病理类型全部为浸润性导管癌及导管内癌，无其他特殊类型浸润性癌（如浸润性小叶癌、髓样癌、黏液癌等），推测微钙化的形成可能与导管癌的生物学特性相关，并与线样及线样分枝状钙化的关系更为密切。另外，我们在多组研究中均发现，微钙化在中、低级别DCIS中相对少见，而在高级别DCIS中则颇为常见，且乳腺导管内癌伴微小浸润癌中，线样及线样分枝状钙化的比例明显高于对照组，提示出现线样及线样分枝状钙化的DCIS，伴浸润的风险更大。Maffuz等对一组直径≥2.5cm的导管内癌进行病理观察，发现微浸润发生率在病灶直径2.5～3.5cm时为10%，3.6～4.5cm时为40%、4.6～6cm时为67%。我们的研究结果也显示，与导管内癌相比，导管内癌伴微浸润在病灶大小方面要显著高于前者。本例钙化范围较大，并伴肿块形成，且临床触诊阳性，均提示浸润风险增加。

病理

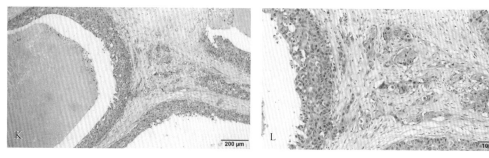

图4-3-1K、L 左乳高级别导管内癌，局部早期微浸润；免疫组化：ER（＋）、PR（－）、HER2（3＋）

▶▶**病例2**

女，39岁，发现左乳肿块6个月余，

自述无明显增大。左乳外上象限触诊质地较对侧略硬。

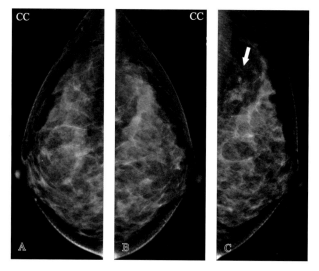

图4-3-2A～C 双乳FFDM图（A、B），左乳CC位夸大头尾位（C）

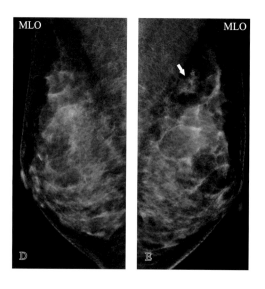

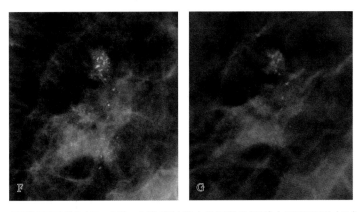

图4-3-2D～G 双乳FFDM图（D、E），左乳病灶夸大头尾位物理放大FFDM图（F）及DBT图（G）

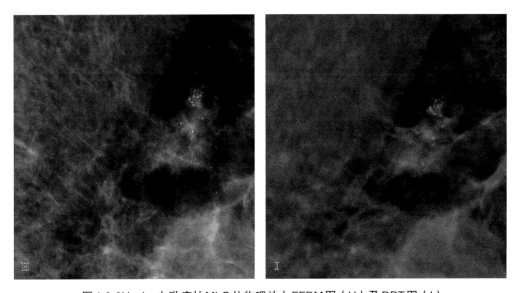

图4-3-2H、I 左乳病灶MLO位物理放大FFDM图（H）及DBT图（I）

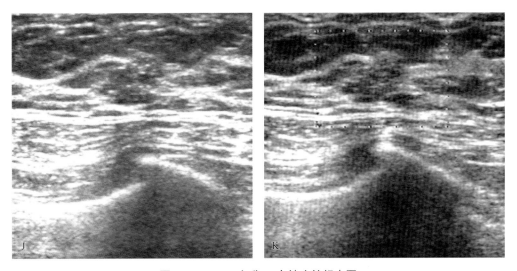

图4-3-2J、K 左乳12点钟病灶超声图

问题

1. 乳腺X线（图4-3-2A～I）关于左乳病灶的主要描述有？（多选）

    A. 不对称伴钙化

    B. 成簇分布钙化

    C. 不规则高密度肿块

    D. 肿块边缘毛刺

    E. 细小多形性钙化

2. 乳腺超声（图4-3-2J、K）关于左乳病灶的主要描述有哪些？（多选）

    A. 低回声团，边缘不清

    B. 无回声团

    C. 形态不规则

    D. 内部探及血流信号

    E. 内见强回声

3. 综合以上资料，左乳病灶的BI-RADS分类，下列哪类最合适？（单选）

    A. 3类

    B. 4A类

    C. 4B类

    D. 4C类

    E. 5类

参考答案

1. BCDE　　2. ACE　　3. E

分析要点

1. 影像表现　FFDM示左乳外上象限成簇分布细小多形性钙化，伴肿块形成；DBT提示肿块形态不规则，边缘呈毛刺样。超声病灶为实性低回声团，形态不规则，回声不均，内见点状强回声，未见明显彩色血流信号。

2. 经验分享　临床工作中，除了常规头尾位（CC）和内外斜位（MLO）外，当我们在乳腺X线图像上或者触诊发现异常时，必要时应当召回进行补充体位检查，目的在于判断潜在病变的真假、病变部位及其特征，有时是为了寻找其他隐藏的病变。尤其是对于边界不清的肿块型病变，首先要确定肿块是否真实存在，即在两个投照体位上均可见。如果病灶仅在MLO位上可见，并且靠乳腺深部时，可采用夸大头尾位摄影。我们的经验是可首先进行夸大外侧头尾位，因为大部分的乳腺实质及乳腺病变，尤其是乳腺癌，位于乳腺的外上象限。本例为青年女性，常规CC位难以将病灶完全显示，于是召回进行夸大外侧头尾位摄影。根据BI-RADS分类，伴细小多形性钙化的不规则毛刺样肿块应当归入5类。

钙化伴局灶不对称和（或）肿块是浸润性导管癌、导管内癌伴微浸润的常见X线表现。当然，硬化性腺病、放射状瘢痕等良性病变呈假性浸润的生长方式，在临床上易与乳腺癌相混淆，即表现为边界不清或毛刺样肿块，尤其是放射状瘢痕，亦常伴有微钙化。尽管研究报道，硬化性腺病及放射状瘢痕病变的中心密度要低于乳腺癌、形态也易随体位发生改变，其周围的毛刺也不像乳腺癌那样完全，但仍然很难单纯通过X线摄影来对两者进行鉴别，需要组织学检查明确诊断。本例患者临床触及肿块，补充摄影提示毛刺样肿块真实存在，且中心致密、形态不随体位改变；尽管当中夹杂圆点状及不定形样钙化，似乎需要考虑硬化性腺病及放射状瘢痕的可能，但我们觉得评估仍需以病灶中恶性风险更高的细小多形性钙化为主。

病理

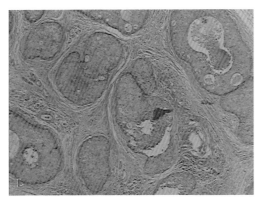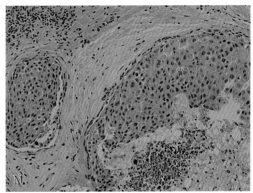

图4-3-2L、M　左乳高级别导管内癌，局部早期微浸润；免疫组化：ER（＋）、PR（－）、HER2（3＋）、Ki-67（＋，40%）

▶▶小结

乳腺导管原位癌（ductal carcinoma in situ，DCIS）为肿瘤性上皮细胞局限于乳腺导管-小叶系统，未突破基底膜的一组异质性病变。2003年WHO肿瘤分类将DCIS定义为肿瘤性导管内病变，归入导管内增生性病变，与普通型导管增生、非典型导管增生相同，沿用至今，是乳腺癌风险增加的标志。DCIS并非浸润性乳腺癌必有的前驱改变，对其自然病程的认识尚不透彻。但有研究认为乳腺导管内癌伴微小浸润癌（ductal carcinoma in situ with microinvasion，DCIS-MI）是DCIS发展为浸润性癌的中间阶段。目前，对DCIS-MI的定义尚未统一。在2012年WHO肿瘤分类中，将DCIS-MI定义为单个浸润灶最大直径不超过1mm，如果是多灶浸润则每个浸润灶最大径不超过1mm，并认为DCIS-MI仍是非浸润癌。由于组织学分级对乳腺癌的治疗及评估预后具有重要作用，因此，在组织病理学上，根据细胞核的异型性、核分裂、管腔内坏死程度将DCIS划分为高、中、低3个级别。

DCIS是一种高治愈率的疾病，10年生存率＞97%。随着影像技术的发展，DCIS的检出率约占所有乳腺癌的20%。研究表明，在进行人群筛查的国家，约有85%的DCIS通过影像学检查发现，仅有约10%的DCIS具有临床表现，另有约5%的患者因其他原因进行手术后于切除的标本中偶然发现。DCIS的临床表现包括可触及的异常肿块、病理性乳头溢液、与Paget病相关的乳头改变等。而DCIS-MI则无特征，其临床表现主要与它伴有的DCIS成分有关。笔者医院的一组关于DCIS与DCIS-MI的临床、X线表现与病理的对照研究中，约有75%的DCIS-MI临床触诊阳性，远高于DCIS，提示与DCIS相比，DCIS-MI在临床上更容易被触及或者更多地表现为可触及的肿块。

DCIS常以钙化为主要征象，而乳腺X线摄影对微钙化的检出敏感性高，优于其他影像学检查，因此，也是目前公认的诊断DCIS的首选检查方法。研究发现，DCIS与DCIS-MI之间，以及不同组织级别、分子分型的DCIS在X线表现上存在差异。

总体看来，单纯钙化是DCIS最常见的X线表现，其次为钙化伴局灶不对称/肿块和单纯肿块。但我们在一组导管内癌的X线表现与组织病理学、分子分型的对照研究中发现，不同组织级别的DCIS，其X线表现也不尽相同。比如，中、低级别DCIS的X线征象以单纯钙化（35.71%）最为多见，其次为单纯肿块（21.43%）、结构扭曲（17.86%）、不对称管样结构/单发扩张导管、局灶不对称等特殊征象（17.86%）、钙化伴局灶不对称/肿块（7.14%）；而高级别DCIS以钙化伴局灶不对称/肿块（35.19%）多见，其次为单纯钙化（31.48%）、单纯肿块（23.15%）、特殊征象（6.56%）、结构扭曲（4.63%）。结果表明，与高级别DCIS相比，结构扭曲及不对称管样结构等特殊征象作为唯一征象出现在中、低级别DCIS中并不少见，而钙化伴局灶不对称和（或）肿块这一征象却相对少见。然而，钙化伴局灶不对称和（或）肿块却是高级别DCIS中最常出现的征象。此外，在钙化的形态及分布方面，中、低级别DCIS以细小多形性钙化、成簇分布为主，而高级别DCIS更多见的是线样或线样分枝状钙化、段样分布。

DCIS-MI的X线表现特征亦与高级别DCIS相似，常见于大范围、高级别的DCIS，以钙化伴局灶不对称/肿块最为多见，这也是DCIS-MI在临床上更容易被触及的原因，也说明局部实质密度的增高或肿块形成，往往预示着高组织级别或浸润的风险。另外，DCIS-MI钙化的形态及分布亦为线样或线样分枝状钙化、段样分布为主。在DCIS-MI伴随征象，如结构扭曲、皮肤增厚、小梁结构增宽、腋淋巴结肿大等出现的比例也显著高于DCIS，提示与中、低级别DCIS相比，高级别DCIS及DCIS-MI具有倾向于浸润性癌的生物学行为，更易

侵犯邻近组织而呈现多种X线表现。

（吴杰芳　全美霞　叶　红　廖　昕）

参 考 文 献

［1］American College of Radiology（ACR）. Breast imaging reporting and date system（BI-RADS）. 5th ed. Reston, Va: American College of Radiology, 2013.

［2］Burstein HJ, Polyak K, Wong JS, et al. Ductal carcinoma in situ of the breast［J］. N Engl J Med, 2004, 350（14）: 1430-1441.

［3］Breast. // Edge SB, Byrd DR, Compton CC, et al. eds. AJCC Cancer staging Manual. 7th ed. New York: Springer, 2010: 347-376.

［4］Zavagno G, Belardinelli V, Marconato R, et al. Sentinel lymph node metastasis from mammaryductal carcinoma in situ with microinvasion ［J］. Breast, 2007, 16: 146-151.

［5］陈卫国，徐维敏，文婵娟，等. 乳腺导管内癌的X线表现与组织病理学、分子分型的对照研究［J］. 中国医学影像技术，2014，30（8）: 1211-1215.

［6］陈卫国，文婵娟，徐维敏，等. 乳腺导管内癌及导管内微小浸润癌的临床X线与病理表现对照［J］. 中国医学影像技术，2014，30（10）: 1509-1513.

［7］文婵娟，廖昕，徐维敏，等. 乳腺癌线样或线样分支状钙化与病理类型和分子表达的关系［J］. 放射学实践. 2014，29（8）: 945-948.

［8］孙琳，杨顺实，田青膏，等. 乳腺导管内癌及其微浸润与乳腺浸润性导管癌的超声及病理特征［J］. 中国超声医学杂志，2015，31（5）: 394-397.

［9］余蓉，李胜利，陈琼瑛，等. 钙化和无钙化乳腺导管原位癌超声及组织病理学特征差异分析［J］. 中华超声影像学杂志，2016，25（6）: 506-509.

第 5 章

少见类型乳腺癌

第一节　浸润性小叶癌

▶▶病例1

女，58岁，已绝经，发现左乳肿块

3年；左乳外上象限肿块，质硬，边界欠清，不活动。

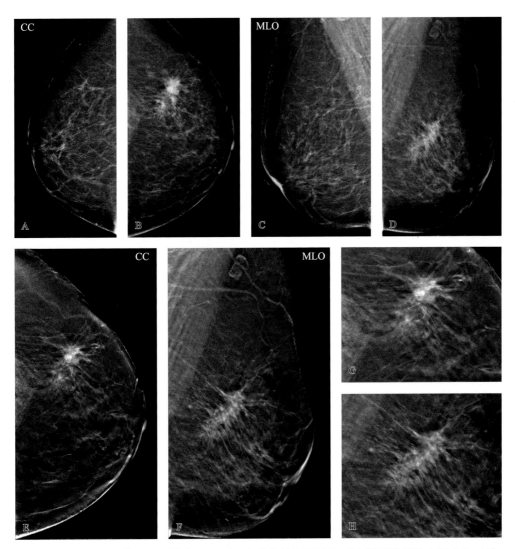

图5-1-1A～H　双乳FFDM图（A～D），左乳病灶DBT（E、F）及其物理放大图（G、H）

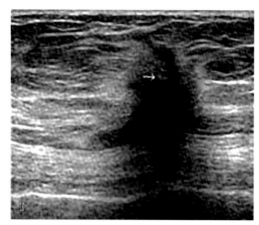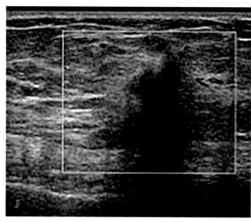

图5-1-1I、J　左乳外上象限2点钟距乳头3cm处病灶的超声图

问题

1. 乳腺X线（图5-1-1A～H）关于左乳肿块的主要描述有哪些？（多选）

    A. 边缘毛刺

    B. 形态不规则

    C. 高密度肿块

    D. 不对称致密

    E. 结构扭曲

2. 左乳肿块的X线BI-RADS分类，下列哪类最合适？（单选）

    A. 3类

    B. 4A类

    C. 4B类

    D. 4C类

    E. 5类

3. 乳腺超声（图5-1-1I、J）关于左侧病灶的主要描述有哪些？（多选）

    A. 形态不规则，边缘成角

    B. 边缘清晰

    C. 实性低回声团

    D. 周边探及血流信号

    E. 不平行生长

4. 左乳病灶的超声BI-RADS分类，下列哪类最合适？（单选）

    A. 3类

    B. 4A类

    C. 4B类

    D. 4C类

    E. 5类

5. 根据上述资料，左乳病灶可能的诊断有哪些？（多选）

    A. 浸润性小叶癌

    B. 术后瘢痕

    C. 乳头状瘤

    D. 硬化性腺病

    E. 浸润性导管癌

参考答案

1. ABCE　　2. E　　3. ACDE　　4. E

5. AE

分析要点

1. 影像表现　X线显示左乳外上象限中1/3不规则高密度肿块，边缘呈毛刺状，并见结构扭曲。超声示病灶呈实性低回声团，呈非平行生长，形态不规则，边缘不清，可见毛刺、成角，后方回声衰减，团块后方浅筋膜深层连续性欠佳，CDFI示团块周边可见点、条状彩色血流信号。

2. 经验分享　老年女性，乳腺癌发病风险高，触及肿块质硬，不活动，提示肿块具有侵袭性，恶性风险大。乳腺X线示肿块的边缘呈毛刺状，周围小梁结构增宽，皮下脂肪层改变，悬韧带牵拉，均为肿瘤侵袭浸润的证据。超声亦出现典型恶性征象，诊断乳腺癌并不难，难的是术前推测病理类型为浸润性小叶癌。浸润性小叶癌常见表现为单纯肿块，以不规则形浸润性边缘的肿块最常见，钙化并不是浸润性小叶癌的特征性X线表现，病灶内钙化的存在多提示伴有导管内癌的成分。该病例在乳腺X线上未见明显微钙化，呈不规则边缘毛刺肿块样改变，故病理类型可考虑浸润性小叶癌或浸润性导管癌。

病理

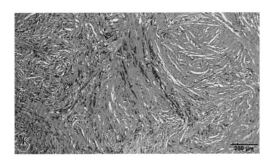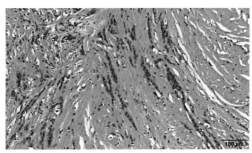

图5-1-1K、L 左乳浸润性小叶癌；瘤细胞呈条索状、单行或弥漫片状浸润

▶▶**病例2**

女，49岁，发现右乳肿块2个月，逐渐变硬，触痛。右乳12点钟方向质韧、不活动肿块，边界不清，右侧乳头内陷。

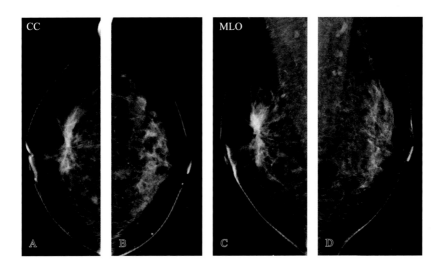

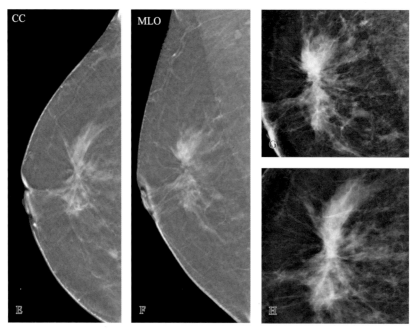

图5-1-2A-H 双乳FFDM图（A～D），右乳病灶DBT（E、F）及病灶FFDM物理放大图（G、H）

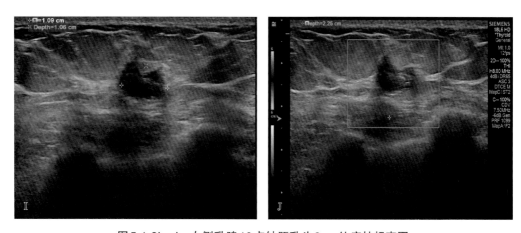

图5-1-2I、J 右侧乳腺10点钟距乳头3cm处病灶超声图

问题

1. 乳腺X线（图5-1-2A～H）对右侧病灶的恰当描述包括以下哪几项？（多选）

　A. 结构扭曲

　B. "黑星"

　C. "白星"

　D. 乳头回缩

　E. 不对称致密

2. 右乳病灶的X线BI-RADS分类，下列哪类最合适？（单选）

　A. 3类

　B. 4A类

　C. 4B类

　D. 4C类

　E. 5类

3. 乳腺超声（图5-1-2I、J）关于右乳病灶的主要描述有哪些？（多选）

　A. 形态不规则

B. 边缘模糊

C. 实性低回声团

D. 不平行生长

E. 后方回声增强

4. 根据上述资料，诊断和鉴别诊断应包括哪些？（多选）

A. 浸润性小叶癌

B. 叶状肿瘤

C. 术后瘢痕

D. 乳头状瘤

E. 浸润性导管癌

参考答案

1. ACD　　2. E　　3. ABC　　4. AE

分析要点

1. 影像表现　X线示右乳外上象限及上方结构扭曲灶，中央为高密度，表现为"白星"，且见右侧乳头牵拉内陷。超声示病灶为实性低回声团，形态不规则，呈分叶状，内回声欠均，CDFI显示团块内可探及点状彩色血流信号。

2. 经验分享　此例为中年女性，属乳腺癌高发年龄，临床扪及的不活动肿块，在乳腺X线上相应部位主要表现为结构扭曲＋不规则肿块，甚至部分掩盖了肿块轮廓，原因是肿瘤细胞沿周围浸润扩展致肿块边界不清楚或癌周的炎性反应遮盖了肿块影。文献报道，结构扭曲是浸润性小叶癌第2常见的X线征象（占21%～23.8%）。因此，对结构扭曲灶，需要注意与硬化性腺病、乳腺创伤后或手术后形成的结构扭曲相鉴别，在询问病史时应当注意询问有无乳腺创伤或手术史。超声对实性小肿块的显示优于X线，但对结构扭曲的显示不如X线，两者互为补充。

乳头回缩是由于癌细胞浸润导致导管及纤维组织挛缩，朝向改变与肿瘤的位置有关，通常向瘤侧方向偏移。与先天性乳头内陷不同的是，先天性乳头内陷者可以用手牵拉提出，而乳腺癌导致的乳头回缩内陷不能被拉出。本病例无外伤及手术史，乳头回缩，X线以结构扭曲＋肿块为主要表现，超声显示不规则肿块，均提示恶性，应考虑乳腺癌，浸润性小叶癌可能性大，但术前影像难与浸润性导管癌相鉴别。

病理

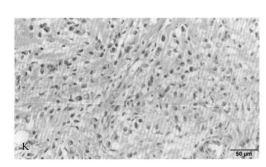
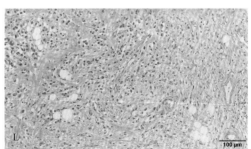

图5-1-2K、L　右乳浸润性小叶癌（印戒细胞型）

▶▶病例3

女，54岁，右侧乳腺癌切除术后9年余，左乳扪及质韧、边界不清、基底固定的肿块。

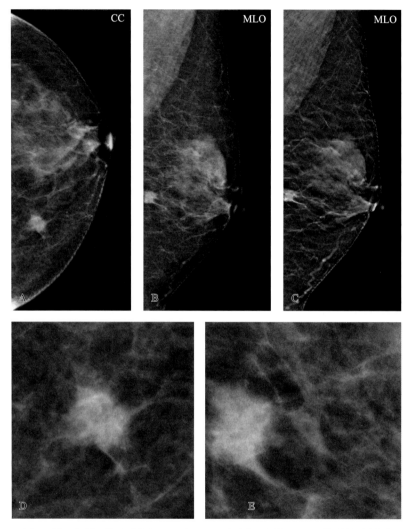

图5-1-3A～E　左乳FFDM图（A、B），DBT（C），病灶FFDM物理放大图（D、E）

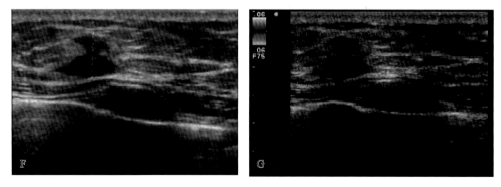

图5-1-3F、G　左乳9点钟距乳头3cm处超声图

问题

1. 乳腺X线（图5-1-3A～E）对左乳肿块的主要描述有哪些?（多选）
   A. 形态不规则
   B. 边缘模糊
   C. 高密度肿块
   D. 钙化
   E. 结构扭曲

2. 左乳肿块的X线BI-RADS分类，下列哪类最合适?（单选）
   A. 3类
   B. 4A类
   C. 4B类
   D. 4C类
   E. 5类

3. 乳腺超声（图5-1-3F、G）关于左乳肿块的主要描述有哪些?（多选）
   A. 形态不规则
   B. 边缘模糊
   C. 实性低回声团
   D. 内部探及血流信号
   E. 钙化

4. 左乳病灶的超声BI-RADS分类，下列哪类最合适?（单选）
   A. 2类
   B. 3类
   C. 4A类
   D. 4B类
   E. 4C类

5. 关于浸润性小叶癌，下列说法正确的有哪些?（多选）
   A. 双侧发病较IDC高
   B. 双侧对称发病较IDC低
   C. 多中心、多灶性较多见
   D. 浸润性小叶癌预后较差
   E. 一般不引起周围结缔组织反应

参考答案

1. ABC　　2. E　　3. ABC　　4. E
5. ACE

分析要点

1. 影像表现　X线示左乳内侧后1/3处见高密度肿块，形态不规则，周围小梁结构增粗。超声示实性低回声团，边界不清，形态欠规则，呈分叶状，CDFI团块内未见明显彩色血流信号。综合患者右侧乳腺癌的临床病史和左乳影像表现，可确认左乳病灶风险高，应进行临床干预。

2. 经验分享　本例曾有右侧乳腺癌病史，左侧乳腺新增肿块，触诊活动度差，此时应该提高警惕。有一侧乳腺癌病史及乳腺癌患者首次发病年龄＜50岁均为对侧乳腺癌的危险因素，乳腺癌患者罹患对侧乳腺癌的风险是普通人的2～7倍；且第一原发癌发病后的5～10年容易罹患对侧乳腺癌。本例右侧乳腺癌发病年龄为45岁，术后9年发现左侧乳腺占位，均高度提示左侧乳腺癌的可能，即便没有典型恶性征象，亦应积极进行临床干预。

病理

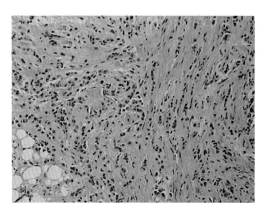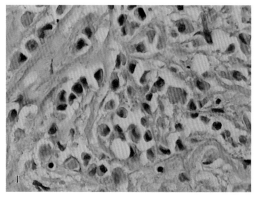

图 5-1-3H、I （左乳）浸润性小叶癌

▶▶小结

浸润性小叶癌（invasive lobular carcinoma，ILC）是乳腺恶性肿瘤中仅次于浸润性导管癌（invasive ductal carcinoma，IDC）第二常见的病理类型，亚洲地区的发病率为2%～4%。近年来随着激素替代治疗的广泛运用，乳腺ILC的发病率呈逐年上升趋势。ILC与非特殊型浸润性癌有相似的临床表现，两者的治疗措施均根据TNM分期制订。ILC的组织学分型可作为预测预后的因素，一般认为ILC组织学分型中经典型预后最好。

ILC好发于乳房外上象限，其次是乳晕附近，多见于绝经后50～60岁女性。临床几乎所有的患者均出现乳腺肿块，且常没有明显的界限，大的肿块可固定，并引起皮肤挛缩，表浅且较小的瘤块也可导致局部皮肤改变，出现"酒窝征"。

ILC主要为单个癌细胞呈线状浸润于致密的结缔组织间质中，有时围绕腺管呈"靶状"或"牛眼状"排列，并保留着导管的正常结构，一般不引起周围结缔组织反应，伴行ILC的纤维组织高度近似于正常小叶中见到的纤维组织。这种特殊的生长方式常导致临床表现与影像学征象不符，即临床触及明显肿块，但影像学的肿块特征不明显，甚至无明显异常发现。

ILC依据其大体形态可分为肿块型和非肿块型。肿块型的临床表现为质硬、表面欠光滑、边界欠清、活动度欠佳的肿块，X线主要征象为不规则形、毛刺边缘肿块。非肿块型的X线表现主要为结构扭曲，在不同的投照体位上往往表现不同，易被忽略，常需比较两侧同一投照位置，仔细观察方能发现。结构扭曲是ILC的一种较常见征象，DBT对结构扭曲灶的显示有其独特的优势，值得推广应用。钙化并不是ILC的常见及特征性表现，微钙化的形成往往由于伴有不同亚型的导管内癌成分所致，较小而沿导管分布；若病灶内可见微小钙化并呈分枝状，则病理上提示伴有导管内癌或浸润性导管癌的可能。

部分ILC表现为局灶不对称。多数不对称由正常纤维腺体组织的重叠引起，少数可能由乳腺癌引起。当临床触及肿块，X线无明确肿块，仅出现局灶不对称时应引起高度警惕。另外，由于ILC的X线表现多样，对随访中新出现此征象，要高度怀疑ILC的可能。

ILC有多灶、多中心及双侧生长的特点，发生率为6%～36%，是IDC的2倍，这主要与ILC弥漫的生长方式有关。MRI对多灶及多中心病变的检出优于X线和超声检查，对乳腺同侧及对侧病灶的检出也有明显优势。文献报道MRI诊断ILC的敏感度达83%～100%。ILC最常见的MRI表现是边缘毛刺状的不规则肿块，增强以不均匀强化为主。CEM的优势与MRI相似，对部分不适宜或不愿意做MRI的患者，可以进一步做CEM检查。

双侧乳腺癌是指双侧乳腺同时或先后独立发生的原发性乳腺癌，总体发病率不高，占同时期全部乳腺癌的2%～11%，而病理类型为ILC者患双侧乳腺癌的风险增加。目前，部分学者认为，首发癌为小叶癌是对侧乳腺患癌的危险因素，能使对侧乳腺患癌风险上升至3倍。乳腺癌患者罹患对侧乳腺癌的风险是普通人群发生乳腺癌的2～7倍。年龄也是双侧乳腺癌发病的重要预测因素。乳腺癌患者中首次发病年龄<50岁的患者发生对侧乳腺癌的风险明显高于50岁以后发病的患者，20～40岁年龄组患者对侧罹患乳腺癌的发病率约83.3%，且第一原发癌发病后5～10年容易罹患对侧乳腺癌。

ILC主要需与以下疾病相鉴别：①浸润性导管癌（非特殊类型）。IDC多位于乳房的外上象限，其典型表现是形态不规则、边缘毛刺或模糊的肿块，成簇或段样分布的细小多形性钙化。当X线检查发现肿块伴钙化时，IDC的可能性增加。②腺病。多见于30～40岁女性，与月经周期和体内激素水平相关。病灶多呈圆形或椭圆形，边缘较光滑，钙化一般为圆形或细点状钙化或粗大颗粒状钙化，不伴有恶

性征象如乳头回缩、"橘皮征""尖角征"等，无淋巴结肿大。③术后瘢痕。乳腺术后纤维增生可以形成永久性瘢痕组织，此时局部皮肤增厚或凹陷，皮下及乳腺实质内出现粗长条索状结构，与小叶癌的结构扭曲较难鉴别。病史是重要的鉴别要点，CEM和MRI动态增强陈旧瘢痕多不强化，此点对术后瘢痕与其他病变的鉴别甚有意义。④放疗后改变。放疗后可导致局部乳腺组织结构扭曲和皮下瘢痕性改变，放疗病史和病灶随时间推移的减轻趋势是其主要鉴别点。

（冯晨雅　刘　凯　罗振东
廖　昕　文婵娟　陈卫国）

参 考 文 献

［1］李丽，孟刚，汪小霞，等. 乳腺浸润性小叶癌的临床病理特征［J］. 临床与实验病理学杂志，2015，31（4）：390-394，399.

［2］丁华野，皋岚湘. 乳腺浸润性小叶癌的病理诊断和鉴别诊断［J］. 诊断病理学杂志，1999，1（1）：44-46.

［3］Zhang X，Hanamura N，Yamasita M，et al. A case of lobular carcinoma in situ presenting as a solid mass［J］.Br J Radiol，2011，84（999）：e48-e50.

［4］顾雅佳，张廷璆. 提高对乳腺浸润性小叶癌X线表现的认识（附28例分析）［J］. 实用放射学杂志，2003，19（10）：871-874.

［5］赖兴建，朱庆莉，姜玉新，等. 乳腺单纯性浸润性小叶癌的临床、X线、超声特征［J］. 中国医学影像技术，2010，26（4）：686-689.

［6］Oliveira TM，Elias J Jr，Melo AF，et al. Evolving concepts in breast lobular neoplasia and invasive lobular carcinoma，and their impact on imaging methods［J］. Insights

Imaging，2014，5（2）：183-194.

［7］宋萌萌，汪登斌，王丽君，等．乳腺浸润性小叶癌的MRI表现及对比超声对多发病灶检出价值的研究［J］．放射学实践，2015，30（11）：1080-1084.

［8］牛一茹，吴焕文，梁智勇．同时性双侧乳腺癌的临床病理及分子特征［J］．中华病理学杂志，2018，47（10）：811-813.

［9］Destounis SV，Murphy PF，Seifert PJ，et al．Management of patients diagnosed with lobular carcinoma in situ at needle core biopsy at a community-based outpatient facility［J］.AJR Am J Roentgenol，2012，198（2）：281-287.

［10］陈欣，黄环，晋瑞，等．乳腺浸润性小叶癌与浸润性导管癌X线表现的对比分析［J］．实用放射学杂志，2015，31（9）：1435-1438.

［11］Jones KN，Magut M，Henrichsen TL，et al．Pure lobular carcinoma of the breast presenting as a hyperechoic mass：incidence and imaging characteristics［J］．AJR Am J Roentgenol，2013，201（5）：W765-W769.

［12］齐刚，彭泽品，朱龙飞，等．乳腺浸润性小叶癌与浸润性导管癌乳腺钼靶X线检查表现比较［J］．安徽医学，2019，40（2）：184-186.

［13］Kim SH，Cha ES，Park CS，et al．Imaging features of invasive lobular carcinoma：comparison with invasive ductal carcinoma［J］．Jpn J Radiol，2011，9（7）：475-482.

［14］Evans WP，Burhenne LJ，O'Shaughnessy KF，et al．Invasive lobular carcinoma of the breast：mammographic characteristics and computer-aided detection［J］．Radiology，2002，225（1）：182-189.

［15］牛一茹，吴焕文，梁智勇．同时性双侧乳腺癌的临床病理及分子特征［J］．中华病理学杂志，2018，47（10）：811-813.

［16］陈学燕，李利亚，万冬桂，等．双侧原发性乳腺癌两侧肿瘤病灶的差异性分析［J］．浙江医学，2020，42（1）：39-43.

［17］Matsuo K，Fukutomi T，Akashi-Tanaka S，et al．Histological grade，p53，HER2 and hormone receptor status of synchronous bilateral breast carcinoma［J］．Breast Cancer，2002，9（2）：127-133.

［18］Intra M，Rotmensz N，Viale G，et al．Clinicopathologic characteristics of 143 patients with synchronous bilateral invasive breast carcinomas treated in a single institution［J］．Cancer，2004，101（5）：905-912.

第二节　化生性癌

▶▶病例1

女，56岁，已绝经，发现左乳肿块2个月，左乳8点钟方向触及质硬、边界不清肿块。

2016-07-15乳腺X线：

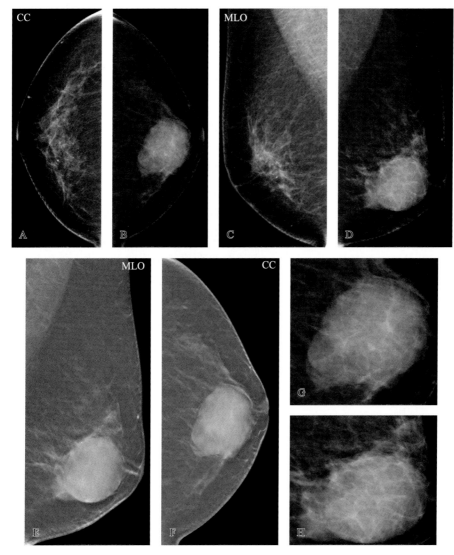

图 5-2-1A ～ H　双乳 FFDM 图（A ～ D），左乳 DBT 图（E、F）和病灶 FFDM 物理放大图（G、H）

2016-07-29 超声（病灶穿刺活检抽取囊液后）：

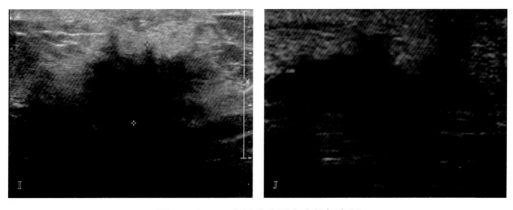

图 5-2-1I、J　左侧乳头下方病灶超声图

问题

1. 乳腺X线（图5-2-1A～H）对左乳肿块的主要描述有哪些？（多选）

   A. 不规则形

   B. 大部分边缘清晰

   C. 高密度肿块

   D. 肿块伴钙化

   E. 邻近小梁结构增宽、纠集

2. 左乳肿块的X线BI-RADS分类，下列哪类最合适？（单选）

   A. 3类

   B. 4A类

   C. 4B类

   D. 4C类

   E. 5类

3. 乳腺超声（图5-2-1I、J穿刺活检抽囊液后）对左乳病灶的描述包括哪些？（多选）

   A. 形态不规则

   B. 边缘欠清

   C. 实性低回声团

   D. 边缘点状血流信号

   E. 后方回声增强

4. 左乳病灶超声BI-RADS分类，下列哪项最合适？（单选）

   A. 3类

   B. 4A类

   C. 4B类

   D. 4C类

   E. 5类

5. 该病灶下一步的处理应是什么？（单选）

   A. X线短期内（6个月）随访

   B. 常规X线随访（12个月）

   C. 超声短期内随访

   D. 需要进一步评估

   E. 进一步活检

参考答案

1. ABCE   2. C   3. ABCD   4. D

5. E

分析要点

1. 临床特点　绝经期女性，左乳肿块增长迅速，触诊质硬，活动良好。

2. 影像表现　X线显示左侧乳晕下区巨大高密度肿块，形态不规则，DBT示大部分边缘清晰，邻近小梁结构稍增宽，未见明确结构扭曲及钙化。外院超声报告为囊性病变，内见带状分隔，结合临床及外院超声，不除外复杂囊肿，考虑囊肿伴感染的可能性较大。患者在超声引导下行囊肿穿刺抽液，术后本院超声检查示左侧乳头下方实性低回声团，形态不规则，边缘成角，可见毛刺，伴后方回声衰减，向皮下脂肪层浸润，CDFI显示团块内可见少许彩色血流信号。

3. 经验分享　此例乳腺DBT显示病灶虽大部分边缘清晰，但形态不规则。不规则形是肿瘤细胞异质性表现，不同的肿瘤亚细胞群向不同的方向生长且生长速度不一，最后形成不规则肿块。结合患者为绝经期女性，临床触及肿块质硬，边界欠清，生长迅速，需要警惕浸润性病变，应当建议进一步临床干预。该患者有外院超声检查报告，故术前本院未再行超声检查，直接行病灶穿刺术抽取囊液。病理提示囊液中见异型细胞，不除外腺癌可能，建议进一步取材活检。最终病理诊断为化生性癌。

病理

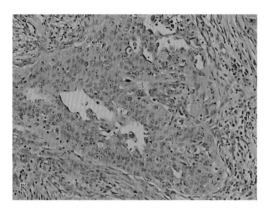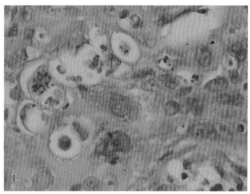

图5-2-1K、L 左乳肿块符合化生性癌；瘤细胞成巢团样、条索状或散在分布排列，瘤细胞大，异型性明显，细胞核大浓染，胞质红染，局部可见细胞内角化，间质纤维组织增生伴慢性炎症细胞浸润；免疫组化：P63（部分＋）、CK5/6（＋）、ER（－）、HER2（1＋）、Ki-67（＋，60%）、CK7（＋）

▶▶病例2

女，55岁，外院超声发现左乳肿块1月余，偶伴疼痛；左乳外上方乳晕旁扪及质韧肿块，部分边界欠清，活动差。

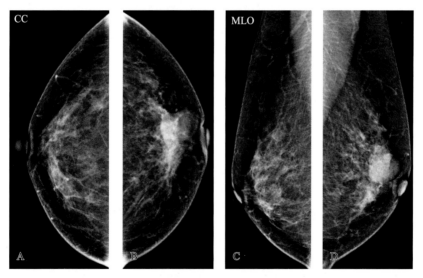

图5-2-2A～D 双乳FFDM图

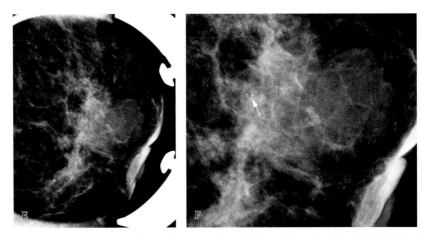

图5-2-2E、F　左乳病灶局部点压放大图（E）及其物理放大图（F），白色箭头指示钙化

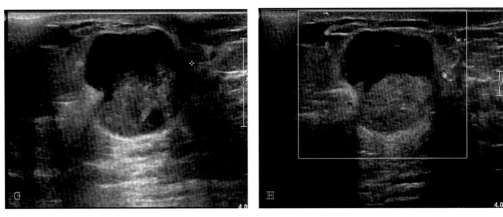

图5-2-2E、F　左乳乳晕区病灶超声图

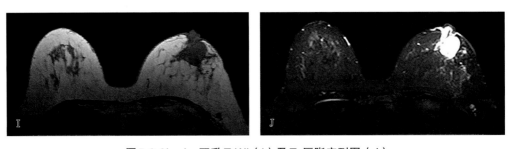

图5-2-2I、J　双乳T_1WI（I）及T_2压脂序列图（J）

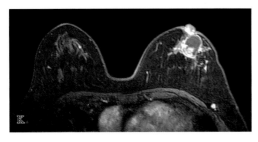

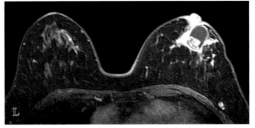

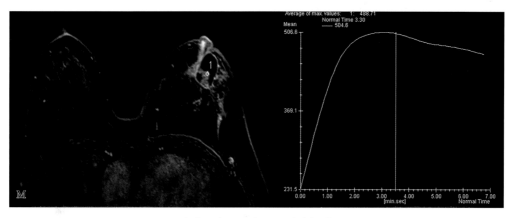

图5-2-2K、M 双乳增强（K、L）及左乳病灶增强TIC曲线图（M）

问题

1. 乳腺X线（图5-2-2A～F）对左乳病灶的恰当描述包括以下哪几项？（多选）

   A. 高密度肿块

   B. 边缘模糊

   C. 钙化

   D. 小梁结构增宽

   E. 乳头回缩

2. 乳腺超声（图5-2-2I、J）关于左乳病灶的主要描述有哪些？（多选）

   A. 形态规则

   B. 边缘模糊

   C. 混合性回声

   D. 条状血流

   E. 囊内结节

3. 乳腺MRI（图5-2-2I～M）关于左乳病灶的主要描述有哪些？（多选）

   A. 形态不规则

   B. 边缘分叶及毛刺

   C. T_1WI呈混杂等低信号

   D. TIC曲线呈平台型

   E. 环形明显强化

4. 结合多模态影像检查，对于左乳病灶的BI-RADS分类，下列哪类最合适？（单选）

   A. 3类

   B. 4A类

   C. 4B类

   D. 4C类

   E. 5类

5. 根据上述资料，诊断和鉴别诊断应包括哪些？（多选）

   A. 浸润性小叶癌

   B. 叶状肿瘤

   C. 化生性癌

   D. 导管内乳头状癌

   E. 浸润性导管癌

参考答案

1. ABCDE   2. ABCDE   3. ABCDE

4. D   5. CDE

分析要点

1. **影像表现** 左侧乳晕下区见不规则高密度肿块，边缘模糊，周围小梁结构增宽，点压放大后可见肿块内见数枚模糊不定形钙化，左乳头回缩。左乳超声示乳头后方椭圆形混合回声团，回声不均匀，可见无回声区，纵横比＞1，CDFI示病灶内见条状血流束。MRI示左乳病灶T_1WI呈等低信号，T_2WI呈均匀高信号；增强扫描呈环形明显强化，内见壁结节；病灶壁结节处TIC曲线呈平台型。

2. **经验分享** 中老年女性，外院超声报告左乳混杂回声团块，乳头回缩。X线表现为高密度肿块影，边缘不清，局部点压放大可见数枚模糊不定形钙化；超声表现为囊实性混合回声团，内见不规则形壁结节，提示肿瘤恶性风险较高。MRI示左乳病灶T_1WI呈等低信号，T_2WI呈均匀高信号；增强扫描呈环形明显强化，内见壁结节；病灶壁结节处TIC曲线呈平台型。结合以上影像学表现，应怀疑乳腺癌，BI-RADS 4C类，考虑导管内乳头状癌可能性大。最后病理为化生性癌。

化生性癌病理类型复杂多样，不同病理类型的化生性癌影像表现不一。伴有鳞状细胞的化生性癌常见囊变，如本节的病例1，容易低估其恶性程度而误诊。化生性癌于T_2WI上常呈高信号，增强扫描多呈边缘环形或不均匀强化，中央不强化，TIC曲线以平台型或流出型为主，少数为上升型。化生性癌超声表现为不规则的混合回声肿块，少数呈分叶状，边界多较清楚，囊变明显时后方回声增强，有时可见凸向囊内的小结节，本例表现与之相似。

病理

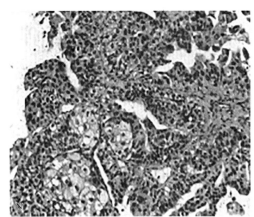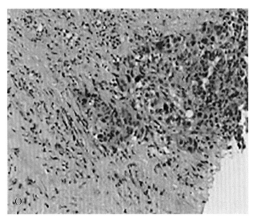

图5-2-2N、O　左乳肿块符合化生性癌；见较多异型上皮增生的腺体及纤维性间质，间质细胞异型性明显，可见核分裂；免疫组化：ER（上皮＋，间质－），PR（－），HER2（1＋），Ki-67（上皮及间质高增殖指数），P53（上皮及间质强表达，提示突变型），AE/3（上皮及间质散在＋），P63（肌上皮及间质散在＋），CK5/6（上皮成分＋）

（本病例由香港大学深圳医院提供）

▶▶病例3

女，57岁，已绝经，发现右乳肿块3
月余。触诊质硬，边界欠清。

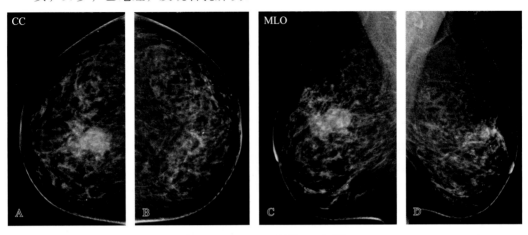

图5-2-3A～D 双乳FFDM图

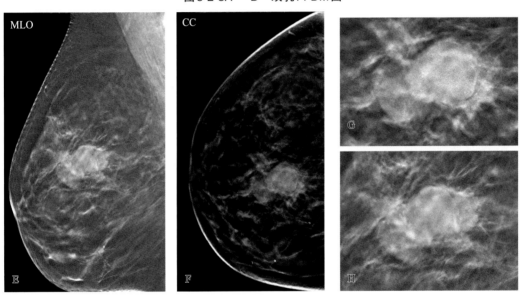

图5-2-3E～H 右乳内上象限病灶DBT图（E-F）和DBT物理放大图（G、H）

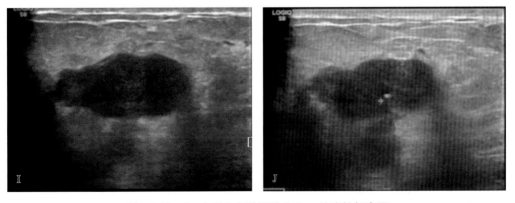

图5-2-3I、J 右乳2点钟距乳头2cm处病灶超声图

问题

1. 乳腺X线（图5-2-3A～H）关于右乳肿块的主要描述包括哪些？（多选）

    A. 边缘模糊

    B. 形态不规则

    C. 高密度肿块

    D. 周围小梁结构增宽

    E. 结构扭曲

2. 右乳肿块的X线BI-RADS分类，下列哪项最合适？（单选）

    A. 3类

    B. 4A类

    C. 4B类

    D. 4C类

    E. 5类

3. 乳腺超声（图5-2-3I、J）关于右侧病灶的主要描述包括哪些？（多选）

    A. 无回声区

    B. 边缘清晰

    C. 实性低回声团

    D. 边缘毛刺

    E. 内见点状强回声

4. 对于右乳病灶，可能的诊断有哪些？（多选）

    A. 浸润性导管癌

    B. 化生性癌

    C. 纤维腺瘤

    D. 恶性叶状肿瘤

    E. 浸润性小叶癌

参考答案

1. ABCDE　　　2. D　　　3. BCE

4. ABDE

分析要点

1. 影像表现　右乳内上象限中1/3处见不规则高密度肿块，边缘模糊，周围小梁结构增宽、纠集。超声于右乳2点钟距乳头2cm处见实性低回声团，边缘清晰，形态欠规则，内可见一枚点状钙化灶，伴后方回声衰减。

2. 经验分享　FFDM上呈不规则高密度肿块，边缘模糊，提示肿瘤浸润，综合患者的年龄及触诊情况，多考虑浸润性乳腺癌可能性大。此例最终术后病理为乳腺化生性癌（浸润性导管癌伴软骨分化）。化生癌较为罕见，且可向不同细胞、组织分化，影像表现与浸润性导管癌相似，不具有特殊性，术前较难得出化生性癌的诊断，最终需病理确诊。

病理

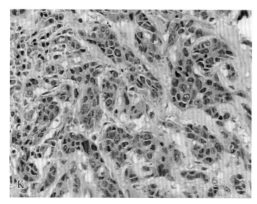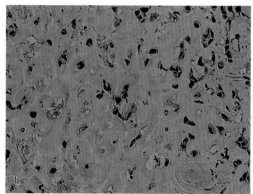

图5-2-3K、L　右乳化生性癌（浸润性导管癌伴软骨分化）；瘤细胞成片巢状或条索状分布，可见间质黏液变及玻璃样变，并见软骨分化

▶▶病例4

女，47岁，发现左乳肿块数年，乳头挤压时见黄色溢液；左乳1点钟触及质硬、基底固定肿块，局部皮肤增厚内陷。

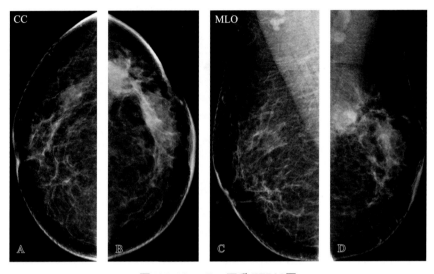

图5-2-4A～D 双乳FFDM图

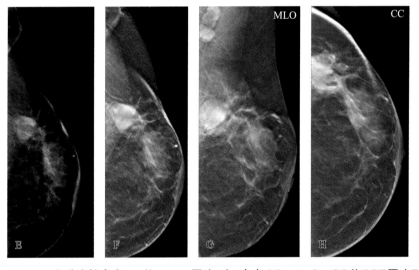

图5-2-4E～H 左乳病灶夸大CC位FFDM图（E），夸大CC、MLO、CC位DBT图（F～H）

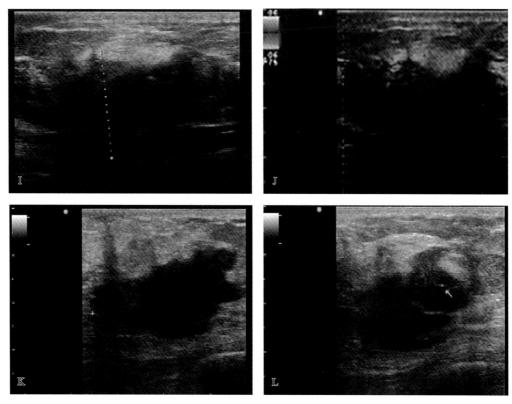

图5-2-4I～L　左乳1点钟（I、J），3点钟（K、L）病灶超声图

问题

1. 乳腺X线（图5-2-4A～H）对左乳病变的主要描述有哪些？（多选）

　A. 高密度肿块

　B. 皮肤增厚

　C. 边缘模糊

　D. 局灶不对称伴钙化

　E. 小梁结构增宽

2. 左乳肿块的X线BI-RADS分类，下列哪类最合适？（单选）

　A. 3类

　B. 4A类

　C. 4B类

　D. 4C类

　E. 5类

3. 乳腺超声（图5-2-4I、L）对左乳病灶的主要描述有哪些？（多选）

　A. 形态不规则

　B. 边缘成角

　C. 实性低回声团

　D. 肿块内部探及点状血流

　E. 钙化

4. 左乳肿块的超声BI-RADS分类，下列哪类最合适？（单选）

　A. 3类

　B. 4A类

　C. 4B类

　D. 4C类

　E. 5类

参考答案

1. ABCDE　　2. E　　3. ABCDE　　4. E

分析要点

　1. 影像表现　左乳外上象限后1/3见不规则高密度肿块影，边缘模糊，内未见

钙化；外上象限前、中1/3见局灶不对称，周围小梁结构增宽、纠集，邻近皮肤增厚、内陷，皮下脂肪层密度增高，悬韧带增厚。左乳超声示多个实性低回声团，较大两个位于1点钟距乳头1cm、3点钟距乳头3cm处，形态不规则，边缘成角，内回声欠均，团块后方回声衰减。

2.经验分享　中年女性，可触及质硬、基底固定的肿块，局部皮肤增厚、凹陷；X线表现为典型的乳腺癌征象，超声的边缘成角也是肿瘤细胞浸润的表现之一，应高度怀疑乳腺癌，BI-RADS 5类。

病理

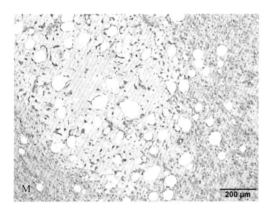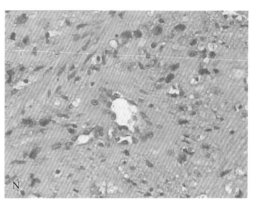

图5-2-4M、N　（左乳肿块）伴有肉瘤的化生性癌

▶▶小结

化生性癌（metaplastic carcinoma）属于罕见病理类型，是由腺上皮组织向非腺上皮组织分化的恶性肿瘤，占乳腺癌的0.2%～5%。具有淋巴结转移率低、内分泌治疗效果差和预后较差的特点，5年生存率低，恶性程度较高，分化差，侵袭性强，术后复发率高，较早出现局部复发和远处转移。

文献报道，化生性癌多见于中老年女性，年龄25～72岁，平均年龄为55岁，临床表现无特异性，常以无痛性乳腺肿块为首发症状，肿块大小不一，表面欠光滑，质地较硬。肿瘤生长较迅速，患者从发现病灶到就诊时间往往为数月到1年。

化生性癌病理特点是腺癌和优势的梭形细胞癌、鳞状细胞癌和间叶性分化成分紧密地混合在一起，也可完全是化生性梭形细胞癌、鳞状细胞癌而没有明确的腺癌成分，肿瘤细胞中的化生性成分＞10%，则可诊断为化生性癌。肿瘤细胞中的化生性成分＞90%，可以诊断纯粹化生性癌（如乳腺鳞状细胞癌）；肿瘤细胞中出现2种化生性成分且都＞10%，则诊断为混合型化生性癌。

化生性癌病理类型复杂多样，根据组成肿瘤的细胞不同，WHO（2012）乳腺肿瘤组织学分类标准将化生性癌分为：①低级别腺鳞癌，是一类少见的化生性癌，生物学行为相对惰性，可伴导管内乳头状病变、腺肌上皮瘤、胶原小球病和复杂性硬化性病变等，免疫表型与鳞状细胞癌类似，多为三阴性乳腺癌。②纤维瘤病样化生性癌，以波浪状、交错束状排列的梭形细胞为特征，有时围绕血管分布或局灶鳞状化生，间质可出现不同程度的胶原化。③鳞状细胞癌，通常为囊性病变，囊腔衬附有不同程度异型性的鳞状细胞，可引起明显的间质反应，化生性鳞状细胞癌可单独存在或与非特殊性浸润性癌混合。④梭形细胞癌（spindle cell carcinoma），又称为肉瘤样癌（sarcomatoid carcinoma），是罕见的乳腺上皮源性恶性肿瘤，梭形细胞癌形态谱系的一端可能是梭形鳞状细胞癌，另一端是恶性肌上皮瘤，有时可见导管内癌成分。⑤伴有间叶分化的癌，通常由间叶成分（包括软骨、骨、横纹肌或神经胶质等）和癌混合构成，分化良好时仅见轻微的异型性，分化差时异型性显著，呈肉瘤样。⑥肌上皮癌，通常呈浸润性生长，基本特征为增生的肌上皮细胞围绕腺上皮构成的管腔所形成的套管结构，腺上皮亦可增生形成实性巢团或融合呈筛状，肿瘤细胞异型性明显，坏死常见。

化生性癌的免疫表型多为基底细胞亚型（三阴性乳腺癌），即雌激素受体（ER）、孕激素受体（PR）、HER2常表达呈阴性，波形蛋白Vimentin、S100、角蛋白（CK）常呈阳性。

化生性癌可发生于任何象限，以外上象限多见。FFDM常表现为椭圆形或不规则高密度肿块，边界清晰，密度均匀；毛刺状肿块或段样分布的细小多形性钙化的征象较浸润性导管癌少见，可出现皮肤增厚、血供增加等继发的恶性X线征象。腺癌或上皮/间叶混合型癌可出现钙化，钙化多呈点状或多形性；若癌灶内有出血或伴有骨化时，肿瘤密度可较高。腋淋巴结转移较少见。

乳腺化生癌MRI检查的T_1WI根据肿瘤中所含成分表现为低到高的不同信号强度，一般呈混杂低信号。伴有鳞状细胞的化生性癌常见囊性变，T_2WI上常呈高信号，增强扫描多呈边缘环形或不均匀强化，中央不强化，少数可呈均匀强化，强化曲线以Ⅱ型或Ⅲ型为主，少数为Ⅰ型。

化生性癌发生囊变的概率较高，有报道化生性鳞癌的囊变率为50%，因此超声具有重要的诊断价值。典型化生性癌超声表现为不规则的混合回声肿块，边界多较清楚。囊变明显时后方回声增强，有时可见凸向囊内的小结节。伴骨化生的癌灶，肿瘤内部可出现钙化影，其后方伴声影，多数肿瘤周边可有异常血流信号。

化生性癌影像表现复杂多样，良恶性征象兼有，主要需与以下病变鉴别：①乳房皮肤及其附属器鳞癌及转移的鳞状细胞癌。诊断原发性乳腺鳞状细胞癌需排除皮肤表面发生的癌及转移性鳞状细胞癌，后者直接起源于鳞状细胞，因此病理上无任何腺癌上皮性标志物表达。若肿瘤主体位于乳腺内，且乳腺肿块出现早于皮肤溃疡，则重点考虑乳腺原发性鳞状细胞癌。而乳腺转移性鳞状细胞癌常有原发病灶，结合病史可资鉴别。②恶性叶状肿瘤。叶状肿瘤的分叶状外形更为典型，呈多结节融合的形态，病灶内可见分隔，局部皮下脂肪间隙清楚，一般无结构扭曲、皮肤增厚及乳头回缩；肿瘤细胞CD34、Bcl-2常有表达，与化生性癌相反。③浸润性导管癌（非特殊类型）。多见于45～70岁年龄组，主要表现为毛刺状高密度肿块或肿块伴钙化，单一影像学检查较难区别。④纤维腺瘤。多见于30岁以下育龄女性，通常表现为无痛、实性、质韧、活动良好的肿块，可单发亦可多发，X线表现为圆形、椭圆形、边缘清晰、等或高密度肿块，或肿块伴粗大钙化。超声主要表现为形态规则、边缘清晰的实性低回声团。

（冯晨雅　罗振东　刘　凯
文婵娟　陈卫国）

参 考 文 献

［1］边甜甜，林青，吴增杰，等. 乳腺化生性癌的影像学与临床病理特征［J］. 中华肿瘤杂志，2016，38（10）：767-768.

［2］刘方方，朱慧庭. 乳腺化生性癌［J］. 现代肿瘤医学，2016，24（17）：2805-2807.

［3］Honda M，Saji S，Horiguchi S，et al. Clinicopathological analysis of ten patients with metaplastic squamous cell carcinoma of the breast［J］. Surg Today，2011，41（3）：328-332.

［4］陈园园，陈文静，汪小丽，等. 乳腺化生性癌的MRI表现及临床病理特点［J］. 放射学实践，2018，33（8）：852-856.

［5］Gupta C，Malani AK，Weigand RT，Rangineni G. Pure primary squamous cell carcinoma of the breast：a rare presentation and clinicopathologic comparison with usual ductal carcinoma of the breast［J］. Pathol Res Pract，2006，202（6）：465-469.

［6］孙琨，陈克敏，柴维敏，等. 乳腺化生性癌的多模态影像诊断［J］. 实用放射学杂志，2013，29（8）：1221-1224.

［7］Shigekawa T，Tsuda H，Sato K，et al. Squamous cell carcinoma of the breast in the form of an intracystic tumor［J］. Breast Cancer，2007，14（1）：109-112.

［8］Rakha，E A，Tan，P H，Varga，Z，et al. Prognostic factors in metaplastic carcinoma of the breast：a multi-institutional study［J］. Br J Cancer，2006，112（2）：283-289.

［9］倪韵碧，黄雨华，谢文杰. 乳腺化生性癌的病理学研究进展［J］. 临床与实验病理学杂志，2015（7）：721-724.

［10］周晓莉，范钦和，鲍永仪，等. 乳腺恶性腺肌上皮瘤临床病理学观察［J］. 临床与实验病理学杂志，2011（8）：838-842.

第三节　实性乳头状癌

▶▶病例1

女性，63岁，发现左乳肿块14天；左乳4点钟方向触及肿块，质硬，边界欠清，基底固定。

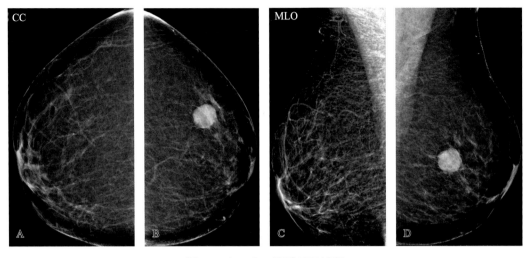

图5-3-1A ～ D　双乳FFDM图

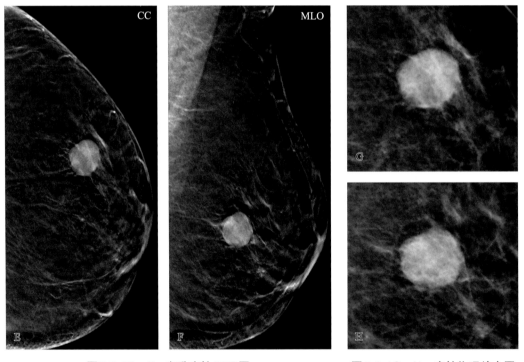

图5-3-1E、F　左乳病灶DBT图　　　　　图5-3-1G、H　病灶物理放大图

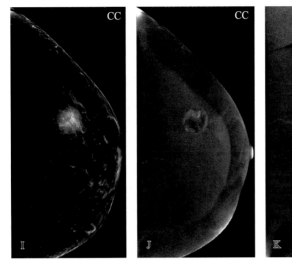
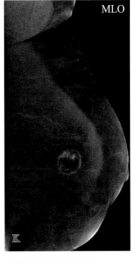
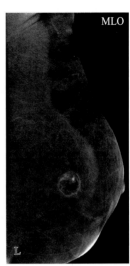

图5-3-1I～L　左乳病灶CEM图

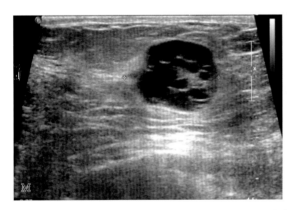
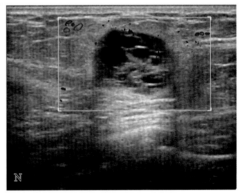

图5-3-1M、N　左乳病灶超声图

问题

1. 乳腺X线（图5-3-1A～H）对左乳病灶的主要描述有哪些？（多选）

   A. 圆形肿块

   B. 周围小梁结构增宽

   C. 边缘模糊

   D. 高密度肿块

   E. 钙化

2. CEM减影（图5-3-1I～L）关于左乳肿块的主要描述有哪些？（多选）

   A. 肿块样强化

   B. 非肿块样强化

   C. 均匀强化

   D. 不均匀强化

   E. 环形强化

3. 左乳肿块的X线BI-RADS分类，下列哪类最合适？（单选）

   A. 3类

   B. 4A类

   C. 4B类

   D. 4C类

   E. 5类

4. 乳腺超声（图5-3-1M、N）关于左乳病灶的主要描述有哪些？（多选）

A. 圆形

B. 后方回声衰减

C. 液性暗区为主的混合回声团

D. 边缘探及血流信号

E. 钙化

5. 综合以上影像检查，该病例下一步的处理方式哪项最合适？（单选）

A. X线短期随访

B. 超声短期随访

C. 穿刺活检

D. MRI检查鉴别良恶性

E. PET-CT检查

参考答案

1. ABCD　　2. AE　　3. D　　4. ACD

5. C

分析要点

1. 影像表现　左乳外侧（约3点钟方向）中1/3处见一枚高密度圆形肿块，边缘模糊，其内未见钙化。CEM示病灶呈明显环形强化，其内强化不均，见斑片状、结节状及索条状强化。超声示左乳3～4点钟距乳头2.5cm处见混合性回声团，圆形，边缘清晰，团块内以液性暗区为主，透声差，未见明显钙化灶，CDFI显示团块周边可见点状彩色血流信号。

2. 经验分享　老年女性，触诊病灶质硬、基底固定，边界欠清；乳腺X线为圆形高密度肿块，边缘模糊，DBT示周围小梁结构增宽；超声提示病灶为混合回声团，边缘清晰有液性暗区，故此时判断该病灶良恶性应谨慎。为了进一步明确病变性质，可行CEM或MRI检查。CEM病灶呈明显环形强化，其内强化不均，可见明显强化壁结节，提示病变倾向恶性，BI-RADS 4C类，需要临床干预，建议活检。

病理

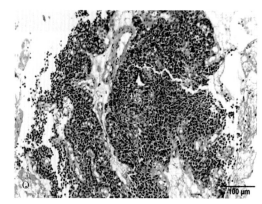 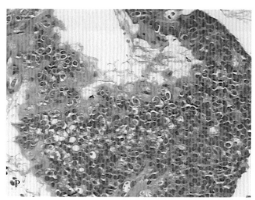

图5-3-1O、P （左乳肿块）实性乳头状癌；组织内见瘤细胞排列呈实性，部分可见纤维血管轴心；免疫组化：ER（＋）、PR（－）、HER2（1＋）、Calponin（＋）、CK5/6（－）、P53（＋，10%，野生型表达）、P63（－）、Ki-67（＋，10%）、Syn（－）、CgA（－）、CD56（－）

▶▶病例2

女，51岁，发现右乳肿块4年，近6个月增长迅速。右乳内侧可触及质硬肿块，边界清，局部皮温高。

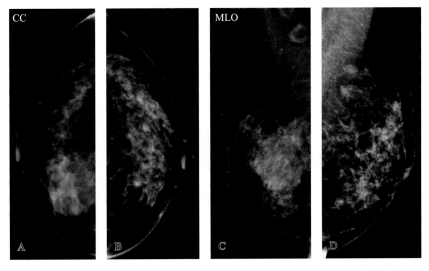

图5-3-2A～D 双乳FFDM图

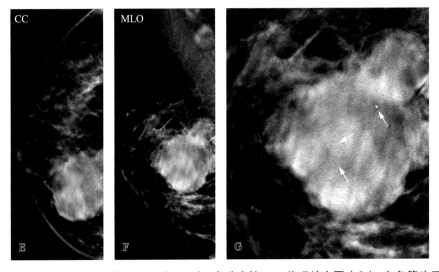

图5-3-2E～G 右乳病灶DBT图（E、F）；右乳病灶DBT物理放大图（G），白色箭头示病灶内钙化

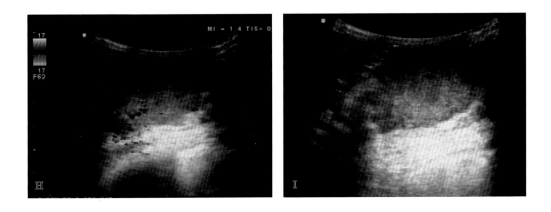

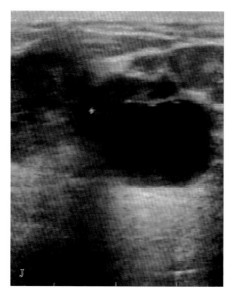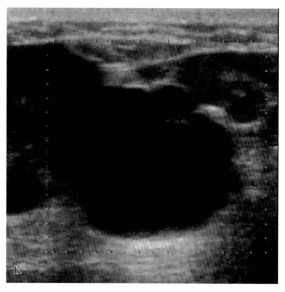

图5-3-2H～K 右乳内上象限病灶超声图

问题

1. 乳腺X线（图5-3-2A～G）对右乳肿块的主要描述有哪些？（多选）

　A. 形态不规则

　B. 边缘模糊

　C. 高密度肿块

　D. 肿块伴钙化

　E. 结构扭曲

2. 右乳肿块的X线BI-RADS分类，下列哪类最合适？（单选）

　A. 3类

　B. 4A类

　C. 4B类

　D. 4C类

　E. 5类

3. 乳腺超声（图5-3-2H～K）关于右乳病灶的主要描述有哪些？（多选）

　A. 形态欠规则

　B. 边缘欠清

　C. 混合回声团

　D. 内部探及血流信号

　E. 可见点状钙化

4. 根据以上资料，右乳病灶可能的诊断包括哪些？（多选）

　A. 实性乳头状癌

　B. 黏液腺癌

　C. 浸润性导管癌

　D. 乳头状瘤

　E. 叶状肿瘤

参考答案

1. ABCD　　2. E　　3. ABCD

4. ABCE

分析要点

　1. 影像表现　右乳内侧中后1/3不规则形高密度肿块，肿块内见数枚模糊不定形微钙化，DBT示边缘模糊，周围小梁结构增宽。超声示右乳内侧实性低回声团，边缘欠清，形态欠规则，内回声欠均，团块内部可见点状彩色血流信号。

　2. 经验分享　中年女性，临床病程长达4年，近6个月病灶增长迅速，触诊质硬，提示病灶为良性病灶恶性变或低度恶性。X线示右乳边缘模糊不规则肿块，内见模糊无定形微钙化；超声为实性低回声团块，形态欠规则；这些征象都提示病灶恶性可能性大，应建议活检。该病例最终病理为实性乳头状癌。实性乳头状癌具有相对惰性的生物学行为，预后良好，大多数病例和低级别导管内癌的生物学行为相似，且较少发生淋巴结转移。

病理

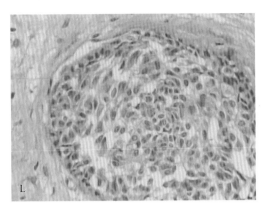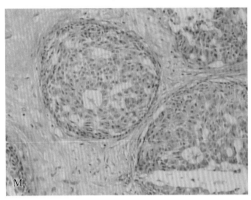

图5-3-2L、M　右乳实性乳头状癌；免疫组化：P63（-）、CK5/6（-）ER（+）、PR（+）、HER2（0）、Ki-67（+，1%）

▶▶小结

实性乳头状癌（solid papillary carcinoma，SPC）是一种特殊类型的乳头状肿瘤，分为原位癌和浸润性SPC，2012版WHO乳腺肿瘤分类中被正式独立命名。

乳腺SPC临床较少见，在乳腺癌中所占比例<1%，好发于绝经后女性，大多数>60岁，其好发年龄较非特殊类型浸润性乳腺癌长10多岁，但也偶见于年轻女性和男性。发病原因尚不明确，但SPC具有独特的神经内分泌特征，提示SPC可能与体内激素水平有关。SPC具有相对惰性的生物学行为，预后良好，大多数病例和低级别导管内癌的生物学行为相似，罕有淋巴结转移。

SPC突出的临床表现为乳头溢血（液）。主要X线征象包括高密度肿块、边缘清晰或部分模糊、微分叶、部分病灶可伴钙化，亦可表现为不对称。由于SPC多见于老年女性，其乳腺分型多为非致密类，这种类型乳腺中脂肪密度低，因此会将肿块衬托得更加明显。SPC恶性程度较低，多呈惰性生长，逐渐压迫周围结构，导致假包膜形成，肿块边界多清晰；部分病例显示肿瘤边缘模糊，可能多为邻近纤维腺体组织遮盖、重叠所致，此时DBT可起到很好的鉴别作用。

SPC在MRI平扫T_1WI中常表现为等或稍低信号，与正常乳腺组织常不能分辨。T_2WI病灶常呈高信号，提示病灶富含黏液成分，具有一定的提示价值；增强扫描时病灶常强化明显，可有3种强化形式，分别为孤立肿块样强化、沿扩张导管分布的多发微小结节样强化和非肿块样强化。孤立肿块样强化除了边缘相对较光滑完整以外，都具有恶性肿瘤的特征，如早期快速强化、流出型强化曲线、弥散受限等，因此，具有相对光滑边缘的肿块出现明显的恶性肿瘤的强化形式时应考虑到SPC的可能性。SPC表现为多发微小强化结节时，常沿扩张的乳腺导管分布，与良性的乳腺导管内乳头状瘤类似，可能与两者病理上均起源于乳腺导管上皮，且均有沿着一个导管系统生长的趋势有关。非肿块样强化的SPC在MRI与导管内癌的MRI表现十分相似，动态增强扫描有助于二者的鉴别。导管内癌动态增强时常表现为流入型曲线，而非肿块样强化的SPC，动态增强曲线更多地表现为流出型。

SPC需要与以下疾病相鉴别：①浸润性导管癌（非特殊类型）。超声常为不规则实性肿块，伴或不伴钙化；也可能为囊实性混杂回声肿块，壁厚伴中央坏死，边缘模糊，后方回声增强。②乳头状瘤。好发于40～50岁女性，较SPC患者发病年龄小10～20岁。乳头状瘤的肿块多位于乳晕区，质地较软，肿块一般不＞1cm，最终确诊以病理诊断为准。③黏液腺癌。也少见，亦好发于高龄及绝经后女性，两者类似，但黏液腺癌触诊较软，而SPC质地多较硬。SPC与单纯型黏液腺癌鉴别较困难。混合型黏液腺癌常表现为不规则形的高密度肿块影，边缘模糊，呈浸润性改变，可伴钙化等典型恶性征象。④乳腺叶状肿瘤。发病年龄较SPC小，多为40～45岁，生长一般缓慢，表现为质硬无痛性肿块，表面光滑或多结节状，短期内增长迅速，一般不伴有皮肤凹陷、乳头回缩、溢液等。叶状肿瘤分叶较深，可发生于任何象限，以外上象限为主，FFDM表现为均匀高密度肿块且肿块多较大，皮下脂肪间隙较清晰。⑤髓样癌。发病年龄相对较小，肿瘤质地较软，多见于外上象限；肿瘤体积常较大，早期肿块边界清楚，似有包膜，伴或不伴分叶，多无毛刺征，部分肿块边缘可见晕征。

总之，SPC的影像表现与黏液腺癌、乳腺叶状肿瘤、髓样癌等存在不少重叠与交叉，鉴别诊断多依赖于临床与多模态影像手段，最终确诊仍需依赖病理检查。

（冯晨雅　刘铁军　杜培南　陈卫国）

参 考 文 献

［1］尤超，顾雅佳，彭卫军，等. 乳腺实性乳头状癌的影像表现及病理特征［J］. 中华放射学杂志，2014，48（3）：193-196.

［2］李敏达，赵金丽，徐剑峰，等. 乳腺实性乳头状癌全数字化乳腺摄影表现与病理对照［J］. 中国临床医学，2017，24（4）：540-544.

［3］郭庆，洪善超，陈文凯，等. 17例乳腺实性乳头状癌的临床病理分析［J］. 临床与病理杂志，2017，37（11）：2378-2382.

［4］Tariq MU，Idress R，Qureshi MB，Kayani N. Solid papillary carcinoma of breast: a detailed clinicopathological study of 65 cases of an uncommon breast neoplasm with literature review［J］. Breast J，2020，26（2）：211-215.

［5］梁艳丽，刘春玲，刘再毅，等. 乳腺实性乳头状癌的MRI表现及与导管内乳头状瘤的鉴别诊断［J］. 中国医学影像学杂志，2019，27（2）：91-96，101.

第四节 浸润性乳头状癌

▶▶**病例1**

女，77岁，发现右乳外上象限肿块，触诊质韧，不活动，有波动感。

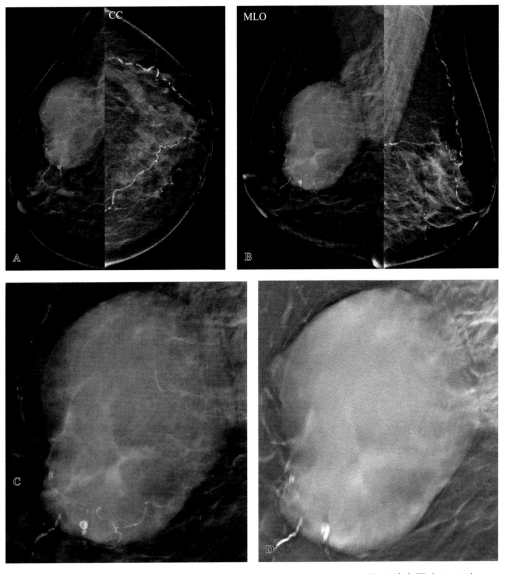

图5-4-1A～D 双乳FFDM图（A、B），右乳病灶FFDM及DBT物理放大图（C、D）

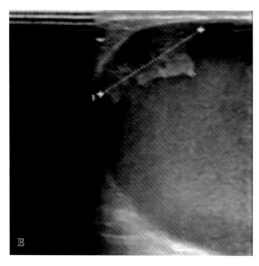 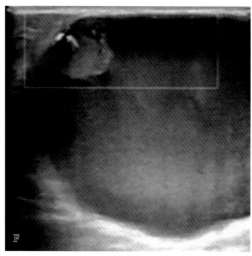

图 5-4-1E、F 右乳10点钟病灶超声图

问题

1. 乳腺X线（图5-4-1A～D）对右乳肿块的主要描述有哪些？（多选）

A. 椭圆形肿块，边缘大部分清晰

B. 椭圆形肿块，后缘模糊

C. 不规则肿块，边缘清晰

D. 不规则肿块，边缘模糊

E. 椭圆形肿块伴钙化

2. 超声检查（图5-4-1E、F）关于右乳病灶的主要描述有哪些？（多选）

A. 无回声区

B. 混合性回声团

C. 实性低回声团

D. 囊内壁结节

E. 实性部分探及血流信号

3. 根据以上影像资料，右乳肿块的BI-RADS分类，下列哪类最合适？（单选）

A. 2类

B. 3类

C. 4A类

D. 4B类

E. 4C类

4. 根据以上资料，该病变最可能的病理诊断是什么？（单选）

A. 导管内乳头状瘤

B. 导管内乳头状癌

C. 浸润性乳头状癌

D. 浸润性导管癌

E. 黏液腺癌

5. 关于乳头状癌的影像特点，以下哪项正确？（单选）

A. 多发肿块可排除乳头状癌

B. 小病变多表现为结构扭曲或乳头回缩

C. 乳头状癌可表现为复杂的囊性病变

D. 乳头状癌不会表现为实性肿块

E. 在MRI上，囊性成分均表现为T_1WI低信号，T_2WI高信号

参考答案

1. AB　　2. BDE　　3. E　　4. C　　5. C

分析要点

1. 临床特点 老年女性，绝经后发现乳腺不活动肿块，提示恶性。

2. 影像表现 FFDM及DBT显示明确病灶，表现为右乳外上象限椭圆形高密度肿块，DBT显示病灶后外上缘边缘模糊，邻近小梁结构增宽；超声提示病灶为囊实性混合回声团，囊内见形态不规则的壁结节，回声不均匀，CDFI示壁结节内可探及较丰富的彩色血流信号。上述综合影像提示病变为囊实性，因此考虑囊内乳头状癌或浸润性乳头状癌（BI-RADS 4C），结合DBT示病灶后缘模糊有浸润的征象，超声壁结节不规则，更倾向于浸润性乳头状癌。

3.经验分享　对于绝经后老年女性出现的乳房肿块，应高度警惕恶性可能，本例临床触诊不活动，X线显示后缘模糊，均提示可疑浸润。超声对于乳头状癌的诊断总体优于X线，可以观察肿块的囊实性、囊内壁结节及其血流情况，但对于囊内乳头状癌和浸润性乳头状癌的鉴别仍有一定困难。DBT对肿块的边缘显示更有优势，可以提供诊断依据，当肿块边缘局部模糊或不规则，多提示浸润可能，因此，本例更倾向于考虑浸润性乳头状癌。

病理

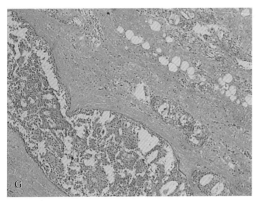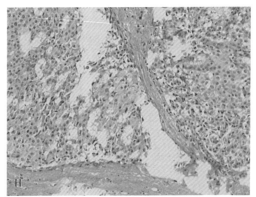

图5-4-1G、H　右乳浸润性乳头状癌；肿瘤组织呈乳头状突起或呈筛网状分布；免疫组化：ER（＋）、PR（＋）、HER2（1＋）、Ki-67（＋，10%）

▶▶病例2

女，46岁，发现左乳肿块3年，近1年缓慢生长；质硬，不活动，表面不光整。

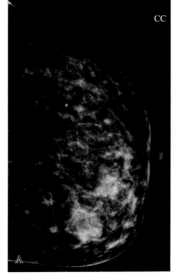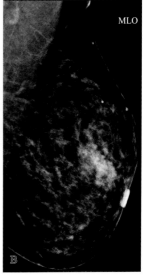

图5-4-2A、B　左乳FFDM图

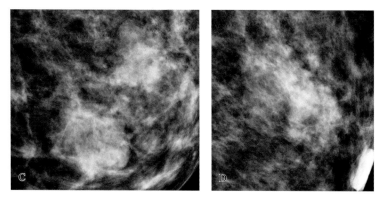

图5-4-2C、D FFDM物理放大图

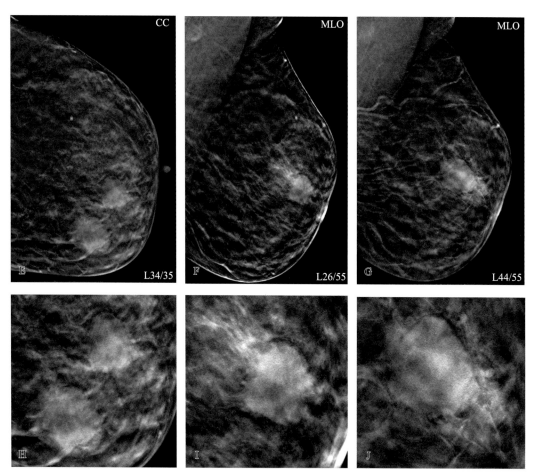

图5-4-2E～J CC位DBT图第34/55层（E），MLO位DBT图第26/55层（F）、44/55层（G）和物理放大图（H～J）

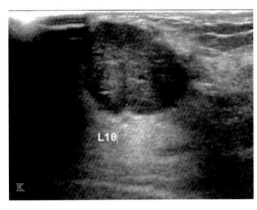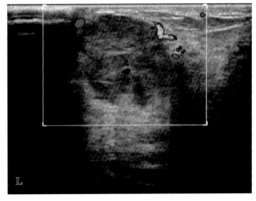

图5-4-2K、L　左乳10点钟位置距乳头2.5cm处病灶超声图

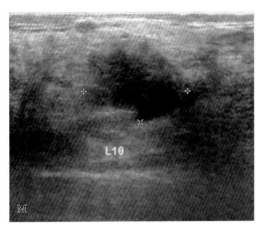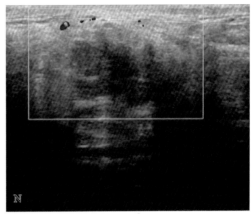

图5-4-2M、N　左乳10点钟位置距乳头0.5cm处病灶超声图

问题

1. 乳腺X线（图5-4-2A～J）对左乳肿块描述正确的有哪些？（多选）

   A. 多发不规则肿块

   B. 肿块位于内上象限

   C. 肿块边缘部分模糊

   D. 肿块伴结构扭曲

   E. 肿块边缘部分毛刺

2. 乳腺超声（图5-4-2M、N）对左乳10点钟距乳头0.5cm处病灶的主要描述有哪些？（多选）

   A. 实性低回声团

   B. 混合性回声团

   C. 边缘成角

D. 形态不规则

   E. 病灶内探及血流信号

3. 乳腺超声（图5-4-2K、L）对左乳10点钟距乳头2.5cm处病灶主要描述有哪些？（多选）

   A. 实性低回声团

   B. 混合性回声团

   C. 部分边缘成角

   D. 形态不规则

   E. 肿块周边探及血流信号

4. 根据以上影像资料，左乳肿块的BI-RADS分类，下列哪类最合适？（单选）

   A. 3类

   B. 4A类

C. 4B类

D. 4C类

E. 5类

5. 根据以上资料，左乳肿块可能的诊断有哪些？（多选）

　　A. 浸润性导管癌

　　B. 纤维腺瘤

　　C. 乳腺腺病

　　D. 浸润性乳头状癌

　　E. 乳头状瘤

6. 关于乳头状癌，下列哪项是正确的？（单选）

　　A. 乳头状癌较常见

　　B. 乳头状癌多见于绝经前女性

　　C. 乳头状癌不会发生于男性

　　D. 乳头状癌整体预后较好

　　E. 乳头状癌源自良性乳头状瘤

参考答案

1. ABCDE　　2. ACD　　3. ACDE

4. E　　5. AD　　6. D

分析要点

　　1. 临床特点　中年女性，肿块不活动、边缘不清，查体高度提示恶性。

　　2. 影像表现　X线显示左乳内上象限多发不规则高密度肿块，边缘部分模糊，DBT部分边缘见毛刺，肿块周围见结构扭曲及少量微钙化，邻近小梁结构增宽。超声示左乳10点钟方向可见两处实性低回声团，形态均不规则，内回声欠均匀，边缘成角，其中距乳头2.5cm肿块周边探及血流信号。本例恶性征象明确，定性并不困难，可判为BI-RADS 5类。

　　3. 经验分享　本例为同一象限的多发病灶，影像表现相似，应考虑同一类型乳腺癌的多灶性表现。发生在乳晕下区以外的浸润性乳头状癌，通常与浸润性导管癌表现相似，当肿块伴微钙化或结构扭曲时，常提示合并导管内癌成分，本例伴随结构扭曲和少量微钙化，很可能合并导管内癌。乳头状癌通常表现为囊实混合性肿块，少数为完全实性肿块。完全实性的乳头状癌的侵袭性高于囊实混合性肿瘤，因此，完全实性的乳头状癌影像表现与浸润性导管癌更为相似。

病理

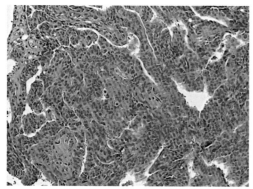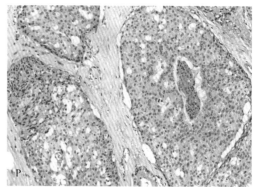

图5-4-2O、P　左乳（10点方向距乳头0.5cm、2.5cm处肿块）浸润性乳头状癌伴中级别导管内癌；瘤细胞呈乳头、筛孔及腺管状或实性排列；免疫组化: ER（＋），PR（＋），HER2（2＋），Ki-67（＋，10%）

▶▶病例3

男，76岁，发现左乳肿块2个月。触诊：肿块质韧，膨胀性生长，基底固定。

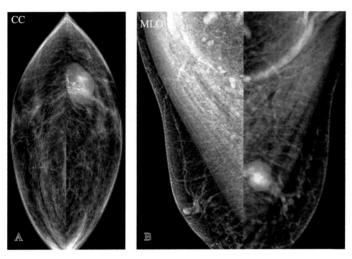

图5-4-3A、B　双乳FFDM图

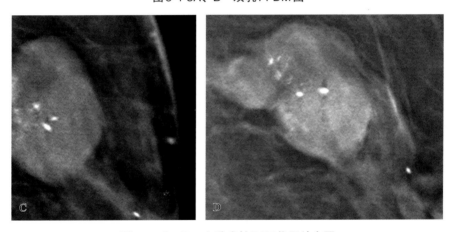

图5-4-3C、D　左乳病灶DBT物理放大图

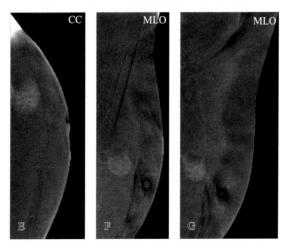

图5-4-3E～G　左乳CEM减影图CC位（E）、MLO位（F、G）

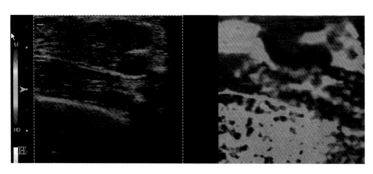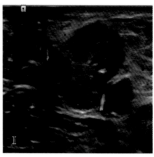

图5-4-3H、I 左乳外上象限病灶超声图，弹性评分为5分

问题

1.乳腺X线（图5-4-3A ～ D）对左乳肿块的描述正确的有哪些？（多选）

   A.不规则肿块，边缘模糊

   B.高密度肿块，边缘清晰

   C.高密度肿块，边缘模糊

   D.不规则肿块，边缘毛刺

   E.肿块伴粗糙不均质钙化

2.CEM检查（图5-4-3E ～ G）关于左乳肿块的描述正确的有哪些？（多选）

   A.肿块样强化

   B.非肿块样强化

   C.环形强化

   D.肿块均匀强化

   E.不均匀强化

3.乳腺超声（图5-4-3H、I）对左乳肿块的描述正确的有哪些？（多选）

   A.实性低回声

   B.内部回声不均匀

   C.形态不规则

   D.探及血流信号

   E.弹性评分高

4.根据以上资料，左乳肿块的BI-RADS分类下列哪项最合适？（单选）

   A.3类

   B.4A类

   C.4B类

   D.4C类

   E.5类

5.左乳肿块可能的诊断有哪些？（多选）

   A.浸润性导管癌

   B.导管内癌

   C.浸润性小叶癌

   D.浸润性乳头状癌

   E.男性乳腺发育症

6.下列哪项病变一般不会发生在男性乳腺？（单选）

   A.导管内癌

   B.脂肪瘤

   C.脓肿

   D.浸润性小叶癌

   E.浸润性乳头状癌

参考答案

1. ACE   2. ACE   3. ABCDE   4. D
5. AD   6. D

分析要点

1.临床特点 老年男性触及乳腺无痛性、基底固定的肿块，可疑恶性，但也不完全除外结节型男性乳腺发育。

2.影像表现 乳腺X线显示左乳外上象限不规则高密度肿块，边缘模糊，内见多发粗糙不均质及模糊不定形微钙化，CEM可见不均匀及环形肿块样明显强化。超声表现为低回声团，形态不规则，内回声不均匀，见不规则液性暗区及点状钙化，CDFI见条形血流信号穿入，弹性评分为5分。综合影像表现，囊实性肿块，DBT显示病灶边缘模糊，更倾向于恶性（BI-RADS 4C），可以考虑浸润性乳头状癌。

3.经验分享 老年男性出现乳腺肿块应考虑男性乳腺发育、乳腺癌等。男性乳腺发育以乳房隆起多见，可触及肿块或弥漫性乳房肿大，肿块通常位于乳头后方中央部。乳腺癌常位于乳头后方偏心位，外上象限多见。X线是发现男性乳腺癌有效的检查手段，敏感性和特异性分别为92%

和90%。但男性乳房较小，乳腺癌易侵犯胸壁导致粘连，摄片时应注意将病灶完全包括。CEM环形强化提示病灶呈囊实性改变，不强化区域可能为坏死或囊液成分；乳头状癌和伴坏死的乳腺癌及乳腺脓肿均可表现为环形强化，在诊断时需结合临床和超声加以区分。男性乳腺癌的主要组织学类型为浸润性导管癌，其次为原位癌，其他少见类型可为乳头状癌等，由于男性乳腺缺乏小叶，浸润性小叶癌罕见。本例表现为不规则囊实性肿块伴钙化，病灶边缘浸润，可符合浸润性乳头状癌表现。

病理

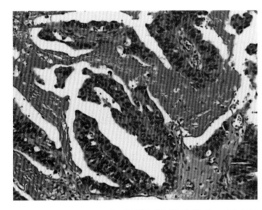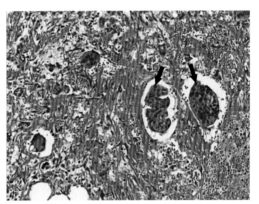

图5-4-3J、K 左乳浸润性乳头状癌；肿瘤细胞呈乳头状或不规则腺管样排列，浸润性生长；黑色箭头示脉管内癌栓（K）；免疫组化：ER（＋），PR（＋），HER2（2＋），Ki-67（＋，30%）

▶▶小结

乳腺乳头状癌（papillary carcinoma，PC）是一组以乳头状生长和具有纤维血管轴心为特征的乳腺恶性上皮性肿瘤，其发病率低，占所有乳腺癌的2%～5%，发展较慢，预后相对较好。广义上包含了导管内乳头状瘤伴导管内癌、导管内乳头状癌（intraductal papillary carcinoma）（非浸润性乳头状癌）、包裹性乳头状癌、实性乳头状癌及浸润性乳头状癌。而浸润性乳头状癌在2012年WHO乳腺肿瘤分类中

被划分为浸润性癌的特殊亚型。乳头状癌与良性乳头状病变鉴别在于恶性的乳头状癌中没有肌上皮细胞。如果乳头状癌上皮具有导管内癌的特征，可称为乳头状导管内癌或导管内乳头状癌，如超出基底膜外，称为浸润性乳头状癌。如果乳头状癌伴有囊性成分，称为包裹性（或囊内）乳头状癌，包括原位及浸润性两种类型。

乳头状癌多起源于乳晕区大导管、壶腹部及乳头管上皮细胞，部分起源于乳腺外周，当病变局限于导管内时称为导管内

乳头状癌，当侵及管壁囊壁或周围组织时，则为浸润性乳头状癌。临床上年龄较大的女性（＞55岁）比年轻女性的风险更大，大多数病例出现在绝经后，平均年龄为63～67岁；部分可见于男性。乳腺浸润性乳头状癌多表现为乳晕下区单发的或周围多发的无痛性肿块，可伴乳头血性溢液；发生在乳晕下区以外的浸润性乳头状癌，多表现为局部质硬、表面不光滑的乳房肿块，活动度差，易与皮肤粘连。浸润性乳头状癌腋淋巴结转移率低于非特殊类型乳腺癌，5年生存率接近90%，优于大多数浸润性导管癌。浸润性乳头状癌常混合其他类型乳腺癌，以伴发导管内癌和浸润性导管癌多见。据统计75%以上的浸润性乳头状癌中存在DCIS。

浸润性乳头状癌易突破导管向外生长，X线多表现为乳头后方或外周密度增高的圆形或分叶状肿块；当伴有DCIS或浸润性导管癌时易出现钙化；与导管内乳头状癌相比，浸润性乳头状癌多见于外周。当伴有同侧腋淋巴结肿大时，多考虑浸润性乳头状癌。超声多表现为复杂性囊性肿块，可伴有壁结节；也可以表现为完全实性的肿块。完全实性的乳头状癌的侵袭性高于囊实混合性。浸润性乳头状癌多伴丰富的血流信号，弹性评分3～5分。对于显示导管内乳头状癌或包裹性乳头状癌，超声优于乳腺X线摄影。MRI表现为边界清楚的圆形或椭圆形混杂信号肿块，由囊性成分和实性壁结节构成；实性成分多为中等信号强度，而囊性区根据液体成分不同表现为不同信号（浆液性成分在T_1WI低信号T_2WI高信号，出血在T_1WI和T_2WI均为高信号）。增强扫描囊壁、分隔及实性结节显著强化。

浸润性乳头状癌需与其他乳头状肿瘤，如导管内乳头状瘤、导管内乳头状癌等相鉴别。导管内乳头状瘤多表现为自发性、无痛性乳头血性溢液，或扪及肿块，发病年龄较浸润性乳头状癌年轻，中位年龄40～50岁，多数位于乳晕下区，质地较软，一般＜1cm，通常无腋淋巴结肿大。导管内乳头状癌为未突破导管基底膜的非浸润癌，表现为乳腺中央区边界清晰的肿块，边界清，活动度好，可有囊性感；超声多表现为囊实性肿块，可见壁结节，与浸润性乳头状癌难以鉴别，最终需病理确诊。另外，乳头状癌还需与黏液腺癌、非特殊类型浸润性癌等相鉴别。

（文婵娟　杜培南　刘铁军　廖　昕）

参 考 文 献

[1] 任家材，袁修学，高利昆. 乳腺浸润性乳头状癌4例临床病理观察及文献复习 [J]. 中国组织化学与细胞化学杂志，2017，26（3）：272-276.

[2] Grabowski J，Salzstein SL，Sadler GR，et al. Malignant phyllodes tumors：a review of 752 cases [J]. Am Surg，2007，73（10）：967-969.

[3] Page DL，Salhany KE，Jensen RA，et al. Subsequent breast carcinoma risk after biopsy with atypia in a breast papilloma [J]. Cancer，1996，78（2）：258-266.

[4] 肖璇，张智弘，宋国新，等. 乳腺浸润性乳头状癌六例临床病理观察 [J]. 中华病理学杂志，2017，46（12）：853-854.

[5] 王泽坤，黄波，罗娅红，等. 乳腺包裹性乳头状癌的影像学特点分析 [J]. 肿瘤影像学，2017，26（3）：170-176.

[6] Mathew J，Perkins GH，Stephens TW，et al. Primary breast cancer in men：clinical，imaging，and pathologic findings in 57 patients [J]. American Journal of Roentgenology，2008，191

（6）：1631-1639.

[7] 蔡仕彬，潘颖，毛卫波，等.31例乳腺乳头状癌的临床病理特征及治疗［J］.温州医科大学学报，2017，47（10）：771-774.

第五节　浸润性微乳头状癌

▶▶病例1

女，45岁，左乳外上象限触及质韧、基底固定的肿块。

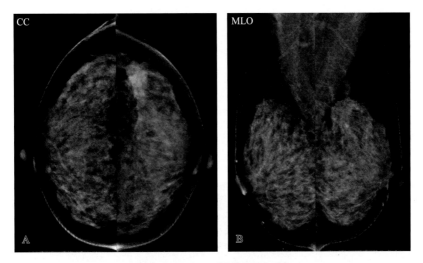

图5-5-1A、B　双乳FFDM图

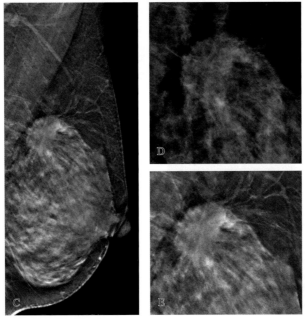

图5-5-1C～E　MLO位DBT图（C）、MLO物理放大图（D）、DBT物理放大图（E）

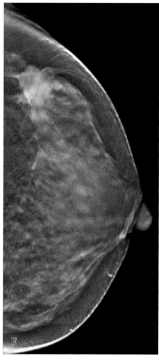

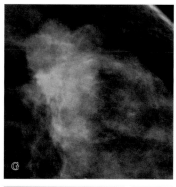

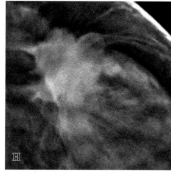

图5-5-1F～H　CC位DBT图（F）、CC物理放大图（G）、DBT物理放大图（H）

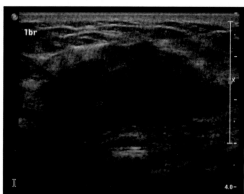

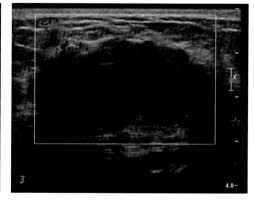

图5-5-1I、J　左乳2～3点钟距乳头5cm处病灶超声图

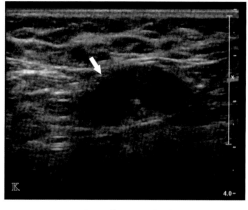

图5-5-1K　左侧腋淋巴结超声图（箭头）

问题

1. 乳腺X线（图5-5-1A～H）对左乳肿块的描述正确的有哪些？（多选）

    A. 形态不规则

    B. 高密度肿块

    C. 边缘模糊

    D. 边缘毛刺

    E. 内见微钙化

2. 乳腺超声（图5-5-1I～K）关于左乳病灶描述正确的有哪些？（多选）

A. 实性低回声

B. 边界不清

C. 形态不规则

D. 后方回声衰减

E. 腋淋巴结肿大

3. 左乳肿块BI-RADS分类下列哪类最合适？（单选）

A. 3类

B. 4A类

C. 4B类

D. 4C类

E. 5类

4. 根据以上资料，左乳病变最可能的诊断有哪些？（多选）

A. 导管内癌

B. 浸润性小叶癌

C. 浸润性乳头状癌

D. 浸润性微乳头状癌

E. 左侧腋淋巴结转移

5. 有关乳腺乳头状癌，以下说法正确的有哪些？（多选）

A. 好发于老年女性

B. 好发于乳晕后区

C. 导管内乳头状癌为非浸润性癌

D. 若突破导管基底膜为浸润性乳头状癌

E. 浸润性微乳头状癌预后差

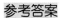
参考答案

1. ABDE　　2. ABCDE　　3. E　　4. DE

5. ABCDE

分析要点

1. 临床表现　中年女性，左乳触及基底固定的肿块，提示恶性可能。

2. 影像表现　X线表现为不规则高密度毛刺样肿块，内可见微钙化，邻近小梁结构增宽。超声示病灶呈实性低回声团，形态不规则，边缘毛刺、成角，后方伴回声衰减，左侧腋窝可见肿大淋巴结。影像表现为典型恶性，BI-RADS判读为5类。

3. 经验分享　本例表现为典型的不规则毛刺样肿块，并伴有同侧腋淋巴结肿大，最常见的病理类型为浸润性导管癌，但特殊类型浸润性癌也不能除外，特别是浸润性微乳头状癌，恶性程度高，容易发生淋巴结转移，同时多合并浸润性导管癌或导管内癌成分，两者征象相似，影像学上难以鉴别，活检是确诊的重要检查手段。超声是检测腋淋巴结最常见且简单的方法，比X线更具优势，对于X线上无法显示的淋巴结可结合超声判断。腋淋巴结转移是影响乳腺癌预后的重要因素，浸润性微乳头状癌淋巴结转移率高，预后较差。

病理

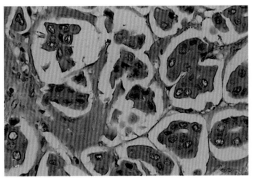
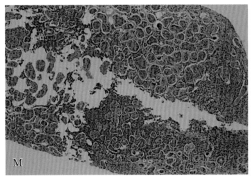

图5-5-1L、M　左乳浸润性微乳头状癌，伴腋窝淋巴结转移；瘤细胞呈微乳头状浸润性生长，异型明显；免疫组化：ER（＋）、PR（＋）、HER2（1＋）、Ki-67（＋，20%）；淋巴结内见微乳头状癌细胞浸润（M）

▶▶**病例2**

女，61岁，发现左乳肿块数天，触诊：质韧，边界不清，不活动。

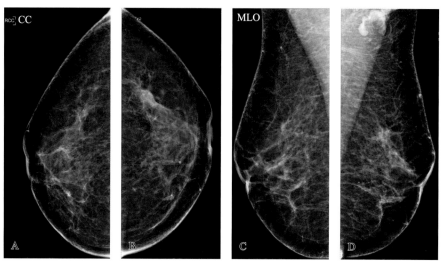

图5-5-2A～D 双乳FFDM图

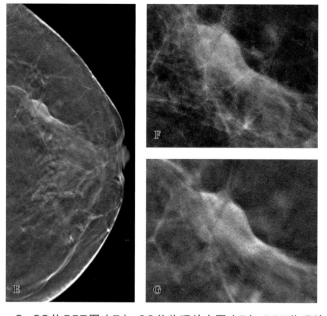

图5-5-2E～G：CC位DBT图（E）、CC位物理放大图（F）、DBT物理放大图（G）

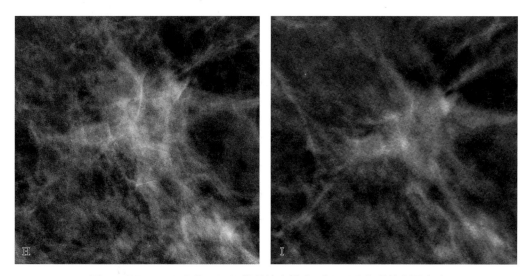

图 5-5-2H、I　MLO 位 FFDM 物理放大图（H），DBT 物理放大图（I）

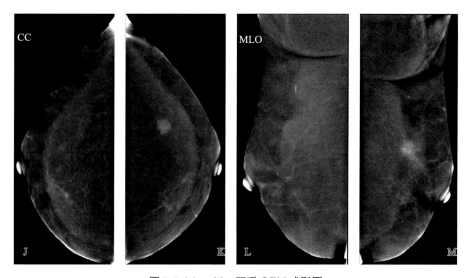

图 5-5-2J ～ M　双乳 CEM 减影图

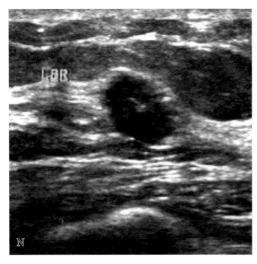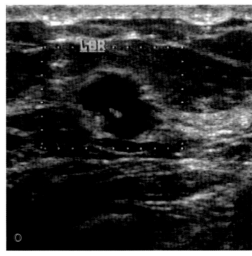

图5-5-2N、O　左乳1点钟距乳头2cm病灶超声图

问题

1. 乳腺X线（图5-5-2A～I）对左乳病灶的主要描述有哪些？（多选）

   A. 不规则肿块，边缘毛刺

   B. 不规则肿块，边缘清晰

   C. 高密度肿块，边缘毛刺

   D. 高密度肿块伴钙化

   E. 不规则肿块伴钙化

2. 左乳CEM检查（图5-5-2J～M）描述正确的有哪些？（多选）

   A. 左乳肿块明显强化

   B. 左乳肿块均匀强化

   C. 左乳肿块不均匀强化

   D. 左侧腋淋巴结轻度强化

   E. 左乳未见异常强化

3. 乳腺超声（图5-5-2N、O）关于左乳肿块的描述正确的有哪些？（多选）

   A. 实性低回声团

   B. 形态不规则

   C. 边缘毛刺

   D. 后方回声衰减

   E. 探及血流信号

4. 根据以上影像资料，左乳肿块的BI-RADS分类下列哪项最合适？（单选）

   A. 3类

   B. 4A类

   C. 4B类

   D. 4C类

   E. 5类

5. 左乳病变可能的诊断有哪些？（多选）

   A. 浸润性导管癌

   B. 浸润性小叶癌

   C. 肉芽肿性小叶炎

   D. 浸润性微乳头状癌

   E. 黏液腺癌

参考答案

1. AC　　2. ABD　　3. ABCE　　4. E

5. ABD

分析要点

1. 临床表现　老年女性，近期发现乳房肿块，触诊基底固定，提示恶性可能。

2. 影像表现　FFDM发现左乳外上象限肿块，DBT示肿块形态不规则，边缘呈毛刺状，邻近小梁结构增宽、紊乱；CEM示病灶呈肿块样明显强化，左侧腋淋巴结见轻度强化。超声显示实性低回声，形态欠规则，边缘呈毛刺样，内部可探及彩色血流信号。根据DBT、CEM和超声定性为恶性不难，BI-RADS分类5类。病理类型应考虑多表现为毛刺肿块的乳腺癌，如浸润性导管癌、浸润性小叶癌和浸润性微乳头状癌等。

3.经验分享　本例为老年女性，纤维腺体组织类型为散在纤维腺体类，病灶虽然较小，但在X线上容易发现，DBT呈不规则毛刺肿块，恶性征象明确；CEM病灶明显强化，进一步证实了其恶性风险。我们的经验显示恶性肿瘤的强化通常比较显著。浸润性微乳头状癌通常伴有浸润性导

管癌成分，影像表现相似。本例最终病理为浸润性导管癌（50%）伴浸润性微乳头状癌（50%），两者成分相当，因此X线表现为典型浸润性导管癌的毛刺肿块，术前不易判断为浸润性微乳头状癌。

X线摄影主要依靠大小及形态判断淋巴结是否转移，淋巴结增大、淋巴结门消失，但可靠性有限，部分淋巴结转移仅表现为皮质增厚，淋巴结门依然存在。我们的体会是，淋巴结转移在CEM上会表现为皮质增厚并强化，而良性淋巴结通常无强化或仅表现环形强化，有一定的鉴别诊断价值。

病理

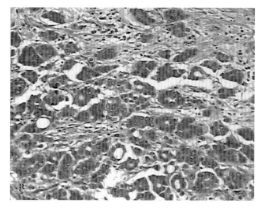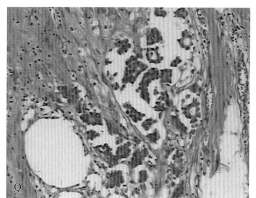

图5-5-2P、Q　左乳浸润性导管癌（50%）伴浸润性微乳头状癌（50%），腋淋巴结转移；免疫组化：ER（＋）、PR（＋）、HER2（1＋）、Ki-67（＋，5%）

▶▶病例3

女，67岁，发现左乳肿块2年，触诊：质硬，膨胀性生长，基底固定。

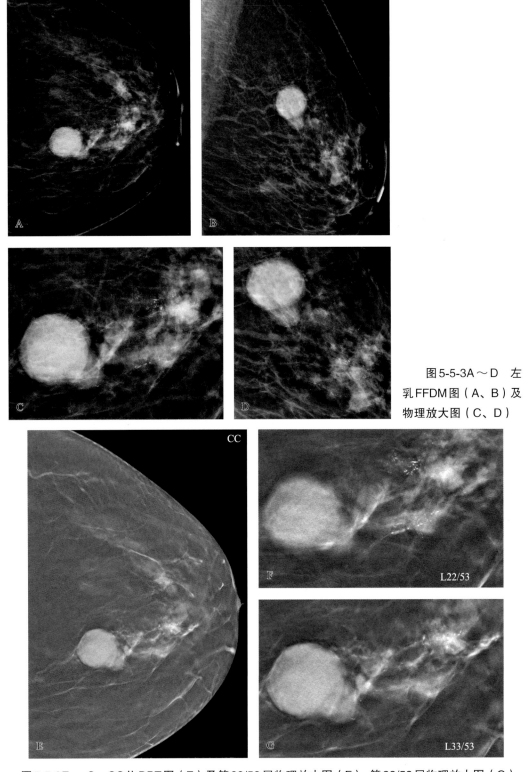

图5-5-3A～D　左乳FFDM图（A、B）及物理放大图（C、D）

图5-5-3E～G　CC位DBT图（E）及第22/53层物理放大图（F），第33/53层物理放大图（G）

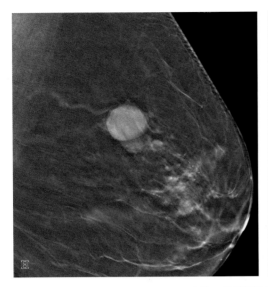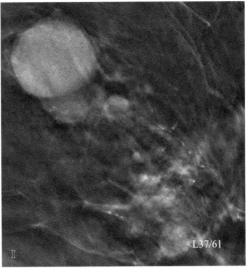

图5-5-3H、I　MLO位DBT图第37/61层（H）及物理放大图（I）

问题

1. 乳腺X线（图5-5-3A～I）对左乳病灶描述正确的有哪些？（多选）

   A. 多发肿块及微钙化

   B. 肿块边缘模糊

   C. 肿块形态不规则

   D. 钙化形态为细小多形性及细线样

   E. 钙化整体呈段样分布

2. 关于左侧乳腺肿块，下一步处理方式哪项最合适？（单选）

   A. 超声检查明确肿块的囊实性

   B. 磁共振检查进一步评估其良恶性

   C. X线定位活检

   D. 短期内（6个月）随访

   E. 12个月后随访

3. 关于左侧乳腺微钙化，最合适的处理方式是什么？（单选）

   A. X线下定位活检

   B. 超声检查

   C. 磁共振检查

   D. 短期内（6个月）随访

   E. 12个月后随访

4. 左乳病变可能的诊断有哪些？（多选）

   A. 纤维囊性乳腺病

   B. 纤维腺瘤

   C. 导管内癌

   D. 浸润性导管癌

   E. 浸润性微乳头状癌

5. 关于浸润性微乳头状癌说法正确的有哪些？（多选）

   A. 好发绝经后女性

   B. 预后较差，总体生存率低

   C. 腋淋巴结转移率高

   D. 局部复发和远处转移率高

   E. MRI有助于确定病变的范围和排除多发病灶

参考答案

1. ABDE　　2. A　　3. A　　4. CDE

5. ABCDE

分析要点

1. 临床特点　老年女性，病程2年，肿块触诊质硬，基底固定，提示可疑恶性。

2. 影像表现　FFDM示左乳内上象限圆形高密度肿块，边缘模糊，见较宽晕征，其前方见段样分布的细小多形性及细线样微钙化，相应区域实质密度增高，DBT内见多发等密度小肿块，边缘模糊。钙化形态与分布提示恶性可能，下一步应行X线下定位活检（图5-5-3J、K）；肿块则应结合超声明确囊实性，再行超声下定位穿刺活检。

3.经验分享　本例为多发病灶，肿块与钙化并存，钙化形态及分布明显偏恶性，而肿块形态相对规则，但边缘模糊，属于非典型恶性甚至偏良性表现。对于多发病变且性质不同时，应对每个病灶分别进行判断，必要时活检，明确是多灶性乳腺癌还是多中心性乳腺癌及其病理类型，为后续临床治疗提供依据。X线下立体定位活检，可精确定位可疑钙化，结合标本摄影，明确对感兴趣区域钙化是否准确切除。

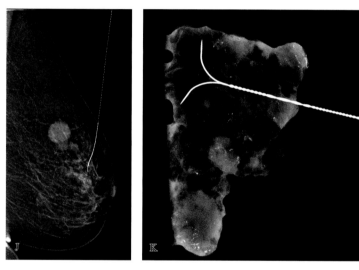

图5-5-3J、K　左乳微钙化经X线引导下定位活检（J）及标本摄影（K）

病理

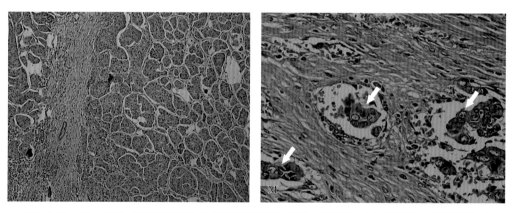

图5-5-3L、M　左乳（肿块及钙化）浸润性微乳头状癌；瘤细胞呈乳头样及小巢团状排列，瘤巢周围见组织空隙；免疫组化：ER（＋）、PR（＋）、HER2（0）、Ki-67（＋，50%）；箭头示脉管内癌栓（M）

▶▶小结

浸润性微乳头状癌（invasive micro-papillary carcinoma，IMPC）是一种特殊类型的乳腺浸润性癌，具有独特的生长模式，表现为肿瘤细胞呈桑葚状或小乳头状及不规则巢团状聚集，癌巢与周围间质有类似脉管的空隙样结构，无纤维血管轴心，侵袭性明显。好发于绝经后女性，平均发病年龄60岁左右。临床多表现为活动差，质地硬，表面不光滑的乳房肿块，淋巴结转移率很高（淋巴结受累在75%～100%），首发时72%～77%的病例有腋淋巴结转移。皮肤受累（皮肤回缩）是浸润性微乳头状癌的另一个特征，20%～23%病例可出现此征象。

通常浸润性微乳头状癌与非特殊类型浸润性导管癌混合发生，单纯浸润性微乳头状癌很少见，3%～6%的浸润性导管癌可出现局灶性微乳头改变，"微乳头状"成分占肿瘤总量的20%～80%，研究认为即使微乳头状成分＜25%，其淋巴管侵犯和淋巴结转移的程度也明显高于不伴"微乳头状"成分的肿瘤。浸润性微乳头状乳腺癌具有"血管侵袭性"表型，意味着它具有发展和扩散到血液的趋势，具有更高的转移率。

浸润性微乳头状癌的特征表现为肿瘤细胞成团簇状聚集在相当"清晰空间"内，类似于扩张的血管淋巴管，瘤细胞呈乳头样及小巢团状排列，瘤巢周围见清晰的组织空隙。淋巴受累在浸润性微乳头状癌中很常见。约70%的浸润性微乳头状癌ER表达阳性，约60%PR呈阳性。约40%的病例存在HER2过度表达。浸润性微乳头状癌死亡率高，预后不良。

目前，乳腺X线摄影、超声或MRI检查都没有明确的特征提示浸润性微乳头状癌，术前诊断困难。但浸润性微乳头状癌的多数影像表现均高度提示恶性，X线多表现为高密度、不规则或圆形的实性肿块（不规则形更常见），更倾向于具有毛刺边缘（50%～70%）并且常伴有微钙化。微钙化往往是细小多形性，或点状，或两者兼而有之，通常呈段样或成簇分布。文献报道，超声多表现为实性低回声肿块，边缘不规则或微小分叶状；90%以上的浸润性微乳头状癌表现为均匀的回声，约60%伴后方回声衰减。MRI可能是诊断浸润性微乳头状癌的最有效检查方式，用于术前评估肿瘤的范围或排除多灶性的可能，并能显示相关征象，如皮肤增厚、淋巴结肿大和胸壁侵犯等。

鉴别诊断：①浸润性乳头状癌。多位于乳晕后，囊实性表现多见，较少出现淋巴结转移；镜下肿瘤大体界线清楚，有真性纤维血管轴心的乳头，或呈普通型浸润性导管癌形态，缺乏IMPC无轴心微小乳头的特征性结构。②黏液腺癌。发病年龄较大，肿瘤界线多清楚，切面呈胶冻状，镜下癌组织呈小团状漂浮在黏液湖中，在癌细胞巢团内可见黏液样物质。X线多表现为高密度界线相对清楚的肿块。因为富含黏液成分，在MRI-T_2WI上为明显高信号，增强扫描呈明显而缓慢的边缘型强化。③乳腺转移性乳头状癌。浸润性微乳头状癌内或肿瘤边缘区大多具有导管内癌成分，乳腺X线可出现微钙化，而转移性乳头状癌通常无钙化。

（文婵娟 李远章 李 莹
廖 昕 陈卫国）

参 考 文 献

［1］Nassar H，Wallis T，Andea A，et al. Clinicopathologic analysis of invasive micropapillary differentiation in breast carcinoma.Mod Pathol，2001，14（9）：836-841.

［2］Guo X，Chen L，Lang R，et al. Invasive micropapillary carcinoma of the breast：association of pathologic features with lymph node metastasis［J］. American Journal of Clinical Pathology，2006，126（5）：740-746.

［3］王仲照，黄文亭，王年昌，等. 乳腺浸润性微乳头状癌临床病理特征及预后分析［J］. 中华肿瘤防治杂志，2017，24（9）：615-620.

［4］陈园园，张嫣，王霞，等. 乳腺浸润性微乳头状癌的MRI表现及临床病理特点［J］. 中国CT和MRI杂志，2018，16（4）：80-82，97.

［5］古作娴，翁贞华. 乳腺单纯型浸润性微乳头状癌的超声与病理学特征的相关性研究［J］. 肿瘤影像学，2019，28（3）：156-160.

第六节　神经内分泌癌

▶▶ 病例1

女，71岁，左乳外侧乳头旁触及质硬、膨胀性生长、基底固定的肿块。

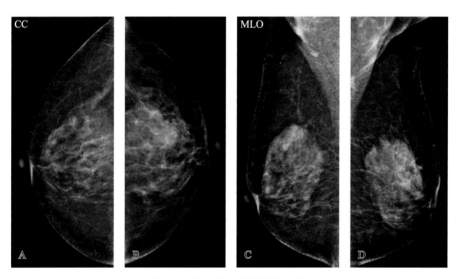

图5-6-1A ～ D　双乳FFDM图

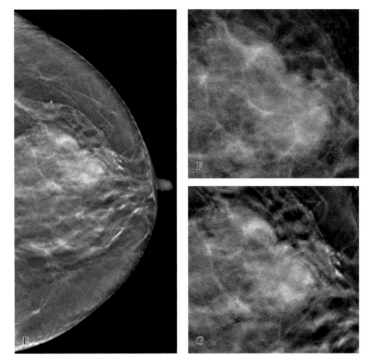

图5-6-1E～G　DBT（CC位）、CC位物理放大图、DBT物理放大图

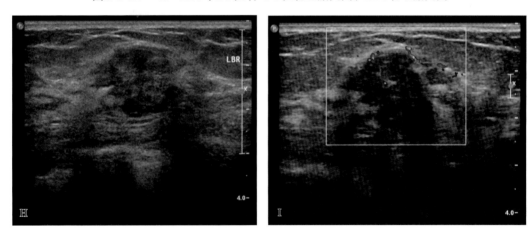

图5-6-1H、I　左乳1点钟乳头旁病灶超声图

问题

1. 乳腺X线（图5-6-1A～G）对左乳病灶描述正确的有哪些？（多选）

  A. 不规则肿块

  B. 等密度肿块

  C. 高密度肿块

  D. 边缘模糊

  E. 边缘遮蔽

2. 乳腺超声（图5-6-1H、I）对左乳病灶描述正确的有哪些？（多选）

  A. 实性低回声团，边界不清

  B. 形态不规则

  C. 边缘成角

  D. 后方回声衰减

  E. 内部可探及彩色血流信号

3. 根据以上资料，左乳肿块的BI-RADS

分类下列哪项最合适？（单选）

A. 2类

B. 3类

C. 4A类

D. 4B类

E. 4C类

4. 下一步的处理方式哪项最为合适？（单选）

A. MRI检查鉴别良恶性

B. 超声引导下穿刺活检

C. 细针抽吸活检

D. 超声短期随访（6个月）

E. X线短期随访（6个月）

参考答案

1. ABD　　2. ABCDE　　3. E　　4. B

分析要点

1. 临床特点　老年女性，左乳肿块，膨胀性生长，基底固定，查体难以鉴别良恶性，但结合患者年龄较大，更倾向于恶性。

2. 影像表现　FFDM示左乳外上象限等密度肿块，DBT肿块形态不规则，边缘模糊。超声示左乳实性低回声团，形态不规则，边缘成角，内回声不均，团块后伴声衰减，内部可探及彩色血流信号。该病灶表现为不规则边缘模糊的肿块，恶性风险大，BI-RADS可判读为4C类，下一步行超声引导下穿刺活检明确病理。

3. 经验分享　本例虽然为老年患者，但纤维腺体组织较多为不均匀致密类，病灶容易被遮盖，单纯从FFDM很难判断肿块的形态和边缘，特别是MLO位，容易漏诊，DBT减少组织重叠可提高检出的敏感性，更好地观察病灶特征。该病灶综合考虑为不规则边界模糊肿块，病灶定性不难，X线表现没有明确的毛刺征且患者年龄偏大，可以考虑特殊类型乳腺癌，如黏液腺癌、神经内分泌癌、乳头状癌等。

病理

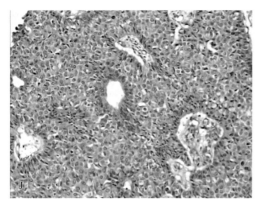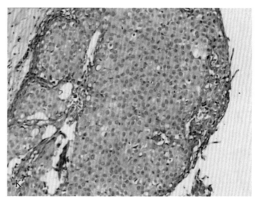

图5-6-1J、K　左乳实性神经内分泌癌；免疫组化：ER（＋）、PR（＋）、HER2（1＋）、Syn（＋）、CgA（＋）

▶▶ **病例2**

女，77岁，右乳触及质韧，边界不清，基底固定肿块。挤压时右乳血性溢液。

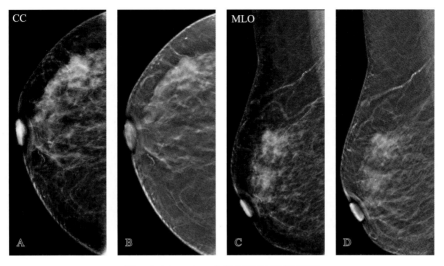

图5-6-2A ～ D 右乳FFDM及DBT图

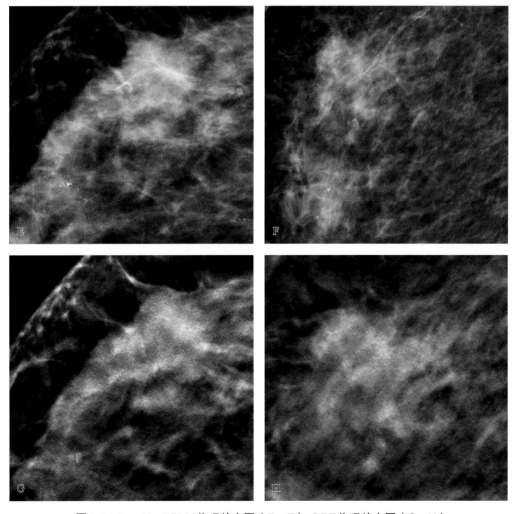

图5-6-2E ～ H FFDM物理放大图（E、F）；DBT物理放大图（G、H）

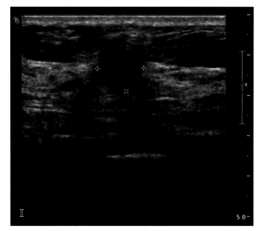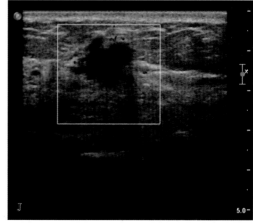

图 5-6-2I、J　右乳 11 点钟位置病灶超声图

问题

1. 乳腺X线（图 5-6-2A ～ H）对右乳病灶描述正确的有哪些？（多选）

　A. 不对称致密

　B. 细小多形性微钙化

　C. 不规则高密度肿块

　D. 肿块边缘模糊

　E. 乳头内陷

2. 乳腺超声（图 5-6-2I、J）对右乳病灶描述正确的有哪些？（多选）

　A. 实性低回声团

　B. 形态不规则

　C. 边缘成角

　D. 后方回声衰减

　E. 周边探及彩色血流信号

3. 根据以上资料，右乳肿块的BI-RADS分类下列哪项最合适？（单选）

　A. 3 类

　B. 4A 类

　C. 4B 类

　D. 4C 类

　E. 5 类

4. 右乳病变可能的诊断和鉴别诊断有哪些？（多选）

　A. 纤维囊性乳腺病

　B. 浸润性导管癌

　C. 神经内分泌癌

　D. 导管内癌

　E. 非典型性增生

参考答案

1. ABCDE　　2. ABCDE　　3. E

4. BCD

分析要点

1. 临床特点　老年女性，右乳肿块边界不清，基底固定，乳头见血性溢液，高度提示恶性。

2. 影像表现　FFDM示右乳外上象限见不对称致密，其前 1/3 见多枚细小多形性钙化，呈线样分布；DBT示右乳外上象限见不规则形高密度肿块，边缘模糊，周围小梁增宽、走行紊乱；右乳头内陷。超声示右乳实性低回声团，纵向生长，边缘成角，内回声不均，CDFI显示团块周边可见点状彩色血流信号。综合影像表现病灶定性不难，BI-RADS 5 类。

3. 经验分享　本例FFDM表现为不对称致密，良恶性病变都可以表现为不对称致密，我们在诊断时应注意其相关的伴随征象，DBT可以帮助我们发现恶性不对称内被掩盖的肿块，为诊断提供更准确的依据。伴随可疑恶性微钙化也提示不对称致密可能为乳腺癌的重要佐证。诊断时还需要注意观察是否有乳头内陷、皮肤增厚等相关征象。

结合文献和我院经验，神经内分泌癌X线多表现为不伴毛刺的肿块，部分可伴有微钙化，不易与良性肿瘤相鉴别。超声多呈不均质低回声、形态不规则、血流丰富、弹性评分高。但单从影像表现仍然很难诊断神经内分泌癌，确诊主要依靠组织病理及免疫组化。

病理

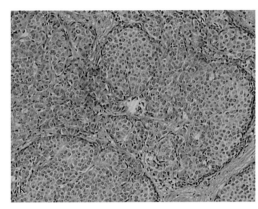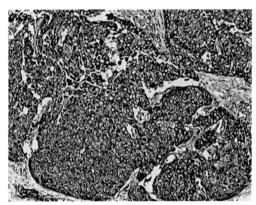

图5-6-2K、L　右乳神经内分泌癌；瘤细胞排列成巢团状浸润生长；免疫组化：ER（＋）、PR（＋）、HER2（0）、Ki-67（＋，20%）、Syn（＋）、CgA（＋）（图L）

▶▶小结

乳腺神经内分泌癌（neuroendocrine carcinoma）是伴神经内分泌分化浸润性乳腺癌的总称，也称为乳腺内分泌癌。发病率较低，WHO（2003年）将其定义为"形态学上与消化道和肺部神经内分泌癌相似，超过50%的肿瘤细胞表达神经内分泌标志物，同时排除由其他器官转移来的乳腺神经内分泌癌"。按照形态学特点将其分为实质性神经内分泌癌、非典型类癌、小细胞神经内分泌癌（又称燕麦细胞癌）和大细胞神经内分泌癌。2012年WHO指南取消了"超过50%的肿瘤细胞表达神经内分泌标志物"的限制性条件，将其分为3个亚型：①高分化的乳腺神经内分泌癌；②分化差的神经内分泌癌（小细胞神经内分泌癌和大细胞神经内分泌癌）；③伴神经内分泌分化的浸润性乳腺癌。

乳腺原发神经内分泌癌占所有乳腺癌的2%～5%，大多发生在老年女性（60～70岁），发病率随年龄的增长而增加，男性乳腺癌也可有神经内分泌化。乳腺神经内分泌癌倾向于低级别、缓慢生长。临床无特殊表现，常可触及肿块，肿块大小不等，可边界清楚，表面光滑，类似良性肿块；也可表现为质硬，边界不清，活动度差，与其他恶性肿瘤表现相同。部分患者可伴乳头血性溢液。

原发性乳腺神经内分泌癌细胞形态各异，可以表现为卵圆形、纺锤形甚至是类浆细胞形，最常见的生长排列方式为腺泡状或实性细胞巢结构，与周围组织间似有包膜。原发性乳腺神经内分泌癌的病理表现复杂多样，具有以下病理特征的乳腺肿瘤可考虑为原发性乳腺神经内分泌癌：①细胞呈实性片状排列，周围有栅栏状结构或者岛状排列，由纤维血管分隔；②向产生黏液的方向分化；③低级别核分级。免疫组化嗜铬颗粒蛋白 A（chromogranin A，CgA）阳性是神经内分泌癌的特征，突触素（synaptophysin，Syn）和神经元特异性烯醇化酶（neuron-specific enolase，NSE）也是诊断神经内分泌化的依据。此类分泌标志物需＞50%的肿瘤细胞有表达，才可确定为神经内分泌癌，否则仅提示有神经内分泌化。乳腺神经内分泌癌 ER、PR 表达率高达 90%，而 HER2 基因表达阳性率极低。

影像学检查不具有特征性，乳腺 X 线摄影有时表现为边界较清楚的椭圆形肿块，容易误诊为纤维腺瘤等良性病变，少数肿瘤内伴点状或细小多形性微钙化。少数可表现为不对称致密，结构扭曲和毛刺肿块少见。超声多表现为边界清晰、均质或不均质的圆形或分叶状低回声肿块，囊变率低，部分肿瘤边界可模糊，部分肿块内可伴有钙化灶。MRI 亦无明显特异性，肿块多均匀或不均匀强化，动态增强曲线多为流出型，部分为平台型。

鉴别诊断：①纤维腺瘤。纤维腺瘤多发于青春期及育龄女性，触诊边缘光滑，活动度好，FFDM 边缘清晰光整，瘤体周围有包膜可见透亮晕征。②髓样癌。多表现为圆形或椭圆形肿块，很少伴钙化，发病年龄较神经内分泌癌年轻，多发生于 50 岁以下女性。③黏液腺癌。常见于绝经后老年女性，FFDM 多表现为边缘清晰或模糊的高密度肿块，单纯 X 线与神经内分泌癌鉴别困难。超声和 MRI 有一定的特征性，可见黏液湖，ADC 值高是黏液腺癌的诊断要点。

（文婵娟　李　莹　李远章
廖　昕　陈卫国）

参 考 文 献

［1］Lakhani SR，Ellis IO，Schnitt SJ，et al. WHO classification of tumours of the breast［M］. 4th ed. Lyon：IARC Press，2012.

［2］黄丹风，唐丽娜，沈友洪，等. 乳腺神经内分泌癌的超声表现及病理对照分析［J］. 中国超声医学杂志，2017，33（8）：740-742.

［3］石守森，柳林，张建国. 原发性乳腺神经内分泌癌的研究现状及进展［J］. 中国现代普通外科进展，2017，20（1）：35-37.

［4］Menendez P，Garcia E，Rabadan L，et al. Primary neuroendocrine breast carcinoma［J］. Clin Breast Cance，2012，12（4）：300-303.

［5］张韵华，刘利民，夏罕生，等. 乳腺神经内分泌癌的超声影像学表现［J］. 中国临床医学，2015，6：784-786.

第七节　肌上皮癌

▶▶病例

女，69 岁，左乳质硬、不活动肿块，局部皮肤见"酒窝征"。

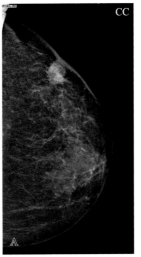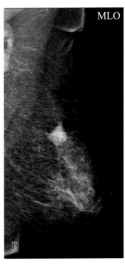

图5-7-0A、B 左乳FFDM图

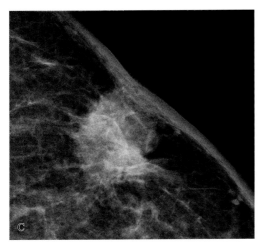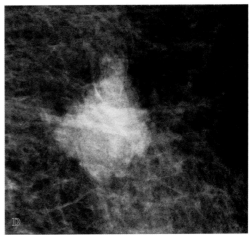

图5-7-0C、D FFDM物理放大图

问题

1. 乳腺X线（图5-7-0A-D）对左乳肿块描述正确的有哪些？（多选）

   A. 位于外上象限

   B. 形态不规则

   C. 等密度

   D. 边缘毛刺

   E. 皮肤增厚、内陷

2. 左乳肿块的BI-RADS分类，下列哪项最合适？（单选）

   A. 3类

   B. 4A类

   C. 4B类

   D. 4C类

   E. 5类

3. 根据给出的资料，诊断和鉴别诊断应包括以下哪几项？（多选）

   A. 浸润性导管癌

   B. 浸润性小叶癌

   C. 肌上皮癌

   D. 乳头状瘤

   E. 化生性癌

4. 下列哪些属于特殊类型的浸润性癌？（多选）

A. 分泌型癌

B. 鳞状细胞癌

C. 神经内分泌癌

D. 肌上皮癌

E. 浸润性导管癌

参考答案

1. ABDE   2. E   3. ABCE

4. ABCD

分析要点

1. 临床特点 老年女性，左乳肿块质硬、不活动，皮肤见"酒窝征"，高度可疑恶性。

2. 影像表现 X线示左乳外上象限不规则高密度肿块影，边缘毛刺，局部皮肤增厚、牵拉内陷。影像表现为典型恶性，并伴有皮肤的侵犯，BI-RADS判断为5类。

3. 经验分享 "酒窝征"是乳腺癌侵犯悬韧带（Cooper韧带），导致悬韧带失去弹性、缩短，牵拉皮肤造成表面凹陷形似"酒窝"，是乳腺癌的临床表现之一。本例X线显示病灶侵犯邻近皮肤，造成皮肤增厚、内陷，出现"酒窝征"，恶性征象明确，最终病理证实为肌上皮癌。而文献报道肌上皮癌通常不伴皮肤浸润，本例出现皮肤浸润属相对罕见表现。

病理

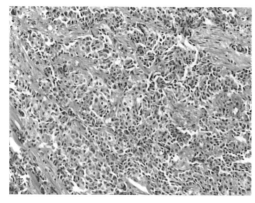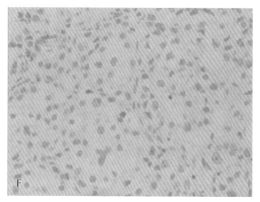

图5-7-0E、F 左乳肌上皮癌，癌细胞成条索状及小巢团状排列，浸润性生长；免疫组化示P63（＋）（F）

▶▶**小结**

乳腺肌上皮癌（myoepithelial carcinoma，MEC）是一种发生于乳腺的罕见恶性肿瘤。WHO（2003年）乳腺肿瘤分类将其归为肌上皮病变（myoepithelial lesion，MEL），又称恶性肌上皮瘤（malignant myoepithelioma，MME）；WHO（2012年）乳腺肿瘤分类将MEC归为化生性癌，只在梭形细胞癌（spindle cell carcinoma，SCC）中提及该名称。乳腺肌上皮癌完全由细胞形态表现为恶性的肌上皮细胞构成，组织学表现多样，其实质是癌发生过程中肌上皮化生的结果，因此2012年WHO乳腺肿瘤分类将其归为化生性癌。乳腺肌上皮癌可单独发生，也可在腺肌病的基础上恶变，或同时合并浸润性导管癌。文献报道患者发病年龄45～79岁，平均54.6岁，中位年龄51岁。多表现为可触及的肿块，边界清晰，多无橘皮表现和乳头内陷。

组织病理学上，肿瘤细胞呈实性片状、腺泡样排列，间质中可见黏液样及胶原化，类似涎腺腺样囊性癌及多形性腺瘤的间质改变，肿瘤与周围边界清晰。免疫组化：由于肌上皮癌与正常的肌上皮细胞具有相同的免疫特性，含有相同的抗原成分，P63、Calponin、S-100、SMA、Vimentin、CK等均呈阳性染色。同时由于肿瘤由肌上皮化生而来，故其激素受体ER和PR染色均呈阴性反应。

乳腺肌上皮癌影像学表现无特征性，FFDM可表现为类似浸润性导管癌的毛刺肿块，无明显钙化，通常不伴皮肤浸润。超声可表现为实性均质或不均质低回声肿块，形态不规则，血流信号丰富。MRI表现亦无明显特征性，与其他乳腺癌较难鉴别，确诊需组织病理和免疫组化。

（文婵娟　吴　勇　张国千　陈卫国）

参 考 文 献

［1］崔丽燕，亢姝娇，刘小宁，乳腺肌上皮癌2例［J］. 诊断病理学杂志，2018，25（11）：782-784.

［2］张帆，张伟，许增祥，等. 乳腺肌上皮癌3例临床病理特征分析［J］. 临床与实验病理学杂志，2016，32（1）：34-38.

［3］Savera AT，Sloman A，Huvos AG. Myoepithelial carcinoma of the salivary glands：a clinicopathologic study of 25 patients［J］. Am J Surg Pathol，2000，24（6）：761-774.

第八节　大 汗 腺 癌

▶▶病例1

女，64岁，已绝经，发现左乳质韧、边界不清肿块，活动尚可。

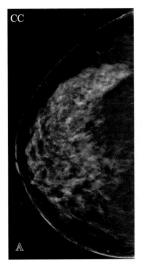
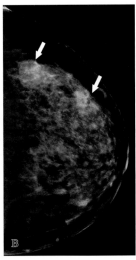
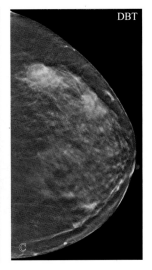

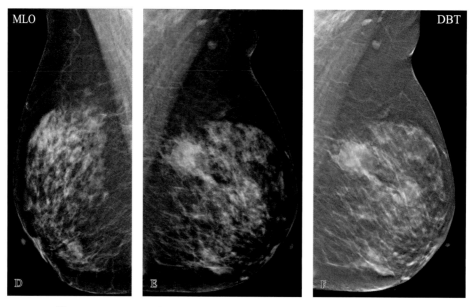

图5-8-1A～F　双乳FFDM图（A、B、D、E），左乳DBT图（C、F）

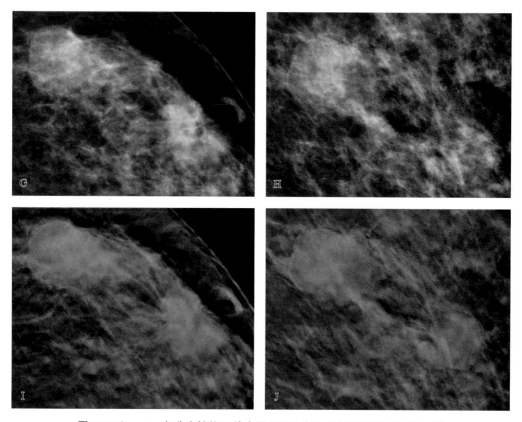

图5-8-1G～J　左乳病灶物理放大图CC位（G、I）及MLO位（H、J）

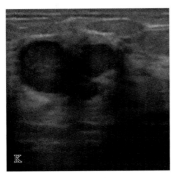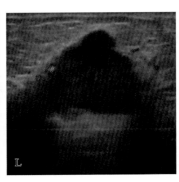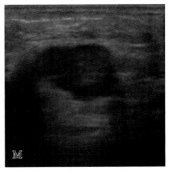

图5-8-1K～M　左乳3～4点钟病灶超声图（K、L），左乳2～3点钟病灶超声图（M）

问题

1. 乳腺X线（图5-8-1A～J）对左乳两处病灶的主要描述有哪些？（多选）

   A. 不规则肿块，边缘毛刺

   B. 不对称致密

   C. 不规则形高密度肿块，边缘模糊

   D. 肿块内见细线样及线样分枝状钙化

   E. 肿块邻近小梁结构增宽

2. 乳腺超声（图5-8-1K～M）关于左乳病灶的主要描述有哪些？（多选）

   A. 无回声区，边缘清晰，形态规则

   B. 无回声区，边缘模糊

   C. 实性低回声团，形态不规则

   D. 边缘成角

   E. 后方回声增强

3. 根据以上影像资料，左乳病灶的BI-RADS分类，下列哪项最为恰当？（单选）

   A. 3类

   B. 4A类

   C. 4B类

   D. 4C类

   E. 5类

4. 根据以上资料，左乳肿块可能的诊断与鉴别诊断有哪些？（多选）

   A. 浸润性导管癌

   B. 纤维腺瘤

   C. 叶状肿瘤

   D. 大汗腺癌

   E. 乳头状瘤

参考答案

1. ACE　　2. CD　　3. E　　4. AD

分析要点

1. 临床特点　老年绝经女性，左乳肿块边界不清，提示恶性可能。

2. 影像表现　FFDM示左乳外上象限两枚不规则形稍高密度肿块，DBT显示肿块边缘模糊并见粗短毛刺。超声病灶均为实性低回声团，其中3～4点钟位置肿块形态不规则，似由多个团块融合而成，边缘成角，团块内可探及点状彩色血流信号。此例恶性征象典型（BI-RADS 5类），多灶性乳腺癌可能性大。

3. 经验分享　本例为多发病灶，形态不规则，边缘毛刺，属于典型恶性表现，最终病理诊断大汗腺癌。大汗腺癌为一种特殊类型的乳腺浸润性癌，多见于中老年女性，临床及影像表现与浸润性导管癌类似。X线常为边缘模糊的不规则肿块或肿块＋钙化，可多中心或多灶性发生。超声常呈实性低回声，形态不规则，部分边缘成角。本例大汗腺癌表现与普通浸润性导管癌相似，单从临床及影像很难术前诊断，最终需病理确诊。

病理

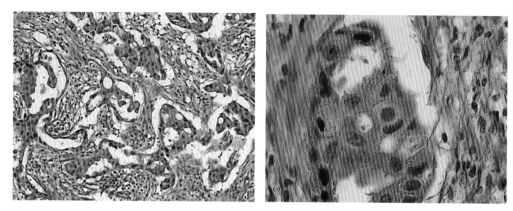

图5-8-1N、O 左乳大汗腺癌2级；癌细胞成条索状及小巢团状排列；免疫组化：ER（＋）、PR（－）、HER2（3＋）

▶▶病例2

女，76岁，已绝经，数年前在外院行左乳外上象限穿刺术（病理类型不详），触诊无异常。

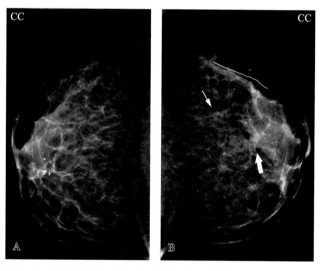

图5-8-2A、B 双乳FFDM图，左乳外上象限体表标志物，提示手术位置

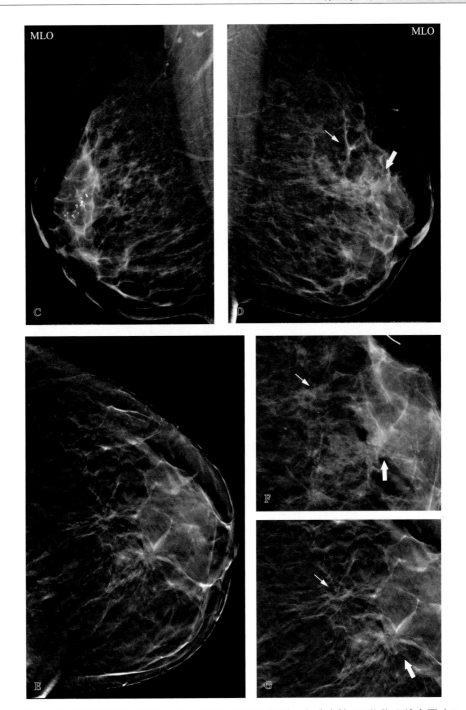

图 5-8-2C ～ G　双乳 FFDM 图（C、D），左乳 DBT 图（E），左乳病灶 CC 位物理放大图（F、G）

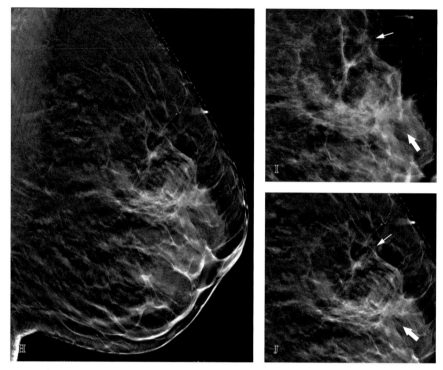

图5-8-2H～J　左乳DBT图（H），左乳病灶MLO位物理放大图（I、J）

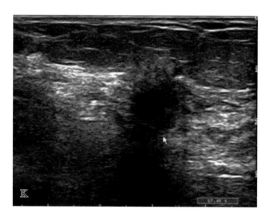

图5-8-2K　左乳11点钟病灶超声图

问题

1. 乳腺X线（图5-8-2A～J）对左乳内上象限病灶（粗箭头）的主要描述有哪些？（多选）

   A. 结构扭曲，中心密度增高

   B. 结构扭曲，中心透亮

   C. 结构扭曲伴钙化

   D. 周围小梁结构纠集

   E. 不对称致密

2. 乳腺X线（图5-8-2A～J）对左乳外上象限病灶（细箭头）的主要描述是什么？（单选）

   A. 结构扭曲，中心透亮

   B. 结构扭曲，中心密度增高

   C. 不规则肿块

   D. 不规则肿块伴钙化

E. 不对称致密

3. 左乳内上象限病灶（粗箭头）的X线
BI-RADS分类，下列哪类最合适？
（单选）

A. 3类

B. 4A类

C. 4B类

D. 4C类

E. 5类

4. 左乳外上象限病灶（细箭头）的X线
BI-RADS分类，下列哪类最合适？
（单选）

A. 2类

B. 3类

C. 4A类

D. 4B类

E. 4C类

5. 乳腺超声（图5-8-2K）关于左乳内上
象限病灶的主要描述有哪些？（多选）

A. 无回声区，边缘模糊

B. 边缘模糊

C. 实性不均质回声团

D. 形态不规则，边缘模糊

E. 内见点状强回声

6. 根据上述资料，左乳内上象限的病
变（粗箭头）可能的诊断有哪些？
（多选）

A. 浸润性导管癌

B. 术后改变

C. 浸润性小叶癌

D. 硬化性腺病

E. 特殊类型浸润性癌

7. 根据上述资料，左乳外上象限的病变
（细箭头）最符合的诊断是？（单选）

A. 浸润性导管癌

B. 术后改变

C. 浸润性小叶癌

D. 硬化性腺病

E. 特殊类型浸润性癌

参考答案

1. AD　　　2. A　　　3. D　　　4. A

5. BCD　　　6. ACE　　　7. B

分析要点

1. 临床特点　本病例为术后常规复
查，触诊未发现异常，但为老年绝经女
性，不应忽视。

2. 影像表现　FFDM示左乳内上象限
（粗箭头）见结构扭曲灶，DBT显示中心
高密度，见不规则形肿块并边缘多发毛
刺影。超声提示病灶为不均质回声团，边
缘模糊，后方回声衰减，综合以上资料，
BI-RADS分类为4C类。左乳外上象限
（细箭头）见另一结构扭曲灶，中心透亮，
周围小梁结构稍纠集，位于体表手术瘢痕
下方（体表标志物处），提示跟术后相关，
BI-RADS应分为2类。

3. 经验分享　本病例为多发病灶，关
键是对良恶性结构扭曲的鉴别。良性结构
扭曲中心透亮，多为被病变包绕进去的脂
肪组织，呈"黑星"改变（粗箭头），形
态密度随体位改变较大，常见于硬化型腺
病和术后改变，前者多见于35～40岁，
后者与手术瘢痕高度相关；若无法判断乳
房内手术位置时，可通过皮肤标志物来确
定（图5-8-2B）。恶性结构扭曲灶中央常
出现高密度肿块影，即"白星"改变（细
箭头），该病例左乳内上象限结构扭曲灶
中央密度增高，见不规则形毛刺肿块，浸
润性乳腺癌不能排除，应提高警惕，不能
误判为术后改变。

病理

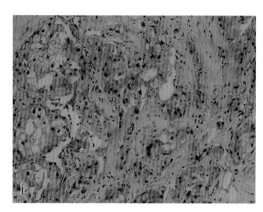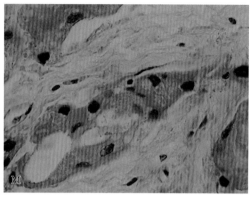

图5-8-2L、M　左乳大汗腺癌2级；免疫组化：ER（－）、PR（－）、HER2（2＋）

▶▶小结

乳腺大汗腺癌（apocrine carcinoma，AC）是一种90%以上的肿瘤细胞呈大汗腺细胞形态特点和免疫表型的乳腺浸润性癌，达不到这个标准的只能诊断为伴有大汗腺化生的乳腺癌。2012年WHO乳腺肿瘤分类将这类具有大汗腺细胞学特征的浸润性癌定义为伴大汗腺分化的癌，可见于任何类型的乳腺癌。

国内外关于乳腺大汗腺癌的报道较少，发病率为0.4%～4%，平均发病年龄为24～86岁，多发于中年以后的女性。肿瘤多见于外上象限，生长相对缓慢，触诊质地偏硬、不规则，界线不清，活动度一般，晚期可出现皮肤粘连，肿块巨大时可压迫皮肤出现溃疡。

乳腺大汗腺癌的组织学特征为肿瘤由具有顶浆分泌特征的大汗腺细胞组成，病理特点为癌细胞体积大，细胞质丰富。目前大多数学者认为雄激素受体（androgen receptor，AR）高表达、HER2高表达、ER及PR低表达是大汗腺细胞有别于其他乳腺病变的特征性免疫表型。

X线多表现为边缘模糊的肿块，其次为结构扭曲，部分病例伴微小钙化。研究表明大汗腺癌存在多中心病灶。超声可见低回声肿块，形态不规则，边缘不光滑，部分边缘成角，呈平行位，纵横比＜1，肿块较大，少血供；少数出现双线样管壁结构，可能为腺管阻塞所致，应高度怀疑大汗腺癌。MRI以明显强化的不规则肿块为主，呈不均匀性强化，边缘模糊或毛刺，TIC曲线为流出型。

鉴别诊断：①浸润性导管癌（非特殊类型）。为浸润性乳腺癌中最常见的一种组织学类型，占全部乳腺癌的70%～80%。绝大部分发生于45～70岁女性，约6%发生于39岁前，约38%发生于70岁以上。临床主要表现为无痛性肿块，质硬、边界不清、不活动，皮肤可见"橘皮样"改变，乳头回缩。X线主要表现为肿块、肿块＋钙化或钙化。80%以上病例镜下可见导管内癌灶，以粉刺型、高核级别的导管内癌多见。②皮肤大汗腺癌。乳腺大汗腺癌与乳房表面皮肤大汗腺癌从镜下形态学上较难鉴别，区别的关键在于肿瘤发生的部位不同，后者生长部位较浅，与皮肤紧密相连并隆起于皮肤，常突破皮肤表面形成溃烂，不深入乳腺组织，前者位置深，除非晚期，一般不侵犯皮肤。③具有大汗腺化生的其他良恶性病变。部分乳腺良恶性病变中可有大汗腺化生，良性化生的大汗腺细胞可有明显的核仁，呈乳头和丛状增生，并不提示恶性。

（吴杰芳　张国千　吴　勇　文婵娟
廖　昕　徐维敏）

参 考 文 献

［1］Yamazaki M，Nagata Y，Monji S，et al. Apocrine carcinoma of the breast［J］. J Uoeh，2011，33（4）：293-301.

［2］胡祖健，徐海滨，何俊玲，等. 乳腺大汗腺癌临床病理及预后分析［J］. 实用肿瘤杂志，2011，5（6）：520-522.

［3］刘贤伟，张建华，王进，等. 左侧乳腺大汗腺癌1例［J］. 中国现代普通外科进展，2014，17（6）：333-334.

［4］王丽君，汪登斌，费晓春，等. 乳腺大汗腺癌的影像学表现［J］. 肿瘤影像学，2013，22（2）：116-120.

［5］Takeuchi H，TsujI K，Ueo H，et al. Clinicopathological feature and long-term prognosis of apocrine carcinoma of the breast in Japanese women［J］. Breast Cancer Res Treat，2004，88（1）：49-54.

［6］王红艳，蔡湘丽，李睿，等. 乳腺大汗腺癌超声表现（附9例报告）［J］. 中国临床医学影像杂志，2017，28（6）：445-447.

第九节　浸润性筛状癌

▶▶**病例1**

女，39岁，发现左乳质韧肿块1年，活动性差。

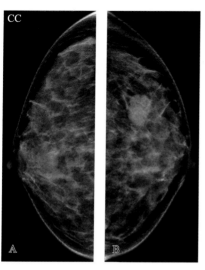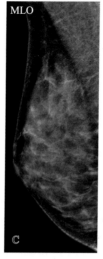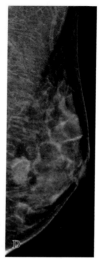

图5-9-1A～D　双乳FFDM图

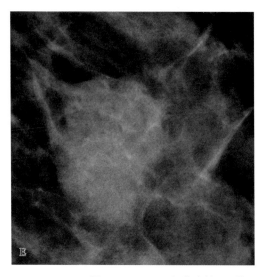
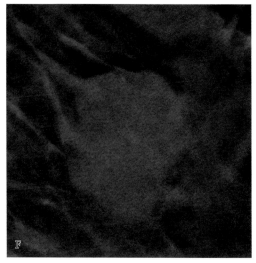

图5-9-1E、F　左乳病灶CC位FFDM（E）、DBT（F）物理放大图

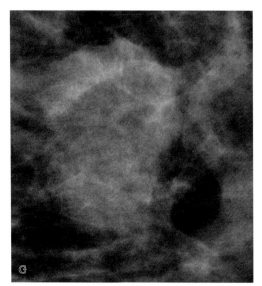

图5-9-1G、H　左乳病灶MLO位FFDM（G）、DBT（H）物理放大图

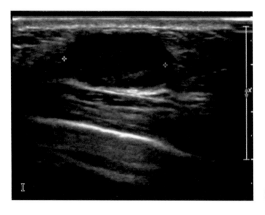

图5-9-1I　左乳5点钟病灶超声图

问题

1. 乳腺X线（图5-9-1A～H）对左乳病灶的主要描述有哪些？（多选）

A. 高密度肿块，边缘模糊

B. 高密度肿块，周围小梁结构纠集

C. 不规则肿块

D. 肿块伴钙化

E. 不对称致密

2. 乳腺超声（图5-9-1I）关于左乳病灶的主要描述有哪些？（多选）

A. 无回声区，边缘呈蟹足样

B. 无回声区，边缘清晰

C. 实性低回声团，边缘模糊

D. 内部回声稍不均

E. 内见点状强回声，后方回声增强

3. 综合以上资料，左乳病灶的BI-RADS分类，下列哪类最合适？（单选）

A. 3类

B. 4A类

C. 4B类

D. 4C类

E. 5类

4. 根据上述资料，左乳病变可能的诊断有哪些？（多选）

A. 浸润性导管癌

B. 乳腺腺病

C. 浸润性筛状癌

D. 纤维腺瘤

E. 导管内癌

参考答案

1. ABC　　2. CD　　3. D　　4. AC

分析要点

1. 临床特点　中年女性（＜40岁），虽然患者年龄较轻，但肿块活动性差，需警惕恶性病变。

2. 影像表现　FFDM左乳外下象限后1/3高密度肿块影，DBT清晰显示肿块形态不规则，边缘模糊，小梁结构增宽，恶性风险较高，BI-RADS可判读为4C类。超声为实性低回声团，边界欠清，内回声稍不均匀，未见血流信号，良恶性难以鉴别。

3. 经验分享　年轻女性，超声提示实性低回声团，常见病变为纤维腺瘤、乳腺腺病等；但肿块活动差，近年研究表明乳腺癌发病有年轻化趋势，DBT显示病灶为边缘模糊不规则肿块，周围小梁结构增宽、纠集，恶性风险明显增高。综合临床及影像表现，该病灶恶性风险高，需临床干预，最终病理诊断为浸润性筛状癌。

浸润性筛状癌是一种形态类似筛状型导管内癌的浸润性癌，少见，平均发病年龄为53～58岁，也可见于男性。影像表现不具有特征性，与非特殊类型乳腺浸润性癌类似。乳腺浸润性筛状癌具有独特病理特征，癌组织表现为典型的筛孔状结构（图5-9-1J），缺乏双层上皮结构，细胞较小且较一致，核分裂象少见，细胞分化较好，较少发生腋窝淋巴结转移，转移灶也呈筛状结构。

病理

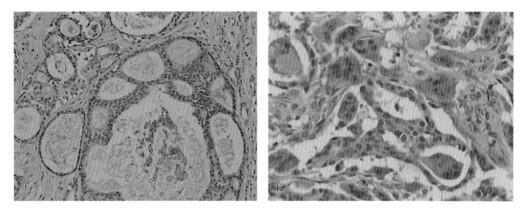

图 5-9-1J、K　左乳浸润性筛状癌；瘤细胞呈腺样、筛孔状排列，浸润性生长；免疫组化：ER（＋），PR（＋），HER2（0），Ki-67（＋，20%）

▶▶**病例2**

女，37岁，发现左乳肿块3个月余，膨胀性生长，活动良好。

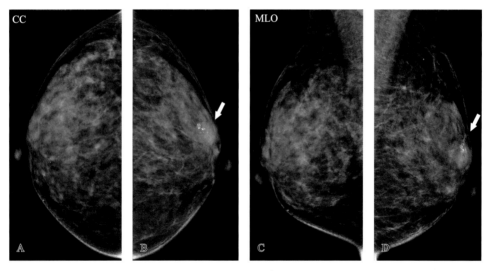

图 5-9-2A ～ D　双乳FFDM图

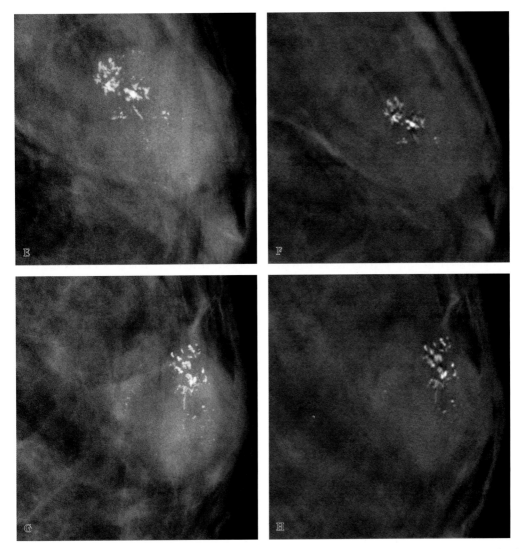

图 5-9-2E ～ H　左乳病灶 CC 位 FFDM(E)、DBT(F) 物理放大图及 MLO 位 FFDM(G)、DBT(H) 物理放大图

问题

1. 乳腺 X 线（图 5-9-2A ～ H）对左乳病灶的主要描述有哪些？（多选）

　A. 不规则形高密度肿块伴钙化

　B. 钙化成簇分布

　C. 形态为粗糙不均质、模糊不定形钙化

　D. 肿块边缘模糊

　E. 病灶邻近皮肤增厚

2. 左乳病灶的 BI-RADS 分类，下列哪类最合适？（单选）

　A. 3 类

　B. 4A 类

　C. 4B 类

　D. 4C 类

　E. 5 类

3. 根据上述资料，左乳肿块可能的诊断有哪些？（多选）

　A. 浸润性导管癌

　B. 导管内癌

　C. 浸润性筛状癌

D. 纤维腺瘤

E. 叶状肿瘤

4. 临床下一步应如何处理？（单选）

A. X线短期随访（6个月）

B. X线常规随访（12个月）

C. 穿刺活检

D. MRI进一步评估良恶性

E. PET评估远处转移

参考答案

1. ABCD　　2. D　　3. ABC　　4. C

分析要点

1. 临床特点　中青年女性，左乳肿块膨胀性生长、活动良好，倾向于良性病变，最常见为纤维腺瘤。

2. 影像表现　乳腺FFDM及DBT示左乳外上象限近乳晕区不规则高密度肿块影，内见多发粗糙不均质及模糊不定形钙化，此类钙化形态偏恶性，且DBT示病灶边缘模糊，恶性可能性更大，故BI-RADS分类为4C类。

3. 经验分享　本例患者较年轻，触诊倾向于良性改变，X线表现为肿块＋粗糙不均质钙化，需要考虑的常见疾病为纤维腺瘤和乳腺癌，两者的鉴别要点在于肿块的边缘和钙化的形态。本例DBT显示肿块边缘模糊，钙化大部分粗糙不均质，部分为模糊不定形，均可归类为可疑恶性征象。虽然部分纤维腺瘤也可表现为粗糙不均质钙化，但当影像征象为非典型良性表现时，首先应考虑恶性病变，即使患者年龄较轻，仍应进行临床干预，取得病理证据。

病理

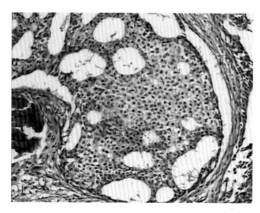
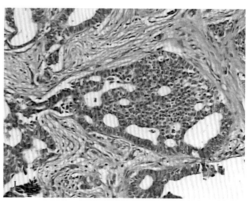

图5-9-2I、J　左乳浸润性筛状癌；瘤细胞呈腺样、筛孔状排列；免疫组化：ER（＋）、PR（＋），HER2（1＋）、Ki-67（＋，50%）

▶▶**小结**

乳腺浸润性筛状癌（invasive cribriform carcinoma，ICC）是一种形态类似筛状型导管内癌的浸润性癌，占全部乳腺癌的0.3%～0.8%，平均发病年龄为53～58岁，也可见于男性患者。

ICC具有独特病理特征，癌巢以筛状结构为主，缺乏双层上皮结构，细胞分化较好，较小且较一致，核分裂象少见，癌巢周围可见间质反应性增生，淋巴结转移灶内也可见典型的筛状癌特点。ICC可以混有少量小管癌成分，分为单纯型和混合型。单纯型是指浸润性筛状结构占肿瘤成分＞90%，含有＜50%小管癌的浸润性筛状癌也归于单纯型。混合型是指肿瘤中含有10%～49%的非小管癌成分。免疫组化：多数肿瘤细胞雌激素（ER）和孕激素（PR）强阳性，表皮生长因子受体2（HER2）阴性，Ki-67增殖指数低，E-cadherin强阳性，肌上皮标志物P63、Calponin、SMA、CD10均阴性。

国内外有关ICC的影像表现报道较少。ICC有与一般类型乳腺浸润性癌相似的超声特征，如低回声肿块形态不规则，边界不清，部分伴有微钙化，RI为高阻。MRI多为边界不清肿块，呈等T_1、长T_2信号，部分可见点状短T_2信号，增强扫描可见不均匀强化，大多数病变强化中可见点状低信号，增强后病变内点状低信号可能是较为特征性表现，时间-信号强度曲线呈平台型或流出型。

鉴别诊断：①腺样囊性癌（adenoid cystic carcinoma，ACC）：约占乳腺恶性肿瘤的0.1%，是一种罕见的具有低度浸润潜能的特殊类型乳腺癌，与汗腺和涎腺发生的同名癌具有相似的组织学形态，预后较好。乳腺ACC的形态学与浸润性筛状癌极其相似，尤其是穿刺活检标本，极易造成误诊。有报道称超过60%的乳腺ACC被误诊。乳腺ACC肿瘤细胞巢围绕腔隙排列成特征性筛孔状结构，组织学形态极其类似于浸润性筛状癌，但高倍镜下，ACC由导管上皮和肌上皮两种细胞组成，而浸润性筛状癌缺乏基底样细胞和肌上皮。乳腺ACC的导管上皮CD117呈强阳性，而浸润性筛状癌的导管上皮细胞CD117阴性。免疫组化CD117及肌上皮标志物对鉴别乳腺ACC和伴有腔隙内黏液分泌的浸润性筛状癌有较大帮助，ER、PR及融合基因检测也有一定的辅助作用。②导管内癌筛状型：可见基底膜成分，缺乏浸润性筛状癌的间质纤维组织增生，免疫组化肌上皮存在，两者易于鉴别。③乳腺神经内分泌癌：2003年WHO乳腺肿瘤组织分类中被正式命名，组织学上可形成筛状或实体片状结构，需要与ICC鉴别。神经内分泌标记如CGA、SYN、CD56阳性及电镜观察到神经内分泌颗粒有助于与ICC鉴别。

（吴杰芳　陈丽君　文婵娟　廖　昕）

参 考 文 献

［1］魏莉，李志高. 乳腺浸润性筛状癌相关研究［J］. 中华乳腺病杂志（电子版），2015，9（6）：398-402.

［2］朱珊珊，赵晶，郭丰丽，等. 24例乳腺浸润性筛状癌临床病理分析［J］. 中华普通外科杂志，2013，28（9）：672-675.

［3］李莉，闻祥红. 乳腺浸润性筛状癌的临床病理及免疫表型［J］. 临床与实验病理学杂志，2005，21（5）：555-558.

［4］王岸飞，张焱，程敬亮，等. 乳腺浸润性筛状癌的临床与MRI影像表现［J］. 实用放射学杂志，2017，33（11）：1685-1687.

［5］Lee YJ, Choi BB, Suh KS, et al. Invasive cribriform carcinoma of the breast: mammographic, sonographic, MRI, and 18 F-FDG PET-CT features［J］. Acta Radiol, 2015, 56（6）：644-651.

［6］岳振营，蒋君男，魏建国，等. 乳腺腺样囊性癌与浸润性筛状癌的鉴别诊断探讨［J］. 诊断病理学杂志，2016，23（7）：526-528.

第十节　富糖原透明细胞癌

▶▶**病例**

女，44岁，左乳下方活检术后1年，病理报告为"黄色肉芽肿性炎"。发现左侧腋窝结节20天，左乳内下象限肿块半个月，左乳肿块触诊质硬、边界欠清、基底固定。

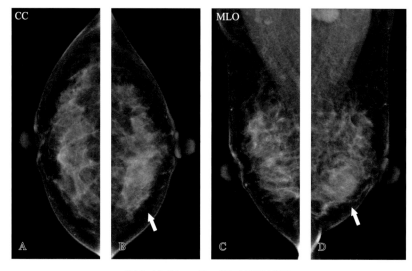

图5-10-0A～D　双乳FFDM图

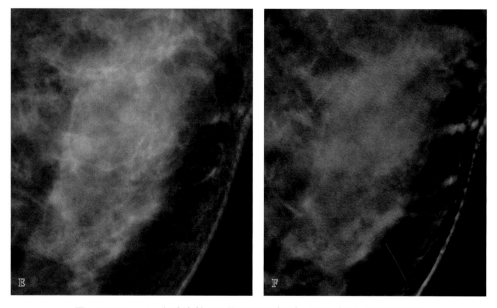

图5-10-0E、F　左乳病灶CC位FFDM（E）、DBT（F）物理放大图

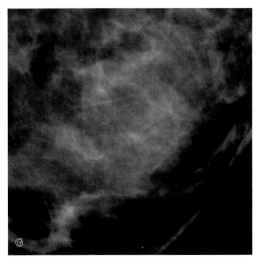
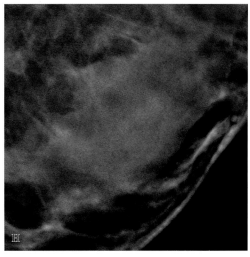

图5-10-0G、H 左乳病灶MLO位FFDM（G）、DBT（H）物理放大图

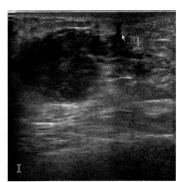
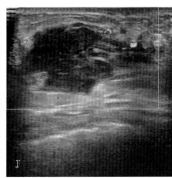
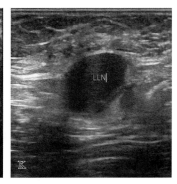

图5-10-0I～K 左乳5-8点钟病灶超声图（I、J）及左侧腋淋巴结超声图（K）

问题

1. 乳腺X线（图5-10-0A～H）对左乳病变的主要描述有哪些？（多选）

   A. 不规则等密度肿块

   B. 边缘模糊

   C. 左侧腋窝淋巴结肿大

   D. 伴细小多形性钙化

   E. 邻近小梁结构增宽

2. 乳腺超声（图5-10-0I～K）关于左乳病变的主要描述有哪些？（多选）

   A. 低回声区，边缘局限

   B. 无回声区，边缘模糊

   C. 实性低回声团，边缘成角

   D. 边缘探及血流信号

E. 形态不规则

3. 左乳病变的BI-RADS分类，下列哪类最合适？（单选）

   A. 2类

   B. 3类

   C. 4A类

   D. 4B类

   E. 4C类

4. 根据上述资料，左乳病变可能的诊断有哪些？（多选）

   A. 浸润性导管癌

   B. 肉芽肿性炎

   C. 透明细胞癌

   D. 腋窝淋巴结转移

E. 腋窝淋巴结反应增生

参考答案

1. ABCE　　2. CDE　　3. E　　4. ACD

分析要点

1. 临床特点　中年女性，有左乳黄色肉芽肿性乳腺炎病史。发现左侧腋窝及左乳肿块，可能是复发或者新发病变，触诊肿块质硬，边界欠清，倾向恶性。

2. 影像表现　FFDM显示左乳实质密度增高，内下象限见不对称致密，DBT内见不规则形等密度肿块，边缘模糊，周围小梁结构增宽，走行紊乱，皮下脂肪层模糊。左侧腋前份见一枚未完整显示的增大淋巴结影，密度增高。超声为形态不规则的实性低回声团，边缘成角，内回声欠均，CDFI显示团块周边及内部见彩色血流信号；左侧腋窝见肿大淋巴结，淋巴结门消失。综合以上影像表现，提示病灶恶性可能性大，BI-RADS考虑4C类。

3. 经验分享　本例患者有肉芽肿性乳腺炎病史，新发不活动肿块及腋淋巴结肿大，肉芽肿性乳腺炎与乳腺癌均可出现此类表现。肉芽肿性乳腺炎影像表现复杂多样，极易误诊为乳腺癌，需要仔细甄别。肉芽肿性乳腺炎X线常表现为不对称致密，其次为肿块，多不伴钙化；超声表现为多发或融合的不均质低回声团，边缘欠清，可伴不同程度的血流信号；腋淋巴结轻到中度增大，多数表现为皮质增厚而淋巴结门存在。乳腺癌X线多表现为不规则形肿块，边缘模糊或毛刺，常伴有微钙化；淋巴结转移表现为体积增大、密度增高、淋巴结门通常消失。本例X线表现为边缘模糊的不规则肿块，超声提示左侧腋窝淋巴结肿大、淋巴结门消失，更倾向于乳腺癌并腋淋巴结转移，而非肉芽肿性乳腺炎和淋巴结反应性增生，最终病理证实为透明细胞癌伴腋淋巴结转移。

乳腺透明细胞癌是一种罕见的乳腺特殊类型癌，组织学结构通常类似浸润性导管癌和导管内癌，常浸润性生长，恶性程度高于非特殊类型浸润性乳腺癌，易发生腋淋巴结转移，整体的生存率较低，预后较差。

病理

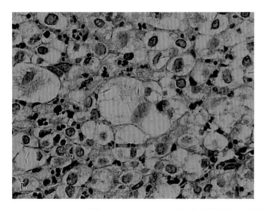
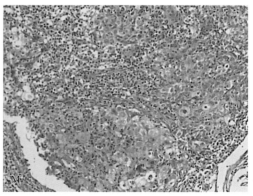

图5-10-0L、M　左乳富糖原透明细胞癌（L）伴腋淋巴结转移（M）

▶▶小结

乳腺富糖原透明细胞癌（glycogen-rich clear cell carcinoma，GRCC）是一种罕见的乳腺特殊类型癌，其典型特征为肿瘤细胞具有水样透亮的细胞质。2012年WHO《乳腺肿瘤病理学和遗传学》分类中将GRCC定义为＞90%的肿瘤细胞含有丰富、透亮的胞质，内含糖原。按此诊断标准，GRCC发生率仅占所有乳腺癌的1%～3%。发病年龄为35～73岁，平均56岁。

临床多表现为皮肤凹陷、乳头内陷或疼痛的肿块。据报道，大多数肿瘤的直径在2～5cm，临床检查发现最大的病变为10cm。激素受体分析显示，约50%的肿瘤是ER阳性，大多PR呈阴性。

乳腺GRCC是一种与非特殊类型乳腺浸润性癌不同，具有独特形态的肿瘤亚型，Hull等于1981年报道了第1例GRCC。GRCC＞90%的肿瘤细胞为多角形，胞质丰富透明，少数也可呈淡染-嗜酸性颗粒状，细胞核卵圆形、深染，多数为高级别，核仁明显，有明显的异形性和多形性，可有不同程度的坏死、间质纤维硬化和多少不等的炎症细胞浸润。GRCC可以浸润性生长，也可以局限生长。浸润性GRCC一般呈实性巢状，很少形成管状和乳头状。GRCC的恶性程度较非特殊类型浸润性乳腺癌高，易发生腋淋巴结转移，组织学多为高级别，整体的生存率较低，预后较差。

GRCC影像表现无特征性，与常见的非特殊类型乳腺浸润性癌难以鉴别。

鉴别诊断：①浸润性导管癌（非特殊类型）。多见于45～70岁，临床表现为无痛性肿块，X线主要表现为毛刺样高密度肿块或肿块＋钙化。②硬化性腺病：硬化性腺病是乳腺腺病的一种，是乳腺腺病的晚期表现，为乳腺疾病中较为少见的类型，发病原因不明，可能与雌激素刺激上皮细胞增生有关。均发生于女性，35～40岁多见。X线表现多样，可为结节或肿块、不对称致密、结构扭曲及钙化等。结构扭曲病灶中央出现低密度透亮影，也即"黑星"多提示良性病变，"黑星"多为被病变包绕进去的脂肪组织。硬化性腺病超声主要表现为椭圆形或分叶状，小部分为小叶状不均质低回声，边界不清，边缘模糊、毛刺状或成角，后方回声稍衰减，大小通常在20mm以内，CDFI病灶内部血供稀少，少数可见星点状或条状血流信号。

（吴杰芳 陈丽君 文婵娟 廖 昕）

参 考 文 献

[1] Toikkanen S，Joensuu H．Glycogen-rich clear-cell carcinoma of the breast：a clinico-pathologic and flow cytometric study［J］．Hum Pathol，1991，22（1）：81-83.

[2] 周云，朱雄增，朱惠荣，等．乳腺富含糖原透明细胞癌一例［J］．中华病理学杂志，2001，30（5）：398-399.

[3] Hull MT，Priest JB，Broadie TA，et al．Glycogen-rich clear cell carcinoma of the breast：a light and electron microscopic study［J］．Cancer，1981，48（9）：2003-2009.

[4] Di Tommaso L，Pasquinelli G，Portincasa G，et al．Glycogen-rich clear-cell breast carcinoma with neuroendocrine differentiation features［J］．Pathologica，2001，93（6）：676-680.

[5] Sato A，Kawasaki T，Kashiwaba M，et al．Glycogen-rich clear cell carcinoma of the breast showing carcinomatous lymphangiosis and extremely aggressive clinical behavior［J］．Pathology International，2015，65（12）：674-676.

[6] Markopoulos C，Mantas D，Philipidis T，et al．Glycogen-rich clear cell carcinoma of the breast

［J］. World J Surg Oncol, 2008, 6: 44.

［7］Salemis NS. Intraductal glycogen-rich clear cell carcinoma of the breast: a rare presen-tation and review of the literature［J］. Breast Care, 2012, 7（4）: 319-321.

［8］Ovanez C, Crawford J, Asarian A, et al. Invasive ductal carcinoma of the breast with clear cell and pseudo-lactating changes［J］. J Surg Case Rep, 2014, 7: rju063.

［9］Hayes MM, Seidman JD, Ashton MA. Glycogen-rich clear cell carcinoma of the breast. A clinicopathologic study of 21 cases［J］. Am J Surg Pathol, 1995, 19（8）: 904-911.

第十一节　髓　样　癌

▶▶病例1

女，35岁，病史不详，乳房未触及异常。

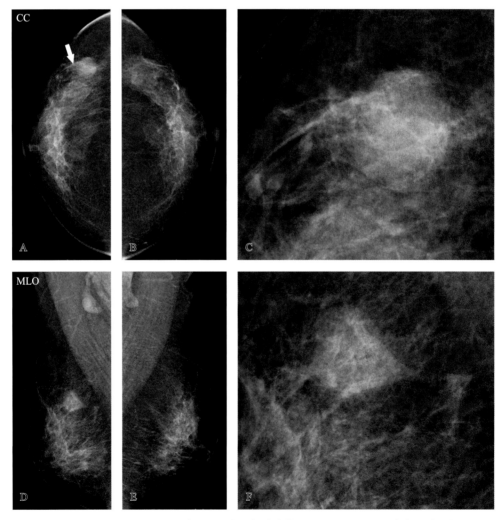

图5-11-1A～F　双乳FFDM图（A～F）；右乳病灶CC位FFDM物理放大图（C）及MLO位FFDM物理放大图（F）

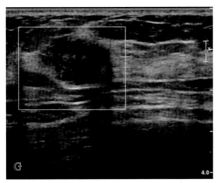
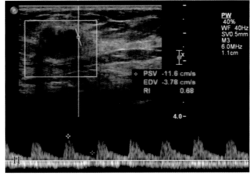

图5-11-1G、H　右乳9点钟病灶超声图

问题

1. 乳腺X线（图5-11-1A～F）对右乳肿块的主要描述有哪些？（多选）

   A. 椭圆形肿块，边缘模糊

   B. 等密度肿块，边缘模糊

   C. 周围小梁结构增宽

   D. 肿块伴模糊无定形钙化

   E. 不对称致密伴肿块

2. 乳腺超声（图5-11-1G～H）关于右乳肿块的主要描述有哪些？（多选）

   A. 无回声区，形态不规则

   B. 边缘清晰

   C. 实性低回声团，形态不规则

   D. 边缘探及血流信号

   E. 内部回声不均

3. 右乳肿块的BI-RADS分类，下列哪类最合适？（单选）

   A. 2类

   B. 3类

   C. 4A类

   D. 4B类

   E. 4C类

4. 根据上述资料，右乳肿块的最可能的诊断是什么？（单选）

   A. 浸润性导管癌

   B. 黏液腺癌

   C. 浸润性小叶癌

   D. 髓样癌

   E. 纤维腺瘤

参考答案

1. ABC　　2. CDE　　3. E　　4. D

分析要点

1. 临床特点　青年女性，触诊未发现异常。

2. 影像表现　FFDM示右乳外上象限椭圆形等密度肿块影，边缘模糊，周围小梁结构增宽；超声显示病灶为实性低回声团，边缘成角，回声不均，伴侧方声影，团块周边见明显彩色血流，血流阻力增高。综合以上影像表现，病灶恶性可能性大，BI-RADS 4C类。

3. 经验分享　本例为35岁年轻女性，触诊阴性，影像表现为单纯肿块，偏恶性，组织病理类型可考虑浸润性导管癌、黏液腺癌和乳腺髓样癌等。黏液腺癌往往发生于绝经后女性，髓样癌好发于年轻女性，本例最终病理为髓样癌。乳腺髓样癌典型X线表现为圆形、椭圆形肿块，边界大部分清晰，钙化少见；超声常见回声不均，可见局灶性侧壁回声增强，血供丰富。本例临床及影像表现基本与乳腺髓样癌相符。低于40岁年轻女性影像筛查首选超声，当超声发现可疑病灶，有必要进行乳腺X线检查。

病理

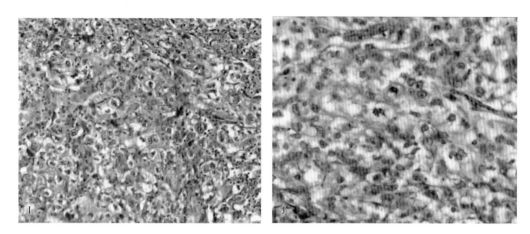

图 5-11-1I、J　右乳髓样癌；免疫组化：ER（-）、PR（-）、HER2（0）、Ki-67（+，10%）

▶▶病例 2

女，45 岁，发现左乳肿块 3 个月，触诊质韧，基底固定。

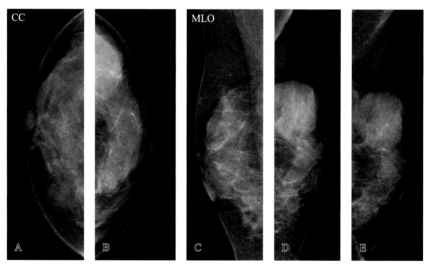

图 5-11-2A～E　双乳 FFDM 图（A～D），左乳夸大头尾位（E）

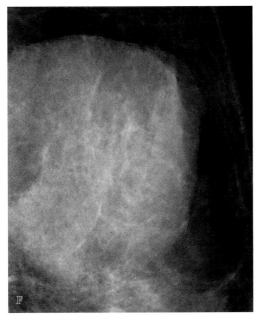
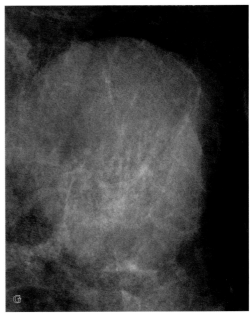

图5-11-2F、G　左乳病灶MLO位物理放大图（F）及夸大头尾位物理放大图（G）

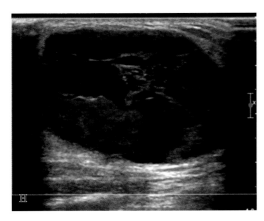
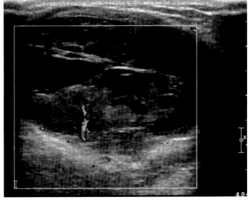

图5-11-2H、I　左乳外上象限病灶超声图

问题

1. 乳腺X线（图5-11-2A～G）关于左乳肿块的主要描述有哪些？（多选）

   A. 椭圆形肿块

   B. 高密度肿块

   C. 边缘部分清晰、部分模糊

   D. 肿块伴钙化

   E. 肿块伴结构扭曲

2. 乳腺超声（图5-11-2H、I）关于左乳肿块的主要描述有哪些？（多选）

A. 内部回声不均匀

B. 边缘清晰

C. 实性低回声团

D. 内部探及血流信号

E. 后方回声增强

3. 左乳肿块的BI-RADS分类，下列哪类最合适？（单选）

A. 3类

B. 4A类

C. 4B类

D. 4C类

E. 5类

4. 根据以上资料，左乳肿块可能的诊断有哪些？（多选）

　A. 纤维腺瘤

　B. 叶状肿瘤

　C. 黏液腺癌

　D. 髓样癌

　E. 浸润性导管癌

5. 关于乳腺髓样癌，下列说法正确的有哪些？（多选）

　A. 少见类型浸润性癌的一种

　B. 约占所有乳腺癌的1%

　C. 预后较非特殊类型浸润性导管癌好

　D. 可能表现为一个良性的、柔软的包块

　E. 好发年龄较非特殊类型浸润性导管癌小

参考答案

1. ABC　　2. ABDE　　3. C　　4. BCD

5. ACDE

分析要点

　1. 临床特点　中年女性，触诊肿块基底固定，应警惕恶性可能。

　2. 影像表现　FFDM示左乳外上象限椭圆形肿块影，边缘部分清晰、部分模糊，未见异常钙化影。超声显示病灶为囊实性混合回声团，边缘清晰，内部回声不均匀，后方回声增强，团块内及周边可探及彩色血流信号。综合影像表现不典型，但肿块较大，且部分边缘模糊，仍应考虑恶性可能性大（BI-RADS 4B类）。

　3. 经验分享　本例为45岁中年女性，触诊肿块基底固定，患者为小乳房，乳腺致密，肿块较大，常规X线摄影体位无法完全显示病灶，应加照补充体位如夸大头尾位将病灶完整显影。FFDM示病灶为单纯肿块，体积较大，影像征象倾向良性或中间型，最常见病变为纤维腺瘤及叶状肿瘤。但X线显示肿块部分边缘模糊，临床触诊肿块基底固定；超声为混合性回声，血供丰富，血流阻力大，综合考虑恶性风险不能除外，此时，应考虑叶状肿瘤、黏液腺癌、乳头状癌和髓样癌等相鉴别。典型乳腺髓样癌超声常以不均匀混合回声为主，病灶中心出现不规则形囊性液性暗区被认为是特征性表现，但黏液腺癌、叶状肿瘤也可有此表现。大的叶状肿瘤通常伴明显分叶，黏液腺癌、乳头状癌发病年龄更大，髓样癌发病年龄小，此例综合临床与影像表现，仍然较难定夺，最终病理诊断为髓样癌。

病理

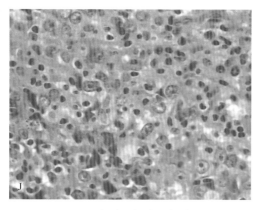
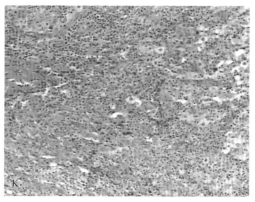

5-11-2J、K　左乳髓样癌；免疫组化：ER（-）、PR（-）、HER2（0）、Ki-67（+，80%）

▶▶小结

乳腺髓样癌（medullary carcinoma，MC）是由低分化癌细胞组成的边界清楚、少见的浸润性乳腺癌，占所有乳腺癌的5%～7%，好发年龄为45～54岁，相对于浸润性导管癌，其发病年龄更轻，更常见于＜35岁的女性。

典型髓样癌与非典型髓样癌组织结构与细胞类型相似，但预后差异显著。典型髓样癌的主要病理特征为合体细胞结构在肿瘤组织中所占比例＞75%，肿瘤边界清晰，瘤细胞呈片状分布，缺乏腺管状结构，细胞圆形，胞质丰富，核呈空泡状，核仁明显，间质中有大量淋巴细胞浸润，属于低度恶性，淋巴结转移率明显低于其他浸润癌，预后良好。临床多表现为乳腺外上象限无痛性肿块，早期肿块边界清楚，似有包膜，质地较软，易与良性肿块混淆。

典型髓样癌X线表现为较高密度圆形、椭圆形肿块，边界较清，部分边缘可见晕征，可伴有小或大的分叶，肿块周围可见血管增粗或增多征象，钙化少见；若伴有钙化，提示可能合并导管内癌成分。不典型髓样癌，则可表现为边缘模糊或毛刺样的肿块，或表现为局灶不对称致密，边界欠清，与浸润性导管癌难以鉴别。超声主要表现为不规则形不均匀低回声团，一般无包膜，边界欠清，可见局灶性侧壁回声增强，后方回声增强，CDFI可见明显血流信号，腋淋巴结肿大。文献报道病灶中心见非规则形囊性液性暗区可认为是特征表现。典型髓样癌MRI表现为边缘清晰伴分叶的肿块，T_1低信号，T_2高信号，信号较均匀，增强扫描呈均匀或不均匀的周边环状强化，动态增强曲线呈平台型或流出型。

鉴别诊断：①纤维腺瘤。多见于育龄期女性，特别是30岁以下女性；临床通常表现为无痛、实性、质韧、边界清晰、活动良好的孤立性肿块，可多发。X线主要表现为形态规则等密度肿块或肿块伴爆米花样钙化。超声主要表现为形态规则实性低回声团，边缘清晰。②叶状肿瘤。瘤体常较大，边界清楚，可呈短期内迅速生长特点，分叶状较髓样癌明显。超声表现为不均质低回声肿块，内可见囊性变。③黏液腺癌。多见于绝经后老年女性，而髓样癌多见于中年女性，部分患者甚至＜35岁。④浸润性导管癌（非特殊类型）。多见于45～70岁，临床表现为无痛性肿块，X线主要表现为毛刺状或边缘模糊的高密度肿块或肿块＋钙化。

（吴杰芳　肖格林　林振东
文婵娟　廖　昕）

参 考 文 献

[1] 穆坤，吴梓政，牛海飞，等. 乳腺髓样癌临床病理特征及预后分析 [J]. 中华普通外科杂志，2017，32（3）：211-214.

[2] Dendale R，Vincent-salomon A. Mouret-fourme E，et al. Medullary breast carcinoma：prognosticimplications of p53 expression [J]. Int J Biol Markers，2003，18（2）：99-105.

[3] Martinez SR，Beal SH，Canter RJ，et al. Medullary carcinoma of the breast：a population-based perspective [J]. Med Oncol，2011，28：738-744.

[4] 张秀娟，林礼务，陈志奎，等. 乳腺典型髓样癌与非典型髓样癌的超声诊断分析 [J]. 生物医学工程与临床，2012，16（1）：50-53.

第十二节　小　管　癌

▶▶病例1

女，38岁，发现左乳肿块1个月，触诊质韧，边界不清，不活动。

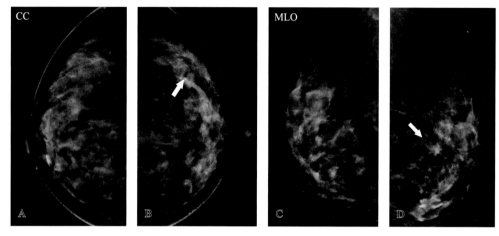

图5-12-1A～D　双乳FFDM图

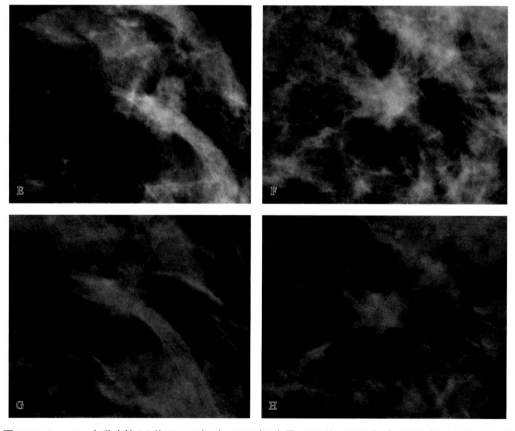

图5-12-1E～H　左乳病灶CC位FFDM（E）、DBT（G）及MLO位FFDM（F）、DBT（H）物理放大图

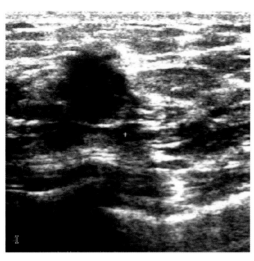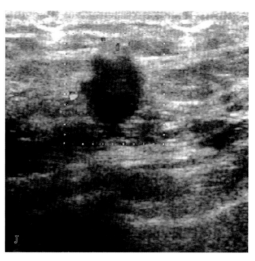

图5-12-1I、J 左乳3点钟病灶超声图

问题

1. 乳腺X线（图5-12-1A～H）对左乳肿块的主要描述有哪些？（多选）

   A. 高密度肿块，边缘毛刺

   B. 高密度肿块，周围小梁结构增宽

   C. 不规则形肿块

   D. 肿块伴钙化

   E. 不对称致密

2. 乳腺超声（图5-12-1I、J）关于左乳病灶的主要描述有哪些？（多选）

   A. 无回声区，边缘模糊

   B. 无回声区，形态不规则

   C. 实性低回声团，形态不规则

   D. 低回声团，边缘不清晰

   E. 纵向生长

3. 综合以上影像学检查，左乳肿块的BI-RADS分类，下列哪类最合适？（单选）

   A. 3类

   B. 4A类

   C. 4B类

   D. 4C类

   E. 5类

4. 下列关于小管癌的说法正确的有哪些？（多选）

   A. 好发于高龄女性，绝经后多见

   B. X线多表现为长毛刺小肿块

   C. 恶性程度高

   D. 预后较好

   E. ER、PR阳性率高

参考答案

1. ABC 2. CDE 3. E 4. ABDE

分析要点

1. **临床特点** 青年女性（＜40岁），虽然患者年龄较轻，但肿块边界不清、不活动，仍考虑恶性病变。

2. **影像表现** FFDM及DBT均见左乳外侧不规则形高密度肿块，边缘见多发长毛刺。超声呈实性低回声团，纵向生长，边界不清，形态不规则，边缘成角，可见少许彩色血流信号。影像表现恶性征象明确，BI-RADS分类为5类。

3. **经验分享** 本例患者较年轻，乳腺致密，而且病灶较小，常规X线摄影容易漏诊，DBT可以清楚显示病灶的形态和边缘。患者不属乳腺癌高发年龄，但查体和影像表现均提示恶性，最终病理证实为小管癌。小管癌可发生于20岁以上任何年龄段女性，以高龄、绝经后多见，X线多表现为小的毛刺样肿块或结构扭曲，通常较隐匿。常规乳腺X线检查对小管癌的早期诊断并不理想，超声由于病灶较小也常易漏诊，但DBT对毛刺和结构扭曲的显示有明显优势，可以提高检出率。

　　典型小管癌多表现为小肿块长毛刺，毛刺长度通常大于肿块直径。小管癌的毛刺多为肿瘤刺激周围纤维结缔组织增生所致，表现为细长、边缘清晰的毛刺，与肿瘤浸润所形成的宽基底、边缘模糊的毛刺不同。小管癌是一种低度恶性肿瘤，ER、PR阳性率较高，HER2阳性率较低。研究显示ER/PR阳性的乳腺癌通常表现为毛刺肿块，此点值得重视，对术前推测病理类型有一定帮助。

病理

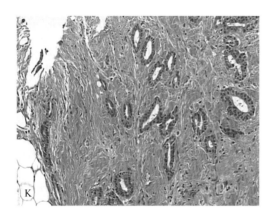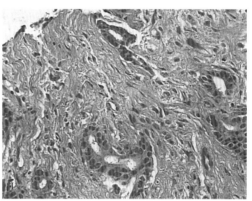

图5-12-1K、L　左乳小管癌；免疫组化：ER（＋）、PR（＋）、HER2（1＋）、Ki-67（＋，15%）

▶▶**病例2**

　　女，81岁，发现左乳质硬、边界不清、不活动肿块1个月，皮肤可见"酒窝征"。

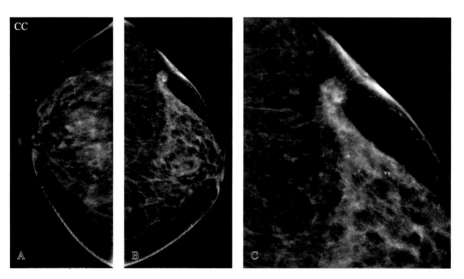

图5-12-2A～C　双乳CC位FFDM（A、B）及左乳病灶物理放大图（C）

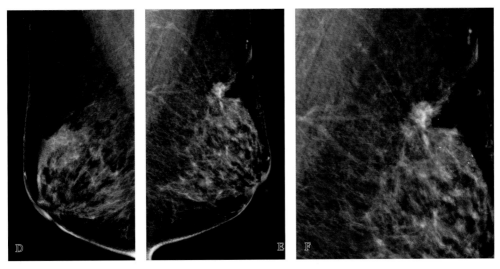

图5-12-2D～F　双乳MLO位FFDM（D-E）及左乳病灶物理放大图（F）

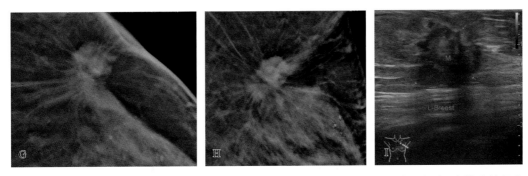

图5-12-2G～I　左乳病灶DBT物理放大图，CC位（G），MLO位（H）；左乳1点钟病灶超声图（I）

问题

1. 乳腺X线（图5-12-2A～H）对左乳病变的主要描述有哪些？（多选）

　A. 不规则肿块，边缘毛刺

　B. 微钙化、段样分布

　C. 细小多形性、细线样微钙化

　D. 皮肤增厚

　E. 不对称致密

2. 乳腺超声（图5-12-2I）关于左乳病灶的主要描述有哪些？（多选）

　A. 实性低回声团

　B. 内部回声不均匀

　C. 边缘毛刺

　D. 形态不规则

　E. 内见点状强回声

3. 左乳病变的BI-RADS分类，下列哪类最合适？（单选）

　A. 3类

　B. 4A类

　C. 4B类

　D. 4C类

　E. 5类

4. 左乳病变可能的诊断有哪些？（多选）

　A. 浸润性导管癌

　B. 小管癌

　C. 导管内癌

D. 浸润性小叶癌

E. 黏液腺癌

参考答案

1. ABCD　　2. ABCD　　3. E

4. ABCD

分析要点

1. 临床特点　老年女性，左乳无痛性肿块，触诊质硬、边界不清、不活动，皮肤可见"酒窝征"，高度提示恶性，且侵犯悬韧带。

2. 影像表现　X线左乳外上象限可见不规则高密度肿块，边缘见细长毛刺；肿块内前方见多发细小多形性及细线样微钙化，呈段样分布，邻近皮肤增厚、内陷，悬韧带增粗。超声病灶呈实性不均质弱回声，形态不规则，边缘毛刺，中间见实性稍强回声。病灶恶性征象明确，并有悬韧带侵犯，BI-RADS分类为5类，组织病理学可考虑浸润性导管癌、浸润性小叶癌、小管癌等。

3. 经验分享　本例患者为81岁老年女性，但纤维腺体组织仍然呈不均匀致密类。目前研究显示纤维腺体组织密度与乳腺癌的风险呈正相关，对于绝经后纤维腺体组织退化不良的老年人要注意定期筛查。小管癌分为单纯型和混合型，混合型小管癌通常伴有导管内癌或浸润性导管癌的成分，X线上多表现为伴有微钙化。有研究表明88%～100%的单纯小管癌长径通常＜2cm，较混合型小管癌更小；对于＞2cm的小管癌要考虑合并其他病理类型乳腺癌的可能。本例X线表现为小肿块长毛刺，为小管癌的典型表现，但肿块周边可见段样分布的细线样微钙化，提示可能合并导管内癌成分，最终病理证实为小管癌伴高级别导管内癌。

病理

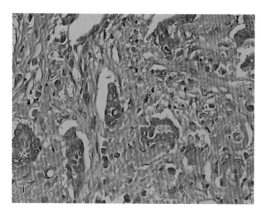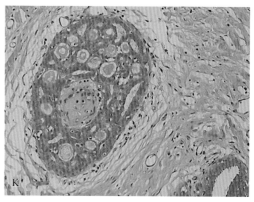

图5-12-2J、K　左乳小管癌伴高级别导管内癌；瘤细胞呈小管状及小巢团状排列，浸润性生长，局部瘤细胞位于导管内（K）；免疫组化：ER（＋）、PR（＋）、HER2（1＋）、Ki-67（＋，5%）

▶▶**小结**

乳腺小管癌（tubular carcinoma，TC）是一种少见的分化良好的浸润性癌，由有纤维基质包绕的规则细胞构成界线明确的管状结构，占乳腺癌的1%～5%。TC可发生在23～84岁女性，高龄和绝经后女性多见，平均发病年龄在50岁左右。

WHO（2003年）将小管癌分为单纯型（pure tubular carcinoma，PTC）和混合型（mixed tubular carcinoma，MTC）。

PTC具有＞90%的管状结构，低核级，没有有丝分裂，而MTC具有50%～90%小管状结构且同时伴有其他类型癌，通常伴有非特殊类型浸润性导管癌成分，约65%的病例同时伴有导管内癌。一般认为单纯型和混合型的比例为2∶1左右。小管癌多由单层柱状或立方状细胞构成腺管，无肌上皮细胞伴随，呈浸润性生长，可浸润周围正常乳腺及脂肪组织中，癌细胞小而规则，核大小一致，核仁一般不明显，核分裂象少见，无坏死。免疫组化显示几乎所有的小管癌中ER、PR阳性，HER2及EGFR表达阴性，肌上皮标志P63、SMA阴性。单纯型小管癌淋巴结转移率低，复发性率低，预后较好，被认为是保乳手术的最佳适应证。

乳腺小管状癌病灶往往较小，常常仅表现为X线异常，而临床触诊阴性，或筛查中无意间发现。小管癌肿块多发生在乳腺的外上象限，常为单侧，触诊多呈圆形或椭圆形，边界大多清楚，质地较硬，与皮肤无粘连，与良性肿瘤较难鉴别。因肿瘤生长缓慢，橘皮征、乳头凹陷、腋淋巴结肿大等乳腺癌典型体征少见。

小管癌通常在乳腺X线检查中发现，多表现为不规则小肿块伴毛刺状边缘，部分表现为可疑微钙化影（8%～19%的乳腺小管癌在X线上可见微钙化）；其典型表现为小肿块长毛刺，53%的病例显示毛刺长度大于肿块的直径。有时肿块不明显，仅表现为不对称伴结构扭曲，因此对生长缓慢的具有长毛刺的小肿块或局灶不对称伴结构扭曲，应警惕小管癌的可能。少部分情况，乳腺小管癌在X线检查中没能检出。小管癌超声通常表现为形态不规则、边缘模糊和后方声影的低回声肿块。文献报道，93%的乳腺小管癌伴后方声衰，

但这不是小管癌的唯一征象，伴纤维成分的良性病变也可导致后方声衰。MRI表现为不规则小结节强化或局灶性点、片状强化灶，动态增强曲线多呈平台型。

鉴别诊断：①浸润性小叶癌。占所有乳腺浸润性癌5%～10%，发病年龄26～86岁，高峰年龄约50岁，50%以上患者可触及肿块。X线主要表现为结构扭曲，钙化少见，约10%表现为弥漫分布的多发微小结节。②浸润性乳腺癌（非特殊类型）。为浸润性乳腺癌中最常见的一种组织学类型，占全部乳腺癌的70%～80%。绝大部分发生于50～69岁女性，约6%发生于39岁前，38%发生于70岁以上。临床主要表现为无痛性肿块，质硬，边界不清，不活动，部分可见皮肤"橘皮样"改变，乳头回缩。X线主要表现为肿块、肿块伴钙化或单纯钙化。③硬化性腺病。硬化性腺病是乳腺腺病的晚期表现，是乳腺疾病中较为少见的类型，发病原因不明，可能与雌激素刺激上皮细胞增生有关。均发生于女性，35～40岁多见。X线可表现为肿块、不对称、结构扭曲及钙化等。结构扭曲灶中出现低密度透亮影，往往指被病变包绕进去的脂肪组织，也即所谓"黑星"，多提示良性病变。硬化性腺病的超声主要表现为椭圆形或分叶状，小部分为小叶状或形态不规则，大小通常在20mm以内的不均质低回声，边界不清，边缘模糊、毛刺状或成角，CDFI显示病灶内部血供稀少，极少数可见星点状或条状血流信号。④放射状瘢痕（radial scar，RS）。是一种少见的上皮增生性良性病变，因硬化性病变使小叶的结构扭曲，导致影像学诊断和病理诊断均极易与乳腺癌混淆。对其形成原因主要有以下几种观点：一是不明原因损伤导致纤维

化和周围组织回缩，二是与导管扩张和闭塞相关的慢性炎症反应。三是认为放射状瘢痕是正常间质结构和上皮组织的重新排列。放射状瘢痕通常发生于40～60岁的女性，少见于小于30岁的女性。组织病理学上，放射状瘢痕是一种假浸润病灶，浸润性特征出现与否取决于疾病的进程及病理切面的选择。肉眼观察病灶质硬，切面呈结节状或星芒状，中央有灰白色纤维化区，周围有小囊肿或放射状条纹；少数病灶呈多结节状。典型镜下表现呈放射状（星芒状），中央为纤维瘢痕区，其内常有受压变形的腺管，周围有放射状分布的扩张腺管及不同程度增生的导管和小叶。放射状瘢痕的典型X线表现为肿块边缘出现规则的放射状条索，中央为不透明区或星芒状结构，可出现钙化，但这些表现均没有特异性，硬化性腺病和乳腺癌中均可以见到。放射状瘢痕的典型超声表现多为不规则形低回声区，边缘不光整呈毛刺状，类似乳腺浸润性癌的超声改变，多数病变直径＜10mm，CDFI病灶内常无明显血流信号，周边可检出血流信号，超声短期随访病灶变化不明显。

（吴杰芳　林振东　肖格林
文婵娟　廖　昕）

参 考 文 献

［1］Rakha EA，Leea H，Evans AJ，et al. Tubular carcinoma of the breast：further evidence to support its excellent prognosis［J］. J Clin Oncol，2010，28（1）：99-104.

［2］郭冬梅，杨爱国. 乳腺小管癌钼靶摄影和超声的特征表现［J］. 中国医学影像技术，2009，25（zl）：94-95.

［3］王岸飞，张焱，程敬亮，等. 乳腺小管癌的影像表现［J］. 实用放射学杂志，2018，34（2）：311-312.

［4］Sheppard DG，Whitman GJ，Huynh PT，et al. Tubular carcinoma of the breast：mammographic and sonographic features［J］. AJR，2000，174（1）：253-257.

［5］谭红娜，王博，肖慧娟，等. 乳腺硬化性腺病的影像特征分析［J］. 中华放射学杂志，2016，50（11）：838-842.

［6］Romano AM，Wages NA，Smolkin M，et al. Tubular carcinoma of the breast：institutional and SEER database analysis supporting a unique classification［J］. Breast Dis，2015，35（2）：103-111.

［7］Zhang W，Wu S，Ling Y，et al. Clinicopathologic characteristics and clinical outcomes of pure type and mixed type of tubular carcinoma of the breast：a single-institution cohort study［J］. Cancer Management and Research，2018：4509-4515.

［8］梁晓峰，李利娟，张琦，等. 94例乳腺小管癌的临床病理特征分析［J］. 中国肿瘤临床，2017，44（10）：488-492.

第十三节　黏液腺癌

▶▶病例1

女，68岁，发现左乳肿块10天，触诊：质韧，边界尚清，基底固定。

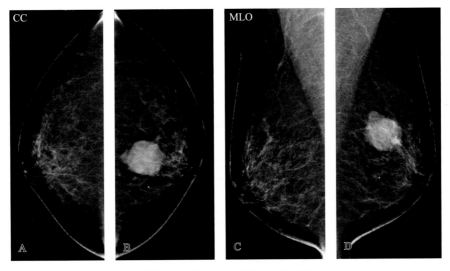

图5-13-1A ～ D 双乳FFDM图

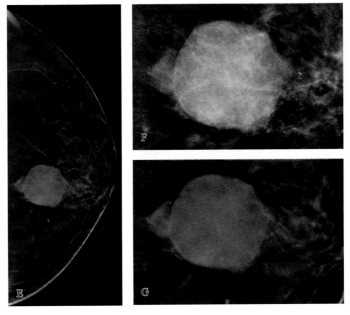

图5-13-1E ～ G 左乳病灶DBT图（E）及CC位FFDM（F）、DBT（G）物理放大图

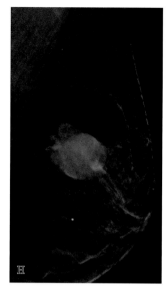
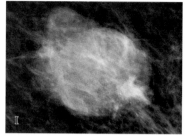
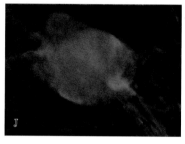

图5-13-1H～J　左乳病灶
DBT图（H）及MLO位FFDM
（I）、DBT（J）物理放大图

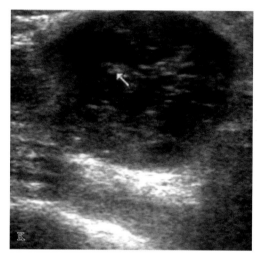
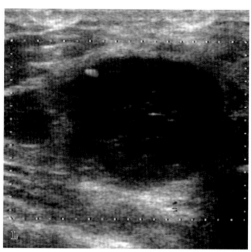

图5-13-1K、L　左乳12点钟乳晕旁病灶超声图

问题

1. 乳腺X线（图5-13-1A～J）对左乳肿
   块的主要描述有哪些？（多选）

   A. 不规则形肿块，边缘模糊

   B. 不规则形肿块，周围小梁结构增宽

   C. 高密度肿块伴结构扭曲

   D. 高密度肿块伴钙化

   E. 细小多形性、细线样微钙化

2. 左乳肿块的X线BI-RADS分类，下列
   哪类最合适？（单选）

   A. 3类

   B. 4A类

   C. 4B类

   D. 4C类

   E. 5类

3. 乳腺超声（图5-13-1K、L）关于左乳病
   灶的主要描述有哪些？（多选）

   A. 实性低回声团，后方回声增强

   B. 无回声区，后方回声增强

   C. 内部回声不均匀

   D. 边缘点状血流信号

   E. 无回声区，边缘清晰

4. 左乳肿块的超声BI-RADS分类，下列哪类最合适？（单选）

A. 2类

B. 3类

C. 4A类

D. 4B类

E. 4C类

5. 根据以上资料，左乳肿块最可能的诊断是什么？（单选）

A. 浸润性导管癌

B. 浸润性小叶癌

C. 黏液腺癌

D. 浸润性乳头状癌

E. 小管癌

参考答案

1. ABCDE　　2. D　　3. ACD

4. D　　5. C

分析要点

1. 临床特点　绝经后老年女性，发现乳腺肿块，触诊基底固定，要警惕恶性可能。

2. 影像表现　X线左侧乳腺上方见不规则形高密度肿块，边缘部分模糊，DBT示肿块前、外下方结构扭曲；肿块前缘小梁结构增宽，实质密度增高，内见多枚细小多形性、细线样钙化，部分呈线样分布，恶性风险较高，BI-RADS可判读为4C类。超声示左乳实性低回声团，边界尚清，形态欠规则，内回声不均匀，后方回声增强，边缘见短条状彩色血流信号，良恶性较难鉴别。

3. 经验分享　对于绝经后老年女性出现的高密度、边界相对清晰的肿块，要考虑黏液腺癌的可能。黏液腺癌X线表现主要为高密度圆形或椭圆形肿块，边界清晰，部分可见微分叶；少数不规则形肿块边界较模糊，可见小分叶及毛刺；超声通常形态规则，边缘清晰。黏液腺癌表现为形态规则、边界清晰者所占比例明显高于浸润性导管癌，这与其生物学特性密切相关，往往因其内含有大量黏液，推挤周边形成假包膜样组织所致；且黏液腺癌多发生于老年女性，在低密度乳腺实质衬托下肿块显示为边界清晰、密度较高。本例X线诊断有明显优势，DBT显示肿块局部边缘的浸润，以及伴随的结构扭曲、肿块周围线样分布的恶性微钙化等征象，对肿块的良恶性鉴别有决定性作用。

病理

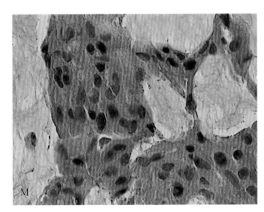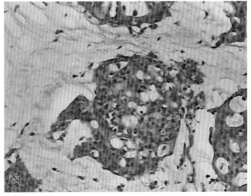

图5-13-1M、N　左乳黏液腺癌；瘤细胞成条索状及小巢团状漂浮于黏液湖中；免疫组化：ER（＋）、PR（＋）、HER2（1＋）、Ki-67（＋，15%）

▶▶**病例2**

女，46岁，发现左乳肿块8个月；触诊：质硬，边界欠清，基底固定。

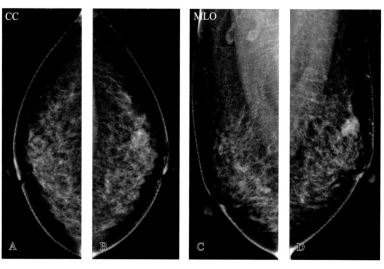

图5-13-2A～D　双乳FFDM图

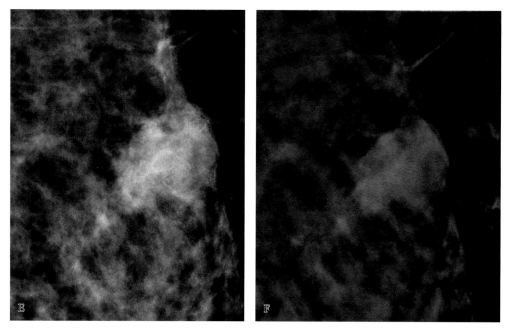

图5-13-2E、F　左乳病灶FFDM（E）及DBT（F）物理放大图

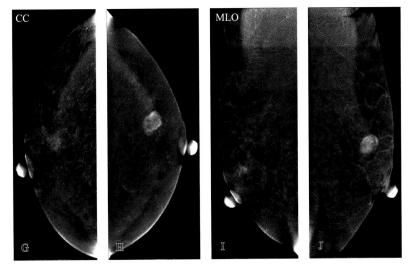

图 5-13-2G ~ J 双乳 CEM 减影图

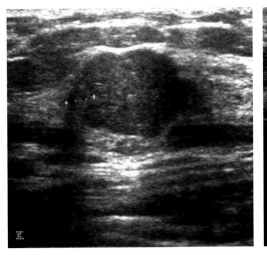 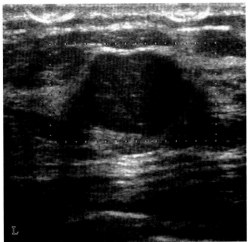

图 5-13-2K、L 左乳 1 点钟乳晕旁病灶超声图

问题

1. 乳腺 X 线（图 5-13-2A ~ F）对左乳病灶正确的描述是什么？（单选）

A. 不对称致密

B. 椭圆形肿块，边缘模糊

C. 不规则肿块，边缘模糊

D. 椭圆形肿块，边缘毛刺

E. 不规则肿块，边缘清晰

2. CEM（图 5-13-2G ~ J）关于双侧乳腺强化方式的主要描述有哪些？（多选）

A. 左乳肿块样不均匀强化

B. 右乳非肿块样强化

C. 右乳背景强化

D. 左乳非肿块样强化

E. 右乳肿块样强化

3. 左乳病灶的 X 线 BI-RADS 分类（图 5-13-2A ~ J），下列哪项最合适？（单选）

A. 3 类

B. 4A 类

C. 4B 类

D. 4C 类

E. 5类

4. 乳腺超声（图5-13-2K、L）对左乳病灶的主要描述有哪些？（多选）

　　A. 低回声团

　　B. 混合回声团

　　C. 形态不规则

　　D. 边缘清晰

　　E. 后方回声增强

5. 对于左乳肿块，下列处理方式哪项最为合适？（单选）

　　A. 建议12个月X线随访

　　B. 建议6个月超声随访

　　C. 超声引导下穿刺活检

　　D. 磁共振评估病灶的范围

　　E. PET评估远处转移

参考答案

1. C　　　2. ABC　　　3. D　　　4. ACDE

5. C

分析要点

1. 临床特点　中年女性，左乳肿块质硬、边界不清、基底固定，提示恶性。

2. 影像表现　X线示左乳外上象限不规则等密度肿块影，DBT边缘模糊，周围小梁结构增宽、紊乱；对比增强减影图像示肿块呈明显不均匀强化。超声左乳实性低回声团，边界尚清，形态欠规则，内回声欠均匀，后方回声增强，内未见明显钙化灶及彩色血流信号。根据临床及X线表现病灶恶性可能性大，BI-RADS分类为4C。

3. 经验分享　本例X线表现为单纯肿块，边缘模糊，CEM显示明显强化，提示恶性风险大，多考虑浸润性乳腺癌，最终病理诊断为黏液腺癌。值得注意的是CEM显示肿块内强化不均匀，可见小片状不强化区，可能与肿瘤内含有黏液成分有关。另外，此例右侧乳腺出现局灶样背景强化，在诊断时应注意与病灶鉴别。我们体会，背景强化多表现为片状非肿块样轻度强化，一般发生在纤维腺体组织密度较高的区域（外上象限多见），强化范围可随时间扩散但强化程度逐渐减低或不变。

病理

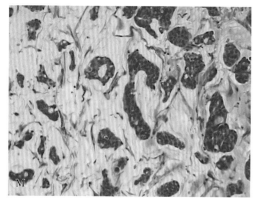
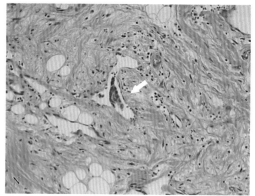

图5-13-2M、N　左乳黏液腺癌，脉管内见癌栓（N，白箭头所示）；免疫组化：ER（＋）、PR（＋）、HER2（2＋）、Ki-67（＋，40%）

▶▶**病例3**

　　女，45岁，发现右乳肿块4个月，自觉生长迅速，右侧乳头少量血性溢液；触诊：质硬，膨胀性生长，基底固定。

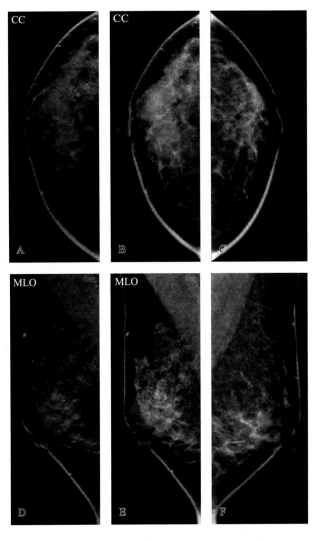

图 5-13-3A～F　双乳 FFDM 图（B、C、E、F）及右乳 DBT 图（A、D）

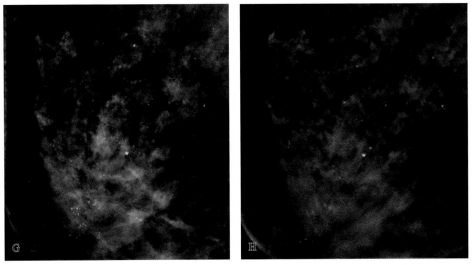

图 5-13-3G、H　右乳病灶 FFDM（G）及 DBT（H）物理放大图

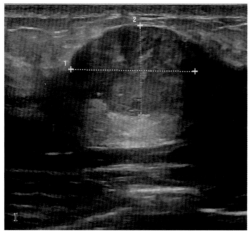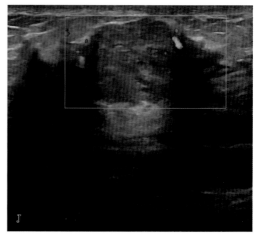

图5-13-3I、J　右乳11点钟乳头旁病灶超声图

问题

1. 乳腺X线（图5-13-3A～H）关于右乳病灶的主要描述有哪些？（多选）

   A. 细小多形性钙化，段样分布

   B. 高密度不规则形肿块

   C. 高密度椭圆形肿块，周围小梁结构增宽

   D. 圆点、细点状钙化，区域性分布

   E. 细小多形性钙化，弥漫分布

2. 右乳病灶的X线BI-RADS分类，下列哪类最合适？（单选）

   A. 2类

   B. 3类

   C. 4A类

   D. 4B类

   E. 4C类

3. 乳腺超声（图5-13-3I、J）关于右乳病灶的主要描述有哪些？（多选）

   A. 实性低回声团，边缘清晰

   B. 实性低回声团，形态欠规则

   C. 内部回声不均匀

   D. 周围及内部探及血流信号

   E. 后方回声增强

4. 根据以上资料，右乳病变可能的诊断有哪些？（多选）

   A. 浸润性导管癌

   B. 导管内癌

   C. 纤维腺瘤

   D. 黏液腺癌

   E. 纤维囊性乳腺病

参考答案

1. AC　　2. E　　3. ABCDE　　4. ABD

分析要点

1. 临床特点　中年女性，肿块近期生长迅速，伴乳头血性溢液，触诊基底固定，高度怀疑恶性。

2. 影像表现　X线示右乳外上象限见大量细小多形性微钙化，沿乳头方向呈线样及段样分布，局部实质密度增高，小梁结构增宽，DBT示乳晕下区可见椭圆形（有2～3个分叶）肿块，边缘模糊，其内见细小多形性钙化。超声右侧乳腺实性低回声团，边界尚清，形态欠规则，内回声不均，后方回声轻度增强，CDFI显示团块周边及内部可探及点状彩色血流信号。根据钙化的形态和分布、肿块边缘和小梁增宽等特征，右乳病变恶性风险高，BI-RADS判读为4C类。

3.经验分享 本例为多发病灶,除临床触及的肿块外,X线额外发现了右乳外上象限段样分布的微钙化,DBT也清楚的显示了乳晕下区的肿块;超声对钙化不敏感,仅显示乳头后方的肿块,且良恶性难以鉴别。但结合临床触诊、乳头血性溢液及X线的表现,病灶恶性风险高,需要临床干预,但术前考虑为黏液腺癌依据不足。

黏液腺癌多表现为边缘大部分清晰的单纯肿块,不易与良性肿瘤鉴别。但由于黏液腺癌肿瘤内部含有较多的黏液,超声后方回声常增强,有一定的诊断价值。微钙化通常提示导管内癌成分的存在,可出现在肿瘤内或周围,X线对钙化的显示和诊断有独特的优势。黏液腺癌分为单纯型(黏液腺癌成分>90%)和混合型(黏液腺癌成分50%~90%),若其他类型的癌含量超过10%则为混合型黏液腺癌,最常见的合并成分为导管内癌和浸润性导管癌。

病理

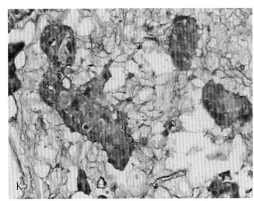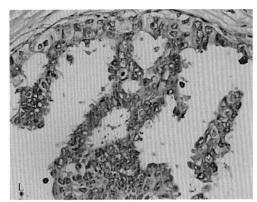

图5-13-3K、L 右乳富细胞型黏液腺癌伴中级别导管内癌;免疫组化:ER(＋)、PR(－)、HER2(2＋)、Ki-67(＋,30%)

▶▶小结

乳腺黏液腺癌(mucinous carcinoma),又称黏液样癌或乳腺胶样癌,是一种较少见的、特殊类型的浸润性乳腺癌,占所有乳腺癌的1%~3%。停经后老年女性多见,发病高峰年龄55~59岁,通常表现为膨胀性生长肿块,生长缓慢并且体积较大,触诊境界清楚,质地中等或较软,可活动,多单发,直径2~20cm,平均4.3cm。单纯黏液腺癌浸润性不强,很少出现局部复发和远处转移,5年生存率几乎为100%,淋巴结转移率低是黏液腺癌另一特点,文献报道其淋巴转移率为1.5%~7.1%,且发生较晚,发生转移的肿瘤最大直径约为3cm以上,预后明显好于其他类型的乳腺浸润癌,单纯型较混合型者预后更好。多数黏液腺癌患者的首发症状是发现可以推动的软至中等硬度的乳腺包块,临床诊断中,常因超声或X线影像不典型而容易误判为良性病变。

2012年WHO乳腺肿瘤分类标准中把黏液腺癌成分占肿瘤成分的90%以上定义为单纯型,而黏液腺癌成分>50%、<

90%同时混合其他类型乳腺癌称为混合型黏液腺癌。单纯型黏液腺癌含有大量细胞外黏液，大小相似的小岛状癌细胞团漂浮在丰富的细胞外黏液基质中，异型性明显，分裂象易见。单纯型黏液腺癌根据细胞多少可再进一步分为富细胞型和少细胞型。混合型黏液腺癌通常合并其他类型的乳腺癌，以合并浸润性导管癌和导管内癌多见。典型黏液腺癌的ER一般呈阳性，PR阳性率约70%。

单纯型黏液腺癌由于其组织学特点，影像表现可出现偏良性征象，容易误导经验不足的诊断者。单纯型X线常表现为密度较高、边缘大部分清晰的肿块，多伴微分叶，少见晕征，邻近小梁结构可有扭曲、牵拉及变形，不易与良性肿瘤，如纤维腺瘤、巨纤维腺瘤或叶状肿瘤等鉴别。部分混合型肿块内可合并有微钙化，甚至个别黏液腺癌仅表现为微钙化或不对称致密。钙化多呈散在或成簇分布，形态以细点状为主，个别呈线样。混合型及少数单纯黏液腺癌，X线表现为形态不规则、边缘模糊的肿块，与其他类型乳腺癌类似，诊断恶性病变不难。单纯型黏液腺癌超声典型表现为不均匀低回声团块，内部回声均匀，边缘清楚，可呈浅分叶，大部分肿瘤后方回声增强，血流信号不丰富，易误诊为纤维腺瘤。混合型多呈边缘不规则低回声，50%后方伴声影。MRI对黏液腺癌的诊断有其独特的作用，单纯型表现为边界清楚肿块，T_1WI根据黏液所含成分不同，表现为不同程度的低或等信号，但无论单纯型或混合型，T_2WI及T_2WI压脂均呈明显高信号，此为其特点之一。增强扫描多呈轻到中等、不同程度的环形或不均匀强化，内部分隔强化是其另一重要特征，动态增强曲线多呈流入型，早期强化

者多提示混合型或细胞丰富的黏液腺癌。扩散加权成像对黏液腺癌具有重要的诊断价值，其ADC值明显高于多数良性肿瘤。总之，对X线和超声均表现不典型的病变，应进行MRI检查。

鉴别诊断：①纤维腺瘤。常见于年轻女性，表面光滑，境界清楚，活动度好，X线多表现为边缘清楚、密度较均匀的等密度肿块，可有线样晕征，周围腺体受到肿块推压，肿块内可有较特征的"爆米花样"钙化。超声通常为包膜完整，边界清晰，形态呈类圆形或较规则的肿块，后方极少伴有声衰减，部分血供丰富的纤维瘤后方可伴有轻度的回声增强。②乳头状癌：多见于老年女性，临床及FFDM表现相似，两者鉴别比较困难。黏液腺癌磁共振T_2WI明显高信号及ADC值高可以提供重要诊断价值，超声及MRI可显示囊内乳头状癌的壁结节，有助于鉴别诊断。

（吴杰芳　郁　成　周　云
文婵娟　廖　昕）

参 考 文 献

[1] Okafuji T, Yabuuchi H, Sakai S, et al. MR imaging features of pure mucinous carcinoma of the breast [J]. Eur J Radiol, 2006, 60 (3): 405-413.

[2] 张耀方, 王国锋, 纪金梅, 等. 乳腺癌的不同病理类型的表现与X线征象分析 [J]. 医学影像学杂志, 2006, 16 (12): 1274-1276.

[3] Lakhani SR, Ellis IO, Schnitt SJ, et al. WHO classification of tumours of the breast [M]. 4th ed. Lyon: IARC Press, 2012.

[4] 顾雅佳, 王玖华, 张廷璆. 乳腺黏液腺癌

的钼靶X线表现与病理对照研究［J］. 中华放射学杂志，2002，36（11）：973-976.

［5］张建兴，蔡丽珊，宋光辉，等. 不同类型乳腺粘液癌彩色多普勒超声特征的对比研究［J］. 中华医学超声杂志（电子版），2013，10（12）：979-982.

［6］徐维敏，张玲，廖昕，等. 少见类型乳腺癌的影像、临床、病理及免疫组化分析［J］. 医学影像学杂志，2013，23（11）：1710-1714.

第十四节　分 泌 型 癌

▶▶病例

女，58岁，发现左乳肿块2年余，缓慢增长，皮温升高，发红发烫，触诊：质硬，膨胀性生长，活动差，挤压见乳头血性溢液。

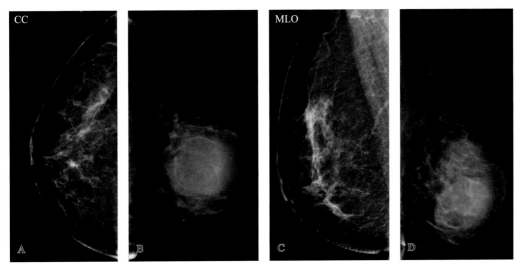

图5-14-0A～D　双乳FFDM图

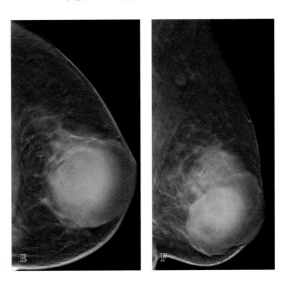

图5-14-0E、F　左乳病灶DBT图

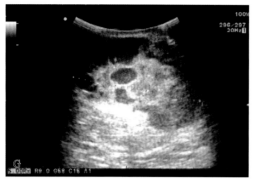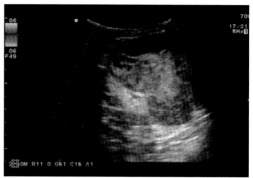

图5-14-0G、H　左乳病灶超声图

问题

1. 乳腺X线（图5-14-0A～F）对左乳病变的主要描述有哪些？（多选）

A. 椭圆形肿块，边缘模糊

B. 椭圆形肿块，边缘清晰

C. 高密度肿块，小梁结构增宽

D. 高密度肿块，边缘毛刺

E. 皮肤弥漫增厚

2. 乳腺超声（图5-14-0G、H）对左乳病灶的主要描述有哪些？（多选）

A. 囊实性混合回声团

B. 无回声区，边缘清晰

C. 内部回声不均匀，见液性暗区

D. 内部探及少许血流信号

E. 后方回声增强

3. 左乳肿块的BI-RADS分类，下列哪类最合适？（单选）

A. 2类

B. 3类

C. 4A类

D. 4B类

E. 4C类

4. 综合上述资料，左乳肿块可能的诊断和鉴别诊断有哪些？（多选）

A. 炎性乳腺癌

B. 恶性叶状肿瘤

C. 纤维腺瘤

D. 乳腺脓肿

E. 乳腺分泌型癌

参考答案

1. AC　　2. ACDE　　3. E　　4. ABDE

分析要点

1.临床特点　老年女性，慢性病程，并皮温升高、皮肤发红等炎性改变，乳头见血性溢液，从体征上良恶性难以鉴别，乳腺炎和乳腺癌均有可能。

2.影像表现　X线示左侧乳头后方椭圆形高密度肿块影，边缘模糊，周围小梁结构明显增宽、模糊。超声肿块呈囊实混合性回声团，边界尚清，后方回声稍增强，内回声不均匀，见少许不规则液性暗区，内透声差，可见细密点状回声及带状分隔，团块周边及内部探及少许点状彩色血流信号。结合患者年龄较大同时伴有血性溢液，仍考虑恶性风险大，BI-RADS 4C类。

3.经验分享　本例病程较缓慢，查体有皮温升高、皮肤红肿等炎性改变，X线表现为边缘模糊的肿块，边缘模糊通常提示浸润，但乳腺炎小梁水肿也会造成肿块边缘模糊，因此，关键在于鉴别乳腺炎和乳腺癌。乳腺炎通常急性起病，乳房持续疼痛、肿胀、皮肤发红，X线多表现为不对称致密、小梁增宽，没有明确肿块。而乳腺肿瘤伴坏死或感染引起的皮肤红肿热痛，通常有原发病灶，但炎症造成的小梁水肿可能会掩盖病灶边界，此时应注意综合影像诊断。此例超声显示肿块呈囊实性混合性回声，内见液性暗区和带状分隔，既需要考虑叶状肿瘤、乳腺炎等良性病变，亦要考虑黏液腺癌、乳头状癌、分泌型癌等恶性病变。结合患者年龄较大同时伴有血性溢液等临床表现，应首先考虑乳腺癌，最终病理证实为左乳分泌型癌，局部组织坏死伴炎性肉芽肿，与患者的临床表现亦符合。

病理

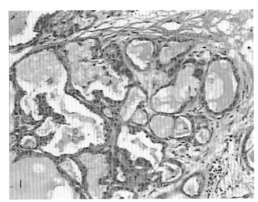
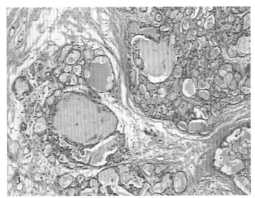

图5-14-0I、J　左乳分泌型癌，局部组织坏死伴炎性肉芽组织增生；免疫组化：ER（＋）、PR（-）、Ki-67（＋，3%）

▶▶小结

乳腺分泌型癌（secretory carcinoma）是一种罕见的特殊类型的浸润性乳腺癌，在所有乳腺癌中的占比＜0.15%，可单发，也可多发，儿童和成人均可发病，发病年龄为12～79岁，年轻女性发病占大多数，亦可见于男性。

临床上多表现为生长缓慢、可移动的无痛性肿块，常单发，易误诊为良性肿瘤。乳腺各个象限均可发生，以乳晕周围多见（占50%左右，尤其在男性和儿童患者），腋窝异位乳腺组织的分泌型癌亦曾见报道。多数患者不伴乳头溢液，腋淋巴结转移不常见。

分泌型癌病理上定义为一种罕见的低级别肿瘤，伴实性、微囊（蜂房状）和管状结构，肿瘤细胞可产生丰富的细胞内和细胞外分泌物（乳汁样），分泌物呈强嗜酸性，经淀粉酶消化后过碘酸希夫反应（periodic acid Schiff stain，PAS）呈阳性。

分泌型癌的影像学表现与其他边界清楚的乳腺良性肿瘤相似，X线常为单发较大肿块，边界清晰，可有浅分叶；超声显示病灶边界清晰锐利，可有浅分叶，内部呈低或等回声，后方回声增强，腋窝淋巴结可异常肿大，CDFI内可有丰富血流信号。MRI检查价值较大，显示为富血供的乳腺肿块，其内有多发持续强化的纤维分隔，DWI呈高信号；T_1WI和T_1WI压脂序列上，肿块内可见散在云雾状稍高信号影，这与分泌性癌肿块内有乳汁样和甲状腺胶质样的分泌物富含蛋白成分相关，是区别于其他类型乳腺癌的重要影像特征。

鉴别诊断：①乳腺叶状肿瘤合并出血。乳腺叶状肿瘤合并出血也表现为分叶状肿块及纤维分隔，在T_1WI低、等信号中有斑片状高信号，但肿瘤内的出血一般单发，信号高且边缘较清。②乳腺纤维腺瘤。常见于年轻女性，肿块表面光滑，活动度好，X线表现为边缘清楚、密度较均匀的高密度肿块，可有线样晕征，肿块内可出现较特征的"爆米花样"钙化。③巨纤维腺瘤。多表现为边界清楚的的单纯肿块，密度不均匀，分叶较大，临床特点为病史长年龄轻，多为良性。

（吴杰芳　周　云　郁　成
文婵娟　廖　昕）

参 考 文 献

[1] McDivitt RW, Stewart FW. Breast carcinoma in children [J]. JAMA, 1966, 195 (5): 388-390.

[2] Tavassoli FA, Norris HA. Secretory carcinoma of the breast Cancer [J]. Cancer, 1980, 45 (9): 2404-2413.

[3] 马遇庆，杨重庆，刘冬戈. 乳腺分泌性癌的临床病理和免疫组织化学分析 [J]. 临床与实验病理学杂志，2007，23 (2): 147-155.

[4] 杨汉卿，姚伟根，黄国来，等. 乳腺分泌性癌影像表现一例 [J]. 中华放射学杂志，2005，49 (8): 634-635.

第 6 章

乳腺良性病变

第一节 乳腺腺病

▶▶病例1

女，43岁，自述发现右乳肿块10年，近期自觉变软。右乳内上象限触及质硬肿块，膨胀性生长，活动尚可。

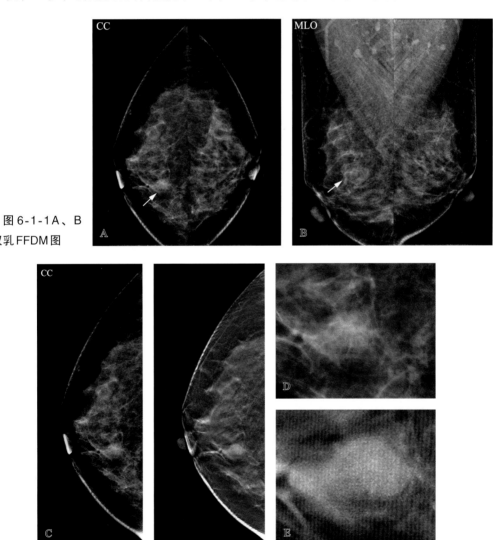

图6-1-1A、B
双乳FFDM图

图6-1-1C～E 右乳FFDM、DBT图（C）及病灶局部物理放大图（D、E）

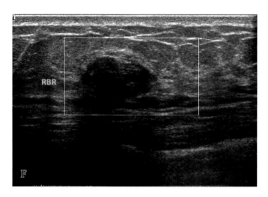

图6-1-1F　右乳2点钟病灶超声图

问题

1. 乳腺X线（图6-1-1A～E）关于右乳肿块的正确描述有哪些？（多选）

　A. 等密度肿块

　B. 边缘清晰

　C. 边缘模糊

　D. 肿块伴钙化

　E. 椭圆形肿块

2. 乳腺超声（图6-1-1F）对右乳病灶的主要描述有哪些？（多选）

　A. 无回声区

　B. 边缘模糊

　C. 混合回声肿块

　D. 边缘血流

　E. 钙化

3. 结合乳腺X线和超声检查，该患者最适合的BI-RADS分类是什么？（单选）

　A. 3类

　B. 4A类

　C. 4B类

　D. 4C类

　E. 5类

4. 该患者右乳病灶最可能的诊断是什么？（单选）

　A. 纤维腺瘤

　B. 囊肿

　C. 腺病

　D. 黏液癌

　E. 髓样癌

参考答案

1. ACE　　2. BC　　3. B　　4. C

分析要点

1. 临床特点　中年女性，病史较长，右乳肿块触诊具有良性病变的特点。

2. 影像表现　右乳内上象限后1/3等密度肿块，形态规则，不伴钙化，DBT显示肿块部分边缘模糊，邻近小梁结构轻度增宽、紊乱。超声为混合回声肿块，形态欠规则，边缘模糊，CDFI未见明显彩色血流信号。X线及超声表现均不具有典型的恶性征象，但又不能完全除外，故BI-RADS评估为4A类，需要进一步临床干预。

3. 经验分享　该患者有较长的临床病史，病灶触诊具有良性特点。FFDM由于纤维腺体组织遮挡，病灶观察受限；DBT和超声均表现为肿块，病灶较小，不伴钙化，无毛刺征象；超声CDFI未见明显血流信号；以上影像学征象不支持典型恶性肿瘤诊断。然而，对肿块的边缘评估，X线和超声均显示病灶边缘部分模糊，不能完全除外恶性病变可能，结合临床综合考虑，影像学应将其BI-RADS分类评估为

4A类，即良性可能性大，但仍需穿刺活检，除外恶性。最后病理证实为腺病，符合BI-RADS 4A类的临床预期。

腺病常见的影像学征象包括肿块和钙化，肿块以椭圆形最常见，常较小，平均12～25mm。纤维腺瘤的发病年龄较年轻，为15～35岁青年女性，病灶为边缘清晰、光滑的圆形或椭圆形肿块，可合并典型爆米花样钙化；囊肿在超声下更容易鉴别，其囊性成分是鉴别要点。

病理

右乳肿块切除活检，病理证实为腺病。

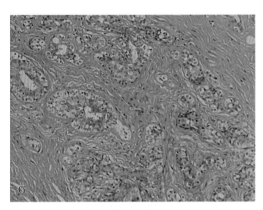
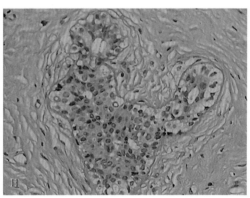

图6-1-1G、H 右乳肿块手术标本病理图像（HE染色）

▶▶病例2

女，39岁，常规体检，触诊阴性。

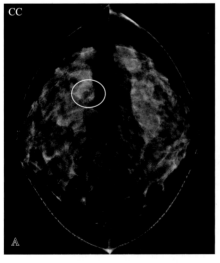
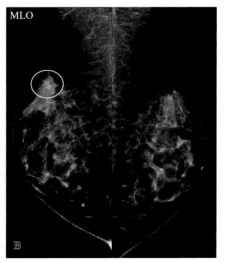

图6-1-2A、B 双乳FFDM图

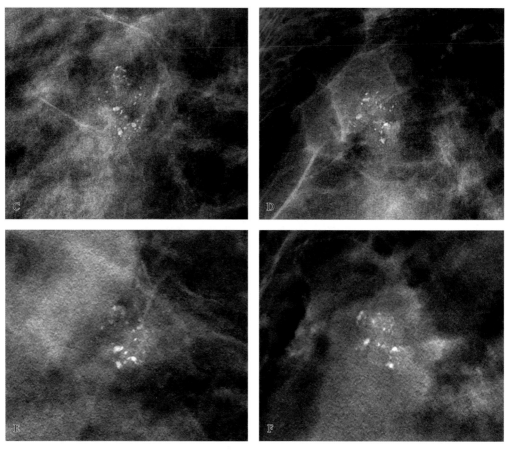

图6-1-2C～F　右乳病灶CC位FFDM（C）、DBT（E）和MLO位FFDM（D）、DBT（F）局部物理放大图

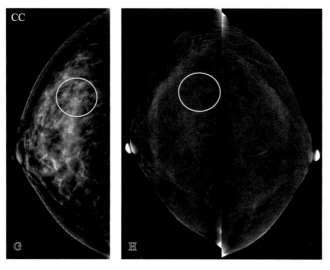

图6-1-2G、H　右乳CC位CEM低能图（G）及双乳CEM减影图（H）

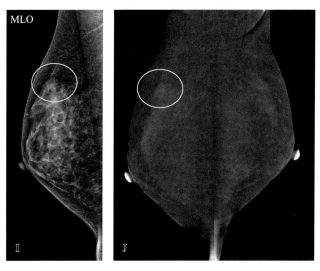

图 6-1-2I、J 右乳 MLO 位 CEM 低能图（I）及双乳 CEM 减影图（J）

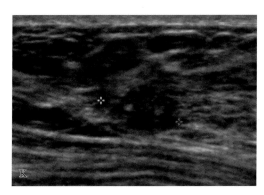
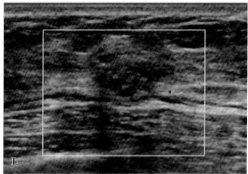

图 6-1-2K、L 右乳病灶超声图

问题

1. 乳腺 FFDM ＋ DBT 图像（图 6-1-2A ～ F）对右乳病灶的主要描述有哪些？（多选）
   A. 外上象限病灶
   B. 圆点状钙化
   C. 无定形钙化
   D. 结构扭曲
   E. 成簇分布微钙化

2. 乳腺 X 线对比增强摄影（图 6-1-2G、J）关于右乳病灶的正确描述是什么？（单选）
   A. 无强化
   B. 肿块样明显强化

   C. MLO 位呈非肿块样轻度强化
   D. CC 位呈非肿块样轻度强化
   E. 环形强化

3. 综合乳腺 X 线 检 查（图 6-1-2A ～ J），右乳病灶的 BI-RADS 分类哪项最合适？（单选）
   A. 3 类
   B. 4A 类
   C. 4B 类
   D. 4C 类
   E. 5 类

4. 乳腺超声（图 6-1-2K、L）关于右乳病灶的主要描述有哪些？（多选）

A.实性低回声区

B.内见点状强回声

C.囊实性回声区

D.边缘成角

E.病灶内血供不丰富

5.该患者右乳病灶最可能的诊断是什么？（单选）

A.导管内癌

B.浸润性导管癌

C.浸润性小叶癌

D.腺病

E.纤维腺瘤

参考答案

1. ABCE　　2. C　　3. B　　4. ABE

5. D

分析要点

1.临床特点　无症状青年女性患者，临床查体为阴性。

2.影像表现　本例X线的主要表现是右侧乳腺外上象限微钙化灶，形态为圆点状、无定形钙化，且成簇分布；DBT示钙化区域实质密度增高；CEM减影图示病灶在CC位未见强化，MLO位表现为非肿块样轻度强化。超声表现为实性低回声区，边界欠清，内见大小不一钙化，血供不丰富。综合上述影像表现，该患者右侧乳腺病灶考虑良性可能性大。

3.经验分享　年轻女性，触诊阴性，常规体检时FFDM和DBT显示右侧乳腺病灶以微钙化为主要表现，伴实质密度增高。钙化性质的评估主要从形态及分布两个方面进行，乳腺X线摄影对此具有独特的优势。本例为成簇分布的圆点状及少许无定形钙化，DBT示钙化区域实质密度增高，而CEM发现病灶仅在MLO位呈非肿块样轻度强化，未见典型恶性征象，故考虑良性病变可能性大。超声显示病灶为伴钙化的实性低回声区，边界欠清，病灶内无明显血流信号。结合超声分析，最终的BI-RADS分类评估为4A类，建议临床干预。

钙化是腺病最常见的影像学表现，且多表现为区域性或成簇分布的无定形、圆点状钙化，偶可见细小多形性钙化，可以合并圆形或椭圆形肿块，发病特点与本例病灶相符，应选为最可能的诊断结果。此外，导管内癌最常见的X线表现是不伴肿块的微钙化，占70%～80%。在钙化形态方面，其典型表现为细线样或线样分支状钙化，其次是细小多形性和无定形钙化；分布则多为段样或成簇分布，而此病例的钙化形态以圆点状为主，因此不将其考虑为首选诊断结果。

病理

右乳钙化灶切除活检，病理证实为乳腺腺病。镜下所见：乳腺小叶结构存在，小叶及小叶内管泡数量增多，细胞无异型，间质纤维结缔组织增生，部分胶原化及玻璃样变。

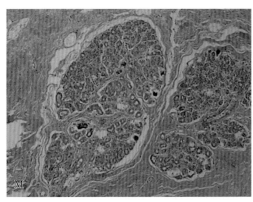
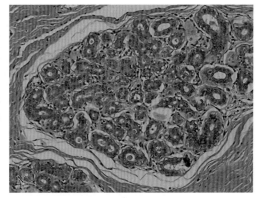

图 6-1-2M、N 右乳病灶病理图

▶▶病例3

女，34岁，发现左乳肿块1个月余。

左乳上方（约12点钟）触及肿块，质韧，边界不清，不活动。

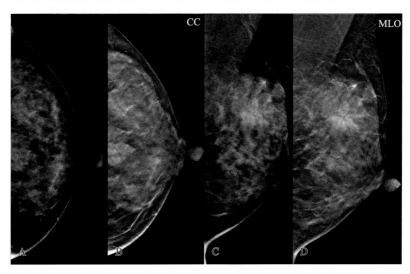

图 6-1-3A ～ D 左乳FFDM（A、C）和DBT（B、D）

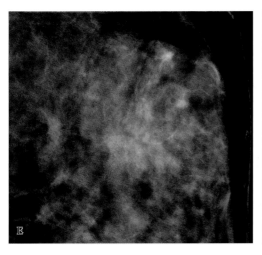
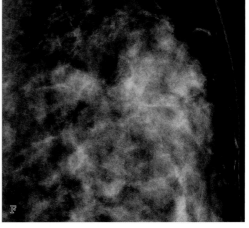

图 6-1-3E、F 左乳上方病灶MLO局部物理放大图

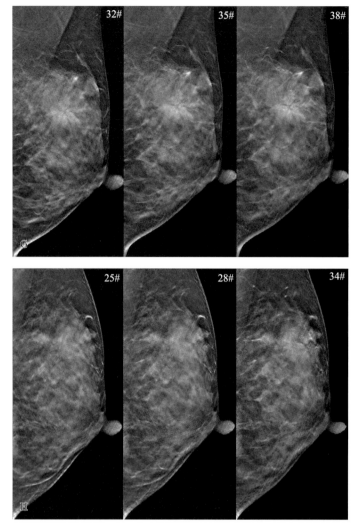

图6-1-3G、H 左乳DBT-MLO位不同层面图

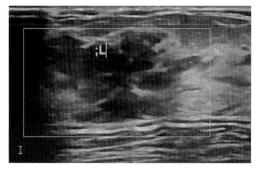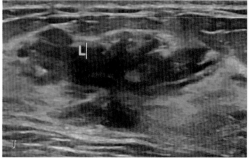

图6-1-3I、J 左乳12点钟病灶超声图

问题

1. 乳腺X线（图6-1-3A～H）关于左乳两个病灶的正确描述有哪些？（多选）

   A. 边缘模糊

   B. 边缘遮蔽

   C. 多发不规则形高密度肿块

   D. 结构扭曲

   E. 病灶内未见钙化

2. 乳腺超声（图6-1-3I、J）关于左乳12点钟病灶的主要描述有哪些？（多选）

   A. 肿块内点状血流信号

   B. 边缘清晰

   C. 实性低回声肿块

   D. 形态不规则

   E. 边缘成角

3. 结合乳腺X线和超声检查，左乳病灶的BI-RADS分类哪项最为合适？（单选）

   A. 3类

   B. 4A类

   C. 4B类

   D. 4C类

   E. 2类

4. 结合乳腺X线和超声图像，左乳病灶需要考虑的诊断及鉴别诊断有哪些？（多选）

   A. 浸润性小叶癌

   B. 纤维腺瘤

   C. 浸润性导管癌

   D. 腺病

   E. 叶状肿瘤

参考答案

1. ACDE　　2. ACDE　　3. C　　4. ACD

分析要点

1. 临床特点　青年女性，病程较短，临床可触及肿块，活动度差。

2. 影像表现　本例X线检查，尤其是DBT明确显示左乳上方（约12点钟方向）

中1/3不规则形高密度肿块，边缘模糊，内未见钙化，邻近小梁结构增宽、扭曲；肿块周围另见多枚高密度小肿块，边缘模糊；DBT还发现在该肿块上方几个层面的结构扭曲，并清晰显示结构扭曲灶内部及周围结构。超声发现左乳12点钟方向不规则低回声肿块，边缘成角，CDFI显示肿块内部可探及点状彩色血流信号。

3. 经验分享　该病例为年轻女性，病程短，但肿物触诊活动度差，提示该病灶有恶性风险，然而患者年龄不符合乳腺癌发病高峰，需充分结合影像学检查进一步明确诊断。乳腺X线和超声检查是乳腺癌筛查的"黄金组合"，本例病灶位置较深，常规CC位无法观察该病灶的完整情况，MLO位弥补了不足，DBT则清晰显示了病灶位置、形态、内部及周围结构等具体情况，左乳上方肿块形态不规则，边缘部分模糊，虽然不具有典型乳腺癌表现，但仍然无法排除恶性风险；DBT发现肿块上方结构扭曲中央见脂肪密度影，内未见明确的钙化及肿块，呈"黑星"改变，但由于结构扭曲周围密度较高，不完全排除局部恶变的可能，故评估为BI-RADS 4B类。

由于左乳同一位置相邻层面发现肿块又兼有结构扭曲，超声检查仅发现一处病灶，结合X线与超声，推测多数人或许会将此例的BI-RADS分类评估为4C。但是，类似影像表现除了考虑浸润性导管癌和浸润性小叶癌，硬化性腺病也可表现为边缘模糊的不规则肿块，该患者年龄符合腺病的好发年龄，因此也是本例诊断与鉴别诊断应该考虑的范围，但最终仍需要临床活检证实。总之，综合临床与影像表现，尤其是对细节的观察更能提高诊断的准确性。

病理

　　左乳上方肿块切除活检，病理证实为硬化性腺病。镜下见由增生的乳腺导管及纤维组织构成，伴疏松水肿及胶原化，这构成了结构扭曲在DBT表现为"黑星"的病理基础。

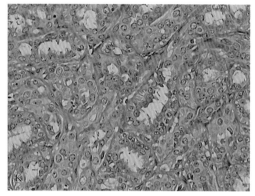

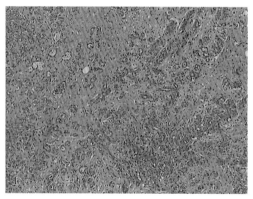

图6-1-3K、L　左乳肿块手术标本病理图（HE染色）

▶▶小结

　　乳腺腺病（breast adenosis）是乳腺小叶内末梢导管或腺泡数目增多伴小叶内间质纤维组织增生而形成的一种良性增生性病变，可单独发生，也可与囊性增生病伴发，好发于30～40岁女性。WHO将乳腺腺病分为硬化性腺病、大汗腺腺病、盲管腺病、微腺病及腺肌上皮腺病5种类型。乳腺腺病是一个连续的过程，处于不

同阶段的病变形态及影像学表现各异。

　　在乳腺X线检查中，钙化是腺病最常见的影像学表现。表现为单纯钙化的腺病具有一定的特征性，硬化性腺病多为区域分布细小多形性钙化，而非硬化性腺病为成簇分布细点状钙化或区域分布模糊不定形钙化，钙化形态与可疑恶性钙化有一定程度重叠，但可结合钙化的分布加以区分。部分腺病主要表现为结构扭曲时，其鉴别要点在于判断是否为"黑星"。部分硬化性腺病以肿块为主要表现，多为形态规则、边缘清楚或部分被遮蔽的等密度病灶，不具有典型的恶性特征。然而，该病变还可以表现为边缘模糊的不规则肿块，甚至可能呈毛刺状边缘，此时与恶性病变难以鉴别。

　　超声图像中，腺病多表现为体积较小的低回声，直径多＜2cm，大部分边界清晰。乳腺腺病在发病早期，超声常表现为边界不规则的低回声，与周围正常高回声的乳腺组织分界清晰，无包膜，随着纤维组织不断增生及硬化，回声逐渐增强，此时与周围乳腺组织的界线多欠清晰。肿块型腺病占位效应常不明显，纤维化较显著的病变结节感稍强，肿块后方回声稍增强或无改变，纵横比＜1，因肿块多较小且无包膜，侧方声影不明显，彩色多普勒显示大部分病变血供不丰富。

　　MRI检查对腺病和恶性病变的鉴别有较重要的临床意义。腺病早期表现为乳腺小叶内导管、腺泡增生，MRI多呈现区域性、弥漫性、对称性或局灶性的非肿块样强化，时间-信号强度曲线多呈Ⅰ型（流入型）或Ⅱ型（平台型）。中后期随着纤维组织增生向乳腺小叶内伸展，腺体挤压变形，此时MRI形态学多表现为肿块样，且强化特点多变，可表现为无强化、显

著强化、延时强化、快速强化等，易造成误诊。

鉴别诊断：①导管原位癌。DCIS的X线特点为不伴肿块的成簇分布微钙化，当乳腺腺病以钙化为主要表现时与DCIS的X线鉴别困难。MRI多期动态扫描检查中，DCIS多见导管样强化、节段样强化和肿块样强化；内部强化特点为点簇样强化及边缘强化；时间-信号强度曲线多为速升缓降型和速升平台型。②纤维腺瘤。纤维腺瘤发病年龄较乳腺腺病小，X线主要表现为边缘清晰的圆形或椭圆形肿块，可伴有粗大或特征性"爆米花样"钙化。纤维腺瘤主要由上皮和纤维结缔组织组成，而乳腺腺病的病理基础是乳腺实质的腺体成分非肿瘤性增多、增大、变性，并纤维化的过程，纤维组织的弹性系数比乳腺腺体的弹性系数大，故弹性超声成像下两者的应变率有所差异，可对其进行鉴别。③浸润性导管癌。浸润性导管癌是浸润性乳腺癌最为常见的类型，可表现为肿块、钙化、肿块＋钙化、结构扭曲或不对称致密等。如表现为典型的边缘模糊或毛刺样肿块或肿块＋钙化，鉴别不难。当仅仅表现为结构扭曲或不对称致密时，需要注意密切随访，观察"不对称致密"是否进展，"结构扭曲"的范围增大还是缩小，这是判断"不对称致密"和"结构扭曲"是浸润性导管癌还是硬化性腺病，抑或是乳腺慢性炎症等的重要观察指标。

（潘德润　徐维敏　陈卫国）

参 考 文 献

[1] Guenhanbilgen I，Memis A，Uestuen EE，et al. Sclerosing adenosis：mammographic and ultrasonographic findings with clinical and histopathological correlation [J]. European Journal of Radiology，2002，44（3）：232-238.

[2] 李二妮，周纯武，李静. 乳腺腺病的X线及超声表现 [J]. 放射学实践，2009，24（6）：625-628.

[3] 徐维敏，陈卫国，廖昕，等. 乳腺腺病X线特点分析及鉴别诊断 [J]. 医学影像学杂志，2015，9（1）：1596-1599，1603.

[4] 柏宁野，安宁，宋延. 乳腺腺病的声像图与病理对照分析 [J]. 中国超声诊断杂志，2001，2（9）：69-71.

[5] 朱丹，钱海珊，韩洪秀，等. 乳腺腺病与乳腺导管癌的MRI鉴别诊断及病理对照研究 [J]. 磁共振成像，2017，8（10）：753-759.

[6] Tse GM，Tan PH，Pang ALM，et al. Calcification in breast lesions：pathologists'perspective [J]. Journal of Clinical Pathology，2008，61（2）：145-151.

[7] 李相生，王萍，孙鹏，等. 3.0TMR多期动态增强扫描在鉴别乳腺导管原位癌与乳腺腺病中的价值 [J]. 现代肿瘤医学，2015，23（3）：395-399.

[8] Krouskop TA，Wheeler TM，Kallel F，et al. Elastic moduli of breast and prostate tissues under compression [J]. Ultrasonic Imaging，1998，20（4）：260-274.

[9] 陈丽，章春泉，刘燕娜，等. 超声弹性成像应变率比值法在乳腺纤维腺瘤和乳腺腺病鉴别诊断中的应用 [J]. 中国医学影像学杂志，2013，21（9）：669-671.

▶▶**病例4**

女，44岁，常规体检。双侧乳腺触诊 阴性。

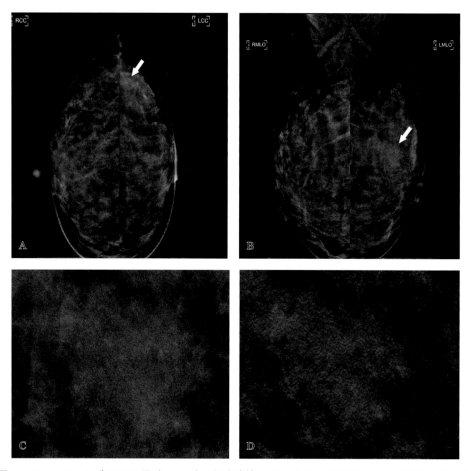

图6-1-4A～D　双乳FFDM图（A、B），左乳肿块FFDM（C）和DBT（D）局部物理放大图

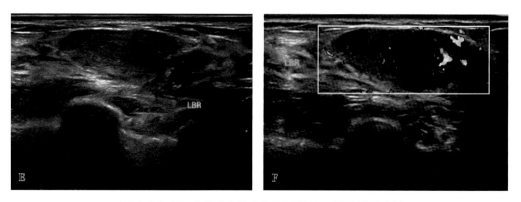

图6-1-4E、F　左乳3点钟方向距乳头4cm处肿块超声图

问题

1. 乳腺X线（图6-1-4A～D）对左乳病灶的主要描述是什么？（单选）

　　A. 椭圆形高密度肿块，边缘清晰

　　B. 椭圆形等密度肿块，边缘分叶

　　C. 椭圆形等密度肿块伴钙化

　　D. 不规则形等密度肿块，边缘清晰

　　E. 不规则形等密度肿块，边缘遮蔽

2. 左乳病灶的X线BI-RADS分类，下列哪类较合适？（单选）

　　A. 2类

　　B. 3类

　　C. 4A类

　　D. 4B类

　　E. 4C类

3. 乳腺超声（图6-1-4E、F）关于左乳病灶的主要描述有哪些？（多选）

　　A. 椭圆形低回声肿块，边缘清晰

　　B. 不规则形混杂回声肿块，边缘分叶

　　C. 不规则形以低回声为主的混杂肿块，边缘大部分清晰，小部分模糊

　　D. 肿块后方回声增强

　　E. 肿块内及周围见丰富血流信号

参考答案

1. E　　2. C　　3. CE

分析要点

　　1. 临床特点　中年女性，双侧乳腺触诊阴性。

　　2. 影像表现　X线发现左乳外上象限不规则形等密度肿块，大小约3.4cm×2.3cm，边缘遮蔽，内未见钙化。

超声左乳3点钟方向距乳头4cm处见不规则形低回声肿块，大小约3.4cm×2.0cm，边缘大部分清晰、小部分模糊，内未见强回声；CDFI肿块内及周边见丰富彩色血流信号。

　　3. 经验分享　44岁女性，处于我国乳腺癌发病高峰年龄段。DBT发现左乳肿块形态不规则，边缘遮蔽，不具有恶性肿块边缘模糊或毛刺的典型特征，良恶性病变均有可能。但影像学显示为3.4cm左右的肿块而临床触诊阴性，需要召回再次触诊；再次触诊仍为阴性，提示该病灶恶性程度较低。超声证实该病灶为实性低回声为主的混合回声肿块，肿块内条状及周围囊状改变，提示叶状肿瘤可能，但临床特点不太支持该诊断。该病灶内部及周围血流信号丰富，提示存在急性炎症的可能，但临床特征仍不支持。常见的良性病变，如纤维腺瘤、腺病及纤维囊性乳腺病的血流信号改变均与该病灶不相符。总之，该病灶临床特点与影像表现不一致，肿块形态不规则，谨慎起见，考虑BI-RADS 4A类，需要临床干预，排除低度恶性病变的可能。

病理

　　左乳腺病瘤。镜下见乳腺小叶及小叶内腺泡数量增多，部分小叶腺泡细胞增生，核仁明显；部分导管囊状扩张，间质纤维结缔组织增生，部分胶原化及玻璃样变。

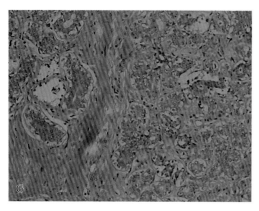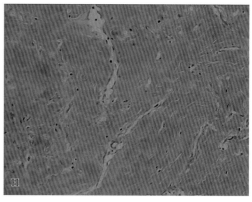

图6-1-4G、H　左乳肿块病理图

▶▶小结

乳腺腺病瘤（adenosis tumor），又称结节状硬化性腺病（nodular sclerosing adenosis），由Haagensen首先提出，Nielsen做了较详细描述，是硬化性腺病的一种特殊类型，当硬化性腺病病灶直径大至2～2.5cm且临床可触及肿块时，称为腺病瘤。其发病率较低，约占所有乳腺腺病的2%。肉眼观大部分腺病瘤质地硬，切面灰色或灰白色，部分切面呈颗粒状或可见多发小囊（直径＜3mm）；镜下见瘤体边界清楚，无包膜，由乳腺小叶的上皮细胞、肌上皮细胞及小叶内纤维结缔组织增生组成。因部分腺病瘤上皮细胞的增生性改变、核异型性及坏死等与乳腺癌相似，因此，组织病理上腺病瘤与乳腺癌鉴别困难，往往需要免疫组化协助诊断。

腺病瘤发病原因不明，一般认为与内分泌紊乱有关，雌激素刺激导致乳腺过度增生；发生于绝经后妇女的腺病瘤与肥胖导致内源性雌激素的产生或激素替代治疗有关。好发于绝经前女性，多发于30～40岁年龄段，临床上常以患者自己扪及或查体发现乳腺肿块就诊（直径常＜3cm），一般不伴疼痛，很少累及皮肤。

腺病瘤影像表现无特征性，X线最常见表现为边界清楚或模糊的肿块，表现为不对称致密时，与乳腺癌鉴别诊断较困难。超声主要表现为圆形或椭圆形实性低回声肿块，肿块内血流信号不丰富，且肿块内可见纤细的强回声分隔带。腺病瘤在MRI平扫T_1WI呈等信号，与周围正常乳腺组织信号相似；脂肪抑制T_2WI呈等或稍高信号，其信号强度主要取决于小叶内增生的细胞与纤维结缔组织成分的比例；TIC曲线呈流出型，DWI上ADC值低于或接近于乳腺良、恶性病变鉴别诊断界值，确诊仍需依靠组织病理检查。

（徐维敏　陈卫国）

参　考　文　献

［1］Nielsen BB．Adenosis tumour of the breast-a clinicopathological investigation of 27 cases［J］．Histopathology，2010，11（12）：1259-1275．

［2］丁华野．乳腺诊断病理学丛书：乳腺病理诊断和鉴别诊断［M］．北京：人民卫生出版社，2014：308．

［3］Dipiro PJ，Gulizia JA，Lester SC，et al．Mammographic and sonographic appearances of nodular adenosis［J］．Ajr American Journal of Roentgenology，2000，175（1）：

31.

[4] Guenhanbilgen I, Memis A, Uestuen EE, et al. Sclerosing adenosis：mammographic and ultrasonographic findings with clinical and histopathological correlation [J]. European Journal of Radiology, 2002, 44 (3): 232-238.

[5] 付丽, 傅西林. 乳腺肿瘤病理学 [M]. 北京：人民卫生出版社, 2008：149-150.

[6] Dipiro PJ, Gulizia JA, Lester SC, et al. Mammographic and sonographic appearances of nodular adenosis [J]. Ajr American

Journal of Roentgenology, 2000, 175 (1): 31.

[7] 李二妮, 周纯武, 李静. 乳腺腺病瘤的X线及超声表现 [J]. 实用放射学杂志, 2009, 25 (11): 1646-1648, 1655.

[8] 刘新, 谢军, 宋阳, 等. 应用彩色多普勒超声鉴别乳腺腺病瘤与乳腺癌的意义 [J]. 中国误诊学杂志, 2003, 3 (9): 1325-1326.

[9] 王红莉, 刘佩芳, 邵真真, 等. 乳腺腺病瘤MRI表现特征分析 [J]. 临床放射学杂志, 2015, 34 (3): 350-354.

第二节　纤维腺瘤

▶▶病例1

女，44岁，发现左乳肿块6个月，自觉无明显变化；左乳外上象限触及肿块质硬，膨胀性生长，活动度良好。

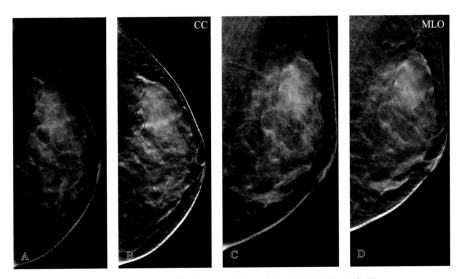

图6-2-1A～D　左乳FFDM（A、C），DBT（B、D）图

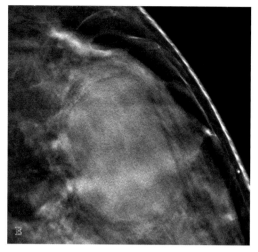
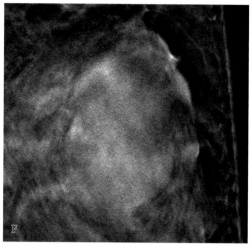

图6-2-1E、F 左乳病灶DBT局部物理放大图

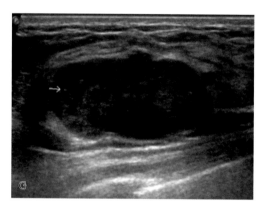
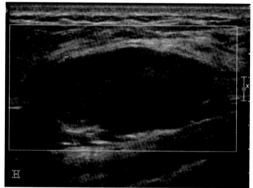

图6-2-1G、H 左乳1点钟距乳头2～3cm处肿块超声图

问题

1. 乳腺X线（图6-2-1A～D）关于左乳病灶的主要描述有哪些？（多选）

   A. 边缘分叶

   B. 边缘清晰

   C. 等密度肿块

   D. 不规则形肿块

   E. 椭圆形肿块

2. 乳腺超声（图6-2-1G、H）关于左乳病灶的主要描述有哪些？（多选）

   A. 椭圆形低回声肿块

   B. 不规则形低回声肿块

   C. 边缘不清

   D. 边缘清晰

   E. 肿块边缘点状血流信号

3. 结合乳腺X线和超声（图6-2-1A～H），左乳病灶的最佳BI-RADS分类是什么？（单选）

   A. 3类

   B. 4A类

   C. 4B类

   D. 4C类

   E. 2类

4. 该患者左乳病灶最可能的诊断是什么？（单选）

   A. 囊肿

B. 纤维腺瘤

C. 叶状肿瘤

D. 浸润性导管癌

E. 髓样癌

参考答案

1. BCE　　2. ADE　　3. E　　4. B

分析要点

1. 临床特点　中年女性，病史6个月左右，病灶未出现迅速进展的情况，临床触诊肿块质硬、活动性良好，提示良性可能性大。

2. 影像表现　X线显示左乳外上象限中1/3等密度肿块，DBT清晰显示肿块呈椭圆形、边缘清晰，周边见薄的"晕征"，不伴钙化，考虑良性可能性大。超声示左乳1点钟方向椭圆形低回声肿块，边缘清晰，平行生长，CDFI显示团块周边见少许彩色血流信号。

3. 经验分享　此例肿块自发现后无明显变化，触诊活动性良好，提示该病灶生物学行为良性。X线表现为椭圆形肿块、边缘清晰、病灶内无可疑钙化，应考虑良性病变。超声证实了实性肿块，内未见钙化，肿块周围见纤维包膜。综合以上信息，其BI-RADS分类应评估为2类。纤维腺瘤是最常见的乳腺良性肿瘤，典型影像表现为边缘清晰的圆形/椭圆形肿块，部分肿块内可见粗大/爆米花样钙化。髓样癌的肿块触诊较软，大的病灶密度较高，边缘可为浸润性。叶状肿瘤多呈分叶状，可有短期内迅速增大的病史。纤维腺瘤与囊肿的鉴别则主要通过超声探查肿块的囊实性。

病理

左乳肿块切除活检，病理证实为纤维腺瘤。

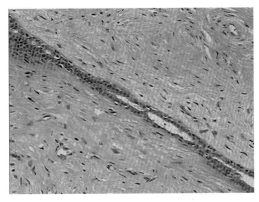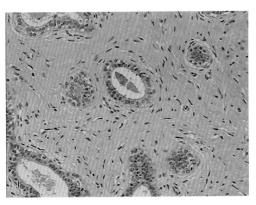

图6-2-1I、J　左乳病灶手术标本病理图（HE染色）

▶▶病例2

女，48岁，未绝经。双乳未触及明显肿块，左乳挤压时可见黄色溢液。

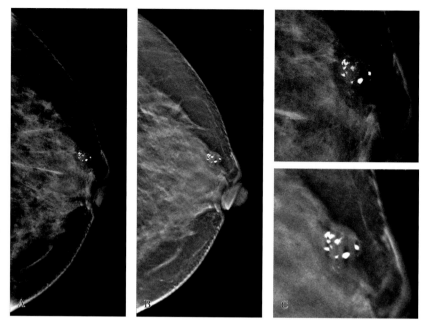

图6-2-2A～C　左乳X线摄影（CC位），FFDM（A）、DBT（B）和病灶局部物理放大图（C）

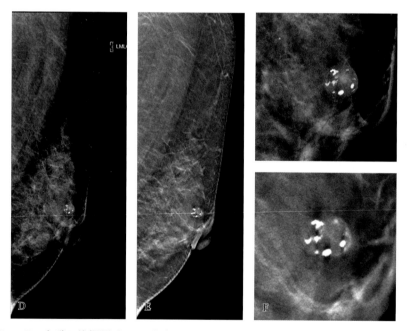

图6-2-2D～F　左乳X线摄影（MLO位），FFDM（D）、DBT（E）及病灶局部物理放大图（F）

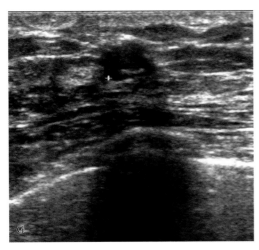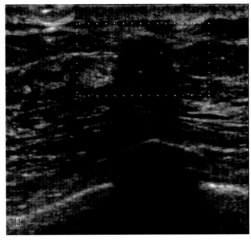

图6-2-2G、H 左乳2点钟乳晕旁病灶超声图

问题

1. 乳腺X线（图6-2-2A～F）关于左乳病灶的主要描述有哪些？（多选）

   A. 边缘分叶

   B. 边缘遮蔽

   C. 等密度圆形肿块

   D. 不规则形肿块

   E. 肿块伴钙化

2. 关于左乳病灶中的钙化，下列哪项描述是正确的？（单选）

   A. 细小多形性钙化

   B. 粗糙不均质钙化

   C. 模糊不定形钙化

   D. 圆形钙化

   E. 爆米花样钙化

3. 乳腺超声（图6-2-2G、H）对左乳病灶的主要描述有哪些？（多选）

   A. 圆形低回声肿块

   B. 不均质回声团

   C. 形态不规则

   D. 后方回声衰减

   E. 无血流

4. 根据乳腺X线和超声检查，左乳病灶BI-RADS分类，下列哪项最合适？

（单选）

A. 2类

B. 4A类

C. 4B类

D. 4C类

E. 3类

参考答案

1. BCE   2. E   3. ADE   4. A

分析要点

1.临床特点 绝经前女性，临床未触及肿块。

2.影像表现 X线显示左侧乳晕下区见圆形等密度肿块，大小约0.8cm×0.7cm，其内见爆米花样钙化，DBT示边缘部分遮蔽、部分清晰。超声发现左乳晕旁实性低回声团，纵横比＝1，边界部分欠清、部分微分叶，内可见多个大小不等钙化灶，后方伴声衰减，肿块内未见明显彩色血流信号。

3.经验分享 该患者临床未触及肿块；X线发现左乳晕下区小肿块伴爆米花样钙化，边缘部分清晰、部分遮蔽；超声肿块为实性低回声团，均提示病灶良性可能性大，即使部分边缘呈小分叶，我们认为BI-RADS仍然应评估为2类。纤维腺瘤典型影像表现为椭圆形肿块并"爆米花样"钙化，是本例的首选诊断结果。

病理

左乳肿块切除活检，病理证实为纤维腺瘤伴钙化。

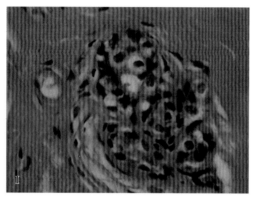

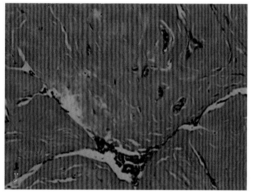

图6-2-2I、J 左乳病灶手术标本病理图（HE染色）

▶▶**小结**

乳腺纤维腺瘤（fibroadenoma）是年轻女性最常见的乳腺良性病变，约占乳腺良性肿瘤的75%，发病高峰为15～35岁。该病多由于内分泌失调，导致全面或局部的乳腺组织增生形成，含有不同比例增生的纤维及上皮成分，为多个纤维腺瘤样结节融合形成。这些结节可处于不同的发展阶段，多为周边小结节向中心区融合，使部分纤维腺瘤可呈分叶状。

纤维腺瘤好发于外上象限，X线多表现为圆形或椭圆形的等密度肿块，边缘多清晰。乳腺纤维腺瘤含较多的间质成分，而年轻女性的纤维腺瘤间质成分同腺体小叶结构一同增生肥大，因此，X线多表现为等密度或稍高密度；纤维结缔组织在病灶周边呈膨胀性生长，周围脂肪组织被挤压后形成低密度透亮环影，即"透明晕征"，故在X线上可以看到肿块周围的环状包膜影。肿块合并钙化或单独以钙化出现时，其钙化有一定的形态、密度及分布特性，钙化往往较粗大，主要分布于肿块的边缘或中心，部分或大部分充填，以球形融合状分布为特征。

超声主要表现为圆形、椭圆形实性肿块，边界清晰，内部回声均匀，可见包膜样回声，部分可见强回声钙化灶，病灶血流信号以0～1级为主。

乳腺纤维腺瘤MRI信号程度及强化特征表现多种多样，与其内部的间质黏液变性或硬化程度及细胞丰富度有关。典型者表现为边界清晰的圆形肿块，增强扫描呈缓慢持续强化，内部可见低信号分隔。

鉴别诊断：①叶状肿瘤。为纤维上皮性肿瘤，其好发年龄较纤维腺瘤大，多发生于40～50岁女性，可有短期内迅速增大的病史，病灶较小时难以与纤维腺瘤相鉴别。X线多表现为分叶状高密度肿块，边缘清晰或模糊，钙化少见。叶状肿瘤较大时MRI特征性表现为分叶状，边缘光滑锐利，T_1WI信号增高，T_2WI信号降低，或呈多结节融合状肿块。当病灶出现囊变时，囊壁不规则提示恶性的可能。超声检查在两者的鉴别方面具备以下特异性指标：叶状肿瘤病灶局部及周围皮肤变薄，肿块内部存在小囊性无回声区；由于肿块对周围组织的挤压，可造成静脉回流障碍，肿块内部出现静脉曲张。②髓样癌。髓样癌发病率较低，占比不足浸润性癌的1%，在X线上与纤维腺瘤都以肿块不伴钙化最为常见，最具鉴别意义的是髓样癌的边缘均表现为浸润或小分叶的恶性征象。此外，髓样癌以高密度多见，纤维腺瘤则等密度更为常见。MRI检查方面，髓样癌TIC曲线多为流出型，而纤维腺瘤多为持续上升型，且髓样癌较纤维腺瘤更易出现坏死及囊变征象，DWI多呈高信号。

（潘德润　胡仰玲　徐维敏　陈卫国）

参 考 文 献

［1］El-Wakeel H，Umpleby HC．Systematic review of fibroadenoma as a risk factor for breast cancer［J］．Breast，2003，12（5）：302-307．

［2］Hochman MG，Orel SG，Powell CM，et al．Fibroadenomas：MR imaging appearances with radiologic-histopathologic correlation［J］．Radiology，1997，204（1）：123-129．

［3］高佩虹，赵斌，蔡世峰，等．MR低信号分隔征鉴别乳腺良恶性肿瘤的价值［J］．中华放射学杂志，2007，41（7）：702-705．

［4］薛梅，李静，周纯武，等．磁共振动态增强及扩散加权成像诊断乳腺纤维腺瘤［J］．中国医学影像技术，2013，29（11）：1769-1773．

［5］张伟娟，周宁，施全，等．乳腺纤维腺瘤的超声、MRI影像诊断价值比较分析［J］．中国CT和MRI杂志，2017（1）．

［6］胡晓丹，肖蓉．超声诊断乳腺巨大幼年性纤维腺瘤1例［J］．医学影像学杂志，2017，27（3）：457-464．

［7］严松莉，唐旭平，曹亚丽．超声在乳腺叶状肿瘤和纤维腺瘤鉴别诊断中的价值［J］．中华超声影像学杂志，2006，15（3）：202-204．

［8］穆坤，吴梓政，牛海飞，等．乳腺髓样癌临床病理特征及预后分析［J］．中华普通外科杂志，2017，32（3）：211-214．

［9］张莹莹，罗实，罗娅红．MRI鉴别诊断乳腺髓样癌与纤维腺瘤［J］．中国医学影像技术，2018，34（2）：241-245．

［10］汪思娜，徐维敏，秦耿耿，等．乳腺X线摄影及超声鉴别诊断乳腺叶状肿瘤与纤维腺瘤［J］．中国医学影像技术，2019，35（3）：362-366．

第三节　导管内乳头状瘤

▶▶病例1

女，62岁，绝经14年。临床未触及肿块，左乳挤压时可见少量单孔型透明溢液。

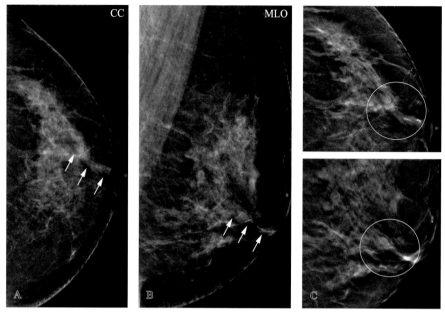

图6-3-1A～C 左乳X线摄影，FFDM（A、B），病灶DBT局部物理放大图（C）

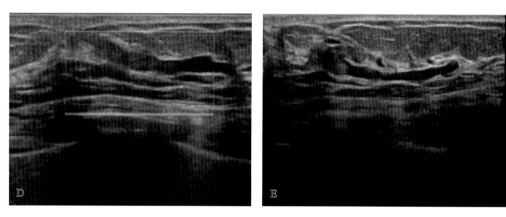

图6-3-1D、E 左乳病灶超声图像

问题

1. 乳腺X线（图6-3-1A～C）关于左乳病灶的主要描述有哪些？（多选）

　A. 边缘模糊

　B. 边缘遮蔽

　C. 等密度肿块

　D. 不对称管样结构伴肿块

　E. 肿块伴钙化

2. 乳腺超声（图6-3-1D、E）关于左乳病灶的主要描述有哪些？（多选）

　A. 导管内实性低回声团

　B. 导管内不均质回声团伴点状强回声

　C. 导管扩张

　D. 边缘清晰

　E. 无血流信号

3. 左乳病灶的综合BI-RADS分类，下列哪类最合适？（单选）

　A. 3类

　B. 4A类

　C. 4B类

　D. 4C类

　E. 5类

4. 该患者左乳病灶最可能的诊断是什么？
（单选）

A. 单纯导管扩张

B. 导管内乳头状瘤

C. 纤维腺瘤

D. 导管内乳头状癌

E. 浸润性导管癌

参考答案

1. BCD   2. ACE   3. B   4. B

分析要点

1. 临床特点　老年女性，未触及肿块，挤压左乳可见透明溢液。

2. 影像表现　X线显示左乳外侧至乳晕下区沿乳头方向走行不对称管样结构（图6-3-1A、B，白色箭头），DBT示内见椭圆形等密度肿块，大小约0.8cm×0.5cm，边缘遮蔽，内未见钙化。超声发现左乳乳晕旁扩张导管，范围约2.3cm×0.38cm，扩张导管内见实性低回声充填，CDFI未探及彩色血流信号。

3. 经验分享　患者为老年女性，左乳可见透明溢液，病理性乳头溢液常见于乳头状瘤、导管扩张、DCIS和浸润性癌，恶性者多为血性乳头溢液。此例FFDM及DBT均发现左乳乳晕下区不对称管样结构及其内等密度肿块，未见钙化；超声更清楚显示了局部扩张导管及其内充填实性低回声团。以上影像学表现均表明，该病灶为起源于导管内的病变。乳头溢液的颜色对鉴别该病变究竟是导管内肿瘤性病变还是导管扩张伴内容物潴留有一定的提示作用。若乳头血性溢液，导管内乳头状瘤或导管内乳头状癌可能性大，导管内乳头状癌溢血量更多；若为黄色溢液，导管扩张伴周围炎可能性大；若为透明溢液，单纯的导管扩张可能性大。导管内癌也可表现为不对称管样结构，通常伴血性溢液，少见导管内肿块，此时CEM或MRI增强扫描具有重要的鉴别意义，可表现为线样强化。综合临床及影像表现，该病灶恶性可能性偏小，首先考虑导管内乳头状瘤，BI-RADS应评估为4A类，需要临床干预，取得病理学证据。

总之，DBT对于导管扩张的显示具有一定的优势，同时可发现其内是否伴有肿块或钙化；超声是发现导管扩张最便捷有效的影像学方法，CEM及MRI增强扫描有重要的鉴别诊断作用。诊断时着重分析扩张导管在不同影像学检查的表现，综合临床（特别是乳头溢液的特点），能更好地提高诊断准确性。

病理

左乳肿块切除活检，病理证实为导管内乳头状瘤。镜下所见：乳腺组织导管扩张，导管上皮增生呈乳头状凸起，乳头内可见纤维血管轴心，上皮细胞增生，局部呈假复层。

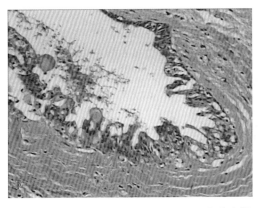
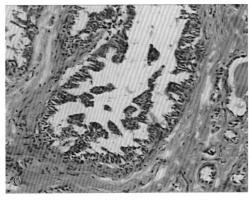

图6-3-1F、G　左乳病灶手术标本病理图（HE染色）

▶▶病例2

女，51岁，绝经1年，发现左乳肿块2年，近期迅速增大；左乳肿块质硬，膨胀性生长，活动度好。

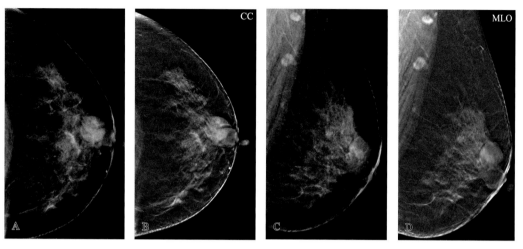

图6-3-2A～D　左乳CC位FFDM（A）及DBT图（B）；左乳MLO位FFDM（C）及DBT图（D）

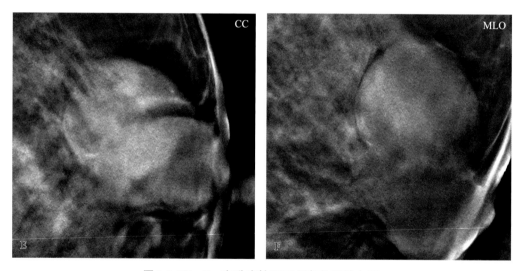

图6-3-2E、F　左乳病灶DBT局部物理放大图

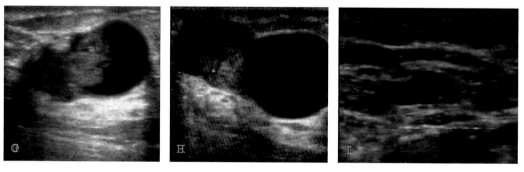

图6-3-2G～I　左乳12点钟病灶（G、H）和左侧腋淋巴结（I）超声图

问题

1. 乳腺X线（图6-3-2A～F）关于左乳病灶的主要描述有哪些？（多选）

   A. 边缘清晰

   B. 边缘模糊

   C. 等密度肿块

   D. 不规则形肿块

   E. 左侧腋前份淋巴结密度增高

2. 乳腺超声（图6-3-2G～I）关于左乳病灶的主要描述有哪些？（多选）

   A. 低回声肿块

   B. 混合回声肿块

   C. 部分边缘不清晰

   D. 边缘清晰

   E. 点状血流信号

3. 综合乳腺X线和超声（图6-3-2A～I）左乳病灶BI-RADS分类，下列哪类合适？（单选）

   A. 3类

   B. 4A类

   C. 4B类

   D. 4C类

   E. 5类

4. 结合患者的临床信息和影像学表现，可能的诊断与鉴别诊断是什么？（多选）

   A. 导管内乳头状癌

   B. 导管内乳头状瘤

   C. 纤维腺瘤

   D. 单纯囊肿

   E. 导管内癌

参考答案

1. BCDE   2. BCE   3. C   4. AB

分析要点

1. 临床特点　绝经期女性，左乳肿块病史较长，但近期迅速增大，触诊活动良好。

2. 影像表现　X线显示左侧乳晕下区肿块，形态欠规则，不伴钙化，DBT示肿块内下缘边界模糊，局部小梁结构增宽、纠集；左侧腋前份淋巴结密度增高、皮质增厚，淋巴门位置正常。超声示左乳外上象限不规则混合回声肿块，部分边缘欠清，实性部分偏心生长，CDFI显示肿块实性部分见点状彩色血流信号；左侧腋窝淋巴结皮质增厚，内似可见点状强回声，淋巴门偏心，大小约1.2cm×0.5cm。

3. 经验分享　该患者主要影像学征象为左侧乳晕下区不规则形肿块，边缘部分模糊，DBT提示肿块周围小梁结构增宽及左侧腋窝淋巴结形态异常，X线发现肿块不具有典型良性或典型恶性病变的征象，结合病史及发病部位，考虑：①导管内乳头状瘤合并出血，致近期增大；②导管内乳头状癌；③复杂纤维腺瘤。超声证实为乳腺囊实性混合回声肿块，呈现"囊内肿块样改变"，并发现左侧腋淋巴结异常。综合影像及临床信息，评估其BI-RADS为4B类，中度可疑恶性。

乳晕下区单发肿块是导管内乳头状肿瘤的常见征象，特别是中央型乳头状瘤，病灶在较大时可呈不规则形。导管内乳头状瘤病灶常较导管内癌和导管内乳头状癌小，发病年龄更年轻。导管内乳头状癌周围常伴导管内癌成分，X线上可发现肿块内及周围的钙化。此例X线未发现圆点状及爆米花样钙化，且超声检查见囊内偏心实性乳头状肿块，不支持纤维腺瘤的诊断，故首先应考虑导管内乳头状瘤或乳头状癌。

病理

左乳肿块切除活检，病理证实为导管内乳头状瘤。

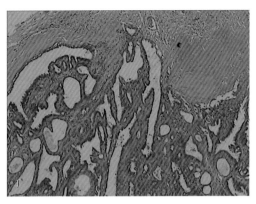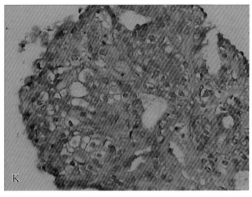

图6-3-2J、K 左乳病灶病理图（HE染色）

▶▶病例3

女，42岁。发现右侧乳头血性溢液，

双侧乳腺触诊阴性。

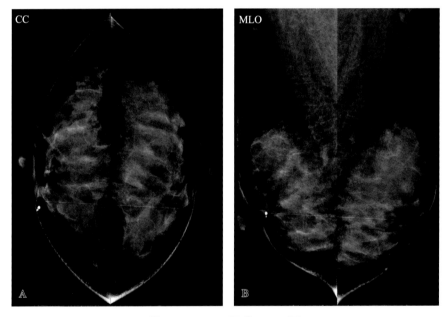

图6-3-3A、B 双乳FFDM图

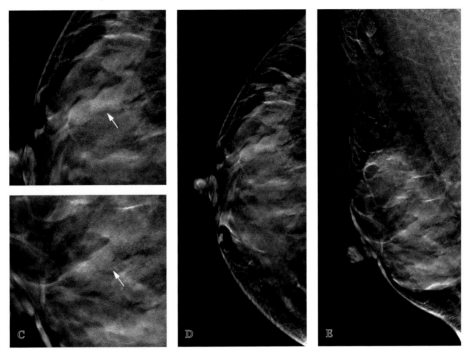

图6-3-3C～E 右乳DBT，病灶局部物理放大图（C），CC位（D）及MLO位图（E）

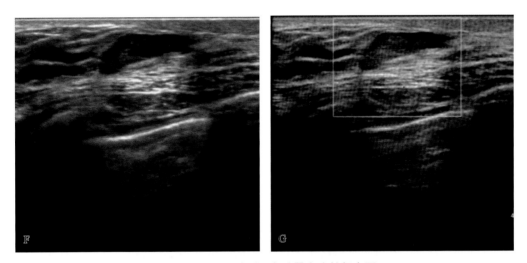

图6-3-3F、G 右乳9点乳晕旁病灶超声图

问题

1. 乳腺X线（图6-3-3A～E）关于右乳病灶的主要描述有哪些？（多选）

A. 高密度肿块

B. 边缘模糊

C. 边缘遮蔽

D. 不对称管状结构

E. 病灶位于右乳外侧约9点钟方向

2. 乳腺超声（图6-3-3F、G）关于右乳病灶的主要描述有哪些？（多选）

A. 导管扩张伴点状强回声

B. 导管扩张伴低回声充填

C. 后方回声增强

D. 边缘清晰

E. 无血流信号

3. 综合X线及超声（图6-3-3A～G），右乳病灶BI-RADS分类，下列哪类最合适？（单选）

A. 3类

B. 4A类

C. 4B类

D. 4C类

E. 5类

4. 右乳病灶最可能的诊断是什么？（单选）

A. 腺病

B. 导管内乳头状瘤

C. 纤维腺瘤

D. 导管扩张

E. 囊肿

参考答案

1. DE　　2. BCE　　3. B　　4. B

分析要点

1. 临床特点　中年女性，右侧乳头血性溢液。

2. 影像表现　X线示右乳外侧（约9点钟位置）见不对称管样结构，范围约2.4cm×0.6cm，内未见异常钙化及结构扭曲；超声示右乳9点钟乳晕旁导管扩张，范围约1.6cm×0.55cm，内透声差，内见实性低回声充填，CDFI内未见明显彩色血流信号。

3. 经验分享　此例为乳头血性溢液的中年女性，X线发现右乳外侧不对称管样结构，其内未见可疑肿块及钙化；超声进一步显示该区域为扩张导管及其内充填的实性低回声团。病理性乳头溢液最常见原因是导管内乳头状瘤，该患者症状符合，影像学具备较典型的导管内乳头状瘤表现，因此，诊断首先考虑导管内乳头状瘤，BI-RADS评估为4A类。

病理

右乳肿块切除活检，病理证实为导管内乳头状瘤。

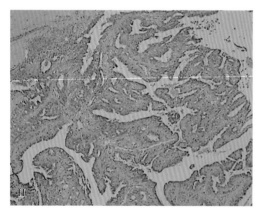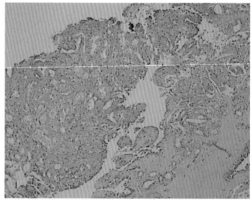

图6-3-3H、I　右乳病灶病理图

▶▶小结

导管内乳头状瘤（intraductal papilloma）是乳腺较为常见的良性肿瘤，约占乳腺全部良性病变的5.3%，以乳头溢血为主要症状，伴或不伴肿块。多见于经产妇女，以40～50岁居多。导管内乳头状瘤以上皮和肌上皮细胞层被覆于指状纤维血管轴为特征，可发生于自乳头至乳腺的终末导管小叶单位，分为中央型（单发）及外周型（多发）乳头状瘤，前者多见，后者仅占10%左右。中央型导管内乳头状瘤多以单侧单孔乳头溢液为主要表现，常为血性或浆液性；外周型导管内乳头状瘤多表现隐匿，有时可有乳头溢液；当乳头状瘤成簇生长时可触及肿物。

常规乳腺X线片对导管内乳头状瘤的检出率较低，多无阳性发现；肿块较大时可发现圆形或椭圆形，边界清晰、密度均匀的孤立肿块。随着DBT在临床的广泛应用，乳腺X线的病灶检出率明显提高，可发现扩张导管伴或不伴圆形/椭圆形肿块。典型者位于乳晕周围，为单发、形态规则肿块，周边不伴有结构扭曲，部分可见多发肿块，约25%的乳头状瘤可以在肿块内发现微钙化或粗大钙化。

乳腺导管内乳头状瘤典型的声像图表现为在扩张的无回声导管内，出现不规则的实性低回声结节，导管扩张可为管状或囊状；导管不扩张时常难以显示，仅表现为实性低回声肿块。导管内乳头状瘤是否被发现，很大程度上取决于导管内膜增厚及扩张导管内的回声。有学者总结以下5项导管内乳头状瘤的超声诊断要点：①距乳头＜3cm的病变，有导管扩张、乳头溢液；②结节与扩张导管相连；③乳头周围囊性病变，囊壁呈乳头状凸起并与导管相连；④单纯导管扩张，导管壁粗糙、局限增厚、远端中断；⑤有乳头溢液的乳头附近中低回声肿块，边缘无毛刺、成角改变，壁厚且边界清楚，似有包膜。

导管内乳头状瘤的MRI可表现为以下5类：①扩张导管伴导管内小结节；②实性结节或肿块；③囊实性肿块；④非肿块型异常强化，呈叶段样分布、尖端指向乳头；⑤隐匿型病灶。隐匿型病灶表现为单纯的导管扩张，而无其他阳性发现，TIC曲线以Ⅱ型（平台型）多见。

鉴别诊断：①纤维腺瘤：实性乳头状瘤需要与纤维腺瘤相鉴别，纤维腺瘤发病年龄更年轻，无乳头溢液，一般可触及质韧、活动良好的肿块。超声多表现为边界清晰、形态规则的低回声肿块，有时可有小分叶；X线片表现为形态规则、边界清晰的等或略低密度肿块，伴或不伴钙化。②乳头状癌：乳头状癌一般发病年龄更大，以乳头血性溢液居多，瘤体边缘不规则，可呈锯齿状或毛刺状。超声可见肿块基底较宽，瘤体内回声不均匀，部分有沙粒样钙化，癌灶内血流更为丰富，部分可测及高速、高阻血流。③乳腺导管扩张症：表现为双侧多发大中导管单纯扩张，管壁光滑清晰，管腔内无明显实性结节。乳头溢液多为透明或乳汁样。询问病史，如哺乳史、服用激素类药物或垂体病变等，有助于诊断及鉴别诊断。

（潘德润 徐维敏 陈卫国）

参 考 文 献

[1] Lewis JT, Hartmann LC, Vierkant RA, et al. An Analysis of breast cancer risk in

women with single，multiple，and atypical papilloma［J］. The American Journal of Surgical Pathology，2006，30（6）：665-672.

［2］梁建雄. 乳腺导管内乳头状瘤的诊断和治疗进展［J］. 中国癌症防治杂志，2014（3）：318-321.

［3］王文彦，王翔，王昕，等. 乳腺导管内乳头状瘤的临床病理及预后分析［J］. 中华肿瘤防治杂志，2016，23（15）：996-999.

［4］Furuya C，Kawano H，Yamanouchi T，et al. Combined evaluation of CK5/6，ER，p63，and MUC3 for distinguishing breast intraductal papilloma from ductal carcinoma in situ［J］. Pathology International，2012，62（6）：381-390.

［5］中华预防医学会妇女保健分会乳腺保健与乳腺疾病防治学. 乳腺导管内乳头状瘤诊治共识［J］. 中华外科杂志，2015，53（12）：

910-913.

［6］Cardenosa G，Eklund GW. Benign papillary neoplasms of the breast：mammographic findings［J］. Radiology，1991，181（3）：751-755.

［7］王克，王翠艳，张增芳，等. 乳腺导管内乳头状瘤的高频彩色多普勒超声诊断与病理对照分析［J］. 中国现代普通外科进展，2006（3）：183-186.

［8］邹霞，李泉水，张家庭，等. 高频彩色多普勒超声诊断乳腺导管内乳头状瘤及误诊原因分析［J］. 中国医学影像技术，2008（9）：1411-1413.

［9］赵娜，阳青松，叶小龙，等. 乳腺导管内乳头状瘤的MRI特征分析［J］. 影像诊断与介入放射学，2017，26（6）：491-495.

［10］孙咏梅，王正滨. 乳腺导管内乳头状肿瘤的超声诊断与鉴别诊断［J］. 中国超声诊断杂志，2003，4（11）：840-842.

第四节　囊　　肿

▶▶病例1

女，47岁，发现左乳肿块8年；左乳外上象限肿物，质韧，膨胀性生长，活动度好。

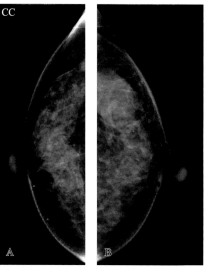
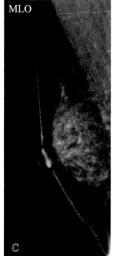
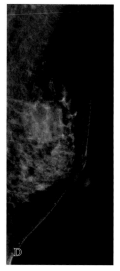

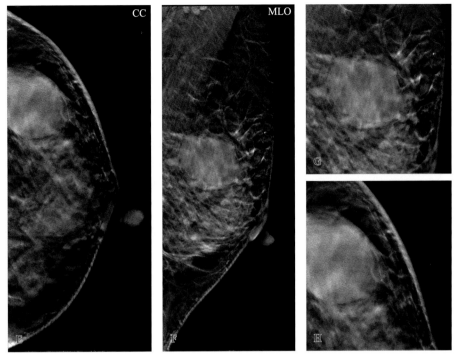

图6-4-1A～H 双乳FFDM图（A～D），左乳DBT图（E、F），左乳病灶DBT物理放大图（G、H）

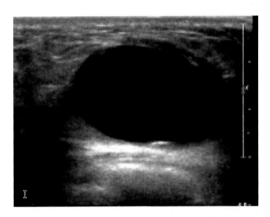

图6-4-1I 左乳2点距乳头1.5cm处肿块超声图

问题

1. 左乳病灶乳腺X线（图6-4-1A～H）描述正确的有哪些？（多选）

    A. 椭圆形肿块

    B. 边缘清晰

    C. 边缘模糊

    D. 肿块伴小梁结构增宽

    E. 皮肤增厚

2. 乳腺超声（图6-4-1I）关于左乳病灶的描述，以下哪些较为恰当？（多选）

    A. 椭圆形无回声肿块

    B. 椭圆形实性低回声肿块

    C. 边缘清晰

    D. 内见不均质液性暗区

    E. 伴后方回声增强

3. 综合乳腺X线和超声检查，左乳最合适

的BI-RADS分类？（单选）

  A. 3类

  B. 4A类

  C. 4B类

  D. 4C类

  E. 2类

4. 左乳病灶最可能的诊断是什么？（单选）

  A. 错构瘤

  B. 囊肿

  C. 腺病

  D. 特发性肉芽肿性乳腺炎

  E. 纤维腺瘤

参考答案

1. AB   2. ACE   3. E   4. B

分析要点

1. 影像表现　FFDM发现左乳外上象限后1/3椭圆形高密度肿块，大部分边缘遮蔽，内未见钙化。DBT显示肿块边缘大部分清晰，少部分遮蔽，体现出DBT的明显优势。超声示左乳2点钟距乳头1.5cm处椭圆形无回声区，壁薄，边缘清晰，内透声可，伴后方回声增强。

2. 经验分享　中年女性，左乳肿物，临床病史和触诊提示良性可能性大。DBT清晰显示肿块形态规则，边缘清晰，考虑良性病变，但无法区分囊、实性，纤维腺瘤与囊肿均有可能。较大张力的囊肿与纤维腺瘤临床均可表现为质韧肿块。单纯囊肿通常多发，多表现为形态规则、边缘清晰等密度肿块，钙化少见，其形态及大小在X线上可随体位的改变而变化。纤维腺瘤形态及大小在X线不同体位变化较小，形态及密度可与囊肿类似，多见钙化，好发年龄较囊肿更年轻。单一X线检查鉴别纤维腺瘤与囊肿较为困难，超声对乳腺囊性肿块的诊断率甚高，X线结合超声是"黄金组合"。该病例综合临床、X线及超声特点，诊断为单纯囊肿，BI-RADS 2类。

3. 左乳肿物穿刺抽吸囊内液　证实为单纯囊肿。

▶▶病例2

女，26岁，停止哺乳1个月余，发现左乳肿块1年；左乳上方触及质韧肿物，膨胀性生长，活动良好。

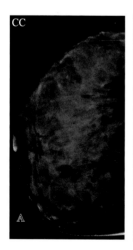
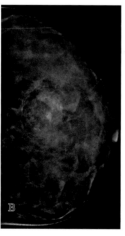
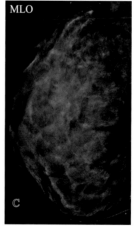
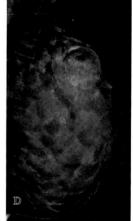

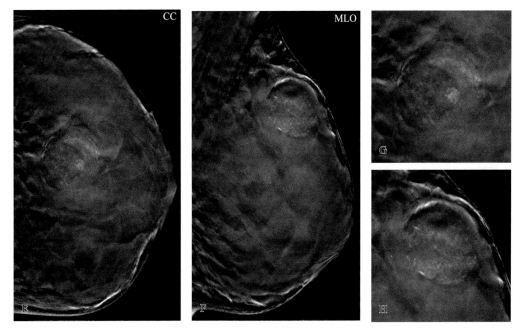

图6-4-2A～H　双乳FFDM图（A～D），左乳DBT图（E、F），左乳病灶DBT物理放大图（G、H）

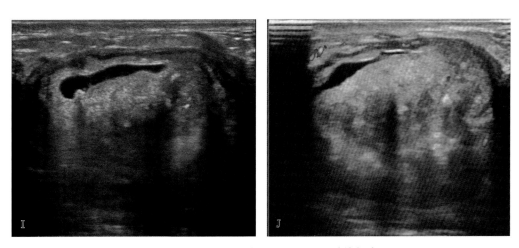

图6-4-2I、J　左乳12点距乳头3cm处肿块超声图

问题

1. 乳腺X线（图6-4-2A～H）对左乳病灶的描述，正确的有哪些？（多选）

   A. 椭圆形肿块伴钙化

   B. 含脂肪密度肿块

   C. 边缘遮蔽

   D. 粗糙不均质钙化

   E. 结构扭曲

2. 乳腺超声（图6-4-2I、J）关于左乳病灶的描述，以下哪些较为恰当？（多选）

   A. 椭圆形囊性低回声肿块，边界清晰

   B. 椭圆形混合回声肿块，边界清晰

   C. 内部见粗大强回声

   D. 内见不均质液性暗区

   E. 内部及边缘血流信号

3. 结合乳腺X线和超声检查，左乳最合适

的BI-RADS分类是什么？（单选）

A. 3类

B. 4A类

C. 4B类

D. 4C类

E. 2类

4. 左侧乳腺病灶最可能的诊断是什么？

（单选）

A. 错构瘤

B. 积乳囊肿

C. 腺病

D. 特发性肉芽肿性乳腺炎

E. 纤维腺瘤

参考答案

1. ABC　　2. BCDE　　3. B　　4. B

分析要点

1. 临床特点　哺乳后期年轻女性，左乳肿块1年余无变化，触诊质韧、活动良好，提示良性病变。

2. 影像表现　FFDM发现左乳上方（约12点钟方向）后1/3椭圆形肿块，边缘遮蔽，密度不均匀，内见脂肪密度，其内及边缘见粗大营养不良钙化及蛋壳样钙化；DBT显示更清楚，并见周边小梁结构增宽、走行紊乱。超声左乳12点钟距乳头3cm处椭圆形以实性为主的混合回声肿块，边界清晰，内见不规则液性暗区，实性部分内回声不均，可见多枚粗大钙化灶；CDFI显示团块内部短条状彩色血流信号。

3. 经验分享　X线发现左乳肿块形态规则，内见脂肪密度及钙化。含脂肪密度的乳腺肿块常见于良性病变，包括积乳囊肿、错构瘤和脂肪瘤等。该病例病史提示应首先考虑积乳囊肿，肿块内的营养不良及蛋壳样钙化，提示病灶内有脂肪坏死成分，部分钙化沿肿块边缘分布，进一步提示病灶可能为囊肿。DBT发现肿块周边小梁结构增宽、走行紊乱，提示囊肿壁合并感染或有破裂的可能。单纯积乳囊肿超声表现为形态规则、低回声肿块，边缘清晰，不伴钙化。此例超声左乳病灶表现为混合回声肿块伴钙化，尤其是内部的高回声，提示病灶中央蛋白含量较高或呈脓肿改变。因此，综合临床、X线及超声特点，考虑含乳囊肿合并感染可能性大，需要临床进一步干预，故我们将BI-RADS评估为4A类。

病理

左乳肿块切除活检：左侧乳腺积乳囊肿伴化脓性炎。

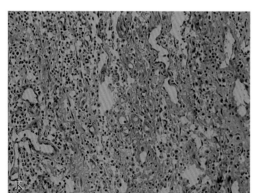
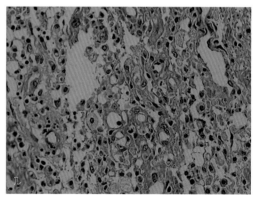

图6-4-2K、L　左乳肿块病理图

▶▶病例3

女，47岁，发现右乳肿块10余年，无明显变化；右乳外上象限触及质韧肿块，膨胀性生长，活动良好。

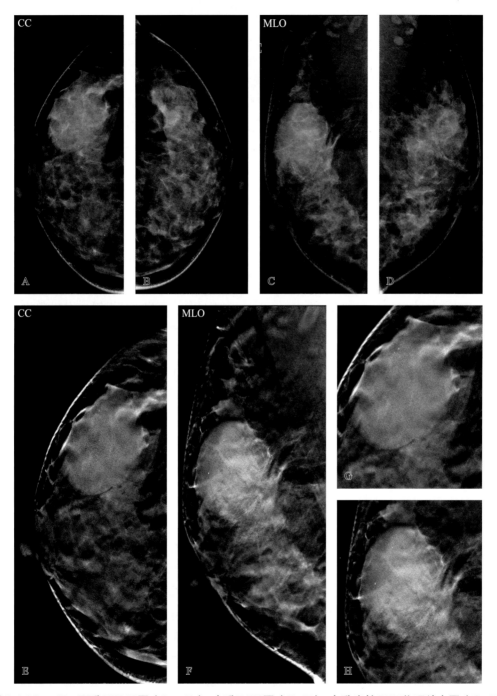

图6-4-3A～H　双乳FFDM图（A～D），右乳DBT图（E、F），右乳病灶DBT物理放大图（G、H）

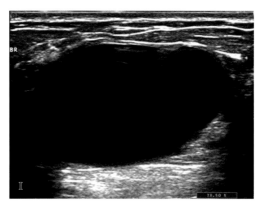

图6-4-3I　右乳10点钟距乳头2cm处肿块超声图

问题

1. 乳腺X线（图6-4-3A～H）对右乳外上象限病灶的主要描述是什么？（多选）

   A. 椭圆形肿块

   B. 边缘清晰

   C. 边缘微分叶

   D. 肿块伴钙化

   E. 肿块周围小梁结构增宽

2. 乳腺超声（图6-4-3 I）关于右乳病灶的主要描述是什么？（多选）

   A. 边缘清晰

   B. 囊性无回声区，囊壁不均匀增厚

   C. 内部点状强回声

   D. 伴后方回声衰减

   E. 边缘模糊

3. 综合乳腺X线和超声检查，右乳最合适的BI-RADS分类是什么？（单选）

   A. 3类

   B. 4A类

   C. 4B类

   D. 4C类

   E. 2类

4. 右乳病灶最可能的诊断是什么？（单选）

   A. 错构瘤

   B. 囊肿伴感染

   C. 腺病

   D. 特发性肉芽肿性乳腺炎

   E. 纤维腺瘤

参考答案

1. ABDE　　2. AB　　3. A　　4. B

分析要点

1. 影像表现　FFDM示右乳外上象限椭圆形高密度肿块，边缘遮蔽，内见数枚细点状钙化；DBT清楚显示肿块边缘基本清晰，后缘局部小梁结构增宽。超声右乳10点钟距乳头2cm处椭圆形无回声肿块，边缘清晰，囊壁不均匀增厚，内透声可，伴后方回声增强。

2. 经验分享　中年女性，右乳肿物，临床病史及触诊提示良性可能性大。X线发现右乳肿块形态规则、边缘清晰，伴细点状钙化，常规思路首先考虑纤维腺瘤。但钙化形态不是典型纤维腺瘤的"爆米花样"，DBT发现肿块后缘小梁结构增宽，仅MLO位可见，CC位未发现。超声证实病灶为囊性肿块，囊壁不均匀增厚，提示并非单纯囊肿。

乳腺囊性病变，超声比X线具有更高的诊断价值。超声诊断要着重分析囊性病灶的内部回声、内外囊壁及囊内分隔。乳腺囊肿包括：①单纯囊肿，表现为形态规则、无回声肿块，壁薄，后伴/不伴后方回声增强。②复杂囊肿，超声表现为囊实性混合回声肿块，壁厚，囊内分隔厚薄不均。包含多种病理类型，如乳腺纤维囊性改变、导管内乳头状瘤、纤维腺瘤囊变、导管非典型增生（ADH）、DCIS、导管内囊性癌、IDC等。

病理

右乳囊肿伴感染。

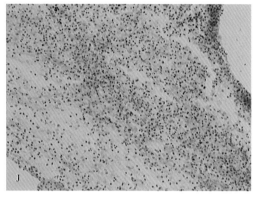

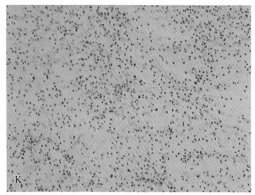

图6-4-3J、K 右乳囊肿涂片，镜下见大量中性粒细胞，未见异型细胞

▶▶小结

囊肿（cyst）是指由于各种原因，如乳腺结构发育不良、炎症、肿瘤等引起的乳管阻塞，局部导管扩张而形成充满液体的囊性包块。乳腺囊肿可单发，亦可多发，常见于绝经前女性，以35～50岁为高发年龄。

目前，乳腺囊肿缺乏标准的分类方法，一般对乳房内边缘清晰、圆形或椭圆形、充满液体的囊性包块，统称为乳腺囊肿。部分囊肿因囊内液体性质明确，为清晰的乳汁，称为积乳囊肿。部分研究把乳腺囊肿分为单纯囊肿和复杂囊肿，不典型的复杂囊肿要警惕非良性病变。

单纯囊肿影像诊断不难。X线多表现为边界清楚的肿块，通常为椭圆形或圆形，密度均匀，与同体积乳腺实质相比呈低或等密度；内偶见钙乳，为囊肿的特征性表现。超声表现为圆形或椭圆形无回声肿块，有时呈分叶状，边界清楚，薄壁，伴后方声影增强。

积乳囊肿是一种少见的良性乳腺疾病，泌乳期由于乳腺结构不良、炎症或肿瘤等原因，引起一支或多支输乳管排液不畅或堵塞，导致乳汁淤积，局部导管扩张，形成积乳囊肿。

积乳囊肿与哺乳密切相关，往往见于40岁以下近期曾哺乳的妇女，表现为边界光滑、活动良好的乳腺肿块，少部分临床不可触及，由X线或超声检查偶然发现。积乳囊肿可发生在乳腺任何部位，大小1～3cm，偶可达6～7cm，其内容物为乳汁，若发病时间长，内容物变浓稠，囊肿壁可失去原有弹性变得坚实，易误诊为纤维腺瘤。若囊壁发生钙化或并发炎症，肿块可变坚实且边界不清，易误诊为乳腺癌。

因囊肿形成时间和内容物不同，积乳囊肿X线表现各异，可分为透亮型积乳囊肿和致密型积乳囊肿。囊肿形成早期，含水分较多，表现为圆形或椭圆形致密肿块，密度可均匀或不均匀，内可见脂肪形成的透亮区，囊壁较厚，周围可有透亮环，称为致密型积乳囊肿。当囊肿内含较多脂肪、脂质成分或积乳时间长，水分被吸收时，表现为高度透亮的囊性结构，囊壁光滑整齐，称为透亮型积乳囊肿。MRI表现依据内容物成分不同而异，囊肿含水分较多时表现为T_1WI低信号、T_2WI高信号的液体信号特征。含脂肪或脂质成分较多时则T_1WI、T_2WI均表现为高信号，增强扫描囊壁可见轻中度强化。

超声是乳腺囊肿诊断与鉴别诊断的重要检查手段，积乳囊肿早期含水分较多时主要表现为边界清晰的肿块，内部无回声或低回声。病史长，内容物水分被吸收，内部为低回声甚至等回声，部分可见不规则强回声光团。囊肿完全实变则表现为强回声光团。乳汁内水乳分离时，可出现脂液分层样回声表现。部分致密型积乳囊肿可见"双边征"，"双边征"外围强回声是导管壁，内侧强回声是浓缩的乳汁形成的界面反射。

透亮型积乳囊肿主要需与脂肪瘤和错构瘤相鉴别。脂肪瘤体积多较积乳囊肿大，分叶状，X线可见纤维分隔影。错构瘤X线主要表现为混杂密度肿块，包膜较薄，MRI增强仅可见腺体部分强化。

（梁天立　费西平　梁家宁
徐维敏　陈卫国）

参 考 文 献

[1] 严松莉，唐旭平，曹亚丽. 积乳囊肿的超声分型和声像图特征 [J]. 中国超声医学杂志，2006，22（2）：99-101.

[2] 张娜，薛恒，孙洋，等. 类实性表现积乳囊肿的声像图特征 [J]. 中国超声医学杂志，2016，32（7）：655-657.

[3] 罗志琴，方向明，褚文元. 乳腺单纯性囊肿的钼靶X线影像分析 [J]. 实用放射学杂志，2005，21（6）：645-647.

[4] 陆临渊，董来荣. 乳腺积乳囊肿30例分析 [J]. 中国实用外科杂志，1996（2）：99-100.

[5] 汪东方，曹然，朱彬. 乳腺常见疾病的钼靶X线诊断 [J]. 影像诊断与介入放射学，2004，13（3）：158-161.

[6] Elaine I，Kathleen S，Nancy A，et al. Accuracy of cystVersus solid diagnosis in the breast using quantitative transmission（QT）ultrasound [J]. Academic Radiology，2017，24（9）：1148-1153.

[7] Bhate RD，Chakravorty A，Ebbs SR. Management of breast cysts revisited [J]. International journal of clinical practice，2007，61（2）：195-199.

第五节　错　构　瘤

▶▶病例1

女，39岁，发现右乳肿块1个月余；右乳外上象限触及质硬、活动良好的肿块。

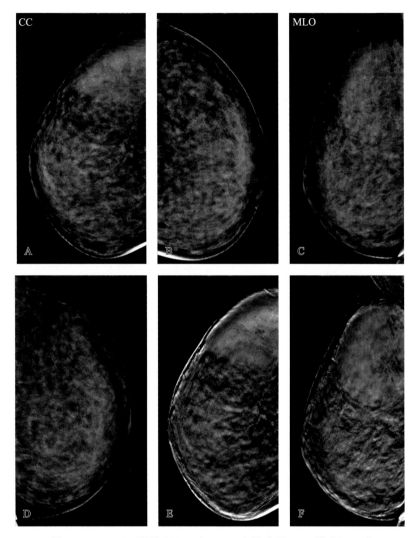

图6-5-1A～F 双乳FFDM（A～D）及右乳DBT图（E、F）

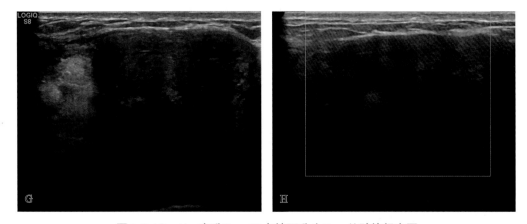

图6-5-1G、H 右乳8～10点钟距乳头6cm处肿块超声图

问题

1. 乳腺X线（图6-5-1A～F）对右乳肿块的正确描述有哪些？（多选）

    A. 含脂肪密度肿块

    B. 边缘清晰

    C. 边缘模糊

    D. 肿块伴钙化

    E. 椭圆形肿块

2. 乳腺超声（图6-5-1G、H）关于右乳病灶的主要描述有哪些？（多选）

    A. 混合回声肿块

    B. 边缘清晰

    C. 低回声肿块

    D. 边缘血流信号

    E. 内未见钙化

3. 结合乳腺X线及超声检查，该患者最适合的BI-RADS分类是什么？（单选）

    A. 3类

    B. 4A类

    C. 4B类

    D. 4C类

    E. 2类

4. 右乳病灶最可能的诊断是什么？（单选）

    A. 叶状肿瘤

    B. 囊肿

    C. 错构瘤

    D. 脂肪瘤

    E. 纤维腺瘤

参考答案

1. ABE　　2. ABE　　3. E　　4. C

分析要点

1. **临床特点**　年轻女性，右乳肿块触诊具有良性病变的特征。

2. **影像表现**　FFDM和DBT示右乳外上象限椭圆形含脂肪密度肿块，边缘清晰，内未见钙化，周围结构明显受压移位。根据BI-RADS分类，含脂肪的病变，

如含油囊肿、脂肪瘤、积乳囊肿或混杂密度的错构瘤等具有典型良性病变征象，可归入2类。超声：右乳8～10点钟距乳头6cm处混合回声肿块，内回声不均匀，边界清晰；CDFI团块周边及内部未探及明显彩色血流信号；超声BI-RADS评估为3类。

3. **经验分享**　乳腺X线片评价一个边缘清晰的肿块，判断它是否含有脂肪密度有助于确定病因。BI-RADS分类中对肿块密度的描述，包括高密度、等密度、低密度（但不含脂肪）及含脂肪密度。一个边界清楚的含脂肪密度的肿块，被认为是良性病变的特征。含脂肪密度包括所有包含脂肪的病变，如含油囊肿、积乳囊肿、脂肪瘤及错构瘤等。在肿块当中除脂肪密度外，还包含正常的乳腺组织（纤维组织和腺体），是错构瘤的特征性表现。研究发现与FFDM相比，DBT对肿块内部结构显示更为细致，且几乎排除了重叠的影响，可更容易确定病灶内是否包含脂肪密度。错构瘤的超声表现因其内的纤维腺体组织和脂肪组织的比例不同而异，通常表现为混合回声；病灶纤维腺体组织比例高则以低回声为主，脂肪组织比例高则以高回声为主。

本例临床可触及肿块，FFDM表现为混杂密度肿块，DBT明确显示肿块清晰的边缘及当中包含的脂肪、纤维及腺体成分，而非重叠所致，诊断错构瘤并不困难。

病理

右乳错构瘤。镜下为大量增生胶原纤维及少量脂肪组织，局部可见少量导管及腺泡，部分导管扩张，部分挤压增生的腺体成裂隙，上皮细胞分化良好，可见肌上皮。

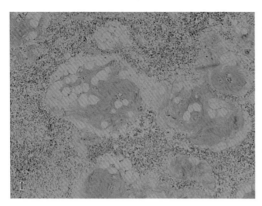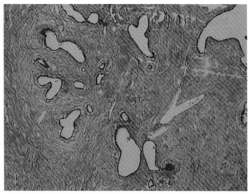

图 6-5-1I、J 右乳肿块病理图

▶▶病例2

女，54岁，已绝经，发现左乳肿块数天。左乳内侧肿块，质硬，活动度良好。

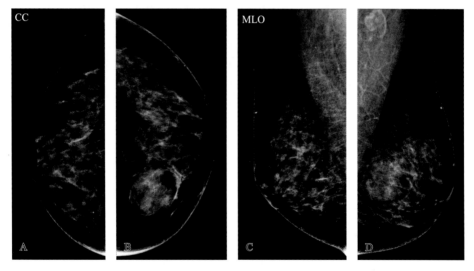

图 6-5-2A ～ D 双乳 FFDM 图

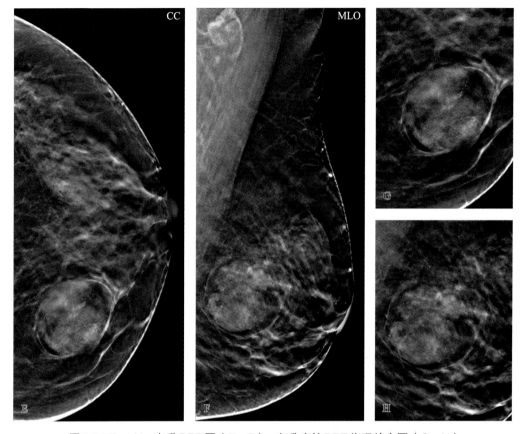

图6-5-2E～H　左乳DBT图（E、F）；左乳病灶DBT物理放大图（G、H）

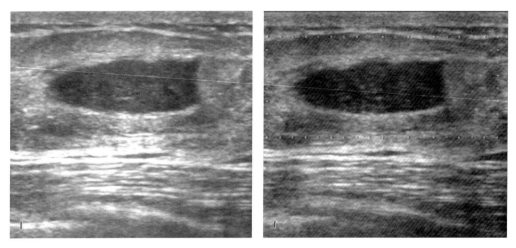

图6-5-2I、J　左乳9点钟肿块超声图

问题

1. 乳腺X线（图6-5-2A～H）对左乳病
   灶的主要描述有哪些?（多选）

   A. 边缘微分叶

   B. 边缘清晰

   C. 含脂肪密度肿块

   D. 结构扭曲

   E. 肿块伴钙化

2. 左乳病灶的X线BI-RADS分类，下列哪类最合适？（单选）

A. 3类

B. 4A类

C. 4B类

D. 4C类

E. 2类

3. 乳腺超声（图6-5-2 I、J）对左乳病灶的主要描述是什么？（多选）

A. 椭圆形肿块

B. 边缘清晰

C. 低回声肿块

D. 肿块内见点状强回声

E. 肿块边缘点状血流信号

参考答案

1. BCE　　2. E　　3. ABCD

分析要点

1. 临床特点　绝经后女性，发现左乳肿块，触诊具有良性病变特点。

2. 影像表现　FFDM左乳内侧肿块（约9点钟方向）呈椭圆形，边缘清晰，DBT内可见新月形脂肪密度影及等密度索条状及絮片状组织，周缘见细线样高密度包膜包绕，肿块内见多枚散在分布细点状钙化。超声发现左乳肿块呈椭圆形实性低回声，平行生长，边界清晰，内见多个点状强回声；CDFI团块内部及周边未探及明显彩色血流信号。X线及超声均具有良性病变表现，BI-RADS评估应为2类。

3. 经验分享　该病例临床触诊及超声具有良性病变特点，DBT显示肿块含脂肪及纤维腺体成分，边缘见纤维包膜，应首先考虑错构瘤。研究发现，与超声相比，X线诊断乳腺错构瘤的价值更高。一般情况下，错构瘤在乳腺X线上即可确诊。根据脂肪和实质组织构成比例不同，肿块可以表现为相对透亮的脂肪密度到高密度。肿块边界非常清楚，可见明显较薄的假包膜，仔细观察，包膜内腺体失去正常结构，看不到腺体向乳头方向的正常走行。错构瘤镜下主要由导管小叶、纤维组织及脂肪组织紊乱排列，故影像学密度、回声或信号不均匀。错构瘤偶有纤维囊性变、硬化性腺病、大汗腺化生、假血管瘤样间质增生，虽极少发生导管内癌，但穿刺活检易低估，应切除活检。

病理

左乳错构瘤。光镜下见导管增生，散乱分布，上皮无明显异型，部分囊状扩张，间质大量胶原纤维及脂肪组织增生。

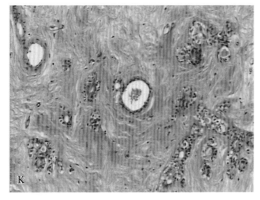
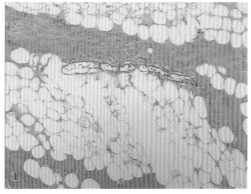

图6-5-2K、L　左乳肿块病理图

▶▶病例3

女，37岁，发现左乳肿块4年。左乳下方触及肿块，质韧，活动度良好，无明显压痛。

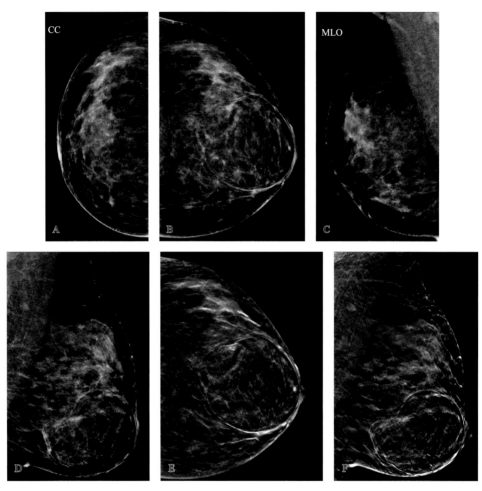

图6-5-3A ～ F　双乳FFDM图（A ～ D），左乳DBT图（E、F）

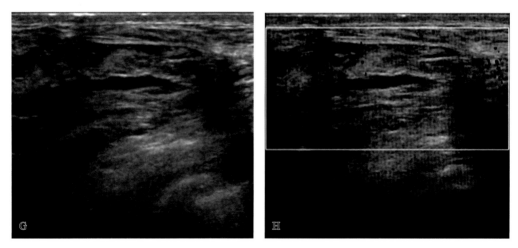

图6-5-3G、H　左乳6点钟肿块超声图

问题

1. 乳腺X线（图6-5-3A～F）对左乳病灶的主要描述有哪些？（多选）

   A. 椭圆形

   B. 边缘清晰

   C. 含脂肪密度肿块

   D. 结构扭曲

   E. 肿块伴钙化

2. 左乳病灶的X线BI-RADS分类，下列哪类最合适？（单选）

   A. 3类

   B. 4A类

   C. 4B类

   D. 4C类

   E. 2类

3. 乳腺超声（图6-5-3G、H）关于左乳病灶的主要描述有哪些？（多选）

   A. 椭圆形肿块

   B. 边缘清晰

   C. 低回声肿块

   D. 肿块内见点状强回声

   E. 肿块内部点状血流信号

4. 左乳病灶最可能的诊断是什么？（单选）

   A. 叶状肿瘤

   B. 囊肿

   C. 错构瘤

   D. 脂肪瘤

   E. 纤维腺瘤

参考答案

1. ABC　　2. E　　3. ABE　　4. C

分析要点

1. 临床特点　年轻女性，发现左乳肿块4年，触诊具有良性病变特点。

2. 影像表现　FFDM及DBT示左乳下方（约6点钟方向）混杂密度肿块，内含大量脂肪密度，边缘清晰，内未见异常钙化。超声示左乳6点钟混合回声肿块，以实性为主，边界清，形态规则，内探及液性暗区，CDFI团块内部探及点状彩色血流信号。X线及超声均具有良性病变表现，BI-RADS评估应为2类。

3. 经验分享　乳腺错构瘤的X线表现取决于病变区域纤维组织和脂肪组织的比例，当病变含有较多纤维成分时，与正常乳腺组织难以区分，而病变含有大量脂肪时则类似于脂肪瘤。由于错构瘤在组织学上类似于正常乳腺组织或伴非特异性良性改变的乳腺组织，因此，病理上常需结合临床触诊和（或）影像学检查，方能做出乳腺错构瘤的诊断。本例为年轻女性，临床触及边界清楚活动度良好的肿块，FFDM显示肿块含有大量脂肪密度，有菲薄的假包膜，提示错构瘤；DBT则清楚地显示肿块当中还包含大量的纤维成分，且病变位于腺体内而非皮下组织与腺体层表面，这两点可与乳腺脂肪瘤相鉴别。

病理

左乳错构瘤。光镜下大量脂肪组织中见乳腺小叶结构，包膜完整。

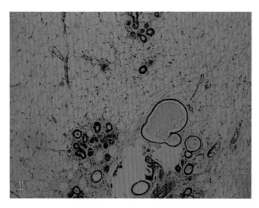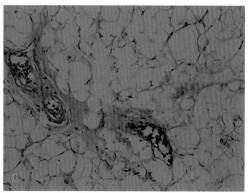

图 6-5-3I、J　左乳肿块病理图

▶▶小结

错构瘤（hamartoma）是正常组织生长排列紊乱的结果，表现为乳腺正常组织异常排列形成的有包膜、边界清楚的肿块，由不同比例的脂肪、纤维组织、乳腺导管、乳腺小叶组成，属于乳腺瘤样病变，并非真性肿瘤。含大量脂肪组织的错构瘤大体可似脂肪瘤，含有大量纤维和腺体组织则类似纤维腺瘤。

错构瘤可发生于任何年龄，但以40岁左右女性好发，特点为妊娠期或哺乳期肿块可迅速增大。

典型错构瘤 X 线表现为混杂密度肿块，即包括脂肪和腺体组织的密度，多呈圆形或椭圆形，边界清楚，边缘光滑无毛刺，可有包膜。较大的肿块可压迫、推挤周围组织产生移位。当错构瘤含大量脂肪时，表现为脂肪密度影，内见少量片状高密度影，易误诊为脂肪瘤。当错构瘤含大量腺体和纤维组织时，表现为边缘光滑锐利的均匀等/高密度肿块，内可见小的透亮区，易被误诊为纤维腺瘤。X 线较超声更具有特征性，FFDM 特别是 DBT 更易发现病灶含脂肪密度的区域，呈"乳腺中乳腺"的表现。

MRI 表现根据瘤内成分的不同而异。脂肪成分为主的错构瘤以高信号为主，可见中或低信号。腺体和纤维组织为主的错构瘤则以中或低信号为主，可见高信号影。腺体部分可有强化。

错构瘤的超声表现不一。典型错构瘤超声表现为边界光滑清楚的椭圆形肿块，内部回声呈高和低回声混杂，周围可见晕圈及包膜。后方可有轻度回声增强，无声影。脂肪成分为主的错构瘤呈高回声为主，腺体成分为主的错构瘤以低回声为主。

错构瘤主要需与脂肪瘤、纤维腺瘤、积乳囊肿相鉴别。①脂肪瘤：中老年多发，主要在皮下脂肪组织内，密度与正常脂肪组织相似，X 线内可见纤细的纤维条索分隔。②纤维腺瘤：多见于40岁以下年轻女性，部分可见粗颗粒或爆米花样钙化。③积乳囊肿：主要见于哺乳期女性，囊肿壁一般比错构瘤的壁厚，增强 MRI 可有强化。积乳囊肿病灶 X 线密度可随时间而改变，初期当囊腔内为含蛋白较多的乳汁时表现为高密度；当其内蛋白及脂肪比例相近时，表现为混杂密度，与错构瘤鉴别困难，但积乳囊肿病灶常较错构瘤小；随时间延长，囊腔内通常被富含脂肪密度组织填充，表现为脂肪密度，可见边缘弧形钙化，但不见纤维包膜。

（梁天立　梁家宁　费西平
徐维敏　廖　昕）

参 考 文 献

［1］贾振英，吴凯，王振基，等. 乳腺错构瘤
X线病理对照分析［J］. 实用放射学杂志，
2001，17（8）：568-571.

［2］杨建梅，王庆全，鲍润贤. 乳腺错构瘤钼
靶X线诊断［J］. 中国肿瘤临床，2001，
28（8）：585-587.

［3］张建兴，沈嫱，司徒红林，等. 彩色多普
勒超声与钼靶X线诊断乳腺错构瘤［J］.
南方医科大学学报，2009，29（8）：1731-
1732.

［4］冯健，李泉水，李征毅，等. 乳腺错构瘤
的超声与病理表现对照观察［J］. 中国医
学影像技术，2009，25（1）：93-96.

［5］Georgian-Smith D，Kricun B，McKee G，
et al. The mammary hamartoma：apprecia-
tion of additional imaging characteristics［J］.
J Ultrasound Med，2004，23（10）：1267-
1273.

［6］赵弘，蒋红兵，孙立宏，等. 乳腺错构瘤
的X线诊断（附20例报告）［J］. 现代医用
影像学，2002（5）：193-195.

［7］Zhong WZ，Diao SL，Lin QY. Mammograph-
ic and pathologic analyses of mammary
hamartoma［J］.Journal of Practical Radiol-
ogy，2006，22（6）：734-736.

［8］Ruiz Tovar J，Reguero Callejas ME，Aláez
AB，et al. Mammary hamartoma［J］.
Clinical & Transllational Oncol，2006，8（4）：
290-293.

第六节　纤维囊性乳腺病

▶▶病例1

女，43岁，发现右乳内上象限肿块
数年，自发现至今无明显变化。触诊：右乳12～1点钟方向触及一枚大小约
2.5cm×2.0cm质韧肿块，边界不清，活动
欠佳。

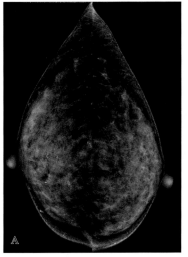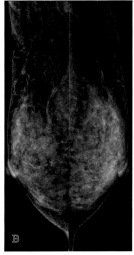

图6-6-1A、B　双乳FFDM图

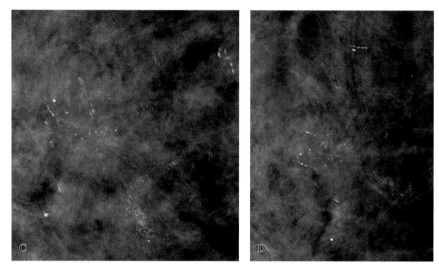

图6-6-1C、D　右乳钙化局部物理放大图像，CC图（C），MLO图（D）

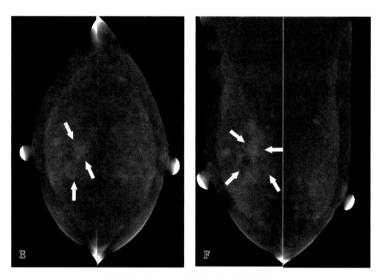

图6-6-1E、F　双乳CEM减影图

问题

1. 乳腺FFDM（图6-6-1A～D）对右乳病灶的主要描述是什么？（多选）

A. 右乳上方圆形及椭圆形等密度肿块，边缘遮蔽，内见钙化

B. 右乳上方大量细点状、钙乳样及模糊不定形钙化

C. 右乳内上象限大量细点状、钙乳样及模糊不定形钙化

D. 钙化呈区域性分布

E. 钙化成簇分布

2. 乳腺X线对比增强（图6-6-1E、F）关于右乳病灶的主要描述是什么？（多选）

A. 多发椭圆形肿块样中度强化

B. 多处非肿块样中度强化

C. 双侧乳腺背景呈中度强化

D. 右乳强化灶呈段样分布

E. 右乳强化灶呈区域性分布

3. 右乳病灶的BI-RADS分类，下列哪类较合适？（单选）

A. 2类

B. 3类

C. 4A类

D. 4B类

E. 4C类

参考答案

1. ABCD   2. BCE   3. D

分析要点

1. 影像表现　FFDM发现右乳上方及内上象限中、后1/3大量细点状、模糊不定形及钙乳样钙化，呈区域性分布；其中上方并见多枚圆形及椭圆形等密度肿块，局部互相融合，边缘遮蔽，部分肿块内见钙化；周围局部小梁结构增宽、走行紊乱。X线对比增强的减影图像示所见病灶呈非肿块样中度强化。

2. 经验分享　中年女性，右乳上方肿块多年无明显变化（提示偏良性），触诊边界不清，活动欠佳，基底固定（提示偏恶性），临床信息似有相互矛盾之处，是良性病变恶化还是合并感染所致，需要进一步影像评估。FFDM发现右乳大量钙化，要进一步分析钙化形态、分布及伴随征象，该病例右乳大量细点状、钙乳样及模糊不定形钙化，其内的钙乳样钙化提示很可能为纤维囊性乳腺病，但区域性分布的模糊不定形钙化提示有一定的恶性风险。此外，还需要进一步分析其内有无细小多形性或细线样钙化。若含有细小多形性或细线样钙化，需要提高BI-RADS分类，并行临床干预。该病例未发现细小多形性或细线样钙化，但除了上述的钙化之外，还发现多枚肿块，部分肿块内及周围可见钙化；多发钙化及串珠状排列肿块，良恶性病变均可见，常见的良性病变有纤维囊性乳腺病，恶性病变有导管内癌、浸润性导管癌。超声可进一步判定所见肿块的囊实性，X线对比增强摄影和MRI增强扫描可进一步判定肿块与钙化的关系及血供情况，可根据具体情况选择最佳的综合检查方法。

此病例进一步行CEM检查，发现多发钙化及肿块区域呈非肿块样中度强化，提示该处病灶有一定的恶性风险，不能排除导管内癌或浸润性导管癌风险，因此，我们将其评估为BI-RADS 4B类，建议进一步临床活检。

钙乳样钙化是纤维囊性乳腺病的特征表现，可加照乳腺X线重力位（如ML或MLO）进行证实；伴有模糊不定形钙化或肿块时，综合影像学检查方法可提高诊断准确性。

病理

右乳纤维囊性乳腺病，部分导管内钙化。镜下（HE染色）见乳腺小叶结构存在，局部乳腺小叶及小叶内管泡数量增多，部分腺腔内可见红染分泌物，小叶间及周围胶原纤维结缔组织大量增生，部分导管囊腔样扩张；局部导管内钙化。

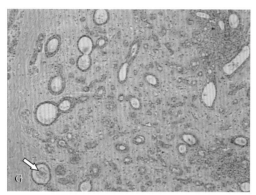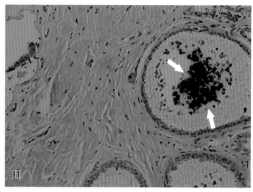

图6-6-1G、H　右乳钙化及周围组织病理图，腺腔内红染分泌物（细箭头），导管内钙化（粗箭头）

▶▶**病例2**

　　女，37岁，发现右乳内上象限肿块1年余，缓慢增大。右乳12～1点钟方向触及一枚大小约2.0cm×1.0cm质韧肿块，边界欠清楚，活动欠佳。

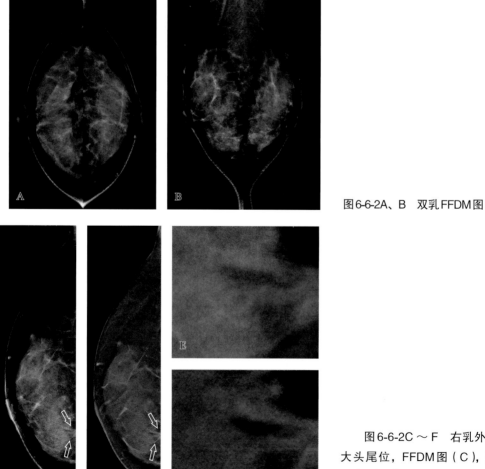

图6-6-2A、B　双乳FFDM图

图6-6-2C～F　右乳外侧夸大头尾位，FFDM图（C），DBT图（D），内侧结构扭曲局部物理放大图（E、F）

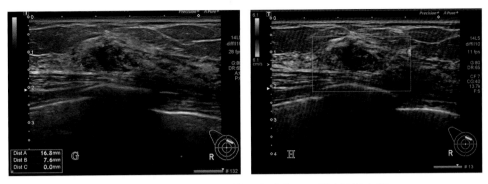

图6-6-2G、H　右乳1点钟距离乳头2cm处肿块超声图

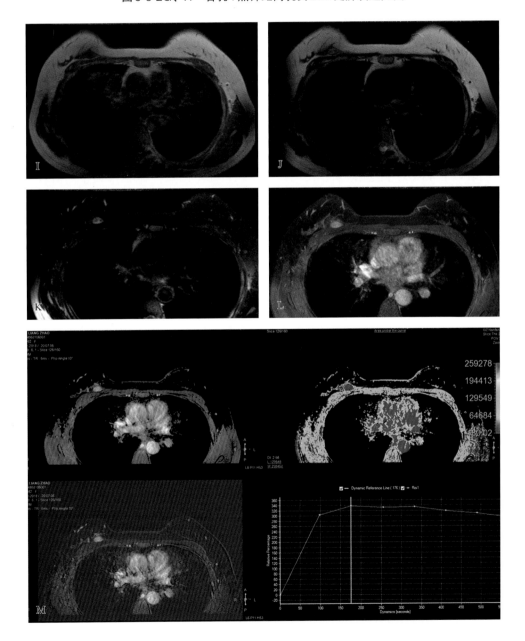

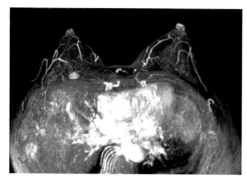
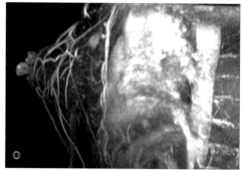

图6-6-2I～O　双乳MRI图，T₁WI（I），T₂WI（J），压脂序列（K），增强扫描（L），TIC图（M），MIP图（N、O）

问题

1. 乳腺X线（图6-6-2A～F）关于右乳病灶的主要描述是什么？（单选）

   A. 右乳未见异常征象

   B. 右乳内上象限后1/3结构扭曲

   C. 右乳内上象限见等密度肿块

   D. 右乳外上象限结构扭曲

   E. 右乳内上象限见不对称致密影

2. 右乳病灶的X线BI-RADS分类，下列哪类较合适？（单选）

   A. 2类

   B. 3类

   C. 4A类

   D. 4B类

   E. 0类

3. 乳腺超声（图6-6-2G、H）关于右乳病灶的主要描述有哪些？（多选）

   A. 右乳1点钟距离乳头2cm处椭圆形低回声为主混合回声肿块，边缘清晰

   B. 右乳1点钟距离乳头2cm处椭圆形高回声为主混合回声肿块，边缘模糊

   C. 右乳肿块内见点状强回声

   D. 右乳肿块内见血流信号

   E. 右乳肿块周边见点状血流信号

4. 乳腺MRI（图6-6-2I、O）关于右乳病灶的主要描述有哪些？（多选）

   A. 右乳12点钟后1/3近胸壁处椭圆形肿块，边缘清晰、光整，T₁WI呈低信号

   B. 右乳12点钟肿块T₂WI呈高信号

   C. 右乳12点钟肿块增强呈明显强化

   D. 动态增强曲线呈平台型

   E. 右乳肿块DWI弥散受限

参考答案

1. B　　2. E　　3. ACE　　4. ABCDE

分析要点

1. 影像表现　①DBT发现右乳内上象限后1/3仅见结构扭曲，未见明确钙化及肿块。②超声发现右乳1点钟距离乳头2cm处一枚大小约1.7cm×0.8cm椭圆形低回声为主混合回声肿块，边缘清晰，内见少许点状高回声；CDFI显示肿块边缘点状血流信号。③MRI：右乳上方约12点钟方向近胸壁处见椭圆形肿块，边缘清晰、光整，大小约1.3cm×0.6cm×1.7cm，T₁WI呈低信号，T₂WI呈稍高信号、内见少许低信号影，DWI呈轻微弥散受限；增强扫描TIC曲线初始相呈快速明显强化，延迟期呈平台型；右侧腋窝未见明显肿大的淋巴结。

2.经验分享　年轻女性，右乳肿块1年余，缓慢增大，提示肿块多为良性病变，但肿块活动度欠佳，不完全除外有恶性风险。X线常规体位摄影未能发现右乳所触及的肿块，说明病灶比较靠近胸壁的位置，需要加照X线特殊体位将病灶完全显示；但该病例加照夸大头尾位后，右乳病灶仅仅表现为结构扭曲且显示不完全，与临床所触及肿块不一致，X线所发现的结构扭曲提示了肿块触诊活动欠佳是由于病灶对周围组织的牵拉所致，需要完全显示病灶才能做出综合评估；故X线评估不完全（BI-RADS 0类），需要与既往片对比或进一步检查。

超声发现病灶靠近胸壁，表现为实性低回声为主混合肿块，边缘清晰。年轻女性常见的纤维腺瘤超声表现为均匀低回声，边缘清晰，该病例与纤维腺瘤不完全相符。另一常见的乳腺良性病变为腺病，乳腺腺病在发病早期超声常表现为不规则低回声肿块，与周围正常组织分界清晰，无包膜；随着纤维组织不断增生及硬化，回声逐渐增强，此时与周围乳腺组织的界线多欠清晰，肿块多较小，通常<2cm，肿块后方回声可有轻度增强，肿块纵横比多<1。综合以上分析，考虑该病变良性可能性大，但可能并非单一病变，有可能多种病变混合存在。

进一步的MRI检查发现该肿块内部在多个序列内均见斑片状低信号区，提示病灶内囊性变或纤维玻璃样变，动态增强曲线显示为良性病变；综合多个序列成像，考虑纤维腺瘤可能性大。

总之，对临床与影像学表现不吻合的病灶，往往需要多模态影像学综合判断。

病理

右乳纤维囊性乳腺病伴纤维腺瘤形成趋势。镜下（HE染色）见乳腺小叶结构存在，局部乳腺小叶及小叶内管泡数量增多，部分囊性扩张，并可见大汗腺化生，小叶间纤维结缔组织增生，部分胶原化、硬化。

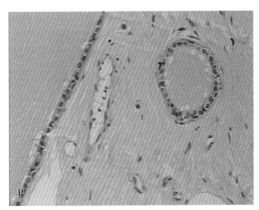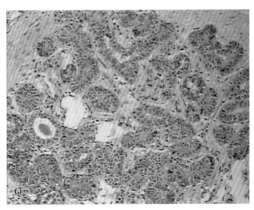

图6-6-2P、Q　右乳肿块病理图

▶▶病例3

女，42岁，常规乳腺体检。双侧乳腺触诊阴性。

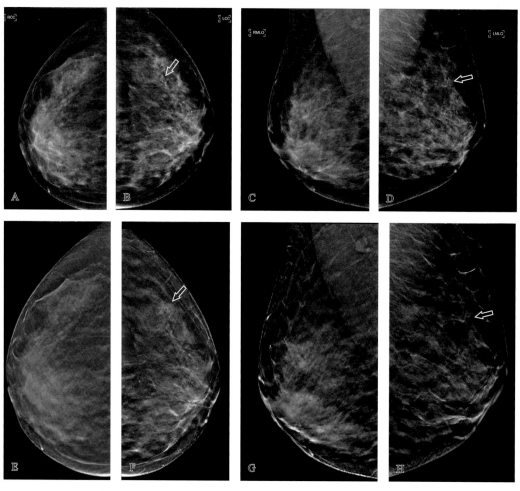

图6-6-3A～H　双乳FFDM图（A～D）及DBT图（E～H）

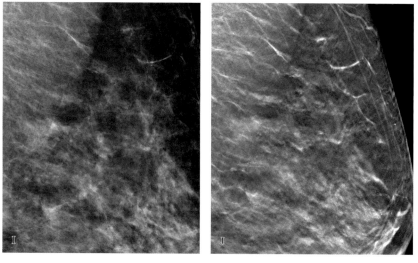

图6-6-3I、J　左乳外上象限结构扭曲局部物理放大，FFDM图（I），DBT图（J）

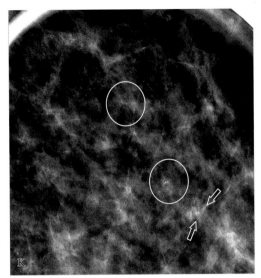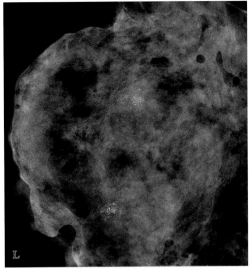

图6-6-3K、L 左乳外上象限钙化（白色圆圈）及结构扭曲（箭头），X线局部点压放大图（K），标本图（L）

问题

1. 乳腺X线（图6-6-3A～K）关于左乳病灶的主要描述有哪些？（多选）

　A. 左乳外上象限中1/3结构扭曲，中央未见实质密度增高及肿块

　B. 左乳外下象限后1/3见段样分布钙化

　C. 左乳外上象限后1/3见多处成簇分布钙化

　D. 钙化形态为模糊不定形

　E. 钙化形态为细点状

2. 左乳病灶的BI-RADS分类，下列哪类较合适？（单选）

　A. 2类

　B. 3类

　C. 4A类

　D. 4B类

　E. 0类

参考答案

1. ACDE　　2. C

分析要点

　1. 影像表现　X线发现左乳外上象限中1/3结构扭曲，结构扭曲密度及形态随体位改变，DBT显示结构扭曲中央未见明确钙化及肿块，周围结构未见明确改变。结构扭曲灶后方见多处成簇分布钙化，局部点压放大摄影示钙化形态多为细点状及模糊不定形，局部实质密度增高，未见明确肿块影。

　2. 经验分享　42岁处于我国乳腺癌发病的高危年龄段（40～50岁）。X线左乳病灶呈结构扭曲＋钙化，但结构扭曲形态及密度随体位改变，DBT证实该结构扭曲为"黑星"改变，局部点压放大摄影发现该处的结构扭曲仍为"黑星"，但不如DBT显示清晰，以上表现提示该病灶良性可能性大，DBT对显示结构扭曲优势明显。

　FFDM及DBT对左乳外上象限钙化的形态、范围及伴随征象显示欠佳，局部点压放大摄影则清晰显示了所见钙化形态为细点状及模糊不定形，成簇分布的细点状钙化提示钙化起源于腺泡，良性病变可能性大，以腺病或纤维囊性乳腺病多见。模糊不定形的钙化有一定的恶性风险，但若仅于一个体位表现为模糊不定形钙化，首先得排除是不是钙乳样钙化，此时可加照重力位片。成簇分布的模糊不定形钙化同时伴实质密度增高，提示导管内癌风险，需活检处理。

本例外上象限的结构扭曲及钙化均行X线定位下活检，最后的标本摄影没有发现明确的结构扭曲灶，但进一步证实了所发现的钙化具有一定的风险。

病理

左乳纤维囊性乳腺病伴导管上皮非典型增生及钙化。镜下（HE染色）见乳腺小叶及线样内管泡数量增多，部分区域导管上皮增生呈筛状或乳头状，细胞形态较一致，局部见钙化灶。

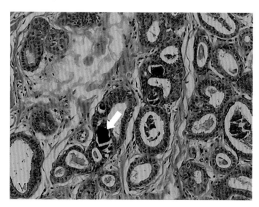
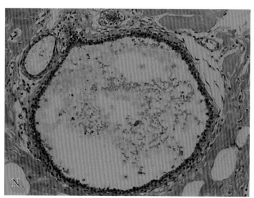

图6-6-3M、N　左乳肿块病理图，白色箭头所指为导管内钙化

▶▶病例4

女，43岁，常规乳腺体检。

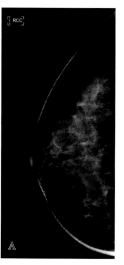
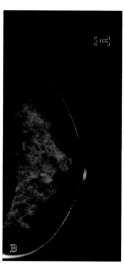
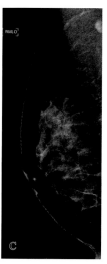
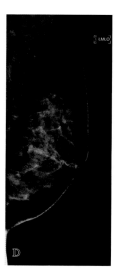

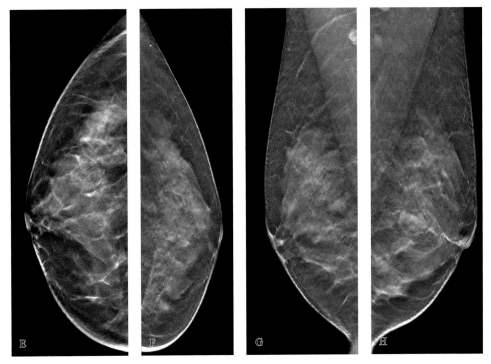

图6-6-4A～H 双乳FFDM图（A～D）及DBT图（E～H）

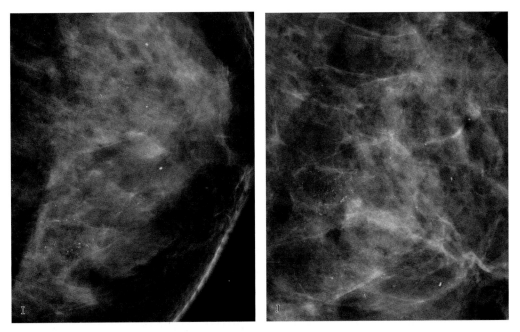

图6-6-4I、J 左乳内侧钙化局部物理放大图

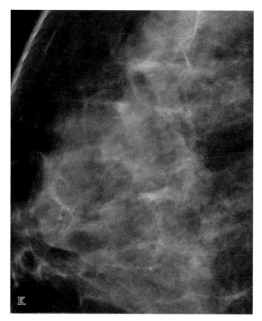
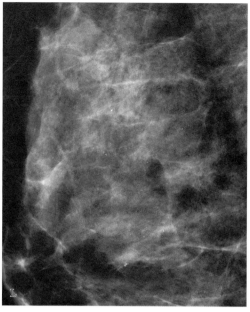

图6-6-4K、L 右乳上方及外上象限钙化局部物理放大图

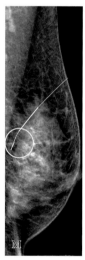
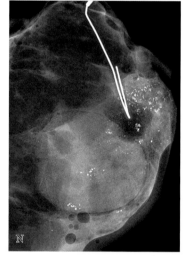

图6-6-4M、N 左乳内侧钙化定位图（M，白色圆圈为目标钙化灶），标本摄影图（N）

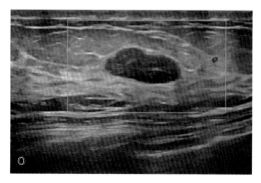
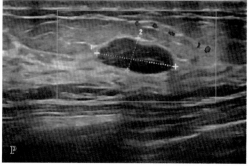

图6-6-4O、P 左乳9点钟距离乳头1.5cm处病灶

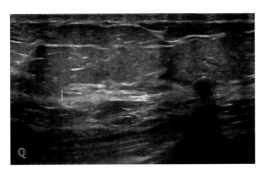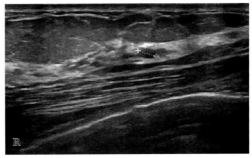

图6-6-4Q、R 右乳2点钟距离乳头4cm处病灶（Q），4点钟乳头旁病灶（R）

问题

1. 乳腺X线（图6-6-4A～N）对双乳病灶的主要描述有哪些？（多选）

   A. 左乳内侧（约9点钟方向）后1/3见大量细点状及模糊不定形钙化，呈段样分布

   B. 双侧乳腺见大量细点状钙化

   C. 双侧乳腺见多发模糊不定形钙化

   D. 双侧乳腺见多枚等密度肿块

   E. 左乳（约9点钟方向）后1/3见椭圆形肿块，边缘遮蔽

2. 左乳内侧钙化的BI-RADS分类，下列哪类较合适？（单选）

   A. 2类

   B. 3类

   C. 4A类

   D. 4B类

   E. 0类

3. 右乳的BI-RADS分类，下列哪类较合适？（单选）

   A. 2类

   B. 3类

   C. 4A类

   D. 4B类

   E. 0类

4. 乳腺超声（图6-6-4O～R）关于双乳病灶的主要描述有哪些？（多选）

   A. 左乳9点钟距离乳头1.5cm处椭圆形低回声肿块，边缘清晰

   B. 左乳9点钟距离乳头1.5cm处病灶未见血流信号

   C. 右乳2点钟距离乳头4cm处圆形无回声肿块

   D. 右乳4点钟乳头旁不规则形无回声肿块，边缘清晰

   E. 双侧乳腺点状强回声

参考答案

1. ABCDE　　2. D　　3. A　　4. ABCD

分析要点

1. **影像表现** X线发现双侧乳腺大量细点状及模糊不定形钙化，其中左乳内侧（约9点钟方向）后1/3钙化呈段样分布，局部实质密度略增高，未见明确肿块影；其余钙化弥漫散在分布；双侧乳腺另见多枚等密度肿块，DBT示左侧较大一枚位于内侧（约9点钟方向）中1/3，呈椭圆形，边缘遮蔽，大小约1.7cm×1.1cm，内未见钙化；右侧较大一枚位于外上象限后1/3，呈椭圆形，边缘遮蔽，大小约0.8cm×0.6cm，内未见钙化。

   超声发现左乳9点钟距离乳头1.5cm处椭圆形低回声肿块，边缘清晰，内未见钙化，CDFI未见血流信号；右乳2点钟距离乳头4cm处及4点钟方向乳头旁无回声肿块，边缘清晰，未见明确血流信号。

2. **经验分享** 纤维囊性乳腺病的镜下

病理可包括囊肿、大汗腺化生、纤维腺瘤变、导管扩张、小叶增生、泌乳腺结节、导管扩张、炎症改变等各种各样的病变。故纤维囊性乳腺病影像表现多样，典型表现为钙乳样钙化、双侧乳腺多发肿块及弥漫钙化。本例为常规体检女性，X线发现双乳多发钙化及肿块，首先会考虑纤维囊性乳腺病。但该受检者没有既往的X线片对比，双乳钙化多发，钙化形态以良性的细点状钙化为著，同时又有大量的模糊不定形钙化；此时钙化的分布及伴随征象对判断病变的性质尤其重要。进一步分析可见左乳内侧钙化呈段样分布，局部实质密度增高，但未见明确肿块。由于模糊不定形钙化具有一定的恶性风险，多见于纤维囊性乳腺病或导管内癌，段样分布提示钙化起源于段、叶，为了排除导管内癌

的可能，需要临床干预，BI-RADS评估可为4A或4B类。我们考虑国内常规及医院具体情况，判读为4B更能引起临床重视，从而确保取得病理证据。

双侧乳腺其余的钙化形态虽与左乳内侧钙化一致，但弥漫散在分布，多见良性的纤维囊性乳腺改变。双侧乳腺所见的多发等密度肿块，DBT清晰显示了肿块的形态及边缘，均提示良性病变的可能，多见于囊肿及纤维腺瘤。超声证实左乳内侧肿块为实性低回声病灶、边缘清晰，类似典型纤维腺瘤的表现。右乳肿块超声证实为囊肿。综合X线及超声，右乳BI-RADS评估为2类，常规随访即可。

病理

左乳纤维囊性乳腺病伴导管内钙化。

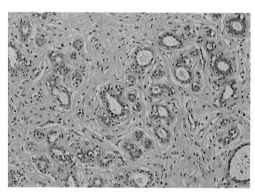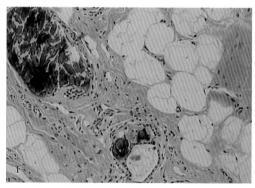

图6-6-4S、T　左乳内侧钙化病理图

▶▶小结

纤维囊性乳腺病（fibrocystic breast disease，FBD），又称乳腺纤维囊性改变（fibrocystic breast change，FBC）、囊性增生症、囊肿病。由于文献中名称繁多，五花八门，难以找到一个概括的通称。中国命名的"乳腺增生症（病）"与欧美概念的"乳腺纤维囊性病或乳腺纤维囊性变"是在乳腺疾病领域国内外唯一不同步、不

接轨的乳腺疾病诊疗状况。近年多数著作称其为乳腺良性增生性病变，是一种非炎症也非肿瘤的慢性良性增生性疾病。

1997年全国乳腺病理专题研讨会仍采用"乳腺增生症"一词，并提议以下分类：①囊肿为主型（包括单纯性囊肿和乳头状囊肿）。②腺病为主型〔包括单纯性腺病、硬化性腺病、结节型腺病、盲管腺病、微腺管（小腺管）腺病及管状腺病〕。

③纤维腺瘤样结构为主型。④导管内乳头状瘤病为主型，为增生症中多发性小叶内或小叶外的末端小导管发生的乳头状增生或微小导管内乳头状瘤。不包括孤立性及多发性导管内乳头状瘤。⑤非典型增生。

2003版WHO乳腺肿瘤组织学分类不再将这一大类疾病做统一命名，并将非典型增生和原位癌包括在良性增生性病变范畴内，分别列成五大类病变，即：①小叶内瘤变（LIN）；②导管内增生性病变（DIN）；③导管内乳头状肿瘤；④良性上皮病变（包括腺病及腺瘤）；⑤肌上皮病变。这从根本上改变了这一类疾病的命名、分类，并提出了新认识。但仍有不少良性病变不被其包括。故Rosai于2004年在《阿克曼外科病理学》中仍保留"纤维囊性乳腺病"一词，包括了囊肿、大汗腺化生、纤维腺瘤变、导管扩张、小叶增生、泌乳腺结节、导管扩张、炎症改变等，以及5项未能包括进去的其他病变。

中国大多数学者定义的乳腺增生症显然包含了欧美概念下的乳痛症及乳腺纤维囊性改变（FBC）。

乳腺增生性疾病常见于25～45岁女性，与黄体素减少和雌激素相对增多有关。病变常为双侧，以一侧较为严重。病变主要累及乳腺终末导管小叶单位（TDLU），其大体病理和镜下表现多样，取决于哪种病变占优势。基本形态改变主要表现为乳腺腺管上皮增生，是最重要且诊断困难的部分，可能与乳腺癌的发生有关。

临床症状主要表现为乳房胀痛和乳腺肿块，可伴或不伴有乳头溢液。乳房胀痛的程度不一，多为胀、刺痛，可向腋、背部放射，并有触痛感。疼痛呈周期性，多与月经周期相关，大部分患者表现为月经来潮前1周左右乳房胀痛，月经来潮后疼痛减轻。

FBD的X线表现与乳腺癌有相似之处，鉴别诊断尤其重要。国内学者研究发现，其X线表现可分以下几类。①肿块型：主要表现为单侧或双侧乳腺多发等密度肿块，边缘清晰或遮蔽，不同体位或压力下，其形态及大小可发生变化。乳腺癌多表现为单发毛刺肿块。②不对称致密型：主要表现为双侧多发、密度均匀的不对称致密，周围结构及皮肤未见改变。而不对称致密于乳腺癌单侧多见，常伴周围小梁结构改变、血供增加及皮肤改变。③钙化型：钙化形态主要表现为圆点状、环形、大杆状、弧形等，钙化成簇分布少见。

国外研究发现FBD乳腺X线表现多样，主要表现为钙化、肿块，少见结构扭曲及不对称致密。钙化是最常见的表现，主要表现为细点状、钙乳样、模糊不定形，少部分表现为细小多形性；钙乳样钙化有一定特征性（图6-6-1C、D），但不是其特有的表现。钙化弥漫散在分布于双侧乳腺时，常规随访复查；钙化成簇、区域性或段样分布于单侧或双侧乳腺时，需警惕是否合并不典型导管增生或导管内癌，此时BI-RADS分类需提高级别，活检是必要的措施，且注意扩大活检范围。表现为肿块时，通常是等密度肿块，形态规则或不规则形，边缘遮蔽或清晰，不伴/少见钙化。

国内外学者对FBD的X线特点研究相类似，但要重视乳腺钙化的形态及分布。

国内学者研究发现，FBD超声表现通常分为5型。①小叶增生型：乳腺腺体增厚，呈现大片或小片低回声，回声均匀，边缘欠清，无包膜，无球体感。②导管增生型：乳腺导管呈节段性或区域性增粗，以外上及外下象限多见。一般内径大于2.0mm，管腔内可为无回声或低回声，多伴有乳腺胀痛。低回声乳腺导管增生与小叶增生的区别是导管呈长条状回声，有分支，导管中央可见"内膜样"线状强回声。③纤维腺病型：也称腺瘤样增生，呈小灶状低回声，回声欠均匀，外周回声较中央稍高，边缘较清，无包膜，无"伪足样"凸起，有一定球体感，但形态欠规则，可伴有乳腺胀痛。④纤维化结节型：呈低回声结节，回声均匀，边界清楚，无包膜，有球体感，形态较规则，多不伴乳腺胀痛。⑤囊肿增生型：呈圆形或椭圆形无回声（图6-6-4Q、R），囊壁薄，囊内透声好，后方回声增强，较大的囊肿后方有侧方声影，多不伴乳腺胀痛。国外学者研究发现超声通常只能探及肿块样的病变，可表现为无回声囊肿或低回声纤维腺瘤样改变（图6-6-4O、P），少见钙化及血流信号。

国内学者研究发现，FBD的MRI主要表现：平扫T_1WI，增生的导管腺体组织表现与正常乳腺组织信号相似，为低、等信号；平扫T_2WI上，信号强度主要依赖于乳腺组织内含水量，增生的组织往往含水量较高，故其信号较高。动态增强扫描，多数增生的乳腺组织表现为多发或弥漫性斑片状或斑点状轻中度的渐近性强化，强化程度通常与增生的严重程度成正比，严重时强化表现可类似于乳腺恶性病变，正确诊断需结合其他形态学表现。

国外学者研究发现，其MRI主要表现为非肿块样区域性强化，TIC曲线主要为平台型；表现为肿块样强化时，以不均匀或环形强化多见。

FBD伴纤维腺瘤形成超声主要表现为形态不规则，边缘不清晰，内部低回声，后方无明显回声衰减，纵横比<1，微钙化少见，弹性应变率比值<3.05。与乳腺癌声像图部分重叠，但乳腺癌中钙化更多见，且乳腺恶性病变血供更加丰富。乳腺增生伴纤维腺瘤形成仅见少量血流信号或无血流信号，表现为0～Ⅰ级，RI<0.7；乳腺癌血供丰富，多表现为内部血流或穿入血流，表现为Ⅱ～Ⅲ级，RI≥0.7。

总之，FBD多见于绝经前女性，钙化是主要征象，故推荐首选检查方法是乳腺X线摄影，诊断时注意良性钙化与可疑恶性钙化重叠存在问题，不确定时建议行X线引导下定位活检，同时扩大切除范围以确保可疑钙化充分取样。

（徐维敏　陈卫国）

参 考 文 献

[1] 刘彤华，廖松林，阚秀，等. 乳腺增生症及乳腺癌组织学分类（推荐方案）[J]. 中华病理学杂志，1997（6）：3-4.

[2] Tavassoli FA，Devilee P. World health organization classification of tumors. pathology and genetics of tumor of the breast and female organs [J]. Lyon：LARC Press，2003：P1-P106.

[3] Rosai J. Rosai and Ackerman's Surgical Pathology. 9thed，Mosby，2004：1789-1791.

[4] 阚秀，丁华野，沈丹华. 乳腺肿瘤临床病理学 [M]. 北京：北京大学医学出版社，2014：316.

[5] 胡永升. 现代乳腺影像诊断学 [M]. 北京：科学出版社，2001：23.

[6] 郑新宇. "乳腺增生症"与"乳腺纤维囊性变"的概念交集与认识偏差 [J]. 中华乳腺病杂志（电子版），2016，10（5）：260-263.

[7] 沈晨，张鹏天. 乳腺增生的诊断与影像学表现 [J]. 现代医用影像学，2016，25（3）：375-378.

[8] 朱明霞，欧阳羽，刘佐贤，等. 乳腺增生症的X线诊断研究 [J]. 中国医学影像技

术，2005，21（5）：732-734.

［9］宗绍云，房凌君. 乳腺结构不良症的超声分类探讨［J］. 中国超声诊断杂志，2003（7）：518-520.

［10］赵建军，杨凯峰，宋国超，等. 探讨乳腺增生症的超声诊断及其分型标准［J］. 中国临床医学影像杂志，2018，29（5）：366-368.

［11］李萌. 探讨高频超声对女性乳腺增生症的诊断价值［J］. 中国医药指南，2018，16（3）：39-40.

［12］王振强. 乳腺增生症不同中医辨证分型的钼靶及MRI影像学观察［D］. 泰山医学院，2013.

［13］丁华杰，刘会玲，那磊，等. 超声弹性成像对乳腺增生症伴纤维腺瘤与乳腺癌BI-RADS校正价值［J］. 重庆医学，2017，46（35）：4930-4931，4934.

［14］彭卫军，顾雅佳（主译）. 乳腺影像诊断学［M］. 2版. 北京：人民卫生出版社，2018：580-585.

［15］Chen JH, Liu H, Baek HM, et al. Magnetic resonance imaging features of fibrocystic change of the breast［J］. Magnetic Resonance Imaging, 2008, 26（9）：1207-1214.

［16］Talaei A, Moradi A, Rafiei F. The evaluation of the effect of metformin on breast fibrocystic disease［J］. Breast Disease, 2017：1-4.

［17］Shetty MK, Shah YP. Sonographic findings in focal fibrocystic changes of the breast［J］. Ultrasound Quarterly, 2002, 18（1）：35-40.

［18］Suk, Jung, Kim. Imaging and clinical features of an unusual unilateral breast enlargement diagnosed as fibrocystic change：a case report［J］. American Journal of Case Reports, 2018.

第七节 脂 肪 瘤

▶▶病例1

女，39岁，发现右乳肿块3个月余，自觉无明显变化；右乳触及肿块质韧，膨胀性生长，活动尚可。

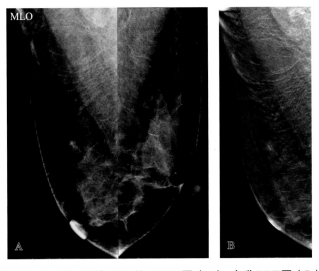

图6-7-1A、B 双乳MLO位FFDM图（A），右乳DBT图（B）

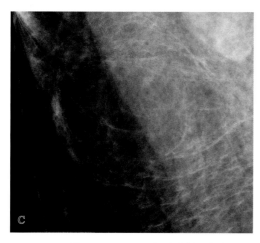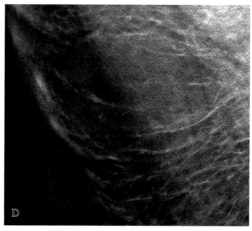

图6-7-1C、D　右乳病灶局部物理放大图像，FFDM图（C），DBT图（D）

问题

1. 乳腺X线（图6-7-1A～D）对右乳病灶的主要描述有哪些？（多选）
   - A. 边缘模糊
   - B. 边缘遮蔽
   - C. 高密度肿块
   - D. 脂肪密度肿块
   - E. 椭圆形肿块

2. 右乳病灶的X线BI-RADS分类，下列哪类最合适？（单选）
   - A. 3类
   - B. 4A类
   - C. 4B类
   - D. 4C类
   - E. 2类

3. 结合临床信息及影像学表现，对该患者最恰当的临床处理方案是什么？（单选）
   - A. 不予处理，无须复查
   - B. 穿刺活检
   - C. 积极治疗
   - D. 乳腺磁共振检查
   - E. 每年定期随访，观察病灶变化

参考答案

1. BDE　　2. E　　3. E

分析要点

1. **临床特点**　年轻女性，触诊肿块具有良性病变特点。

2. **影像表现**　X线示右乳腋尾区椭圆形脂肪密度肿块，边缘遮蔽，大小约2.9cm×4.4cm，其内密度均匀，未见钙化。

3. **经验分享**　该病例最突出的影像学表现为右乳腋尾区形态规则、不伴钙化的脂肪密度肿块，且临床特点提示良性，BI-RADS应评估为2类。分析脂肪密度肿块，首先得排除所见脂肪密度是真正存在，还是由乳腺组织重叠构成，FFDM有时难以准确判断，DBT可清晰显示肿块特点，证实脂肪密度的存在。

乳腺常见的含脂肪密度肿块包括脂肪瘤、含油囊肿和错构瘤。脂肪瘤多表浅，大部分位于皮下，通常表现为单纯的脂肪密度肿块，肿块较小时X线易漏诊，主要依靠超声及MRI诊断，超声显示脂肪瘤为实质性，较周围脂肪组织回声高。含油囊肿通常位于乳腺纤维腺体组织内，超声表现为均匀低回声或无回声区，壁薄，边缘清晰。错构瘤多发于40岁左右女性，好发于乳腺腺体层，特点为妊娠期或哺乳期肿块可迅速增大。典型的错构瘤X线表现为混杂密度肿块，即包括脂肪和腺体组织的密度，边缘光滑、无毛刺。超声表现为边界光滑清楚的类圆形肿块，内部回声呈高和低回声混杂，周围可见晕圈及包膜。

病理

脂肪瘤。

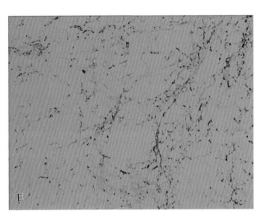
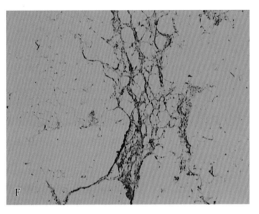

图6-7-1E、F 右乳病灶手术标本病理图。镜下见送检组织内见大量成熟脂肪细胞，大小和形态较一致，细胞未见异型

▶▶**病例2**

女，47岁，尚未绝经，发现右乳肿块5个月，缓慢增长；右乳触及肿块，质韧、膨胀性生长、活动良好。

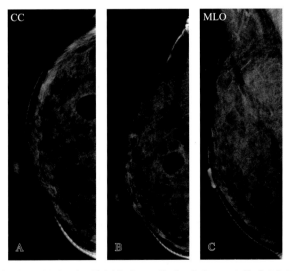

图6-7-2A～C 右乳CC位（A）、外侧夸大CC位（B）和MLO位（C）FFDM图

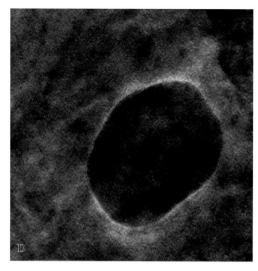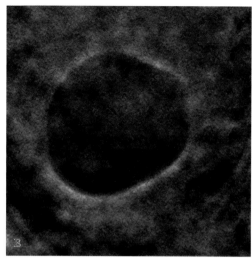

图6-7-2D、E　右乳病灶区域DBT物理放大图

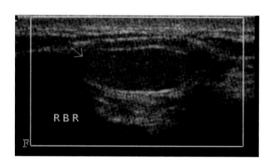

图6-7-2F　右乳病灶超声图

问题

1. 乳腺X线（图6-7-2A～E）关于右乳病灶的主要描述有哪些？（多选）

   A. 边缘模糊

   B. 边缘清晰

   C. 高密度肿块

   D. 脂肪密度肿块

   E. 外下象限肿块

2. 乳腺超声（图6-7-2F）关于右乳病灶的主要描述有哪些？（多选）

   A. 实性低回声肿块

   B. 不均质回声肿块

   C. 边缘模糊

   D. 边缘清晰

   E. 无血流信号

3. 右乳病灶BI-RADS分类，下列哪类最合适？（单选）

   A. 3类

   B. 4A类

   C. 4B类

   D. 4C类

   E. 2类

4. 右乳病灶，最可能的诊断及鉴别诊断有哪些？（多选）

   A. 含油囊肿

   B. 脂肪肉瘤

   C. 脂肪瘤

   D. 错构瘤

E. 纤维腺瘤

参考答案

1. BDE　　2. ADE　　3. E　　4. AC

分析要点

1.临床特点　患者为绝经前女性，触诊肿块活动良好。

2.影像表现　X线显示右乳外下象限脂肪密度肿块，呈椭圆形，大小约1.5cm×1.9cm，边缘清晰，邻近实质密度稍增高，未见结构扭曲。超声右乳8点钟方位见一实性低回声肿块，边界清楚，形态规则，内回声欠均匀，CDFI显示团块内部及周边未探及明显彩色血流信号，右侧腋窝未见肿大淋巴结。

3.经验分享　此例影像学特征为边缘清晰的脂肪密度肿块，除了常见的脂肪瘤外，由于超声显示为实性低回声，应该与积乳囊肿和含油囊肿相鉴别，BI-RADS应评估为2类。

病理

右乳肿块切除活检，病理证实为脂肪瘤。镜下见大量成熟脂肪细胞，大小和形态不完全一致，细胞排列紧密，周围见少量纤维包膜。

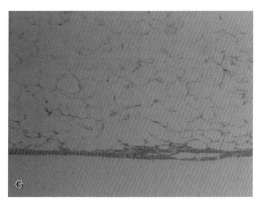
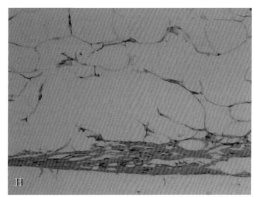

图6-7-2G、H　右乳病灶病理图

▶▶**病例3**

女，57岁，已绝经6年。左乳内侧肿块，触诊质韧、活动良好。

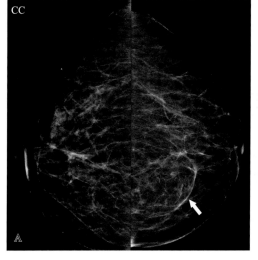
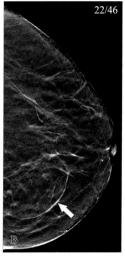

图6-7-3A、B　双乳CC位FFDM图（A），左乳DBT图（B）

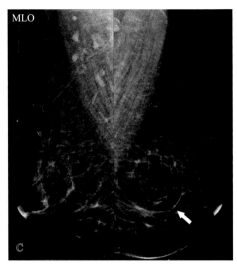

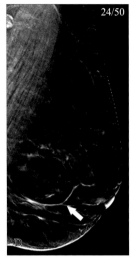

图6-7-3C、D 双乳 MLO位FFDM图（C）, 左乳DBT图（D）

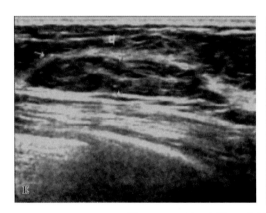

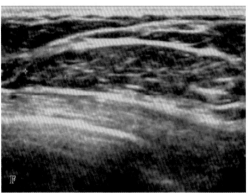

图6-7-3E、F 左乳11点钟距乳头2cm处病灶超声图

问题

1. 乳腺X线（图6-7-3A～D）关于左乳病灶的主要描述有哪些？（多选）

A. 边缘模糊

B. 边缘清晰

C. 高密度肿块

D. 含脂肪密度肿块

E. 边缘遮蔽

2. 乳腺超声（图6-7-3E、F）对左乳病灶的主要描述有哪些？（多选）

A. 实性等回声肿块

B. 不均质等、高回声肿块

C. 边缘模糊

D. 边缘清晰

E. 未见血流信号

3. 该患者的临床处理方案最恰当的是哪一项？（单选）

A. 不予处理，无须复查

B. 穿刺活检

C. 积极治疗

D. 乳腺磁共振检查

E. 每年定期随访，观察病灶发展情况

参考答案

1. BD 2. BDE 3. E

分析要点

1. 临床特点 绝经期女性，触诊左乳

肿块活动良好。

2.影像表现 X线见左乳内上象限含脂肪密度肿块，大小约4.3cm×4.1cm，边缘清晰，内未见明显钙化。超声左乳11点钟方向脂肪层内见椭圆形不均质等、高回声肿块，边界清晰，内见条索状回声，CDFI团块内部及周边未见明显彩色血流信号。

3.经验分享 该患者X线显示边缘清晰的含脂肪密度肿块，其内及周围未见钙化，初步考虑脂肪瘤。DBT可见病灶

内纤细索条状等密度影，超声证实病灶内可见索条状回声，若索条状影是纤维腺体所致，考虑错构瘤可能性大；若小梁结构为纤维结缔组织分隔，那么该病灶应考虑脂肪瘤。临床工作中，含脂肪密度肿块通常提示良性病变，恶性风险低。此例BI-RADS判断为2类，建议每年定期复查。

病理

左乳肿块切除活检，病理证实为脂肪瘤。

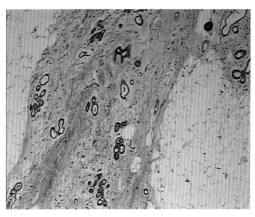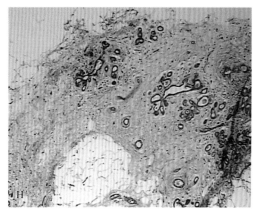

图6-7-3G、H 左乳病灶病理图

▶▶小结

乳腺脂肪瘤（lipoma）指发生于皮下脂肪、乳腺小叶间脂肪或深层肌肉内脂肪组织的脂肪瘤，是一种相对少见的乳腺良性肿瘤，其主要的组织学特征是由成熟的脂肪组织构成，瘤周有一层薄的结缔组织包膜，内有被结缔组织束分成叶状成群的正常脂肪细胞。好发于30～50岁脂肪丰富的女性，一般单发。临床表现与体表其他部位的脂肪瘤无明显差异，肿瘤质地柔软，界线清晰，生长缓慢，直径3～5cm，也可增大至10cm以上。

X线多表现为边界清楚的圆形、椭圆

形脂肪密度肿块，也可呈分叶状；当肿瘤内部出现过炎症或外伤史时，脂肪瘤密度可稍高。根据病灶在乳房内位置的不同，可将其分为乳腺浅层脂肪瘤、腺体间脂肪瘤及乳后间隙脂肪瘤，病灶较大时可压迫周围组织使其移位。超声多表现为边缘规则、界线清晰的中强回声肿块，体积稍大者其内回声稍低，但其内部脂肪样结构较为明显，后方回声多无变化，瘤周及内部均无血流信号。

由于脂肪瘤具有典型的影像特征，乳腺X线和超声一般可提供充足的信息支持诊断，临床较少再行MRI检查。乳腺脂

肪瘤在T_1WI及T_2WI上均表现为高信号，脂肪抑制序列显示为低信号，增强扫描病灶无强化。

鉴别诊断：①错构瘤。又称为纤维腺脂肪瘤，由残留的乳腺管胚芽及纤维脂肪异常发育而成，是乳腺内少见的良性病变，发病率为0.02%～0.16%。其影像学特点为混杂含脂肪密度肿块，可随着肿瘤内部成分比例的变化而表现出不同的密度。②积乳囊肿。哺乳期及哺乳后多发，是重要的鉴别诊断信息，形成原因是乳腺导管阻塞引起乳汁淤积，导致局部终末导管小叶单位扩张。乳腺X线根据积乳囊肿密度改变将其分为高密度型及低密度型两类。③油脂性囊肿。乳房外伤后局部脂肪组织发生无菌性坏死性炎症并被纤维组织包裹形成，晚期囊壁可见钙盐沉着，乳腺X线表现为圆形或椭圆形的低密度肿块，可见壁薄、均匀呈中等密度的线环影，并可见弧形或环形钙化。超声典型表现为圆形或椭圆形低回声区，边缘清晰，后方回声减弱。

（潘德润　谢媛琳　徐维敏　陈卫国）

参 考 文 献

［1］杜红文，张蕴．乳腺疾病影像诊断学［M］．西安：陕西科学技术出版社，2003．

［2］JordiRowe J，Cheah AL，Calhoun BC．Lipomatous tumors of the breast: a contemporary review［J］．Seminars in Diagnostic Pathology，2017：S0740257017300680．

［3］张蕴，杜红文，张月浪，等．乳腺脂肪瘤钼靶X线及CT诊断［J］．实用放射学杂志，2005，21（4）：411-413．

［4］刘秉彦，王保春，刘启珠，等．乳腺脂肪瘤的超声诊断［J］．中国超声诊断杂志，2003（11）：847-848．

［5］贾振英，吴凯，王振基，等．乳腺错构瘤X线病理对照分析［J］．实用放射学杂志，2001，17（8）：568．

［6］张蕴，杜红文，张月浪，等．乳腺钼靶X线低密度病变的诊断与鉴别诊断［J］．中国医学影像学杂志，2004，12（4）：278-280．

［7］杨军乐，宁文德，董季平，等．乳腺良性病变的钼靶X线、磁共振表现对照分析［J］．实用放射学杂志，2008，24（3）：371-373．

第八节　管状腺瘤

▶▶**病例**

女，40岁，发现左乳肿块就诊。左乳4～5点钟触及一枚约2.5cm×2.0cm质韧肿块，边界清晰，活动良好。

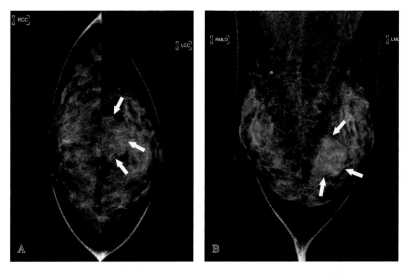

图6-8-0A、B 双乳FFDM图，白色箭头所指为左乳肿块

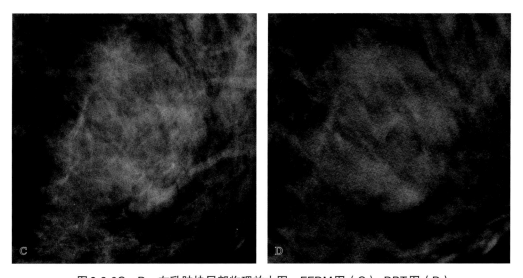

图6-8-0C、D 左乳肿块局部物理放大图，FFDM图（C），DBT图（D）

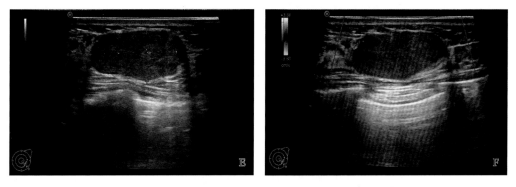

图6-8-0E、F 左乳3～4点钟距乳头2.5cm处肿物超声图

问题

1. 乳腺X线（图6-8-0A～D）关于左乳病灶的主要描述是什么？（多选）

　A. 椭圆形高密度肿块，边缘清晰

　B. 椭圆形等密度肿块，边缘微分叶

　C. 椭圆形等密度肿块伴钙化

　D. 不规则形等密度肿块，边缘清晰

　E. 肿块周围见窄条状透亮区包绕

2. 左乳病灶的X线BI-RADS分类，下列哪类较合适？（单选）

　A. 2类

　B. 3类

　C. 4A类

　D. 4B类

　E. 4C类

3. 乳腺超声（图6-8-0E、F）对左乳病灶的主要描述是什么？（多选）

　A. 椭圆形低回声肿块，边缘清晰

　B. 不规则形混杂回声肿块，边缘分叶

　C. 椭圆形低回声肿块，边缘大部分清晰、部分呈微分叶

　D. 肿块后方回声增强

　E. 肿块周围见点状血流信号影

参考答案

1. BE　　2. B　　3. CDE

分析要点

1. 临床特点　青年女性，肿块触诊质韧、边界清晰、活动良好，提示良性病变。

2. 影像表现　X线发现左乳外下象限后1/3椭圆形等密度肿块，边缘微分叶，内未见钙化，考虑良性病变可能性大，BI-RADS评估为3类。超声发现左乳3～4点钟方向距乳头2.5cm处见椭圆形低回声肿块，边缘部分清晰、部分微分叶，内未见强回声；CDFI肿块周边见点状彩色血流信号；同样考虑良性病变，BI-RADS 3类。

3. 经验分享　青年女性，乳腺肿块质韧、边缘清楚且活动良好，常规考虑纤维腺瘤。DBT虽然发现肿块边缘微分叶，但超声表现类似典型纤维腺瘤声像图，在临床工作中，首先会考虑纤维腺瘤，而不是考虑管状腺瘤。主要是因为乳腺管状腺瘤发生率低，影像学与纤维腺瘤难以鉴别，确诊主要依靠病理组织学。

病理

左乳管状腺瘤。镜下：乳腺组织小叶结构消失，大量小管结构排列密集，小管上皮排列规则，细胞无异形性，间质纤维组织细胞伴慢性炎症细胞浸润。

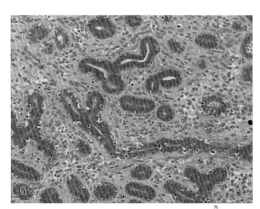
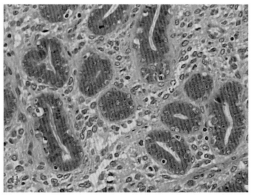

图6-8-0G、H　左乳肿块病理图

▶▶小结

1976年Hertel等将管状腺瘤（tubular adenoma）归为真正的腺瘤，认为其病理特征为由致密增生的腺管所形成的圆形、结节状的良性病变，其腺管具有典型上皮细胞和肌上皮细胞层，上皮细胞形态类似周围正常乳腺组织，极少有间质成分。但目前乳腺管状腺瘤是否为一个独立疾病，还是以上皮成分为主的纤维腺瘤，尚有争议。免疫组化细胞角蛋白8-18（cytokeratin 8-18）和波形蛋白（Vimentin）的检测，证实了管状腺瘤与纤维腺瘤高度相关。

管状腺瘤好发于育龄期女性，常为单发性结节状肿物，活动良好，边界清晰，无触痛，直径一般<4cm。病理HE染色镜下由密集排列、大小较一致的圆形及椭圆形小腺管组成，管腔开放或狭小，腔内可有分泌物，其间穿插少量纤维间质；腺管有腺上皮及肌上皮两层上皮，腺上皮核常较大，呈泡状有核仁，核分裂通常少见，肌上皮细胞常不明显，可伴发纤维腺瘤。

管状腺瘤X线表现类似纤维腺瘤，但如出现钙化，其钙化灶通常具有一定特点，形态多呈圆形、点状或不规则形，且相对于病灶体积而言钙化分布较密集，主要是由于浓缩的分泌物位于扩张的腺泡所致。

管状腺瘤具有一定超声特征：①管状腺瘤更易形成分叶状外观；②周边呈"小分支状"与腺体周边导管相延续；③内部回声较纤维腺瘤更不均匀，可呈现网格样或条索样强回声；与典型的纤维腺瘤相比，管状腺瘤内部实质回声相对不均，血流信号也更丰富。

鉴别诊断：①影像学主要与纤维腺瘤鉴别；②病理则主要鉴别于腺管状腺病（无包膜、无小叶结构或小叶结构不清，大小较一致的腺管弥漫增生）、小管癌（以中老年女性多见，肿瘤由高分化小管结构构成、无肌上皮，边缘呈放射状浸润生长）。

管状腺瘤术前影像确诊存在一定难度，明确诊断必须依赖于手术切除后或穿刺活检的组织病理检查，完整切除一般不复发。

（徐维敏　谢媛琳　陈卫国）

参 考 文 献

[1] Hertel BF, Zaloudek C, Kempson RL. Breast adenomas [J]. Cancer, 1976, 37 (6): 2891-2905.

[2] 丁华野, 等. 乳腺诊断病理学丛书：乳腺病理诊断和鉴别诊断 [M]. 北京：人民卫生出版社, 2014: 320.

[3] 付颖, 苗立英, 葛辉玉, 等. 乳腺管状腺瘤声像图特点及与病理对照分析 [J]. 中国医学影像技术, 2014, 30（3）: 402-405.

[4] 杨帆, 谢一芝, 艾美凤. 乳腺管状腺瘤超声表现1例 [J]. 中国超声医学杂志, 2006（12）: 946.

[5] Maiorano E, Albrizio M. Tubular adenoma of the breast: an immunohistochemical study of ten cases [J]. Pathology Research & Practice, 1995, 191（12）: 1222-1230.

[6] Efared B, Ibrahim S, Abdoulaziz S, et al. Tubular adenoma of the breast: a clinico-pathologic study of a series of 9 cases [J]. Clinical Medicine Insights Pathology, 2018, 11: 117955571875749.

[7] 梁晓峰, 李利娟, 张琦, 等. 94例乳腺小管癌的临床病理特征分析 [J]. 中国肿瘤临床, 2017, 44（10）: 488-492.

第九节 乳腺炎性病变

一、急性化脓性乳腺炎

▶▶病例1

女，30岁，发现左乳肿块2周；肿块质韧，活动可，无明显压痛；双侧乳头无溢液。

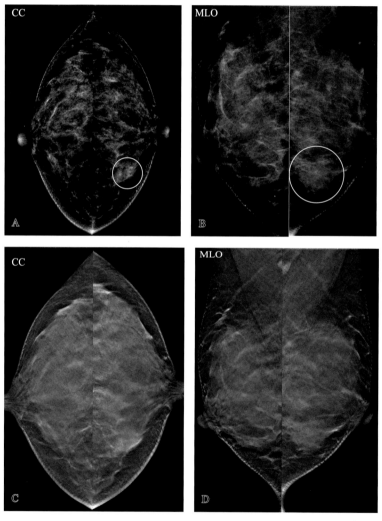

图6-9-1A～D 双乳FFDM图（A、B）及DBT图（C、D）

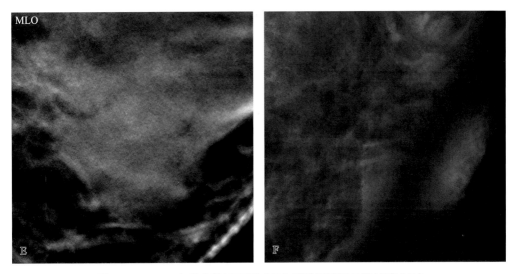

图6-9-1E、F 左乳病灶DBT图（E）及乳晕下区扩张导管（F）

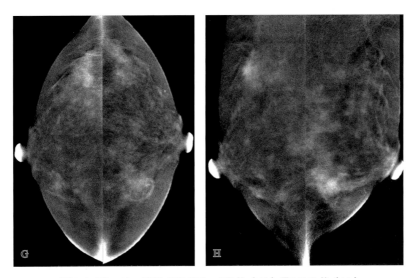

图6-9-1G、H 双乳CEM图，CC位（G）及MLO位（H）

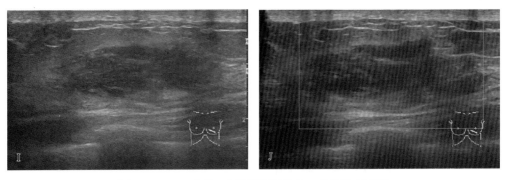

图6-9-1I、J 左乳8点钟距离乳头1cm处病灶超声图

问题

1. 乳腺X线（图6-9-1A～H）关于左侧乳腺的主要描述有哪些？（多选）
   A. 不规则形等密度肿块，边缘模糊
   B. 左侧乳腺导管扩张
   C. 不规则形肿块样强化，边缘模糊
   D. 肿块样明显不均匀强化
   E. 小梁结构增宽

2. 乳腺超声（图6-9-1I、J）关于左乳病灶的主要描述有哪些？（多选）
   A. 无回声区
   B. 边缘模糊
   C. 不规则形混合回声肿块
   D. 边缘血流信号
   E. 钙化

3. 结合乳腺X线和超声检查，左侧乳腺最适合的BI-RADS分类是什么？（单选）
   A. 2类
   B. 3类
   C. 4A类
   D. 4B类
   E. 4C类

4. 该患者左乳病灶最可能的诊断是什么？（单选）
   A. 纤维腺瘤
   B. 复杂囊肿
   C. 急性化脓性乳腺炎
   D. 浸润性小叶癌
   E. 浸润性导管癌

参考答案

1. ABCDE　　2. BC　　3. C　　4. C

分析要点

1. 影像表现　FFDM发现左乳内下象限中1/3处局灶不对称致密，DBT显示其内见不规则形等密度肿块，边缘模糊，内未见钙化；周围小梁结构增宽、稍紊乱；双侧乳腺见多发纤曲管状透亮影，以乳晕下区显著；CEM减影图见左乳内下象限病灶早期呈肿块样环形强化，延迟病灶强化程度增高、范围增大。超声左乳8点钟距离乳头1cm处不规则形混合回声肿块，边界欠清，CDFI可探及内部少许点状彩色血流信号。

2. 经验分享　患者为育龄期女性，不是恶性肿瘤的高发年龄；肿块触诊活动可，没有明显恶性浸润性表现。病灶在FFDM表现为局灶不对称致密，不对称致密有可能是真性肿块，也有可能是正常乳腺组织的腺体小岛重叠所致。DBT对FFDM所见征象进行了补充，明确了其中存在不规则形等密度肿块。乳腺内纤曲管状透亮影是乳腺导管扩张的主要X线表现。左乳内下象限病灶在CEM为肿块样环形强化，超声对于肿块内部成分提供了更多的信息，对于含液性成分显示更有优势，探头加压细密回声涌动，说明内部含液化坏死成分，结合临床病史及触诊情况，肉芽肿性炎的可能性比较大。

非哺乳期乳腺感染主要见于育龄期女性，通常位于乳晕下区，最常见的原因是导管扩张/导管周围乳腺炎综合征。典型者一般位于乳晕下或乳晕旁，3～4支导管扩张，一般局限于距乳头2～3cm。本例在X线上双侧乳腺均可观察到乳晕下纤曲扩张的乳腺导管，且扩张导管是沿着肿块前缘走行的，因此首先考虑乳腺炎性病变。但炎性病变和恶性病变的征象可有一定的重叠，都可出现边缘模糊、周围小梁结构增宽的表现，因此不能完全排除恶性的可能，建议临床进行干预，故BI-RADS分类评估为4A类。最终病理诊断为急性化脓性乳腺炎。

诊断急性化脓性乳腺炎的过程中，结合病史十分重要，一般结合X线及超声检查即可做出诊断，其中超声显示脓肿成分是重要的鉴别要点。

3. 左乳肿块切除活检 病理证实为急性化脓性乳腺炎。

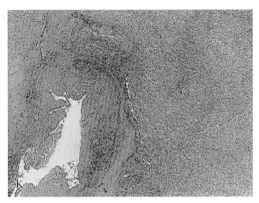
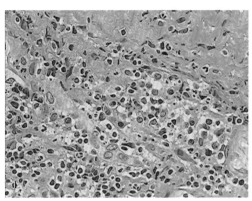

图6-9-1K、L 左乳肿块病理图像（HE染色）

▶▶**病例2**

女，38岁，发现左乳肿块2个月余，初次发现时肿痛，1周后缓解，现自觉肿块较前变小变硬。左乳触及2cm大小类圆形肿块，边界欠清，活动可，无明显压痛，无乳头溢液。

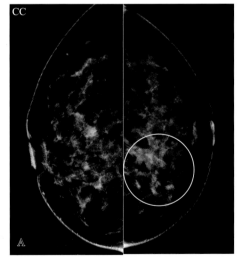
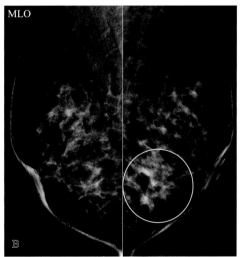

图6-9-2A、B 双乳FFDM图

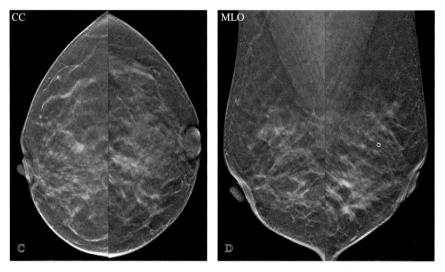

图6-9-2C、D 双乳DBT图

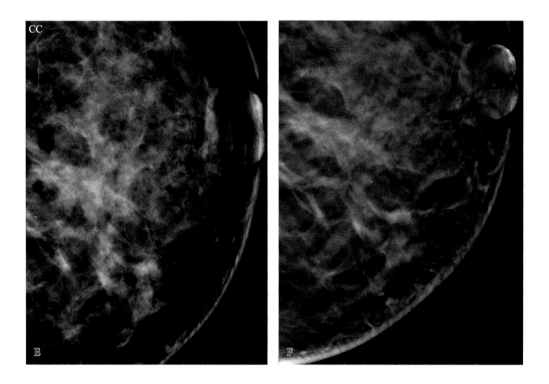

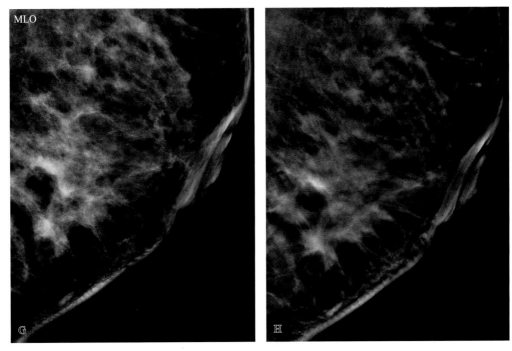

图6-9-2E ～ H 左乳内下象限病灶局部物理放大图，FFDM图（E、G），DBT图（F、H）

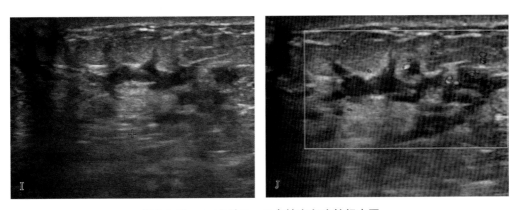

图6-9-2I、J 左乳5 ～ 9点钟方向病灶超声图

问题

1. 乳腺X线（图6-9-2A ～ H）关于左乳病灶的主要描述有哪些？（多选）

   A. 细小多形性钙化，成簇分布

   B. 内下象限局灶不对称致密

   C. DBT示不对称致密内见多枚不规则形高密度肿块

   D. 周围小梁结构增宽

   E. 皮下脂肪层模糊

2. 左乳病灶术前的X线BI-RADS分类，下列哪类较合适？（单选）

   A. 2类

   B. 3类

   C. 4A类

   D. 4B类

   E. 4C类

3. 乳腺超声（图6-9-2I、J）关于左乳病灶的主要描述有哪些？（多选）

A. 不规则形低回声区，边缘成角

B. 椭圆形高回声肿块，边缘欠清

C. 不规则形高回声区，边界欠清

D. 肿块后方回声增强

E. 病灶内部及边缘点状血流信号

4. 左乳病灶术前的超声BI-RADS分类，下列哪类较合适？（单选）

A. 3类

B. 4A类

C. 4B类

D. 4C类

E. 5类

参考答案

1. BCDE   2. D   3. AE   4. C

分析要点

1. 影像表现   FFDM示左乳内下象限中后1/3处局灶不对称致密，DBT内见多枚不规则高密度肿块，边缘模糊，未见明确钙化，周围小梁结构增宽、紊乱；邻近皮下脂肪层模糊，皮肤局限增厚。超声示左侧乳腺5～9点钟方向多处形态不规则低回声肿块，回声欠均，边界欠清，局部边缘成角；CDFI示低回声区周边及内部可探及点条状彩色血流信号。

2. 经验分享   该例患者为青年女性，发现肿块时有肿痛的临床症状，且经过一段时间后可缓解缩小，具有良性病变的特点。FFDM由于纤维腺体组织遮挡表现为不对称致密，DBT进一步发现不对称致密内的多枚不规则肿块；X线所见病灶在超声上表现为不规则低回声区，边缘成角，CDFI病灶内部及边缘可见点条状血流。虽然从临床触诊和病史上偏向于良性，但影像表现具备恶性肿瘤的一般征象，且皮下脂肪层模糊既可见于感染性病变，也可见于肿瘤浸润，应提高警惕，因此综合考虑BI-RADS分类评估至4B类，即恶性可能性中等的可疑病变，建议临床活检。该患者最后行超声引导下的穿刺活检术，术后病理考虑急性化脓性乳腺炎。

急性化脓性乳腺炎常见的临床主诉通常为乳房疼痛、红肿，早期蜂窝织炎期症状不明显，形成脓肿常伴随全身发热不适，脓包可触及波动感；形成脓肿时超声可较好显示其中脓腔，结合临床病史，诊断并不难。但一些非典型表现的乳腺炎患者，与乳腺癌鉴别困难，经过治疗后局部可韧可柔；慢性炎症者乳腺X线表现酷似乳腺癌，必要时仍需进行活检。

3. 左乳肿块穿刺活检术   病理证实为急性化脓性乳腺炎。

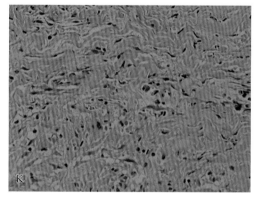 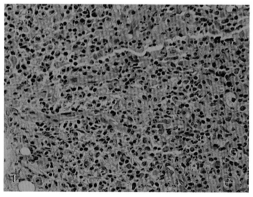

图6-9-2K、L   左乳肿块穿刺活检术标本病理图像（HE染色），见大量中性粒细胞、淋巴细胞及浆细胞浸润

▶▶小结

急性化脓性乳腺炎（acute suppurative mastitis）是乳腺常见疾病之一，分为哺乳期乳腺炎和非哺乳期乳腺炎。急性化脓性乳腺炎以哺乳期多见，可能的原因有乳头破裂而导致的感染、乳汁淤积而继发的感染，少数可由血行感染引起。非哺乳期乳腺炎较哺乳期乳腺炎少见，最常见的原因是导管扩张症/导管周围乳腺炎综合征，乳头先天发育异常是其病理基础，部分与吸烟有关。脓肿可分为乳晕下脓肿和周围型脓肿，以乳晕下脓肿常见。急性发病时有寒战、发热等感染性全身症状表现，典型者可表现为乳房胀痛，乳晕下或乳晕旁可触及肿块，触痛，有波动感，邻近皮肤红肿发热，患侧腋淋巴结肿大且触痛，抗生素治疗有效。如不经治疗任由发展，脓肿有可能破溃形成窦道或瘘管。

影像表现可包括：①乳腺X线典型表现为乳晕下或乳晕旁局灶不对称或肿块，边缘模糊，伴周围结构扭曲、血供增加，皮下脂肪层模糊，邻近皮肤增厚，有

时可显示纡曲扩张导管影；②超声表现为乳晕下或乳晕旁不均匀低回声区，内透声欠佳，探头加压可见回声涌动感；③MRI表现为片状异常信号内见单发或多发类肿块异常信号影，肿块边缘模糊或不规则，T_1WI呈低信号，T_2WI及T_2WI压脂序列呈高信号，信号强度与脓腔内成分有关。

通常根据患者的典型临床症状，综合影像表现可做出明确诊断。表现不典型，有时需与炎性乳腺癌进行鉴别。炎性乳腺癌累及范围更广，X线片可显示微钙化、毛刺状肿块等，淋巴结肿大且融合，抗生素治疗无效。

（刘仁懿　胡碧莹　徐维敏）

二、导管扩张症/导管周围乳腺炎

▶▶病例3

女，51岁，已绝经，发现左乳类圆形肿块半个月余，质韧、边界欠清、活动欠佳，无明显压痛；左侧乳头稍内陷，挤压时可见少量黄色溢液。

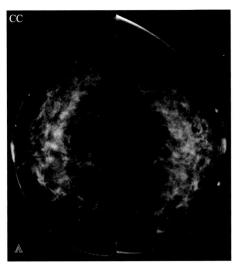
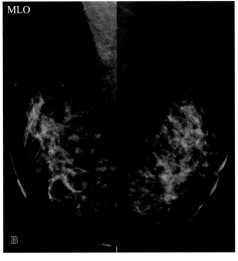

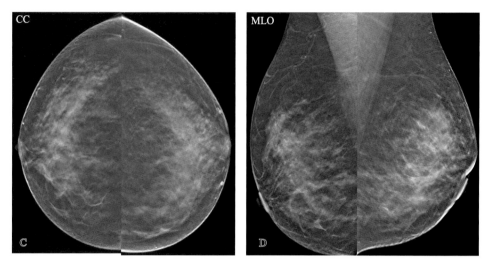

图6-9-3A～D 双乳FFDM图（A、B）及DBT图（C、D）

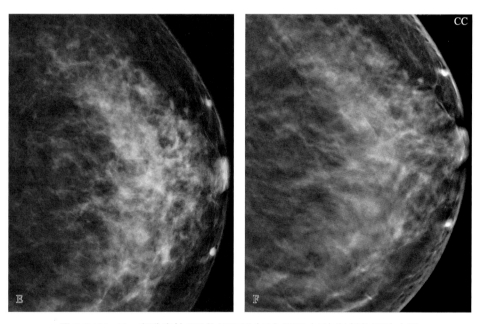

图6-9-3E、F 左乳病灶CC位FFDM（E）DBT（F）局部物理放大图

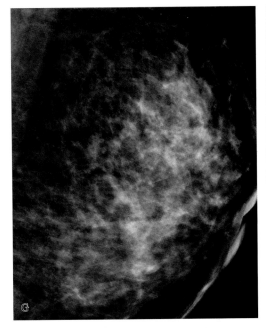
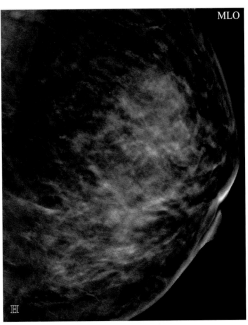

图6-9-3G、H　左乳病灶MLO位FFDM（G）DBT（H）局部物理放大图

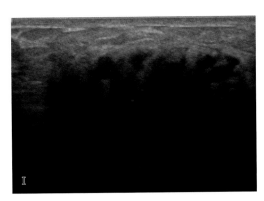
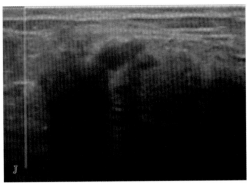

图6-9-3I、J　左乳外上象限病灶超声图

问题

1. 乳腺X线（图6-9-3A～H）关于左乳病灶的主要描述有哪些？（多选）

   A. 实质密度增高、呈结节状及团片状改变

   B. 宽域性不对称致密

   C. 多发管状透亮影

   D. 周围小梁结构增宽

   E. 皮下脂肪层模糊

2. 左乳病灶术前的X线BI-RADS分类，下列哪类较合适？（单选）

   A. 2类

   B. 3类

   C. 4A类

   D. 4B类

   E. 4C类

3. 乳腺超声（图6-9-3I、J）关于左乳病灶的主要描述有哪些？（多选）

   A. 不规则形低回声区

   B. 呈"毛刺状"

C. 不规则形低回声区，边界欠清

D. 肿块后方回声增强

E. CDFI可探及边缘点状彩色血流信号

参考答案

1. ABCD　　2. C　　3. ACE

分析要点

1. 影像表现　FFDM左侧乳腺实质密度弥漫增高，呈结节状及团片状，以中央区及外上象限为著；左乳外上象限及下方（约6点钟方向）前1/3另见宽域性不对称致密，DBT未见明显肿块及异常钙化；实质内可见多发管状透亮影，周围小梁结构增宽、紊乱。超声示左乳外上象限大片状低回声区，形态不规则，边界欠清；CDFI可探及边缘点状彩色血流信号。

2. 经验分享　绝经期女性出现的边界欠清肿块，伴乳头内陷，有恶性病变风险。左侧乳腺X线以实质弥漫改变及不对称致密为主要表现，未见明确的肿块及微钙化，不具备典型乳腺癌的征象；DBT进一步发现左侧乳腺扩张的导管与实质改变相延续。超声进一步证实左乳不规则低回声区，该区域导管扩张；X线及超声同时印证了左乳扩张导管与实质改变的关系，结合黄色乳头溢液，可考虑炎性病变。虽然预期为良性，但还不能完全除外恶性病灶，故最终的BI-RADS评估为4A类。该患者行B超引导下左乳肿块穿刺活检术，病理证实为浆细胞性乳腺炎。

浆细胞性乳腺炎是乳腺导管扩张症的晚期表现，因其X线表现常酷似乳腺癌，有时会误诊为乳腺癌，但与典型乳腺癌的X线表现仍有一些不同之处：浆细胞性乳腺炎的肿块边缘轮廓模糊不清，与乳腺实质融合，常表现为局部密度均匀增高；浆细胞性乳腺炎的钙化常为粗钙化，可呈环状分布于导管壁，或呈圆形或针形；乳腺导管扩张是其重要的表现之一，典型者一般位于乳晕下或乳晕旁，一般局限于距乳头2～3cm，3～4支导管扩张，常伴有乳头溢液，结合临床病史及体征有助于鉴别诊断。

3. 左乳肿块穿刺活检术　病理证实为浆细胞性乳腺炎。

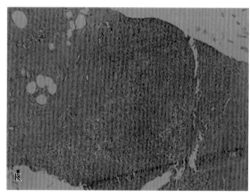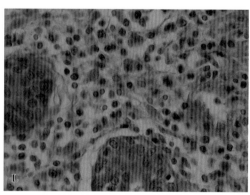

图6-9-3K、L　左乳肿块穿刺活检病理图（HE染色）

▶▶**病例4**

女，36岁，发现右乳肿块2周余，质韧，边界欠清，可活动，表面皮肤红肿，于就诊2天前逐渐消退。无乳头溢液，左乳头先天性轻度凹陷。

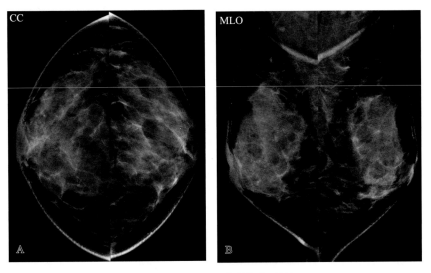

图6-9-4A、B　双乳FFDM图

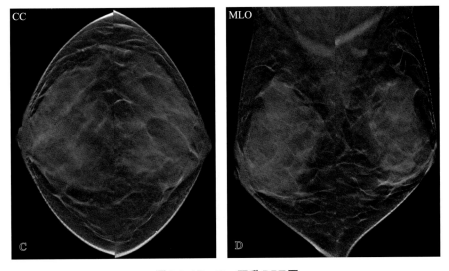

图6-9-4C、D　双乳DBT图

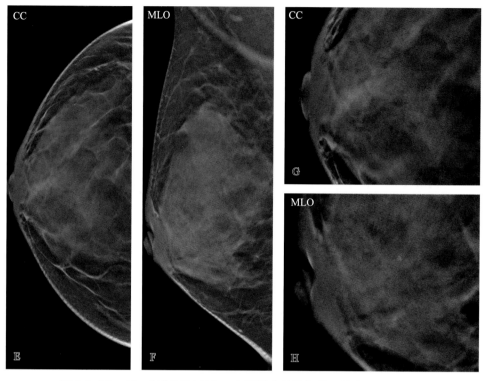

图6-9-4E～H　右乳DBT（E、F）图及病灶局部物理放大图（G、H）

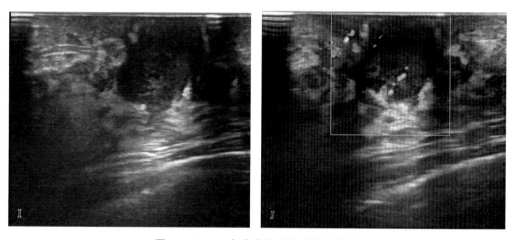

图6-9-4I、J　右乳乳头后方病灶超声图

问题

1. 乳腺X线（图6-9-4A～H）关于右侧乳腺的正确描述有哪些？（多选）

   A. 局灶不对称致密

   B. 高密度肿块、边缘模糊

   C. 导管扩张

   D. 周围小梁结构增宽

   E. 邻近皮肤增厚

2. 乳腺超声（图6-9-4I、J）关于右乳病灶的主要描述有哪些？（多选）

   A. 不规则形实性低回声肿块，边缘模糊

B. 不规则形无回声肿块

C. 内回声均匀

D. 内回声欠均

E. 病灶内部及边缘血流信号

3. 结合乳腺X线和超声检查，该患者最适合的BI-RADS分类是什么？（单选）

A. 2类

B. 3类

C. 4A类

D. 4B类

E. 4C类

4. 该患者右乳病灶最可能的诊断是什么？（单选）

A. 纤维腺瘤

B. 复杂囊肿

C. 导管内乳头状瘤

D. 浆细胞性乳腺炎

E. 浸润性导管癌

参考答案

1. ABCDE　　2. ADE　　3. B　　4. D

分析要点

1. 影像表现　FFDM见右侧乳晕下区局灶不对称致密，DBT内见不规则形高密度肿块，边缘模糊，周围小梁结构增宽，邻近皮肤增厚，乳头内陷。超声示右侧乳头后方不规则实性低回声肿块，内回声欠均，边界欠清；CDFI显示病灶内及周围可见多个条状彩色血流信号。

2. 经验分享　青年女性，乳晕下区可触及肿块，伴皮肤红肿；X线及超声均主要表现为乳晕下不规则形肿块，边缘模糊，缺乏特异性。但结合其皮肤红肿和消退病史，考虑炎性病变的可能性大，因此BI-RADS可评估为3类。该患者最后病理证实为浆细胞性乳腺炎。

浆细胞性乳腺炎好发于30～50岁非哺乳期女性，有乳腺导管扩张症、导管周围乳腺炎、肉芽肿性乳腺炎3种表现类型。在不同的阶段有不同的临床表现，乳腺导管扩张症期多表现为乳头少量脓性溢液，溢液颜色多变，有时浓稠如牙膏；导管周围乳腺炎期表现为乳晕区或乳晕后肿块，进展后期可形成脓肿，皮肤红肿、触痛，在皮肤形成脓点，可自发破溃形成瘘管或窦道。因此，X线诊断必须结合临床病史和体征，有时浆细胞性乳腺炎因缺乏典型的病史或者临床表现，而误诊为乳腺癌。有炎症表现或曾有炎症史，抗生素治疗有效，有助于鉴别诊断。

3. 右乳肿块穿刺活检术　病理证实为浆细胞性乳腺炎。

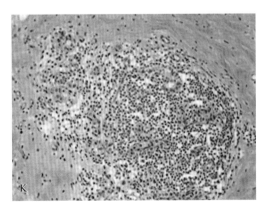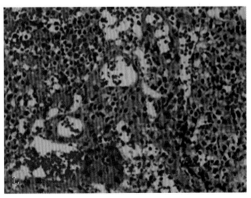

图6-9-4K、L　右乳肿块病理图（HE染色）

▶▶**病例5**

女，51岁，已绝经，发现左乳肿块6个月余，质韧，边界欠清，活动度可，近期逐渐增大；1个月前出现乳房肿痛，以乳晕区明显，可见乳头凹陷及黄色溢液，疼痛逐渐加重伴发热。抗生素治疗后症状减轻、热退。

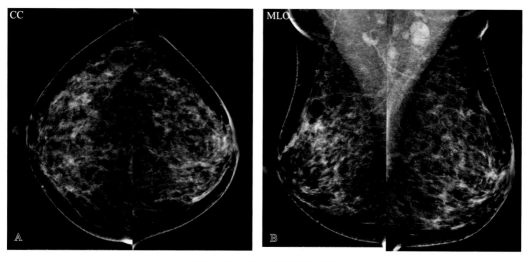

图6-9-5A、B　双乳FFDM图

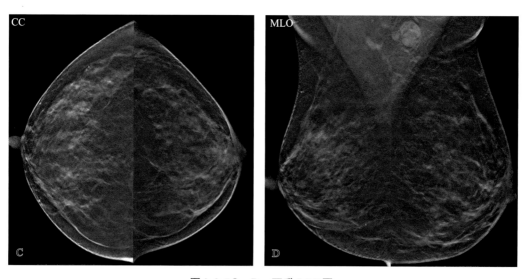

图6-9-5C、D　双乳DBT图

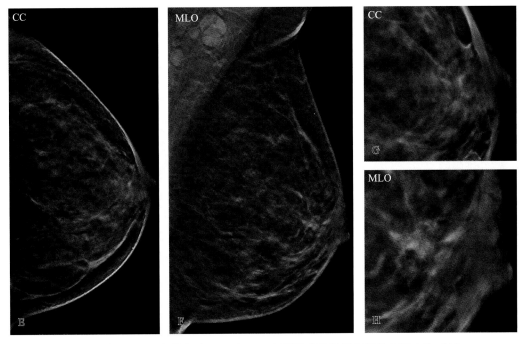

图6-9-5E～H　术前左乳DBT（E、F）图及病灶局部物理放大图（G、H）

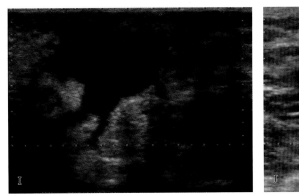
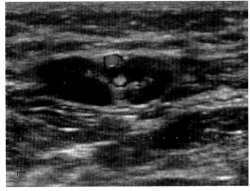

图6-9-5I、J　左乳乳头下方病灶超声图（I），左侧腋淋巴结图（J）

问题

1. 乳腺X线（图6-9-5A～H）关于左乳病灶的正确描述有哪些？（多选）

   A. 乳晕下区局灶不对称致密

   B. 等密度肿块

   C. 边缘模糊

   D. 周围小梁结构增宽

   E. 皮肤增厚

2. 乳腺超声（图6-9-5I、J）关于左乳病灶的主要描述有哪些？（多选）

   A. 左侧乳头后方不规则形实性低回声肿块，边缘成角

   B. 左侧腋淋巴结皮质增厚

   C. 乳头后方病灶与皮肤分界欠清

   D. 乳头后方病灶内部回声欠均

   E. 内见点状钙化灶

3. 结合乳腺X线及超声检查，该患者最适合的BI-RADS分类是什么？（单选）

A. 2类

B. 3类

C. 4A类

D. 4B类

E. 4C类

4. 该患者左乳病灶最可能的诊断是什么？

（单选）

A. 纤维腺瘤

B. 复杂囊肿

C. 肉芽肿性小叶炎

D. 浆细胞性乳腺炎

E. 乳腺癌

参考答案

1. ADE   2. ABCDE   3. C   4. D

分析要点

1.临床特点　绝经期女性出现左乳肿块，伴红、肿、发热及乳头溢液，抗生素治疗有效。

2.影像表现　FFDM示左侧乳腺乳晕下区见局灶不对称致密，DBT内未见钙化及明确肿块，周围小梁增粗、增宽，邻近皮肤弥漫性增厚，以乳晕区为著，皮下脂肪层模糊，左侧乳头稍内陷；左侧腋淋巴结肿大。超声左侧乳头下方不规则形实性低回声肿块，边缘成角，回声欠均，与皮肤分界欠清，内见点状钙化灶；CDFI探及少量点状血流信号及肿大淋巴结。

3.经验分享　本例乳腺X线仅表现为局灶不对称，无经验者可能会漏诊或误诊为腺体重叠。分析乳腺X线图像时，务必双侧对比，特别是乳晕下区，由于乳腺压迫板设计原因，该处压迫没有其他部位充分；该处所发现的不对称致密，应善于利用DBT分析该不对称致密是真正存在还是重叠所致，同时可进一步观察其内是否合并肿块。该患者为绝经期女性，超声表现为不规则形、边缘成角肿块同时合并同侧的腋窝淋巴结肿大，可能易误诊为乳腺癌。但该患者临床病史有感染症状，且抗生素治疗有效，第一印象应考虑为乳腺炎。乳腺X线示左乳病灶位于乳晕下区，以局灶不对称致密为主要表现，未见明显的肿块，且皮肤增厚及皮下脂肪层模糊，符合炎症扩散征象。综合临床及X线表现考虑炎性病变可能性大，但超声发现病灶呈形态不规则肿块改变、边界不清，还可见点状钙化灶，具有恶性征象风险，无法完全排除恶性肿瘤的可能。为了进一步证实，该病例BI-RADS分类评估为4A类。经穿刺活检证实为乳腺导管扩张症并慢性化脓性炎。

乳腺导管扩张症伴感染急性发作时，常有乳房疼痛、红肿、伴随全身不适和发热。早期为轻微的蜂窝织炎，症状轻微甚至没有任何表现；进展期可发展成脓肿，有波动感；经过治疗后的乳腺炎无典型表现。乳头回缩和乳头溢液也是乳腺导管扩张症的常见表现，但仅此难以与其他乳腺疾病进行鉴别，需要综合判断，本例患者也有出现乳头回缩及溢液，且抗生素治疗有效，有利于提高对本病的诊断信心，综合X线表现及临床信息可提高本病的诊断率。

4.左侧乳腺肿块穿刺活检术　病理证实为浆细胞性乳腺炎。

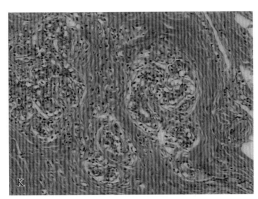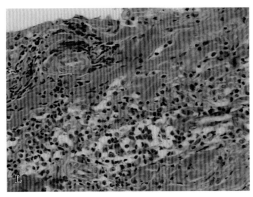

图 6-9-5K、L　左乳肿块穿刺活检病理图像（HE 染色）

▶▶小结

导管扩张症/导管周围乳腺炎（mammary duct ectasia，MDE）又称浆细胞性乳腺炎（plasma cell mastitis，PCM），常发生与其相关的导管周围炎。导管扩张症的发病机制未明，可能与激素作用、细胞脱屑、感染或不充分的淋巴引流相关。导管周围炎通常发生于扩张的导管，但也可发生于非扩张的导管。

MDE 常见于 40 岁以上非哺乳期女性，有以下临床及影像学表现。①疼痛和乳头溢液：乳头少量脓性溢液为最常见的主诉，各种溢液颜色均可出现，有时黏稠如牙膏状。②导管扩张：影像表现为圆锥样不透明区，典型者局限于距乳头 2～3cm 的部位，3 支或 4 支导管扩张，管径 0.5～5mm。③肿物：通常位于乳晕下或乳晕旁，可为易消散、复发性或持续性的肿块，形成脓肿则可有皮肤红肿、乳房发胀，超声对脓肿显示较佳。X 线多表现为不对称致密，腺体密度增高，肿块周围无透亮水肿带，乳晕区周围皮肤增厚；慢性肿块质硬，可固定于皮肤，触诊及影像表现均与癌灶极为相似，较难区分。④乳头回缩：通常为中央性和对称性回缩，可因乳晕后方压力增大而外翻。

⑤钙化：多表现为粗钙化，分布于导管壁，可呈环形、圆形或杆形。⑥脓肿破溃后形成乳瘘管及窦道。⑦伴或不伴淋巴结肿大。

MDE 影像表现常需与乳腺癌相鉴别：①MDE 通常发生在乳晕附近，常引起乳晕及局部皮肤增厚，乳头回缩可因乳晕后压力外翻；而乳腺癌好发于外上象限，乳头回缩为完全性回缩，常伴乳晕区变形，皮肤增厚较广泛，常表现出"橘皮状"外观。②MDE 病灶较局限，腺体密度均匀增高，多无瘤周透亮水肿带；乳腺癌肿块致密，形态不规则，边缘毛刺，常有瘤周水肿带。③MDE 的钙化常为典型良性钙化，沿乳导管壁分布；乳腺癌钙化常为线样分枝状钙化，段样或线样分布。④MDE 引起的淋巴结肿大密度略高；而乳腺癌引起的淋巴结肿大多相互融合，密度高。即便如此，MDE 与乳腺癌在影像表现上仍然有不少重叠，鉴别诊断确有一定难度，尤其是表现为不对称致密影的病灶，有时会漏诊。DBT 能进一步发现 FFDM 未能发现的肿块，同时可观察病灶是否合并有导管扩张；超声可证实所发现病灶与导管的关系，特别是导管是否扩张、扩张导管内是否有低回声团填充、所见病灶是否沿导管走行，对诊断导管扩张及导管扩张并周围炎具有重要的提示作用。

总之，MDE的诊断依靠影像学及临床病史，临床病史尤其重要，临床病史结合乳腺X线及超声检查能够满足大部分MDE的诊断需要。少部分确实鉴别困难的病例，可行MRI或CEM检查，最后的确诊仍需依靠组织病理学。

（刘仁懿　马梦伟　胡碧莹

徐维敏　廖　昕）

参 考 文 献

［1］Cheng L，Reddy V，Solmos G，et al.Mastitis，a radiographic，clinical，and histopathologic review［J］.Breast J，2015，21（4）：403-409.

［2］Browning J，Bigrigg A，Taylor I．Symptomatic and incidental mammary duct ectasia［J］．Journal of the Royal Society of Medicine，1986，79（12）：715-716.

［3］Bundred NJ，Dixon JM，Lumsden AB，et al．Are the lesions of duct ectasia sterile?［J］．The British journal of surgery，1985，72（10）：844-845.

［4］Dixon JM，Anderson TJ，Lumsden AB，et al．Mammary duct ectasia［J］．The British journal of surgery，1983，70（10）：601-603.

［5］Ferris-James DM，Iuanow E，Mehta TS，et al．Imaging approaches to diagnosis and management of common ductal abnormalities

［J］．Radiographics：a review publication of the Radiological Society of North America，Inc，2012，32（4）：1009-1030.

［6］Hari S，Kumar J，Kumar A，et al．Bilateral severe mammary duct ectasia［J］．Acta Radiol，2007，48（4）：398-400.

［7］Song L，Li L，Liu B，et al．Diagnostic evaluations of ultrasound and magnetic resonance imaging in mammary duct ectasia and breast cancer［J］．Oncol Lett，2018，15（2）：1698-1706.

［8］Tan H，Li R，Peng W，et al．Radiological and clinical features of adult non-puerperal mastitis［J］．The British Journal of Radiology，2013，86（1024）：20120657.

［9］黄永红，张惠霞．浆细胞性乳腺炎65例X线诊断分析［J］．中国误诊学杂志，2007，7（7）：1591-1592.

［10］贾晓红，詹维伟，周建桥，等．非哺乳期乳腺炎超声和MRI表现特征［J］．中华医学超声杂志（电子版），2019，16（12）：943-948.

［11］朱林波，李鹏飞，张鹏斌．浆细胞性乳腺炎的诊断与治疗研究进展［J］．浙江医学，2019，41（5）：496-498.

三、特发性肉芽肿性乳腺炎

▶▶病例6

女，36岁，近3年有生育哺乳史。外院B超发现左乳肿块1周，左乳触痛，消炎治疗后肿物略缩小。左乳乳头后方触及质韧肿物，活动度差，基底固定。

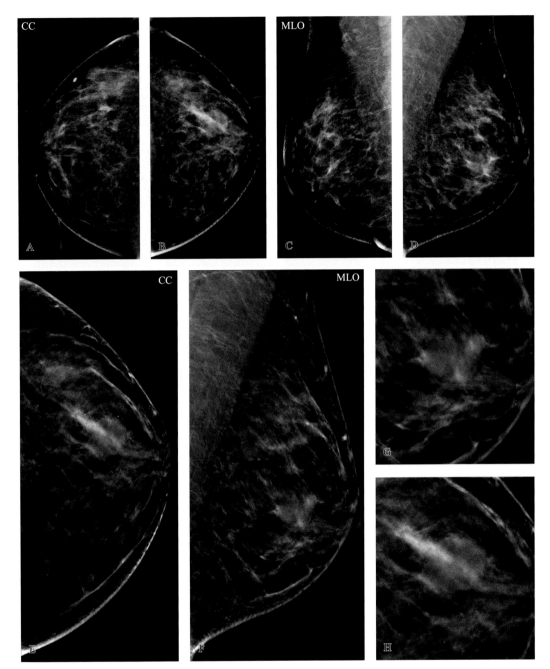

图6-9-6A～H 双乳FFDM图（A～D），左乳DBT图（E、F），左乳病灶DBT局部物理放大图（G、H）

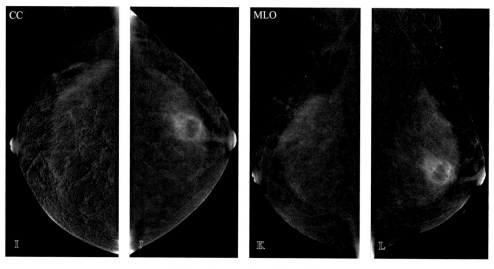

图6-9-6I～L　双乳CEM图

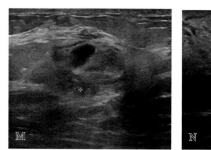
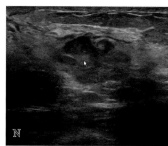
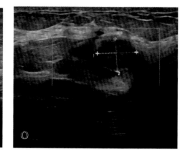

图6-9-6M～O　左乳乳晕旁肿物超声图

问题

1. 乳腺X线（图6-9-6A～H）关于左乳病灶的正确描述有哪些？（多选）

   A. 等密度肿块

   B. 边缘清晰

   C. 边缘模糊

   D. 肿块伴钙化

   E. 椭圆形肿块

2. 乳腺X线对比增强摄影（图6-9-6I～L）关于左乳病灶的主要描述是什么？（单选）

   A. 无强化

   B. 轻度非肿块样局灶强化，边缘模糊

   C. 肿块样环形明显强化，内外环壁光整，边缘模糊

   D. 椭圆形肿块样轻度强化，边缘模糊

   E. 环形轻度强化

3. 乳腺超声（图6-9-6M～O）关于左乳病灶的主要描述有哪些？（多选）

   A. 无回声区

   B. 边缘模糊

   C. 实性为主的混合回声肿块

   D. 无血流信号

   E. 不规则形

4. 结合乳腺X线和超声检查，该患者最适合的BI-RADS分类是什么？（单选）

   A. 3类

   B. 4A类

C. 4B类

D. 4C类

E. 5类

5. 左乳病灶最可能的病理类型是什么？（单选）

A. 错构瘤

B. 浸润性导管癌

C. 腺病

D. 肉芽肿性小叶炎

E. 髓样癌

参考答案

1. ACE　　2. C　　3. BCDE

4. B　　5. D

分析要点

1. 临床特点　年轻女性，左侧乳腺病变触痛，且抗炎治疗有效、近3年有生育哺乳史。

2. 影像表现　FFDM及DBT提示左乳中央区中1/3处椭圆形等密度肿块，不伴钙化，边缘部分清晰、部分模糊，周围实质密度增高，小梁结构增宽、走行紊乱。CEM显示病灶呈明显环形强化，厚壁且不均匀，边缘模糊。超声：病灶位于左侧乳腺乳头后方，呈不规则形混合回声，边缘模糊，内回声欠均，见斑片状液性暗区；CDFI显示团块周边及内部未见明显彩色血流信号。

3. 经验分享　日常工作中对乳腺肿块的评价应包括形态、边缘、密度、大小、位置和方向，以及是否伴钙化、有无晕征、能否被触及等，尤以肿块的形态、边缘和是否伴钙化是定性的关键。如果肿块内出现微钙化，应提高其恶性风险。本例FFDM表现为椭圆形、不伴钙化、边缘模糊的肿块，根据BI-RADS分类，应归入4类。尽管边缘模糊的肿块具有一定的恶性风险，但有不少良性病变也可出现这一征象，如纤维囊性乳腺病、血肿、脂肪坏死、脓肿等。因此，除X线表现外，临床病史及查体信息也有助于肿块良恶性的鉴别。本例患者无外伤、手术史，但临床触及肿块伴有触痛且抗炎治疗有效，应考虑炎性病变，脓肿可能性大。当然，在对临床可触及肿块的评价中，超声也起着至关重要的作用。超声对囊性病变敏感，可明确区分肿块的囊性及实性特征。本例超声提示肿块内见多处液性成分，回声不均匀，伴细密点状回声，液性暗区间可见纤维间隔，提示脓肿形成。值得关注的是病灶内还存在实性成分，偏于一侧，与CEM强化区域一致。因此我们推断，脓肿可能为继发性改变。在乳腺炎性病变中，肉芽肿性小叶炎可表现为边缘模糊的肿块，其基本病理改变为小叶中心性肉芽肿，其中常有中性粒细胞浸润，形成微脓肿。脂肪坏死、脓肿形成及纤维化为病变的末期改变。此患者为青年女性，近3年有生育哺乳史，符合本病好发于年轻经产妇或与近期妊娠有关。

综上所述，根据BI-RADS分类，可触及的复合囊肿及脓肿应判读为4A类，需临床干预。当然，年长患者很少发生乳腺脓肿，如果本例患者为绝经后的老年女性，我们则应注意邻近是否有恶性病变或导管内乳头状瘤所致的导管梗阻，而引起的继发性脓肿改变。

病理

左乳特发性肉芽肿性乳腺炎。光镜下乳腺小叶内见大量淋巴细胞、浆细胞浸润，局部见类上皮细胞构成小结节，内见少量中性粒细胞小脓肿，周边泡沫细胞聚集，间质纤维组织及血管增生。免疫组化：CK（上皮＋）、ER（－）、PR（－）、HER2（0）、CD68（＋）、Ki-67（＋，10%）。

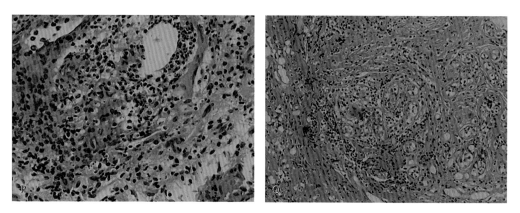

图6-9-6P、Q　左乳肿块病理图

▶▶**病例7**

女，38岁，左乳挤压时可见少量褐色溢液；左乳下方触及肿块，质硬，活动欠佳。

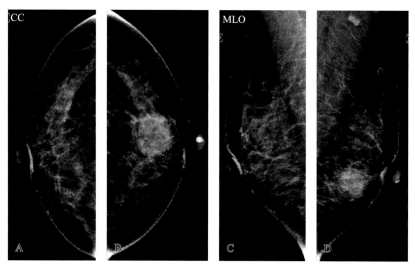

图6-9-7A～D　双乳FFDM图

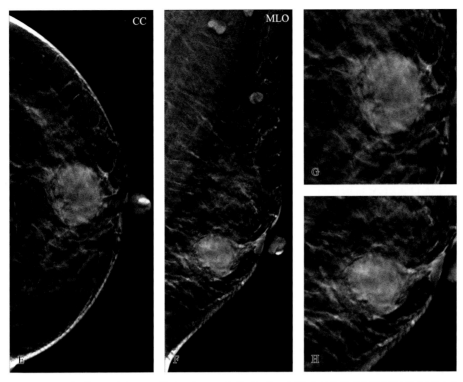

图6-9-7E ～ H 左乳DBT图；CC位（E），MLO位（F），左乳病灶DBT局部物理放大图（G、H）

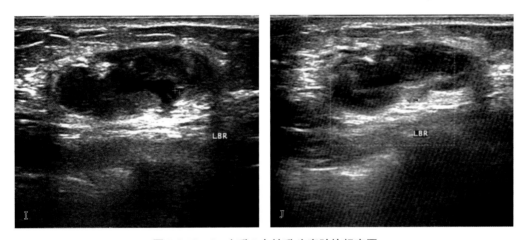

图6-9-7I、J 左乳6点钟乳头旁肿块超声图

问题

1. 乳腺X线（图6-9-7A ～ H）关于左乳病灶的主要描述有哪些？（多选）

A. 边缘分叶

B. 边缘模糊

C. 高密度肿块

D. 小梁结构增宽

E. 肿块伴钙化

2. 左乳病灶的X线BI-RADS分类，下列哪类最合适？（单选）

A. 3类

B. 4A类

C. 4B类

D. 4C类

E. 5类

3. 乳腺超声（图6-9-7I、J）关于左乳病灶的主要描述有哪些？（多选）

　　A. 椭圆形肿块

　　B. 边缘清晰

　　C. 实性低回声为主的混合回声

　　D. 肿块内见点状强回声

　　E. 肿块边缘点状血流信号

4. 左乳肿块的超声BI-RADS分类，下列哪类最合适？（单选）

　　A. 3类

　　B. 4A类

　　C. 4B类

　　D. 4C类

　　E. 5类

参考答案

1. BCD　　　2. C　　　3. ABCE　　　4. B

分析要点

　　1. 临床特点　年轻女性，左侧乳腺褐色溢液，肿块质硬、活动度差，提示恶性可能。

　　2. 影像表现　FFDM示左乳下方（约6点钟方向）椭圆形高密度肿块，边缘模糊，内未见钙化；周围实质密度增高，小梁结构增宽、紊乱，但未见明确纠集，左侧乳晕皮肤增厚。超声示左乳6点钟乳头旁椭圆形以实性为主混合回声肿块，边界清晰；按压探头液性部分可见细密点状回声轻微蠕动；CDFI显示肿块周边可见少许点状彩色血流信号。

　　3. 经验分享　一般来说，针对临床可触及肿块的评估，X线摄影是首选检查方法，超声是重要的补充手段，并可用于引导穿刺活检。根据X线表现，临床通常有以下几类处理方式：①如果X线摄影可

以肯定触诊阳性的肿块为良性，如脂肪瘤、钙化性纤维腺瘤、错构瘤或含油囊肿等，可不必进行超声检查，对于病变的处理方式也无须更改。同样，X线检查能明确病变为恶性，如毛刺样肿块伴多形性钙化，此时无论超声检查结果如何，都应进一步活检。②若在触诊阳性区域发现了非脂肪密度的肿块、边缘模糊的肿块、不对称密度或可疑微钙化等征象时，则有必要建议超声检查，用于鉴别肿块的囊实性或病变是否真实存在。③当X线表现为肿块、临床可触及，超声又具有典型良性表现，比如单纯囊肿时，可以选择随访观察；如超声表现为复杂囊肿、脓肿或肿块为实性，则应选择活检。④若临床可打及肿块而X线检查阴性，也应进行超声检查；如超声发现局部有实性肿块，应进一步活检。研究发现，超声可以检出触诊阳性而X线摄影阴性的隐匿癌。若超声检查阴性，但临床和X线摄影阳性，同样应进一步活检。只有当超声和X线摄影均为阴性时，才能依据临床查体结果选择处理方法。

　　本例患者表现为临床可触及的、不含脂肪且边缘模糊的肿块，超声表现亦非单纯囊肿，应归入4类，建议活检。可是，当我们在临床工作中发现可疑病变后，还应对病灶特点、可能起源及干预方式做全面分析。本例FFDM表现为形态规则的肿块、无毛刺、不伴钙化；超声显示肿块并非单纯实性，而为混合性、平行生长，提示病变恶性风险不高，尤其在按压探头时液性部分可见细密点状回声轻微蠕动，这一征象为脓肿的特征性表现，结合患者为年轻育龄期女性，我们判断病变实性部分可能为肉芽肿，伴局部脓肿形成。肉芽肿性小叶炎在病理上可有小脓肿形成。与急

性化脓性脓肿不同的是，融合性的脓肿不是肉芽肿性小叶炎的特征，它形成脓肿的范围往往较小、多发且位于多个小叶。另外，研究结果显示，超声对肉芽肿性炎有相对特征性的诊断效能，在其与乳腺癌的鉴别方面也要优于FFDM。

病理

左乳特发性肉芽肿性乳腺炎。光镜下左乳肿块组织内部分区域小叶结构破坏，局部见小脓肿形成，间质纤维组织增生伴大量淋巴细胞、浆细胞浸润，周围乳腺组织部分导管上皮增生，细胞无异型。

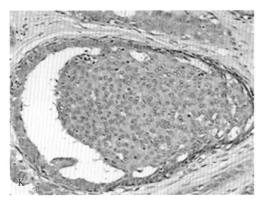
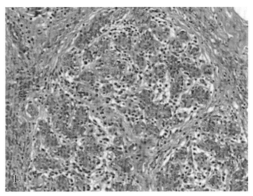

图6-9-7K、L 左乳肿块病理图

▶▶病例8

女，38岁，发现右乳胀痛10余天。近5年有生育哺乳史。右乳外上象限触及质硬肿块，活动度差；表面皮温增高。

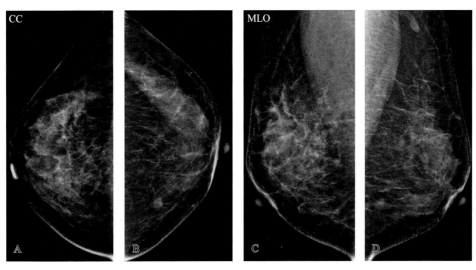

图6-9-8A～D 双乳FFDM图

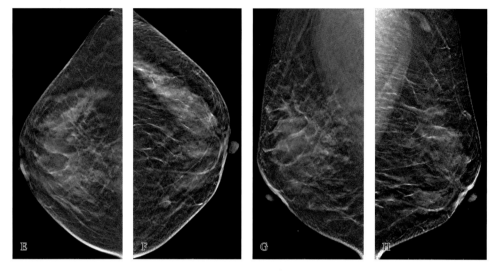

图6-9-8E～H 双乳DBT图

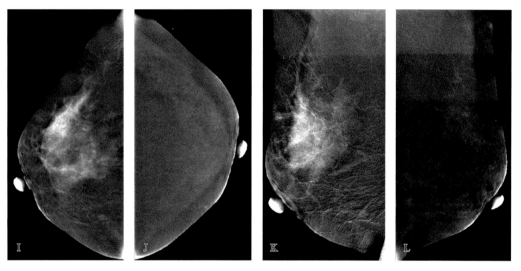

图6-9-8I～L 双乳CEM图

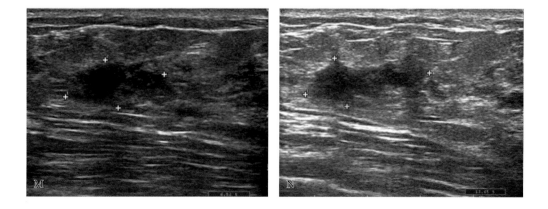

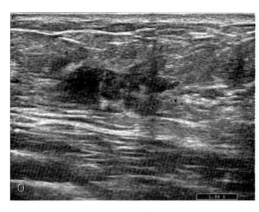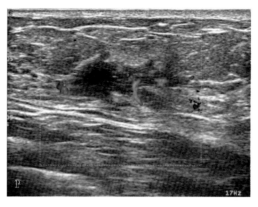

图6-9-8M～P　右乳上方及外上象限超声图

问题

1. 乳腺X线（图6-9-8A～H）关于右乳病灶的正确描述有哪些？（多选）

   A. 不对称致密

   B. 悬韧带增厚

   C. 皮下脂肪层密度增高

   D. 肿块伴钙化

   E. 周围小梁结构增宽、紊乱

2. 乳腺X线对比增强摄影（图6-9-8I～L）对右乳病灶的主要描述是什么？（单选）

   A. 无强化

   B. 非肿块样区域性明显不均匀强化，边缘模糊

   C. 肿块样环形明显强化，内外环壁光整，边缘模糊

   D. 椭圆形肿块样明显强化，边缘模糊

   E. 环形轻度强化

3. 乳腺超声（图6-9-8M～P）关于右乳病灶的主要描述有哪些？（多选）

   A. 无回声区

   B. 边缘模糊

   C. 实性不均质低回声区

   D. 无血流信号

   E. 不规则形

4. 结合乳腺X线和超声检查，该患者最适合的BI-RADS分类是什么？（单选）

A. 3类

B. 4A类

C. 4B类

D. 4C类

E. 5类

5. 右乳病灶最可能的病理类型是什么？（单选）

   A. 错构瘤

   B. 浸润性导管癌

   C. 腺病

   D. 肉芽肿性小叶炎

   E. 髓样癌

参考答案

1. ABCE　　2. B　　3. BCE　　4. B

5. D

分析要点

1. 临床特点　年轻女性，右侧乳腺病变区域皮温增高，且近5年有生育哺乳史。

2. 影像表现　FFDM及DBT见右侧乳腺宽域性不对称致密，边缘模糊，以上方及外上象限为著，内未见明确肿块及异常钙化，周围小梁结构增宽、紊乱；悬韧带增厚，皮下脂肪层密度增高。CEM减影图示右乳病灶呈非肿块样区域性明显不均匀强化，边缘模糊。超声示右乳外上象限及上方见多处不规则片状及团状实性不均质低回声，部分相互融合，边界欠清，形态不规则，内未见明确钙化灶；CDFI显示上述区域内部及周边可见较丰富彩色血流信号。

3.经验分享　临床常用"不对称致密"来描述那些不够肿块标准的影像表现，根据BI-RADS分类，可分为结构不对称、局灶不对称、整体/宽域不对称及进展性不对称。造成不对称致密的原因包括：①一侧乳腺实质较多；②因外科手术切除部分实质；③乳腺实质的重叠；④存在良性或恶性病变。结构不对称仅在单个投照体位可见，通常情况下，只需另一个体位的图像就能获得鉴别病变或是组织重叠的信息。局灶不对称在两个投照体位上表现为形态相似，但缺乏确切的边界和一个真性肿块的显著性，它有可能是正常乳腺组织的腺体小岛，也可由各种良性或恶性病变所致。该征象常需进一步检查，比如局部点压放大摄影。宽域性不对称则是与对侧乳腺相应区域对比，代表了腺体组织量的增多。当不合并肿块、结构扭曲或可疑钙化时，常为正常变异；而合并可触及的肿块或存在相关伴随征象时，则具有临床意义。本例FFDM表现为宽域性不对称，相关征象为小梁结构增宽，伴可触及的肿块，因此可明确其为阳性发现。结合患者为青年女性，CEM呈非肿块样明显强化，超声为多灶性片状实性改变，缺乏恶性征象，比较符合非哺乳期乳腺炎的特点（临床表现重而影像表现轻），患者病变区域皮温升高也支持这一诊断。

与浆细胞性乳腺炎好发于乳晕下区不同，肉芽肿性小叶炎多位于外周部位，乳头、乳晕较少累及，最常见的X线表现为炎性水肿所致的不对称致密影及边缘模糊的肿块。

病理

右乳特发性肉芽肿性乳腺炎。光镜下乳腺小叶结构存在，可见小叶为中心形成肉芽肿，局部中性粒细胞浸润并微脓肿形成。免疫组化：ER（＋）、PR（＋）、CK（＋）、P63（肌上皮＋）、CK5/6（肌上皮＋）、Calponin（肌上皮＋）、Ki-67（＋，腺体内约2%）。

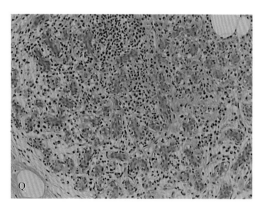
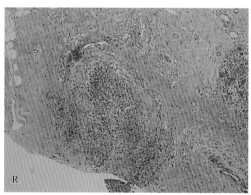

图6-9-8Q、R　右乳病灶病理图

▶▶ 小结

特发性肉芽肿性乳腺炎（idiopathic granulomatous mastitis，IGM），又称肉芽肿性小叶性乳腺炎（granulomatous lobular mastitis）、哺乳后瘤样肉芽肿性乳腺炎和乳腺瘤样肉芽肿等，是一种罕见非哺乳期、非细菌感染性的慢性乳腺炎症性疾病。病因尚不十分明确，可能的相关因素包括自身免疫病，局部创伤，局部刺激，棒状杆菌、病毒、真菌和寄生虫感染，高泌乳素血症，α_1抗胰蛋白酶和使用口服避孕药等。

目前多数研究者认为IGM是各种因素导致的导管上皮破坏，使脂肪或者乳腺分泌物渗出至小叶结缔组织造成的局部自身免疫反应，小叶结构破坏，典型的病理学特点是非干酪性、非血管性、以乳腺小叶为中心的肉芽肿炎性反应，小叶内导管上皮变形、脱落，腔内有炎性渗出物或坏死物，壁内多种炎症反应细胞浸润，以中性粒细胞为主，混杂单核细胞、淋巴细胞、多核巨细胞和嗜酸性粒细胞，常见中性粒细胞灶构成的微脓肿。

IGM多见于产后5年内的年轻妇女，单侧多见，双乳发病概率相同，可发生在乳腺内任何部位，临床表现为乳房内边界清楚或不清楚的肿块，伴疼痛，可有局部皮肤红肿破溃形成脓肿和瘘管，部分可出现同侧腋淋巴结肿大。

IGM的X线表现无特征性，可分为肿块型病变和非肿块型病变。肿块型表现为边缘模糊的不规则肿块，部分肿块边缘呈毛刺或微分叶状，可伴有同侧腋淋巴结肿大。非肿块型表现为边缘模糊的不对称致密，罕见钙化，周围腺体结构紊乱，脂肪层模糊，多伴有邻近皮肤增厚（图6-9-8A～D）。两型表现与浸润性乳腺癌均有部分征象重叠，单纯X线鉴别较为困难。小部分患者乳腺X线甚至可无异常表现。因此，发病年龄、临床病史特别是红、肿、热、痛及抗炎有效，是诊断乳腺炎性病变非常重要的依据。

超声、CEM及MRI较单纯X线摄影能更好地显示病灶内部结构及血流情况。我们的经验是乳腺X线联合超声，结合临床病史，能够满足绝大部分炎症病变的诊断需要。但不少患者没有炎症病史或不明确时，CEM或MRI增强扫描能更好地显示病灶的范围、内部结构及血流情况，有助于两者的鉴别诊断，此时应着重分析强化形态、内部强化特点及TIC曲线。通常肉芽肿性炎CEM表现为肿块伴环形或簇状环形强化，亦可呈段样非肿块强化。MRI增强表现与CEM相似，多为肿块伴环形或簇状环形强化，部分呈段样强化，MRI-TIC曲线多为I型或Ⅱ型，ADC值低于乳腺癌。非肿块型的病变，MRI表现为腺体增厚，T_1WI呈低信号，T_2WI呈高信号，ADC值较低，部分病例动态增强表现为流出型，易误诊为乳腺癌。

IGM超声亦无明显特征性，主要表现为不规则低回声、管状低回声或片状低回声影，可见增生结缔组织形成的高回声影，出现坏死脓肿时则出现更低回声区。IGM超声弹性成像的半定量SR值（SR值是指周围正常乳腺组织与病灶组织应变值之比）的平均值约1.6，低于乳腺癌的5.5，有助于鉴别诊断。

IGM主要需与乳腺癌、结核性乳腺炎（tuberculous mastitis，TM）、乳腺导管相关炎性疾病（mammary duct-associated inflammatory disease sequence，MDAIDS）相鉴别。乳腺癌X线可见伴可疑恶性钙化，MRI-T_2WI呈高信号，边缘可见毛刺。

TM与IGM临床表现相似，但TM可出现抗酸染色阳性等结核相关表现。乳腺导管相关炎性疾病包括乳晕下脓肿、粉刺性乳腺炎、导管扩张症等，X线早期表现为大导管扩张，可伴有圆状、沙粒状钙化，炎性反应阶段表现为乳晕后沿长轴扩展的边缘模糊肿块影，MDAIDS导管扩张伴炎症时MRI多表现为管状强化，脓腔形成后可表现为环形强化，内见强化的分隔，形成蜂窝状强化。

　　总之，IGM影像特征性表现不多，鉴别诊断并不容易，需要结合病史、临床表现与多模态影像手段综合考虑，对诊断不明确的病例，建议BI-RADS归类4A，需要临床干预，最终以组织病理结果为准。

（梁天立　胡碧莹　徐维敏　廖　昕）

参 考 文 献

[1] 张旭升，郑晓林，陈塱，等. 小叶肉芽肿性乳腺炎MRI表现及与非肿块性乳腺癌鉴别［J］. 临床放射学杂志，2013，32（8）：1101-1105.

[2] 王丽君，汪登斌，李志，等. 特发性肉芽肿性小叶乳腺炎的影像特点与鉴别诊断［J］. 国际医学放射学杂志，2014，37（1）：18-21.

[3] 汤兵辉，瞿伟. 肉芽肿性小叶性乳腺炎超声表现［J］. 中华医学超声杂志，2007（5）：282-284.

[4] Yilmaz R，Demir AA，Kaplan A，et al. Magnetic resonance imaging features of idiopathic granulomatous mastitis：is there any contribution of diffusionweighted imaging in the differential diagnosis［J］.Radiol Med，2016，121：857-866.

[5] 陈园园，张嫣，王霞，等. 肉芽肿性乳腺炎MRI诊断［J］. 乳腺影像学，2015，30（2）：145-148.

[6] 马慧. 肉芽肿性乳腺炎的超声诊断［J］. 医学影像学杂志，2013，23（10）：1565-1567.

[7] Burnside ES，Hall TJ，Sommer AM，et al. Differentiating benign from malignant solid breast masses with US strain imaging［J］. Radiology，2007，245：401-410.

[8] Hovanessian Larsen LJ，Peyvandi B，Klipfel N，et al. Granulomatous lobular mastitis：imaging，diagnosis and treatment.AJR，2009（193）：574-581.

[9] 曾功君，柳建华，区文财，等. 超声鉴别诊断肉芽肿性乳腺炎与乳腺癌［J］. 中国医学影像技术，2013，29（6）：932-935.

第十节　结节性筋膜炎

▶▶病例

女，33岁，发现左乳肿块就诊。左乳2～3点钟处触及质硬肿块，边界清晰，活动良好。

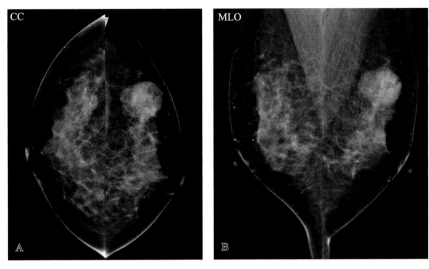

图 6-10-0A、B 双乳 FFDM 图

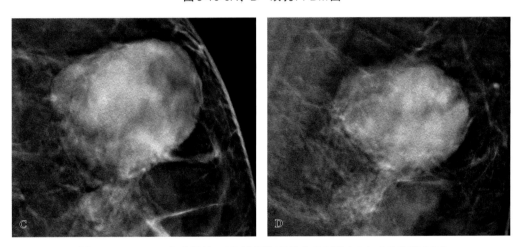

图 6-10-0C、D 左乳肿块 DBT 局部物理放大 CC 图（C），MLO 图（D）

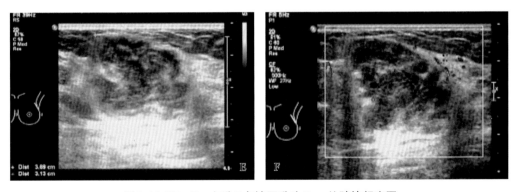

图 6-10-0E、F 左乳 2 点钟距乳头 5cm 处肿块超声图

问题

1. 乳腺 X 线（图 6-10-0A ～ D）关于左乳病灶的主要描述有哪些？（多选）

A. 椭圆形高密度肿块，边缘清晰

B. 椭圆形等密度肿块，边缘清晰

C. 不规则形等密度肿块伴钙化

D. 小梁结构增宽

E. 左乳皮肤增厚

2. 左乳病灶X线BI-RADS分类，下列哪类较合适？（单选）

A. 2类

B. 3类

C. 4A类

D. 4B类

E. 4C类

3. 乳腺超声（图6-10-0E、F）关于左乳病灶的主要描述有哪些？（多选）

A. 椭圆形低回声肿块，边缘清晰

B. 不规则形混合回声肿块，边缘分叶

C. 肿块内见多发高回声钙化影

D. 肿块后方回声增强

E. 肿块内及周围见点状血流信号

参考答案

1. BD　　　2. B　　　3. BCDE

分析要点

1. 临床特点　年轻女性，肿块触诊质硬、边界清晰、活动良好，提示良性病变可能性大。

2. 影像表现　FFDM示左乳外上象限后1/3椭圆形等密度肿块，边缘清晰，内未见钙化；DBT清晰显示肿块内下方局部小梁结构增宽。超声左乳2点钟方向距乳头5cm处见不规则形混合回声肿块，边缘分叶，内见多枚细点状强回声；CDFI肿块内及周边见较丰富点状彩色血流信号。

3. 经验分享　年轻女性，乳腺肿块质硬、边缘清且活动良好，常规考虑纤维腺瘤。FFDM肿块形态规则、边缘清晰，但DBT发现肿块后缘小梁增宽，不能完全肯定为良性病变。超声病灶形态不规则，内部回声混杂，边缘分叶，提示叶状肿瘤可能。

纤维腺瘤典型X线表现为椭圆形/圆形等密度肿块，边缘清晰，伴/不伴粗大或爆米花样钙化；典型超声表现为椭圆形、低回声肿块，边缘清晰，无血流信号。该病例的临床特点支持纤维腺瘤诊断，但X线征象不完全支持；超声表现为不规则形、混合回声，边缘分叶，与纤维腺瘤典型表现不一致，故不首先考虑纤维腺瘤。该肿块超声上的液性部分主要位于病灶边缘，与叶状肿瘤表现类似，但发病年龄较轻、且肿块近期无迅速增大的趋势，又不支持叶状肿瘤的诊断。此例不具有乳腺癌的不规则形、边缘毛刺低回声肿块典型表现，综合影像表现"四不像"，最后进行了临床干预，病理证实为结节性筋膜炎。

乳腺结节性筋膜炎少见，肿块内不均匀低至等回声，可能与病变内较丰富的黏液样基质及胶原纤维组织分布杂乱有关；肿块血流信号丰富，提示毛细血管增生明显。该病例提醒我们，考虑常见病变的同时，也要想到少见病变的可能。

病理

左乳结节性筋膜炎。镜下见肿块内纵横交错的梭形或星芒状细胞增生，可见红细胞渗出，黏液样背景，其间散在淋巴细胞浸润。

▶▶小结

结节性筋膜炎（nodular fasciitis，NF）由Konwaler等首次介绍，是一种发生于浅筋膜的反应性自限性良性纤维增生性病变，其特征是肌纤维母细胞的假瘤性增生。通常见于四肢、躯干和颈部的软组织，也可累及肌肉、筋膜和实质器官等几乎全身各个部位的软组织。

乳腺结节性筋膜炎少见，是一种乳腺间质良性肿瘤，组织学特征与其他部位的结节性筋膜炎相似，由肥胖的梭形细胞

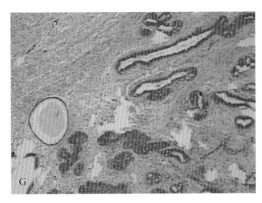
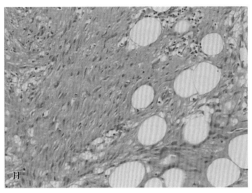

图6-10-0G、H 左乳2点钟处肿块病理图

组成，呈短束状或漩涡状排列，核仁明显但相对一致，核分裂象易见，但无病理性核分裂；间质呈疏松、黏液样，可有囊性变；梭形细胞间有时可见破骨细胞样多核巨细胞。红细胞外渗和斑片状淋巴细胞浸润在该病的诊断中具有重要的提示作用。免疫组化标记梭形细胞表达Vimentin、SM和MSA蛋白，不表达CK、EMA和S-100蛋白，也不表达ER、PR，破骨样多核巨细胞可表达CD68。

乳腺结节性筋膜炎在任何年龄都可见，年龄分布类似于其他解剖部位的筋膜炎，但多见于成年人，发病高峰为20～40岁。男女发病率无明显差异，其中男性患者的比例可高达50%，生长迅速，约50%患者局部有触痛感。发病原因不明，有些学者认为局部外伤所致的纤维组织增生可能是诱因，但有文献报道乳腺结节性筋膜炎患者的局部外伤史不超过10%，我们的病例也没有外伤史。

该病的临床特征是单侧乳腺突然发现的小而硬肿块，迅速生长，类似于恶性肿瘤，但不伴皮肤牵拉或乳头回缩。最常见的乳腺X线表现是等密度、不规则形肿块，边缘模糊或毛刺，也可表现为边缘模糊的圆形或椭圆形肿块，少见钙化。超声主要表现为不规则形低回声肿块，但可见高回声晕、后方声影或回声增强，通常侵犯周围乳腺组织或脂肪组织，少见或缺乏血流信号。其X线及超声表现类似乳腺癌，鉴别诊断主要依靠病理。

乳腺结节性筋膜炎主要需与纤维瘤病、炎性肌纤维母细胞瘤、放射状瘢痕、叶状肿瘤和化生癌等相鉴别。

1.乳腺纤维瘤病 属于少见的梭形细胞肿瘤，又称为韧带样型纤维瘤病、侵袭性纤维瘤病。病因不明，可能与外伤、基因突变、内分泌、物理等因素相关。与其他部位的纤维瘤病相似，虽然不转移但呈局部侵袭性生长，并有一定的复发率，甚至发生在原发肿瘤扩大切除后。发病年龄广，育龄期年轻女性比临近绝经或绝经后女性更常见，偶见于男性，双侧乳腺均可发病。临床常表现为患侧乳腺单发无痛孤立性肿块，活动差，质韧或质硬。镜下肿瘤组织在乳腺组织内浸润性生长，导致其影像学表现与乳腺癌鉴别困难。①乳腺实质内纤维瘤病：常规超声典型表现为边缘毛刺、成角，不平行皮肤生长的肿块，肿块低回声为主；后方回声衰减及边缘血流；超声造影为病变周边呈稍增强、边界不清，内部均匀或不均匀低强化、未见粗大扭曲血管或穿入血管，超声弹性评分为3～4分，与乳腺癌难以鉴别。②胸壁来源的纤维瘤病：与乳腺实质内的纤维瘤病形态上有差别，当肿块体积较大向腺体内突出时，易被误诊为来源于乳腺实质的肿瘤。胸壁来源的纤维瘤病的病灶内细胞含量多，纤维胶原成分较少，超声常表现为内部血流丰富，后方衰减不明显。因为肌肉组织较乳腺组织致密，病灶呈膨胀性生长，故其形态规则、边缘光整、无毛刺或成角，具有良性病变特征。

2.乳腺炎性肌纤维母细胞瘤 一种间叶组织来源的肿瘤，主要由肌纤维母细胞和炎症细胞组成。病因不明，多为自发性，偶见创伤、手术刺激或自身免疫病引起。可发生于各年龄段，多见于女性，男性罕见，多单侧乳腺发病，影像学表现酷似乳腺癌，术前诊断困难，主要依靠病理活检。

3.乳腺放射状瘢痕/复杂性硬化性病变 又称星形瘢痕/硬化性变性瘢痕/浸润性上皮病变等。镜下由纤维化及弹性组织变性区域席卷扭曲的导管区所组成的中央带和由腺病及导管内增生组成的周边区构成，中央区作为一个纤维瘢痕区使小叶内结缔组织回缩，小叶结构扭曲、变形，与脂肪组织交错，周围有呈放射状排列的不同状态的导管和小叶。典型X线表现为纤细长而不透明的放射状结构扭曲，中央无实性肿瘤，可见脂肪组织密度影。超声表现与乳腺癌类似，但病灶边缘毛刺远端较圆钝，后方回声不变或增强，边缘点状血流。

4.叶状肿瘤 是由间质细胞和上皮两种成分共同组成的肿瘤，临床较少见，在乳腺肿瘤中不足1%，但无论良性还是恶性的叶状肿瘤都具有复发倾向。可发生于任何年龄，以中年女性多见，平均年龄45岁左右。临床表现为无痛性肿块，呈膨胀性生长，包膜完整，边界清，活动度好。

通常病程较长，进展缓慢，但可有肿块短期内突然增大的病史。典型X线表现为圆形、椭圆形或分叶状高密度肿块影，边缘多清晰，通常无边缘浸润、毛刺及邻近皮肤增厚、乳头回缩、周围结构扭曲等类似乳腺癌的恶性征象。超声主要表现为边界清楚的圆形、椭圆形或分叶状低回声肿块，回声均匀或不均匀，可有高回声光带将肿瘤分隔，其内可出现细小的囊变区，提示可能存在内部片状坏死、黏液变、出血等情况。MRI在T_1WI序列上多呈不均匀低信号，T_2WI序列上为不均匀高信号，可能与间质细胞丰富且分布密集并黏液水肿样改变有关。级别越高越容易出现血管增生、出血及坏死，因此交界性和恶性肿瘤的信号更不均匀。动态增强扫描早中期表现为与良性病变相似的渐进性强化，但曲线更陡直，多呈快速渐进性强化，动态增强中后期则以维持于平台表现居多，并且可见无强化的囊腔和囊腔分隔。

5.乳腺化生性癌 是一种罕少见的混杂不同比例腺上皮细胞、非腺上皮细胞（如鳞状细胞）和间叶成分（如梭形细胞、软骨样、骨样和肌样细胞）的乳腺浸润性癌，故镜下腺癌与梭形细胞、鳞状细胞、软骨样细胞或骨形成肿瘤细胞的共同存在。化生性癌占所有乳腺浸润性癌的0.2%～5%，占乳腺全部恶性肿瘤的比例小于1%。平均发病年龄约55岁，肿瘤体积比非特殊类型浸润性癌大，平均大小3～4cm。X线主要表现为边缘模糊、圆形或不规则形较大的单纯肿块，可见骨化。超声主要表现为混杂回声肿块，边缘模糊或清晰。MRI多表现为T_1WI序列不均匀低信号，T_2WI序列不均匀高信号，增强扫描呈环状或不均匀强化。

（徐维敏 陈卫国）

参 考 文 献

[1] Konwaler BE，Keasbey L，Kaplan L. Subcutaneous Pseudosarcomatous Fibromatosis（Fasciitis）[J]. American Journal of Clinical Pathology，1955，25（3）：241-252.

[2] Hutter RVP，Stewart FW，Foote FW. et al. A report of 70 cases with follow-up proving the benignity of the lesion [J]. 1962，15（5）：992-1003.

[3] Chi CC，Kuo TT，Wang SH. Nodular fasciitis：clinical characteristics and preoperative diagnosis [J]. Journal of the Formosan Medical Association，2003，102（8）：586-589.

[4] Paliogiannis P，Cossu A，Palmieri G，et al. Breast Nodular Fasciitis：A Comprehensive Review [J]. Breast Care，2016，11（4）：270-274.

[5] 刘艳梅，张银华，赵峰，等. 乳腺结节性筋膜炎4例临床病理观察并文献复习 [J]. 临床与实验病理学杂志，2017（9）：22-27.

[6] 汤兵辉，瞿伟，涂剑宏. 乳腺结节性筋膜炎的超声表现 [J]. 中国医学影像技术，2013，29（9）：1547-1549.

[7] Son YM，Nahm JH，Moon HJ，et al. Imaging findings for malignancy-mimicking nodular fasciitis of the breast and a review of previous imaging studies [J]. Acta Radiol Short Rep，2013，2（8）：2047981613512830.

[8] Paliogiannis P，Cossu A，Palmieri G，et al. Breast Nodular Fasciitis：A Comprehensive Review[J]. Breast Care，2016，11（4）：270-274.

[9] Ozben V，Aydogan F，Karaca FC，et al.

Nodular Fasciitis of the Breast Previously Misdiagnosed as Breast Carcinoma [J]. Breast Care（Basel），2009，4（6）：401–402.

[10] 宗晴晴，邓晶，许迪. 乳腺纤维瘤病超声表现与病理结果对照研究及误诊分析 [J]. 肿瘤影像学，2019，28（6）：384-389.

[11] 朱晓娟，赵华，徐祎，等. 乳腺纤维瘤病临床病理分析 [J]. 临床与实验病理学杂志，2019，35（1）：93-95.

[12] 刘杰，李葱，高英. 乳腺炎性肌纤维母细胞瘤的研究进展 [J]. 现代肿瘤医学，2019，27（14）：2601-2604.

[13] 胡岚雅，何以牧，林礼务，等. 乳腺放射状瘢痕与乳腺癌的超声征象对比研究 [J]. 中国超声医学杂志，2018，34（4）：320-322.

[14] 肖晓云，智慧，杨海云，等. 超声综合检查诊断乳腺放射状瘢痕 [J]. 中国医学影像技术，2012，28（11）：2011-2014.

[15] 赵玉梅，刘佩芳，青春. 乳腺放射状瘢痕的X线表现 [J]. 实用放射学杂志，2012，28（10）：1545-1548.

[16] Tan H，Zhang S，Liu H，et al. Imaging findings in phyllodes tumors of the breast [J]. Eur J Radiol，2012，81（1）：e62–e69.

[17] Venter AC，Rosca E，Daina LG，et al. Phyllodes tumor：Diagnostic imaging and histopathology findings [J]. Revue Roumaine De Morphologie Et Embryologie，2015，56（4）：1397-1402.

[18] Langlands F，Cornford E，Rakha E，et al. Imaging overview of metaplastic carcinomas of the breast：a large study of 71 cases [J]. British Journal of Radiology，2016：20140644.

第7章

乳腺叶状肿瘤

第一节　良性叶状肿瘤

▶▶病例1

女，31岁，发现右乳肿块2月余；右

乳外上象限触及肿块，质韧，活动欠佳。

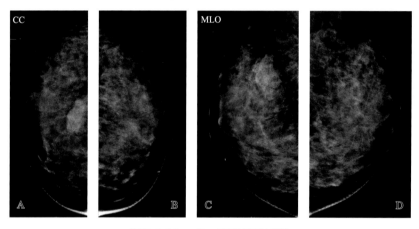

图7-1-1A～D　双乳FFDM图

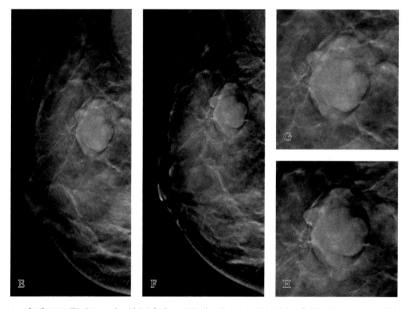

图7-1-1E～H　右乳DBT图（E、F）；外侧夸大CC位（E），MLO位（F），右乳病灶DBT物理放大图（G、H）

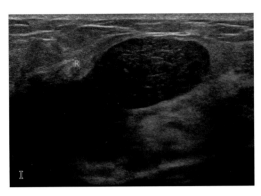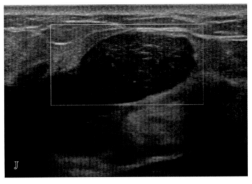

图7-1-1I、J 右乳12点钟肿块超声图

问题

1. 乳腺X线（图7-1-1A～H）对右乳病灶的主要描述有哪些？（多选）

   A. 边缘遮蔽

   B. 边缘清晰

   C. 高密度肿块

   D. 肿块伴钙化

   E. 不规则形肿块

2. 右乳病灶的X线BI-RADS分类，下列哪类最合适？（单选）

   A. 3类

   B. 4A类

   C. 4B类

   D. 4C类

   E. 5类

3. 乳腺超声（图7-1-1I、J）关于右乳病灶的主要描述有哪些？（多选）

   A. 低回声肿块

   B. 边缘清晰

   C. 边缘微分叶

   D. 肿块内点状强回声

   E. 肿块边缘探及点状血流信号

4. 右乳病灶的超声BI-RADS分类，下列哪类最合适？（单选）

   A. 2类

   B. 3类

   C. 4A类

D. 4B类

E. 4C类

参考答案

1. BCE   2. C   3. AB   4. C

分析要点

1. 影像表现　FFDM发现肿块，但细节显示欠佳。DBT显示右乳外上象限不规则形高密度肿块，边缘清晰，明显深分叶，内未见异常钙化；肿块周围见宽窄不一透亮晕包绕；肿块前缘局部小梁结构增宽；结合临床触诊评估为BI-RADS 4B类。超声右乳外上象限不规则形实性低回声肿块，似由多个肿块融合而成，边缘清晰，内未见钙化灶；CDFI团块内部及周边未探及明显彩色血流信号；BI-RADS评估为4A类。

2. 经验分享　年轻女性，右乳质韧肿物，首先想到的是乳腺纤维腺瘤，但肿块活动欠佳，临床特征不能完全排除恶性可能。超声特点类似纤维腺瘤，但又不是纤维腺瘤的典型表现，DBT清楚显示病灶为单纯肿块、形态不规则、明显深分叶，不具有典型纤维腺瘤表现，可考虑叶状类肿瘤；肿块周围见宽窄不一透亮晕（特别是肿块后缘），透亮晕是肿物对周围组织的推压移位所致、肿物周围水肿还是周围的炎症细胞和淋巴细胞浸润，需要仔细鉴别。若透亮晕是肿块对周围组织的推压移位所致，通常表现为较细边缘清晰的透亮线，考虑良性病变可能性大；若透亮晕是肿块周围水肿或炎症细胞和淋巴细胞浸润所致，通常较宽且边缘模糊，考虑恶性病变可能性大。单纯依据肿块X线表现形态不规则、边缘清晰，明显深分叶，不伴钙化，BI-RADS可评估为4A类，考虑叶状肿瘤；若同时结合DBT显示该肿块前缘小梁结构增宽，不能完全排除低度恶性的肿块，X线BI-RADS分类可由4A类提高至4B类，恶性风险为10%～50%。

　　综合X线及超声表现，两种检查方法均发现该肿块形态不规则，提示肿块向各个方向生长速度不均衡，有一定的恶性风险；但超声未探及明确的血流信号，又提示其恶性风险不高，病灶内的索条状高

回声提示可能含有一定的黏液成分，此时可进一步通过超声弹性成像判断肿块的硬度；同时也可行乳腺X线对比增强或MRI增强观察病灶的血供情况，增加鉴别诊断的依据。此外，肿块近期的生长情况是不可忽视的临床症状，如果40～50岁女性，乳腺质硬、活动良好的肿块近期快速增大，首先要考虑叶状肿瘤。表现为形态规则、边缘清晰小肿块的良性叶状肿瘤，影像学与纤维腺瘤难以鉴别。

病理

　　右乳良性叶状肿瘤。光镜下见梭形瘤组织构成分叶状或岛状结构，细胞呈交错或编织状密集排列；纤维组织及乳腺导管增生，伴疏松水肿及黏液样变。

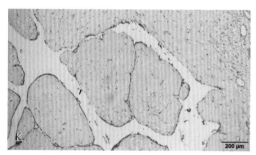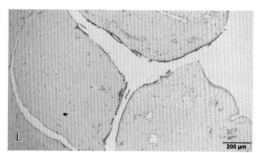

图7-1-1K、L　右乳肿块病理图

▶▶病例2

　　女，42岁，发现右乳肿块数日；右乳外上象限触及肿块，质硬，活动良好。

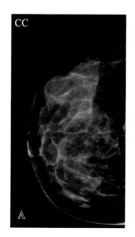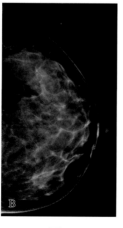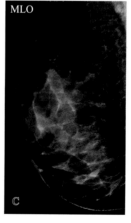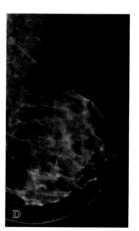

图7-1-2A～D　双乳FFDM图

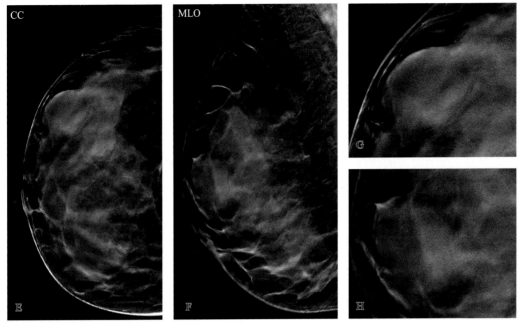

图7-1-2E～H 右乳DBT图（E、F），右乳病灶DBT物理放大图（G、H）

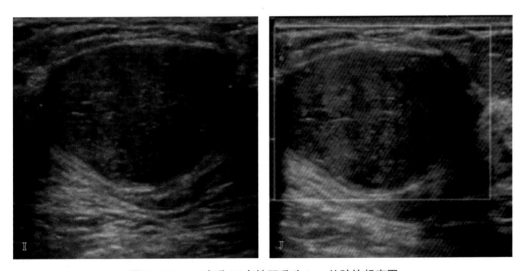

图7-1-2I、J 右乳10点钟距乳头4cm处肿块超声图

问题

1. 乳腺X线（图7-1-2A～H）对右乳病灶的主要描述有哪些？（多选）

A. 边缘遮蔽

B. 边缘清晰

C. 边缘微分叶

D. 等密度肿块

E. 椭圆形肿块

2. 右乳病灶的X线BI-RADS分类，下列哪类最合适？（单选）

A. 2类

B. 3类

C. 4A类

D. 4B类

E. 4C类

3. 乳腺超声（图7-1-2I、J）关于右乳病灶的主要描述有哪些？（多选）

　A. 椭圆形低回声肿块

　B. 边缘清晰

　C. 边缘微分叶

　D. 肿块边缘见斑片状液性暗区

　E. 肿块边缘点状血流信号

4. 右乳病灶的超声BI-RADS分类，下列哪类最合适？（单选）

　A. 2类

　B. 3类

　C. 4A类

　D. 4B类

　E. 4C类

参考答案

1. BDE　　2. A　　3. ABDE　　4. A

分析要点

1. 影像表现　FFDM发现右乳外上象限椭圆形等密度肿块，边缘部分清晰，部分遮蔽，无明显分叶，内未见异常钙化，DBT显示肿块边缘清晰。超声右乳10点钟方向椭圆形实性低回声肿块，边缘清

晰，周围见斑片状液性暗区，内未见钙化灶，CDFI团块内部及周边可探及点状彩色血流信号。结合临床触诊均评估为BI-RADS 2类。

2. 经验分享　中年女性，右乳触及质硬肿物，活动良好。X线表现为形态规则等密度肿块，DBT发现肿块部分边缘见弧形细线样透亮"晕征"，首先考虑的是乳腺囊肿或纤维腺瘤。但超声发现病灶周围见液性暗区，不似典型囊肿的无回声改变，且纤维腺瘤玻璃样变所致的液性暗区主要位于病灶中央。因此，虽然超声回声、形态及边缘均类似纤维腺瘤，但内部结构又不似纤维腺瘤，综合发病年龄、肿块形态、"晕征"及超声周围液性暗区，应该考虑叶状肿瘤。

病理

右乳良性叶状肿瘤。小叶结构消失，局部形成分叶状结构，纤维组织及乳腺导管增生，伴疏松水肿及黏液样变，部分区域间质细胞增生，无异型，核分裂象难见。

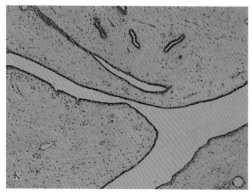
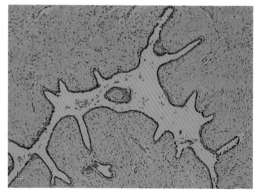

图7-1-2K、L　右乳肿块病理图

第二节　交界性叶状肿瘤

▶▶**病例**

女，59岁，发现左乳肿块1年余，近

期增大；左侧乳腺上方触及质硬肿块，活动度差。

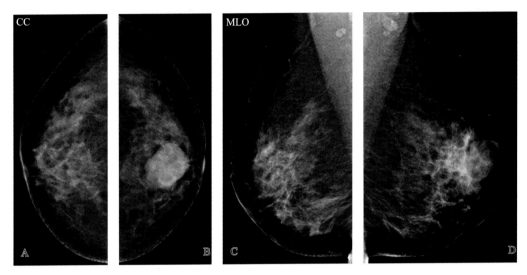

图7-2-0A～D　双乳FFDM图

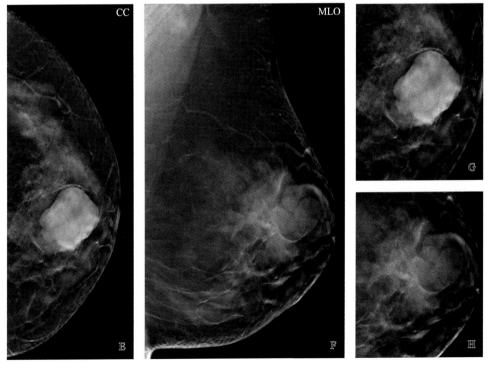

图7-2-0E～H　左乳DBT图（E、F），左乳病灶DBT物理放大图（G、H）

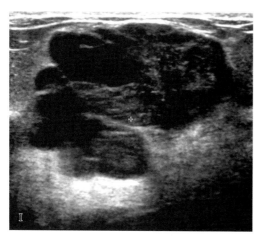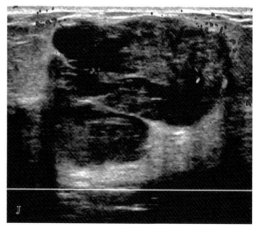

图7-2-0I、J 左侧乳头上方肿块超声图

问题

1. 乳腺X线（图7-2-0A～H）对左乳病灶的正确描述有哪些？（多选）

    A. 高密度肿块

    B. 边缘大部分清晰、小部分模糊

    C. 边缘毛刺

    D. 肿块形态不规则

    E. 肿块后缘小梁结构增宽

2. 乳腺超声（图7-2-0I、J）关于左乳病灶的主要描述有哪些？（多选）

    A. 无回声区

    B. 边缘清晰

    C. 混合回声肿块

    D. 内部及边缘见血流信号

    E. 肿块形态不规则

3. 结合乳腺X线和超声检查，该患者最适合的BI-RADS分类是什么？（单选）

    A. 3类

    B. 4A类

    C. 4B类

    D. 4C类

    E. 5类

4. 左乳病灶最可能的诊断是什么？（单选）

    A. 错构瘤

    B. 复杂囊肿

    C. 腺病

    D. 叶状肿瘤

    E. 乳腺癌

参考答案

1. ABDE   2. BCDE   3. C   4. D

分析要点

1. 影像表现 X线发现左乳上方不规则形高密度肿块，边缘部分清晰、部分模糊，内未见钙化；周围见较宽低密度区，肿块后缘实质密度增高，小梁结构增宽、紊乱；结合临床触诊评估为BI-RADS 4B类。超声示左乳混合回声肿块，形态不规则，边界清晰，内可见不规则液性暗区；CDFI团块内实性部分及边缘见点状彩色血流信号。

2. 经验分享 老年女性，左乳腺肿块，病史1年，近期增大且活动度差，提示乳腺恶性病变可能性大，首先考虑乳腺癌，其次考虑叶状肿瘤，也不完全排除血肿、囊性病变合并出血或感染所致。近期无手术史及外伤史，可排除血肿；肿块无红、肿、热、痛等炎性表现，基本排除感染性病变。该患者X线表现高度提示乳腺癌或恶性叶状肿瘤，但超声发现病灶的液性暗区主要分布在病灶外周，这与乳腺癌坏死液化所形成的液性暗区分布在病灶中央，恰好相反，此时可能会考虑乳腺乳头状癌或化生癌，这两种类型的乳腺癌会形成囊实性改变，尤其是病灶靠近乳晕下区，发病年龄大，符合乳头状癌病变特点，然而超声显示的实性成分不像乳头状肿瘤密实和偏心生长，鉴别诊断确实存在相当难度。

较大的乳腺叶状肿瘤可见特征性旋涡状结构、伴弯曲的裂隙，声像图可表现为囊实性肿块；肿瘤较大时可见出血或坏死，且紧靠上皮细胞周围的间质细胞中常见细胞稀疏、玻璃样变或黏液样变区，超声所见的液性暗区（主要是间质细胞构成）可位于实性部分（主要是腺

上皮和肌上皮成分构成）周围；此时需要再结合病灶的边缘判断有无浸润生长，交界性和恶性叶状肿瘤常浸润生长，血供丰富，超声对叶状肿瘤的良恶性鉴别诊断有较好的作用。恶性叶状肿瘤出血、坏死更明显，可见软骨、软骨肉瘤、脂肪肉瘤、肌源性肉瘤等异源性成分。但是，单凭影像特征对交界性和恶性叶状肿瘤的鉴别诊断较困难，需要依靠病理诊断。

病理

左乳交界性叶状肿瘤。左乳肿块边界不清，局部侵犯周围脂肪组织；肿块以间质细胞增生为主，部分区域可见病理性核分裂象。

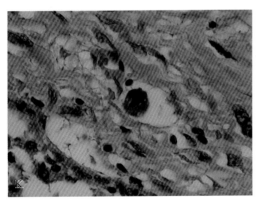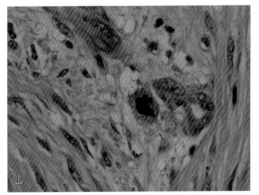

图7-2-0K、L 左乳肿块病理图

第三节 恶性叶状肿瘤

▶▶**病例1**

女，66岁，发现右乳肿块7年，自觉逐渐增大，皮肤微红；右侧乳腺触及巨大质硬肿块，不活动。

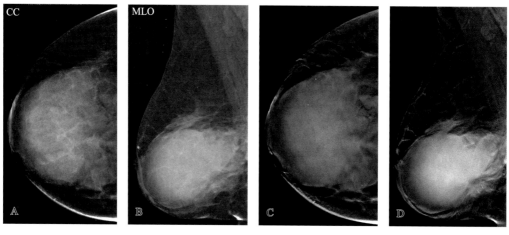

图7-3-1A～D　右乳FFDM图（A、B），DBT图（C、D）

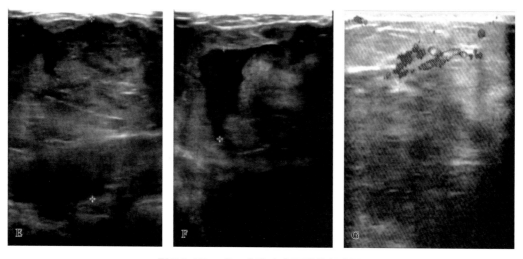

图7-3-1E～G　右乳中央区肿块超声图

问题

1. 乳腺X线（图7-3-1A～D）对右乳病灶的正确描述有哪些？（多选）

　　A. 边缘模糊

　　B. 边缘清晰

　　C. 不规则形高密度肿块

　　D. 结构扭曲

　　E. 肿块伴钙化

2. 右乳病灶的X线BI-RADS分类，下列哪类最合适？（单选）

　　A. 3类

　　B. 4A类

　　C. 4B类

D. 4C类

E. 5类

3. 乳腺超声（图7-3-1E～G）关于右乳病灶的主要描述有哪些？（多选）

　　A. 边缘血流信号

　　B. 实性为主混合回声肿块

　　C. 内见液性暗区

　　D. 形态不规则

　　E. 边缘模糊

4. 右乳病灶的超声BI-RADS分类，下列哪类最合适？（单选）

　　A. 3类

　　B. 4A类

C. 4B类

D. 4C类

E. 5类

参考答案

1. ACD　　2. D　　3. ABCDE　　4. D

分析要点

1.影像表现　FFDM发现右乳中央区巨大不规则形高密度肿块，边缘模糊，内未见钙化；DBT示肿块后缘小梁结构增宽、扭曲，后下缘另见一边缘毛刺小肿块。超声右乳巨大混合回声肿块，形态不规则，边缘模糊，内回声不均，内可见液性暗区；CDFI团块边缘可探及彩色血流信号；X线与超声表现均高度提示恶性病变，但非典型乳腺癌的影像表现，BI-RADS评估为4C类。

2.经验分享　老年女性，临床、X线及超声征象均高度提示恶性肿块，诊断恶性病变不难，但预测具体的病理类型存在一定难度。患者病史较长，病灶逐渐增大，X线发现病灶部分边界光整，后缘模糊，见窄"晕征"，符合乳腺肿块较大者压迫推移周围正常组织所致，提示该病灶可能是良性病变在发展过程中恶变，但无特征性。超声发现病灶呈囊实性改变，肿块部分边缘分叶，实质部分回声类似纤维组织回声，高于乳腺纤维腺体组织及常见的乳腺癌肿组织，且内部可见"裂隙样"，综合超声与X线表现，倾向恶性叶状肿瘤。

多数研究认为，深分叶是叶状肿瘤的特征性表现，形成分叶的原因可能有：肿瘤的多中心性生长；肿瘤增长的不平衡性；肿瘤周围组织的影响；肿瘤出血、囊样改变。不同级别的叶状肿瘤均可表现为分叶状，单纯依靠此特点鉴别其良恶性存在一定困难。但恶性叶状肿瘤体积更大（通常超过3cm），病灶生长更迅速，切除术后易局部复发，易侵犯皮肤及胸壁，病灶不规则形及边缘模糊出现率更高，出现囊变的可能性更大，超声CDFI更易发现病灶内部3～4处丰富短棒状/点状血流信号或2条以上主血管。恶性叶状肿瘤MRI-T$_2$WI序列信号较良性低，信号不均匀，且于T$_2$WI-FS序列更易发现肿块内出现高信号的囊性裂隙，ADC值低于良性病变。因此，超声和MRI对叶状肿瘤的病理分级有较好的鉴别作用。

病理

右乳恶性叶状肿瘤。光镜下见右乳肿块局部形成分叶状结构，乳腺导管及纤维组织增生伴疏松水肿；局部间质细胞增生活跃，核分裂象＞10/10HPF，见病理性核分裂。免疫组化：CK（上皮＋）、CK5/6（上皮＋）、P63（肌上皮＋）、CK7（腺上皮＋）、Ki-67（＋，10%～20%）。

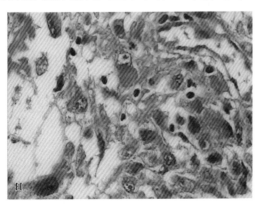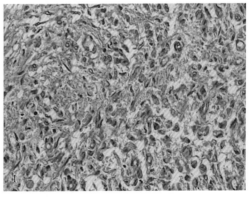

图7-3-1H、I　右乳肿块病理图

▶▶**病例2**

女，29岁，发现左乳肿块4年余，

肿块近期增大；左乳触及质硬肿块，不活动。

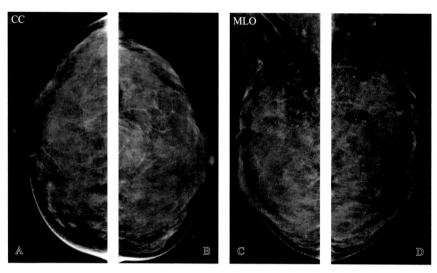

图7-3-2A～D 双乳FFDM图

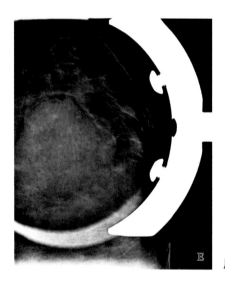

图7-3-2E 左乳肿块MLO位局部点压放大图

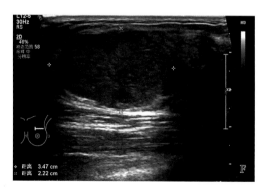

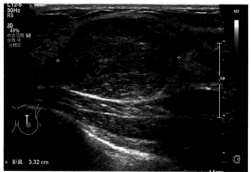

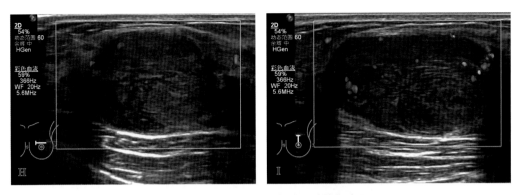

图7-3-2F～I　左乳12点钟处肿块超声图

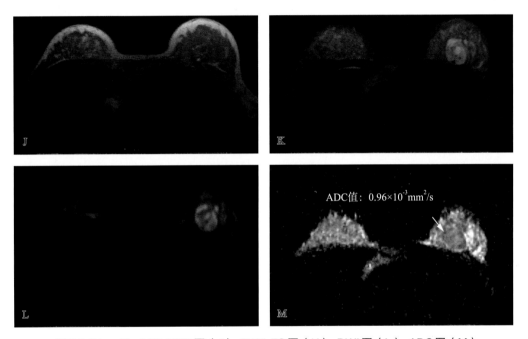

图7-3-2J～M　MRI-T$_1$WI图（J），T$_2$WI-FS图（K），DWI图（L），ADC图（M）

ADC值：$0.96\times10^{-3}\text{mm}^2/\text{s}$

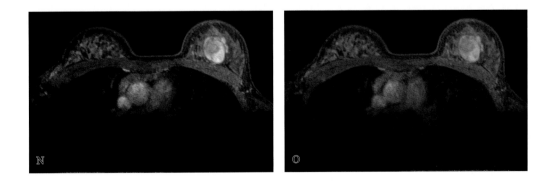

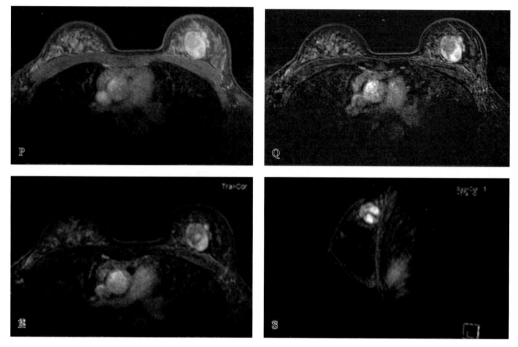

图7-3-2N～S 三期增强（N、O、P），二期增强（脂肪抑制）（Q、R），增强矢状位（脂肪抑制）（S）

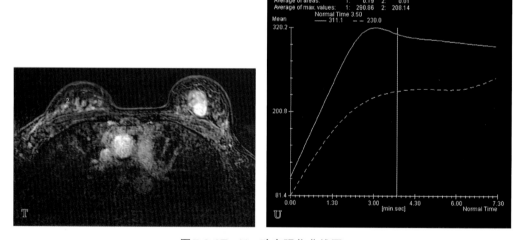

图7-3-2T、U 动态强化曲线图

问题

1. 乳腺X线（图7-3-2A～E）对左乳病灶的正确描述有哪些？（多选）

A. 边缘部分清晰、部分模糊

B. 边缘遮蔽

C. 不规则形等密度肿块

D. 结构扭曲

E. 肿块伴钙化

2. 乳腺超声（图7-3-2F～I）关于左乳病灶的主要描述有哪些？（多选）

A. 内部及边缘血流信号

B. 实性为主混合回声肿块

C. 病灶周边见液性暗区

D. 病灶内部索条状低回声分隔

E. 边缘模糊

3. 乳腺MRI（图7-3-2J～M）关于左乳病灶的主要描述有哪些？（多选）

A. T₁WI以低信号为主，内见少许斑点状高信号

B. T₂WI呈等高混杂信号

C. 边缘模糊

D. DWI病灶明显弥散受限

E. ADC值低

4. 乳腺MRI增强扫描（图7-3-2N～U）对左乳病灶的主要描述有哪些？（多选）

A. 肿块样环形明显强化

B. 明显不均匀强化

C. 动态增强扫描早中期呈渐进性强化

D. 动态强化曲线为平台型

E. 病灶内见裂隙状无强化区

5. 左乳病灶最可能的诊断是什么？（单选）

A. 腺病

B. 纤维腺瘤

C. 复杂囊肿

D. 叶状肿瘤

E. 乳腺癌

参考答案

1. ACE 　　2. ABCD 　　3. ABE

4. BCDE 　5. D

分析要点

1. 影像表现　X线示左乳上象限后1/3处不规则等密度肿块，边缘部分清晰、部分模糊，内见点状钙化。超声左乳12点钟呈实性低回声为主混合回声肿块，形态尚规整，边缘清晰，周缘见液性暗区，内见少许索条状低回声分隔；CDFI团块内实性部分及边缘见点状彩色血流信号。MRI示左乳中央后部胸大肌前方椭圆形肿块，边缘清晰，呈轻

度分叶，T₁WI以低信号为主，内见少许斑点状高信号；T₂WI-FS呈等高混杂信号，局部见斑点状低信号；DWI病灶局部轻度弥散受限，ADC值较低（0.96×10⁻³mm²/s）；增强扫描病灶明显不均匀强化，动态强化曲线为平台型，内见裂隙状无强化区。

2. 经验分享　年轻女性，左乳肿物病史较长，但病灶近期增大，触诊肿物质硬、不活动，提示恶性病变。X线显示病灶呈不规则形、分叶状改变，为叶状肿瘤的特征性表现，需考虑该病的可能；病灶边缘模糊，提示浸润生长，需排除乳腺癌。超声发现病灶的液性暗区分布在周边，这与乳腺癌坏死液化所形成的病灶中央液性暗区不相符，并非乳腺癌的常规表现；较大的叶状肿瘤出现出血或坏死时，因紧靠上皮细胞周围的间质细胞中常见细胞稀疏、玻璃样变或黏液样变区，故超声所见的液性暗区主要位于实性部分周围，结合CDFI显示病灶血供较丰富，支持交界性/恶性叶状肿瘤的诊断。MRI发现病灶内部信号不均匀，提示坏死或囊变，病灶弥散受限，早期明显强化，提示恶性可能性大，病灶内部出现裂隙状无强化区，高度倾向于交界性/恶性叶状肿瘤。

该病例虽为年轻女性，但并不首先考虑纤维腺瘤，主要原因为：①病灶近期增大，符合叶状肿瘤生长特点；②触诊质硬、不活动，不似纤维腺瘤触诊质韧、活动好；③超声及MRI均提示病灶液化区位于周边，且可见裂隙征，这些均与叶状肿块超声及MRI征象高度吻合；④纤维腺瘤超声典型表现为均匀低回声；MRI增强通常呈轻/中度均匀强化。因此，即使发病年龄不处于叶状肿瘤好发年龄，结合临床及综合影像表现，仍然应首先考虑叶

状肿瘤。但评估病灶的侵袭性及分化程度存在相当难度，单纯影像学对于交界性及恶性叶状肿瘤的鉴别较困难，主要依靠病理诊断。

病理

左乳恶性叶状肿瘤。光镜下见间质细胞明显增多、密集，细胞核明显大小不等、深染、可见核分裂象，核呈多形性；腺管未见异常增生，腺管周围肌上皮存在。

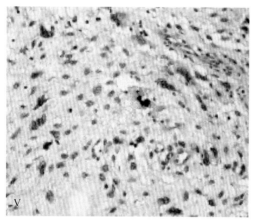

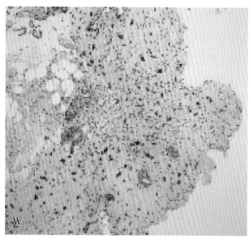

图7-3-2V、W　左乳肿块病理图

（此病例资料由香港大学深圳医院提供）

▶▶小结

乳腺叶状肿瘤（phyllodes tumor）由间质和上皮两种成分共同构成，临床较少见，在乳腺肿瘤中占比不足1%，但叶状肿瘤无论良恶性均具有复发倾向。

叶状肿瘤可发生于任何年龄，以中年女性多见，平均年龄45岁左右。主要表现为无痛性肿块，膨胀性生长，边界清，活动度好。病程较长，进展缓慢，肿块短期内突然增大是其相对特征性表现。

叶状结构是确定叶状肿瘤的前提和必要条件，是其与纤维腺瘤鉴别的关键点之一。肿瘤的间质细胞增殖呈叶状突入扩张的上皮管腔中，呈狭长不规则的裂隙样，形成肉眼可见的叶状结构。叶状肿瘤较小时可呈实性，较大时多有囊腔，内含棕色液、清亮液、血块或胶冻样物。肿瘤边缘可有小凸起伸入周围组织，术后残留的部分常成为复发的根源。根据间质细胞密度、细胞异型性和核分裂的多少，叶状肿瘤可分为良性（Ⅰ级）、交界性（Ⅱ级）和恶性（Ⅲ级）。

良性叶状肿瘤X线通常显示为圆形、椭圆形或分叶状高密度肿块影，边缘多清晰、光整，通常无边缘浸润、毛刺及邻近皮肤增厚、乳头回缩、周围结构扭曲等类似乳腺癌的恶性征象。小的叶状肿瘤X线表现与纤维腺瘤极其相似，难以区别，但叶状肿瘤的密度通常比纤维腺瘤高。大的肿块可对周围乳腺间质产生压迫形成低密度晕征（图7-1-1E～H），可因血供增加而出现明显的血管影。钙化少见，如出现可呈粗大不规则的颗粒状、片状或环状钙化。交界性及恶性叶状肿瘤通常较良性叶状肿瘤更大，一般＞3cm，且边缘模糊、形态不规则形肿块更多见（图7-2-1E～H、图7-3-1A～D）；当病灶＜3cm、形态规则、边缘清晰时，单纯依靠X线常难以鉴别良恶性，需要结合超声或MRI检查。

叶状肿瘤T₁WI序列上多呈不均匀低信号（图7-3-2J），T₂WI序列为不均匀高信号（图7-3-2K），可能与间质细胞丰富、分布密集并有黏液水肿样改变有关。级别越高越容易出现血管增生、出血及坏死，因此，交界性和恶性叶状肿瘤的信号更不均匀。动态增强扫描早中期表现为与良性病变相似的渐进性强化，但曲线更陡直，呈快速渐进性强化，动态增强中后期则以维持于平台表现居多，可见无强化的囊腔和囊腔分隔。恶性叶状肿瘤T₂WI序列信号较良性低，信号不均匀，T₂WI-FS序列更易发现肿块内高信号的囊性裂隙，ADC值低于良性病变。

超声主要表现为边界清楚的圆形、椭圆形或分叶状低回声团块，回声均匀或不均匀，可有高回声光带将肿瘤分隔，其内可出现细小囊变区，提示内部存在片状坏死、黏液变、出血等情况，部分病例可出现后方回声增强。交界性及恶性叶状肿瘤常浸润生长，血供丰富（图7-3-2H、I），CDFI能较好评估肿块血流情况，对叶状肿瘤的病理分级有一定程度的鉴别意义。

良性叶状肿瘤主要需与乳腺纤维腺瘤相鉴别，鉴别点包括发病年龄、肿块大小和形态差异等。纤维腺瘤发病年龄较早，多发生于40岁以下女性，直径多为1～3cm，当肿块最大径>3cm时，应考虑叶状肿瘤的可能。纤维腺瘤X线较少出现分叶，密度较叶状肿瘤低，MRI信号较均匀，可出现低或中等信号分隔的特征性表现，较少出现囊变、出血和裂隙腔（图7-3-2S）等表现。

交界性及恶性叶状肿瘤主要需与乳腺浸润性导管癌及乳腺肉瘤相鉴别。①乳腺浸润性导管癌：通常表现为不规则形、毛刺肿块或细小多形性/线样分枝状钙化；病灶大小不一，坏死囊变多见于病灶中央；MRI动态增强曲线以流出型或平台型多见，DWI高信号，ADC值低。②乳腺肉瘤：临床表现与交界性/恶性叶状肿瘤相似，病灶体积更大。X线通常表现为形态规则肿块，边缘模糊，不伴或少见粗大钙化。超声表现为囊实性混合肿块，血流信号丰富。磁共振T₁WI序列多呈不均匀低信号，T₂WI序列为不均匀高信号，动态增强早期明显强化，以流出型动态增强曲线多见。

（梁天立　罗婉贤　徐维敏　陈卫国）

参 考 文 献

［1］张玲，徐维敏，杨磊，等. 不同级别乳腺叶状肿瘤的影像学研究［J］. 临床放射学杂志，2014，33（11）：1651-1655.

［2］汪思娜，徐维敏，秦耿耿，等. 乳腺X线摄影及超声鉴别诊断乳腺叶状肿瘤与纤维腺瘤［J］. 中国医学影像技术，2019，35（3）：362-366.

［3］张淑平，刘佩芳，鲍润贤. 乳腺叶状肿瘤MRI表现特征分析［J］. 临床放射学杂志，2010，29（2）：174-178.

［4］朱浩凤，张立秋，周海. 乳腺叶状肿瘤的钼靶X线、超声表现与病理对照分析［J］. 中国医学影像学杂志，2010，18（1）：5-8.

［5］张嵘，李勇，任俊杰，等. 乳腺叶状瘤的影像诊断［J］. 中华放射学杂志，2004（7）：45-48.

［6］赵弘，蒋红兵，孙立宏，等. 乳腺错构瘤的X线诊断（附20例报告）［J］. 现代医用影像学，2002（5）：193-195.

［7］Tan H, Zhang S, Liu H, et al. Imaging findings in phyllodes tumors of the breast［J］. Eur J Radiol，2012，81（1）：e62–e69.

［8］Venter AC, Rosca E, Daina LG, et al. Phyllodes tumor: Diagnostic imaging and histopathology findings ［ J ］.Revue Roumaine De Morphologie Et Embryologie，2015，56 （ 4 ）: 1397-1402.

［ 9 ］Kawashima H，Miyati T，Ohno N，et al. Differentiation between phyllodes tumors and fibroadenomas using intravoxel incoherent motion magnetic resonance imaging: comparison with conventional diffusion-weighted imaging ［ J ］. British Journal of Radiology，2017，91 （ 1084 ）: 20170687.

副乳腺病变

女，45岁，未绝经，20年前曾行右

乳纤维腺瘤切除术。临床视诊可见双侧乳腺皮肤多处瘢痕增生。

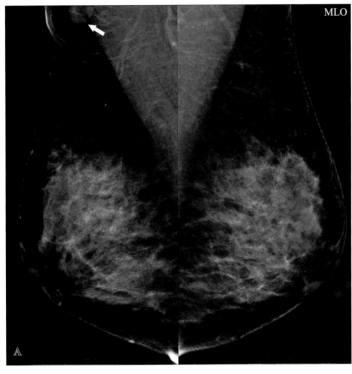

图8-0-1A 双乳MLO位FFDM图；白色箭头为右侧乳腺腋前区病灶

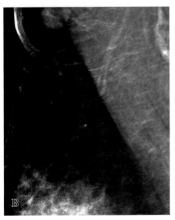 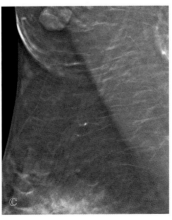

图8-0-1B、C 右乳腋前区病灶FFDM（B）和DBT（C）物理放大图

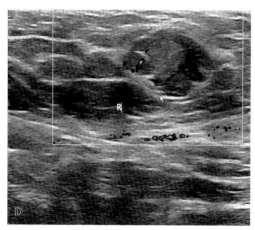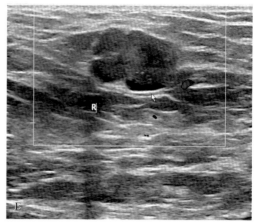

图8-0-1D、E　右侧腋窝病灶超声图

问题

1. 乳腺X线（图8-0-1A～C）关于右乳病灶的主要描述包括哪些？（多选）

　A. 边缘部分微分叶

　B. 边缘部分清晰

　C. 等密度肿块

　D. 椭圆形肿块

　E. 肿块伴钙化

2. 右乳病灶的X线BI-RADS分类，下列哪类最合适？（单选）

　A. 2类

　B. 3类

　C. 4A类

　D. 4B类

　E. 4C类

3. 乳腺超声（图8-0-1D、E）关于右乳病灶的主要描述有哪些？（多选）

　A. 低回声团

　B. 低回声为主的混合回声团

　C. 边缘模糊

　D. 边缘清晰

　E. 病灶内血流信号不丰富

4. 右乳病灶最合适的诊断是什么？（单选）

　A. 淋巴结

　B. 纤维腺瘤

　C. 囊肿

　D. 导管内乳头状瘤

　E. 错构瘤

参考答案

1. ABCD　　　2. A　　　3. BDE　　　4. B

分析要点

1. 临床特点　中年女性，具有右乳纤维腺瘤切除史，具体部位不详。

2. 影像表现　FFDM及DBT显示右侧乳腺腋前区椭圆形等密度肿块，边缘部分微分叶、部分清晰；右侧腋前区另见絮片状密度增高影。超声右侧腋窝见以低回声为主的混合性回声团，边缘清晰，内回声欠均匀；CDFI显示团块周边及内部见条状及短棒状彩色血流信号。

3. 经验分享　此例病灶位于右侧腋前区，其周围可见絮片状密度增高影，因此考虑为源于副乳腺的病灶。主要影像征象是椭圆形等密度肿块，边缘部分微分叶、部分清晰，其内未见钙化影，提示病灶为良性，故BI-RADS分类应评估为2类。副乳良性肿瘤需要与良性肿大的淋巴结和囊肿等相鉴别。本例超声见病灶以实性成分为主，未见典型的髓质-门结构，故综合影像诊断首先考虑纤维腺瘤，不考虑囊肿与淋巴结。

病理

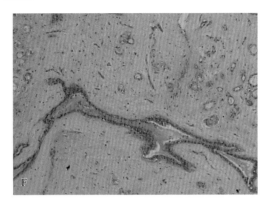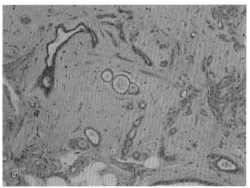

图8-0-1F、G 右侧（腋窝）纤维腺瘤。镜下：送检组织中小叶结构消失，肿物由增生的乳腺导管及纤维组织构成，伴疏松水肿及黏液样变，挤压增生的腺体呈裂隙状，部分区域导管上皮细胞增生成多层，细胞分化良好，无异型

▶▶病例2

女，40岁，生育8胎。发现右侧腋窝肿块1个月余，临床触诊肿块质韧，边界不清，活动度差。

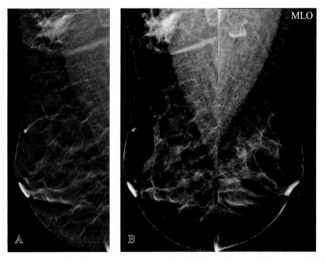

图8-0-2A、B 右乳MLO位DBT图（A）和双乳MLO位FFDM图（B）

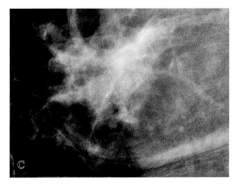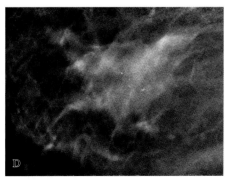

图8-0-2C、D 右乳腋前区病灶FFDM（C）和DBT（D）物理放大图

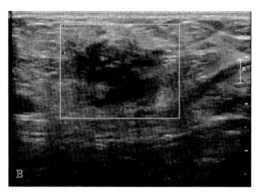
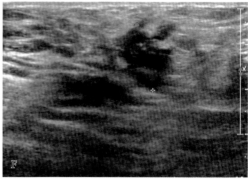

图8-0-2E、F 右侧腋窝病灶超声

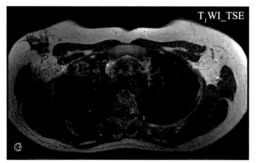
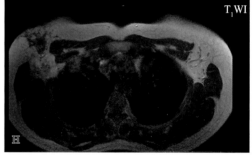

图8-0-2G、H 双乳MRI-T_1WI图

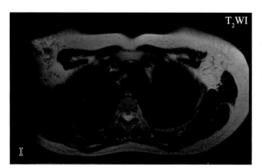
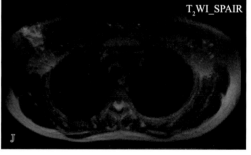

图8-0-2I、J 双乳MRI-T_2WI（I）和T_2WI压脂图（J）

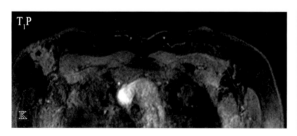
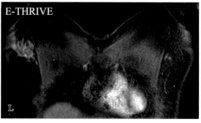

图8-0-2K、L 右乳病灶横断面和冠状面MRI增强扫描图

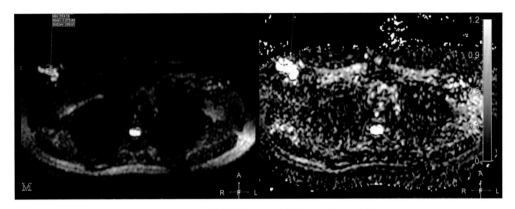

图8-0-2M　右乳病灶MRI扫描DWI和ADC图

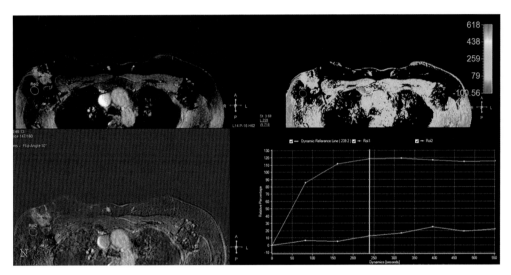

图8-0-2N　右乳病灶MRI动态增强时间-信号强度曲线图

问题

1. 乳腺X线（图8-0-2A～D）关于右乳病灶的主要描述有哪些？（多选）

　A. 不规则形

　B. 腋前区肿块

　C. 等密度肿块

　D. 高密度肿块

　E. 病灶内可见模糊不定形钙化

2. 乳腺超声（图8-0-2E、F）对右乳病灶的主要描述有哪些？（多选）

　A. 实性不均质回声团

　B. 圆形高回声团

　C. 纵向生长

　D. 形态不规则

　E. 内见点状强回声

3. 乳腺MRI（图8-0-2G～N）对于病灶的描述，以下选项正确的有哪些？（多选）

　A. T_2WI高信号肿块

　B. 形态不规则

　C. 边缘清晰

　D. TIC曲线呈平台型

　E. 均匀明显强化

4. 综合多模态影像检查，该患者右乳病灶的BI-RADS分类哪项最合适？（单选）

　A. 3类

B. 4A类

C. 4B类

D. 4C类

E. 5类

5. 该患者最可能的诊断是什么？（单选）

A. 导管原位癌

B. 硬化性腺病

C. 浸润性导管癌

D. 浸润性小叶癌

E. 术后改变

参考答案

1. ABDE　　2. ACDE　　3. ABD

4. D　　5. C

分析要点

1. 临床特点　中年女性，病史较短，触诊右侧腋前区肿块活动性差。

2. 影像表现　X线示右侧腋前区见絮片状高密度影，内见不规则形高密度肿块，边缘模糊，范围约2.7cm×2.3cm，内见多枚模糊不定形微钙化，周围小梁结构增宽、扭曲，邻近皮下脂肪层模糊。超声示右侧腋窝可探及类似乳腺腺体组织样回声，范围约5.0cm×1.2cm，其内可见一大小为0.9cm×1.5cm×2.2cm的实性不均质回声团，呈纵向生长，边界可辨，形态不规则，边缘成角，内见多个大小不等的强回声，CDFI显示团块内部未见明显彩色血流信号。MRI扫描右侧腋窝内见T_2WI呈高信号肿块影，大小约2.7cm×2.3cm×2.5cm，肿块为不规则形，边缘毛刺，内部强化不均匀；病灶区域TIC曲线呈平台型；DWI呈稍高信号，ADC值为（$1.75×10^{-3}$）mm^2/s。右侧腋窝见多枚肿大淋巴结。

3. 经验分享　该患者病史较短，临床触诊提示病灶存在恶性可能。X线检查显示右侧腋前区絮片状高密度影内见肿块影，形状不规则、边缘模糊、内见模糊微钙化灶；MRI增强扫描不均匀明显强化，提示病灶高度可疑恶性，BI-RADS分类应评估为4C类。浸润性导管癌是最常见的浸润性乳腺癌，且典型影像学征象为不规则肿块伴微钙化灶，与本病例相符，因此是最可能的诊断结果。浸润性小叶癌发病年龄较大，钙化灶少见，更易双侧发生、多中心病灶。

病理

 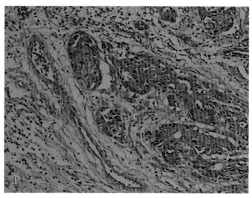

图8-0-2O、P　右侧腋窝（副乳腺）浸润性导管癌。镜下所见：送检（右乳）组织内见瘤细胞呈巢团状排列，浸润性生长，瘤细胞体积大，细胞核呈圆形或卵圆形，胞质红染，核仁明显，可见核分裂，间质纤维增生伴慢性炎症细胞浸润

▶▶小结

副乳腺又称多乳畸形，属乳腺的先天性变异，是由于正常乳腺发生部位以外的胚胎原基乳嵴不完全退化或部分存留，出生后受内分泌激素影响继续发育而成。副乳腺并不少见，0.4%～6%的女性可发生，亚洲女性更为多见，多发生于腋下或腋前，可单侧或双侧出现。但副乳腺来源的肿瘤相对少见，临床上易误诊、漏诊。

副乳腺也可发生各种病变，如副乳纤维腺瘤、囊肿、导管内乳头状瘤、副乳增生和副乳癌等，其组织改变与正常乳腺病变组织学所见相同。

副乳腺纤维腺瘤的发病与年轻女性卵巢功能旺盛、雌性激素分泌过多、刺激副乳腺管纤维间质过度增生有关，临床较少见，病灶多为单发肿块，多呈圆形或类圆形、椭圆形，密度均匀，等于或略高于周围腺体组织，边缘多数光滑，部分边缘略呈微分叶，影像学特征与常见的乳腺纤维腺瘤相仿。临床工作中对副乳腺纤维腺瘤常易漏诊的原因是副乳腺呈致密类，缺乏对比所致。副乳纤维腺瘤需要与腋下淋巴结相鉴别，淋巴结的位置较深，良性肿大淋巴结声像图表现具有髓质-门结构，而副乳腺肿瘤位置表浅，多位于皮下及皮肤真皮组织内。此外，仔细询问病史，分析症状与月经周期、哺乳等有无关联，有助于提高诊断准确率。

副乳腺癌是乳腺癌的一种特殊类型，临床上极为少见，其发生率占所有乳腺癌的0.2%～0.6%。临床常以腋下肿块为首发症状，多为腋窝下或腋前无痛性肿块，生长较快、质地较硬、边界不清、活动度欠佳，可突出于皮肤表面，皮肤凹陷甚至破溃。腋淋巴结多有肿大、质硬，多融合呈块状。由于副乳腺癌位置特殊，常规乳腺X线摄影位置往往不能完整显示病灶，需要加摄斜位和扩大的头尾位，观察副乳腺区域的病灶情况。因此，副乳腺癌的诊断需要重视临床体检和超声检查，超声常于正常乳腺外上方皮下组织内探及低回声团块，肿块纵横比＞1，肿块形态多不规则，边界模糊，边缘毛刺或呈蟹足状，肿块后方回声衰减，内部可见不规则微小钙化。

副乳腺癌应与乳腺尾叶发生的癌、隐性乳腺癌、淋巴瘤、腋窝部发生的大汗腺癌及其他器官恶性肿瘤的腋淋巴结转移等相鉴别。

（潘德润　唐宪明　廖　昕）

参 考 文 献

［1］王莉，张惠荣，王丽琼，等. 典型副乳腺纤维腺瘤1例［J］. 实用放射学杂志，2008，24（11）：1584.

［2］唐钢琴. 腋部副乳腺的临床及X线特征（附186例分析）［J］. 医学影像学杂志，2010，20（9）：1315-1317.

［3］荣雪余，朱强，马腾，等. 腋下副乳腺肿瘤超声表现特征［J］. 中华医学超声杂志（电子版），2015，12（10）：778-781.

［4］袁彪，徐白莹，周卫宁，等. 双侧副乳腺并发纤维腺瘤2例［J］. 中国现代普通外科进展，2015，18（10）：837-838.

［5］Alkaied H，Harris K，Azab B，et al. Primary neuroendocrine breast cancer，how much do we know so far?［J］. Med Oncol，2012，29（4）：2613-2618.

［6］杨克酩，冯雪园，彭永强，等. 副乳腺癌的诊治现状［J］. 临床外科学杂志，2015，23（1）：68-69.

第9章

乳腺间期癌

►►病例1

女，44岁，本院常规乳腺X线随访，因发现右侧乳腺肿块半年余就诊。右侧乳腺1～2点钟方向触及大小约2cm×2cm肿块，质硬，活动欠佳。

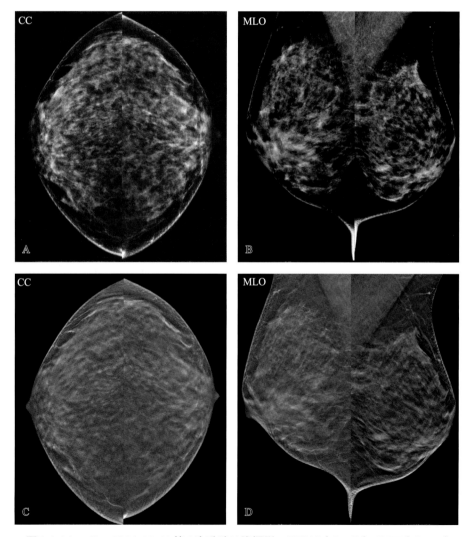

图9-0-1A～D　2014-06-11第1次乳腺X线摄影，FFDM（A、B），DBT（C、D）

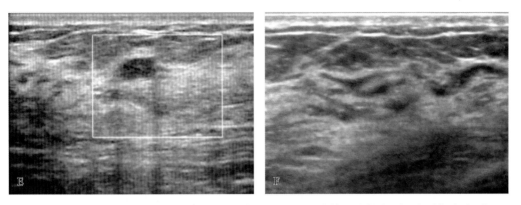

图 9-0-1E、F　2014-06-11 第 1 次乳腺超声图，右乳 10 点钟处病灶（E），左乳超声（F）

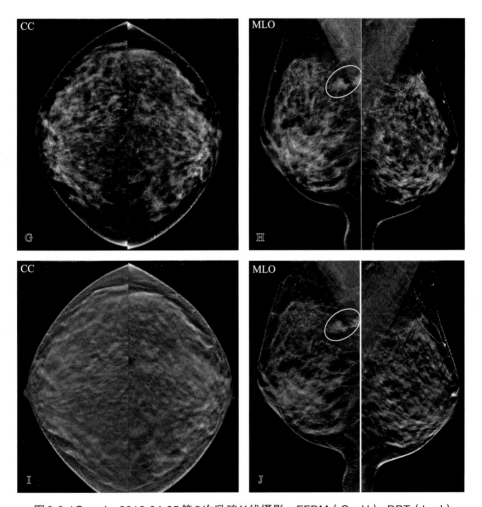

图 9-0-1G ～ J　2016-04-05 第 2 次乳腺 X 线摄影，FFDM（G、H），DBT（I、J）

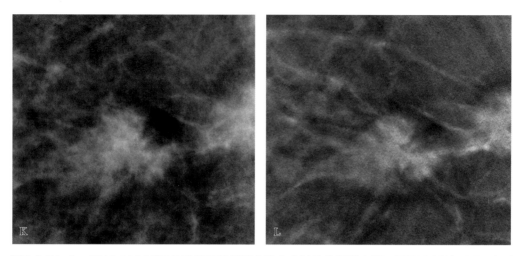

图9-0-1K、L　2016-04-05第2次乳腺X线摄影右乳上方肿块物理放大图，FFDM（K），DBT（L）

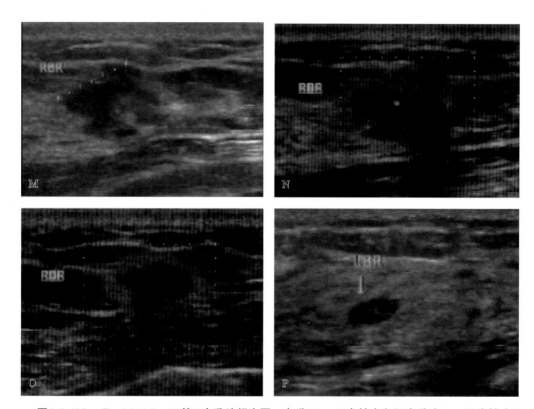

　　图9-0-1M～P　2016-04-06第2次乳腺超声图，右乳12～1点钟方向距离乳头3cm处病灶（M、N），右乳12～1点钟方向距离乳头4cm处病灶（O），左乳1点钟方向距离乳头3cm处病灶（P）

问题

1. 2014-06-11乳腺X线（图9-0-1A～D）关于双乳的主要描述有哪些？（多选）

A. 左乳未见异常征象

B. 双乳见多枚等密度圆形及椭圆形肿块，边缘遮蔽

C. 右乳未见异常征象

D. 左乳下方中1/3不对称致密影

E. 右乳上方结构扭曲

2. 2014-06-11双乳X线（图9-0-1A～D）的BI-RADS分类，下列哪项较合适？（单选）

A. 左乳2类，右乳2类

B. 左乳1类，右乳2类

C. 双乳4A类

D. 双乳0类

E. 双乳1类

3. 2016-04-05乳腺X线（图9-0-1G～J）关于双乳的主要描述有哪些？（多选）

A. 左乳未见异常征象

B. 右乳上方后1/3见多枚不规则形高密度肿块影，边缘毛刺

C. 右乳未见异常征象

D. 右乳上方肿块内未见钙化

E. 右乳上方肿块周围小梁结构增宽、扭曲

4. 2016-04-05双侧乳腺X线（图9-0-1G～J）的BI-RADS分类，下列哪项合适？（单选）

A. 左乳2类，右乳4A类

B. 左乳1类，右乳2类

C. 双乳4A类

D. 左乳1类，右乳5类

E. 左乳1类，右乳4B类

5. 2014-06-11乳腺超声（图9-0-1E、F）关于双侧乳腺的主要描述有哪些？（多选）

A. 左乳未见异常征象

B. 左乳局部导管扩张

C. 右乳10点钟距乳头3cm处椭圆形低回声肿块，边缘清晰，未见明确血流信号

D. 右乳10点钟距乳头3cm处椭圆形低回声肿块，边缘清晰，内见细点状强回声

E. 右乳见多发点状强回声团

6. 2016-04-06乳腺超声（图9-0-1M～P）关于双侧乳腺的主要描述有哪些？（多选）

A. 左乳未见异常征象

B. 左乳1点钟距乳头3cm处椭圆形低回声肿块，边缘清晰，内未见钙化，其内及周围未见明确血流信号

C. 右乳12～1点钟距乳头3cm处及4cm处各见一枚不规则形低回声肿块，边缘成角，其周围见点状血流信号

D. 右乳12～1点钟距乳头3cm处椭圆形低回声肿块，边缘清晰，内见细点状强回声

E. 右乳肿块未见明确血流信号

参考答案

1. AC   2. E   3. ABDE   4. D

5. AC   6. BC

分析要点

1. 临床特点　中年女性，随访过程中右侧乳腺内上象限新增肿物，活动欠佳。

2. 影像表现　对比2014年乳腺X线，2016年右侧乳腺上方后1/3新增多枚不规则形高密度肿块，边缘毛刺，内未见钙化，周围小梁结构增宽、扭曲，具有典型恶性肿瘤的X线表现，建议活检。同时对比2014年、2016年超声检查，右乳12～1点钟距乳头3cm处及4cm处各见一枚不规则形低回声肿块，边缘成角，其周围见点状血流信号，与乳腺X线所发现的征象一致，具有恶性肿瘤超声表现，应该建议临床干预。

3. 经验分享　该例患者44岁，处于我国乳腺癌发病的高峰年龄；且其2016年临床特点、乳腺X线及超声表现均高度提示右乳病灶为乳腺癌的可能；故最终BI-RADS分类评估为5类。

随访过程中发现新增的乳腺肿块，要综合患者年龄、肿块触诊情况、生长情况及发生部位，结合多种影像学做出判断。临床特点要着重问诊肿块近期生长情况，是否有不断增大趋势、有无随月经周期变化。

若患者为中青年女性，肿块缓慢增大、触诊质韧、活动良好，且随月经变化，乳腺X线表现为形态规则、边缘清晰、伴/不伴钙化肿块，超声表现为实性肿块，综合考虑良性病变，纤维腺瘤可能性大；若肿物短期迅速增大，则不能除外叶状肿瘤。

若患者为哺乳期或哺乳后期女性，肿块新增且近期不断增大，超声表现为实性肿块，无论肿块X线特点如何，均应警惕乳腺癌可能。如肿块生长位置表浅，伴有红、肿、热、痛及超声探头按压肿块内部见细密回声则有助于乳腺炎性病变的诊断。

若患者为中老年女性，肿块新增且近期不断增大，超声表现为实性肿块，肿块位于乳腺后1/3，综合肿块在乳腺X线上是否沿着乳腺长轴方向生长、肿块的边缘、肿块是否伴钙化及钙化的形态，有助于鉴别诊断。肿块垂直于乳腺长轴生长、边缘模糊或毛刺、伴有可疑恶性形态的钙化，则恶性肿块的可能性大。无论患者年龄和临床触诊情况，超声为无回声肿块，囊肿的可能性大。

DBT可以更清晰显示肿块形态、边缘及周围结构，超声能够判定肿块囊实性及血流情况，结合患者年龄、触诊及生长情况，大多数患者能够达到预期的诊断效果。乳腺X线对比增强摄影和MRI检查能更好地提高诊断效能。

病理

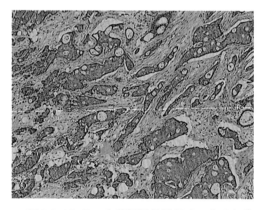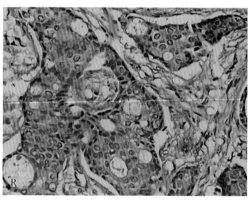

图9-0-1Q、R　右乳浸润性筛状癌；免疫组化：ER（＋）、PR（＋）、HER2（0）、Ki-67（＋,5%）、P53（－）、P63（－）、Calponin（－）、E-cad（＋）、CD117（－）

▶▶病例2

女，64岁，常规体检。双侧乳腺触诊阴性。

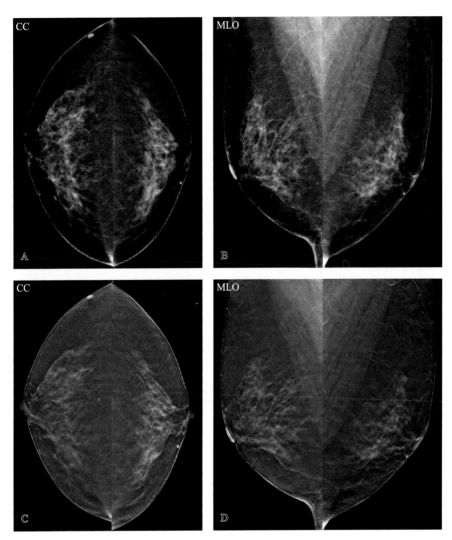

图9-0-2A ～ D　2016-05-05第1次乳腺X线摄影，FFDM（A、B），DBT（C、D）

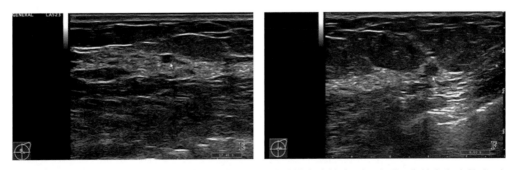

图9-0-2E、F　2016-05-03第1次乳腺超声图，左乳乳晕旁病灶（E），左乳3点钟方向病灶（F）

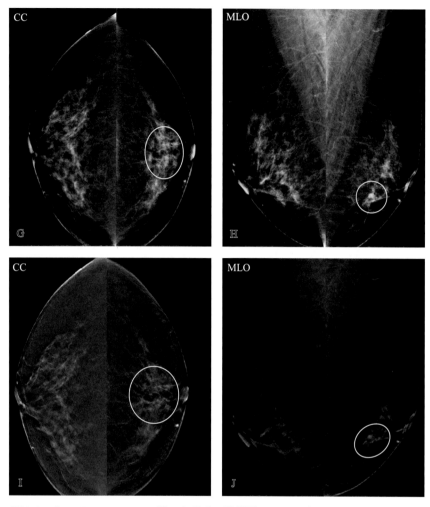

图9-0-2G～J 2018-02-26第2次乳腺X线摄影，FFDM（G、H），DBT（I、J）

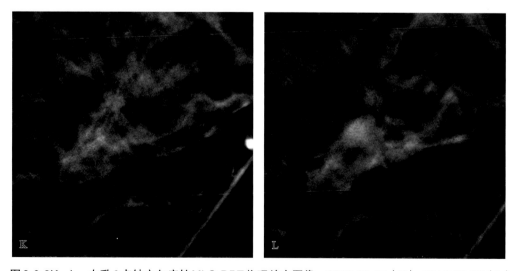

图9-0-2K、L 左乳6点钟方向病灶MLO-DBT物理放大图像，2016-05-05（K），2018-02-26（L）

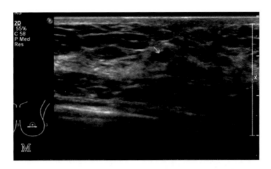

图9-0-2M 2017-11-02第2次超声，左乳6点钟方向乳头旁病灶，病灶大小约5mm×4mm

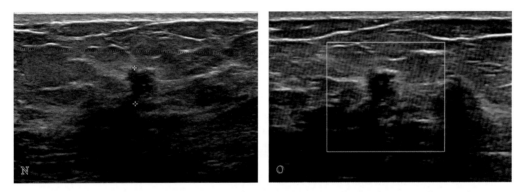

图9-0-2N、O 2018-03-01第3次超声，左乳6点钟方向乳头旁病灶，病灶大小约6mm×4mm

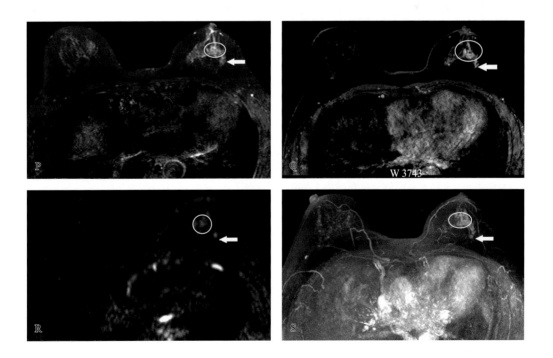

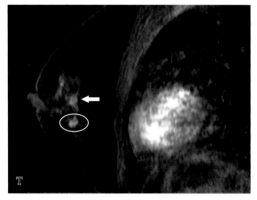
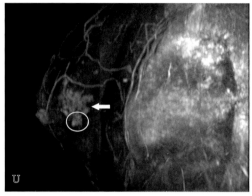
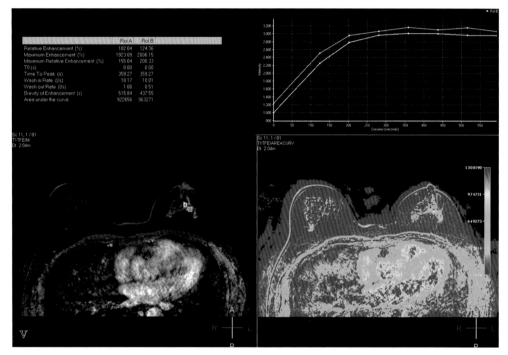

图9-0-2P～V　2018-03-09第1次乳腺MRI，白色圈表示左乳6点钟方向病灶，白色箭头表示左乳3点钟方向病灶，T₂压脂序列（P），增强扫描（Q,T）,DWI（R）,MIP（S、U）,TIC及ADC图（V，其中白色圈为6点钟方向病灶，红色圈为3点钟方向病灶）

问题

1. 2016-05-05乳腺X线（图9-0-2A～D）关于双乳的主要描述有哪些？（多选）

　A. 双乳见多枚等密度圆形及椭圆形肿块影，边缘遮蔽

　B. 左乳下方（约6点钟方向）中1/3结构扭曲

　C. 右乳未见异常征象

　D. 左乳下方中1/3结构扭曲灶中央见一

枚等密度肿块影

　E. 双乳见大量细点状钙化

2. 2016-05-05双侧乳腺X线（图9-0-2A～D）的BI-RADS分类，下列哪类合适？（单选）

　A. 左乳2类，右乳2类

　B. 左乳4A类，右乳2类

　C. 左乳3类，右乳2类

　D. 双乳0类

E. 左乳3类，右乳1类

3. 2018-02-26乳腺X线（图9-0-2G～J）关于双侧乳腺的主要描述有哪些？（多选）

A. 左乳下方（约6点钟方向）中1/3结构扭曲伴等密度肿块

B. 双乳多枚等密度肿块

C. 右乳未见异常征象

D. 左乳下方结构扭曲灶中央见细点状钙化

E. 右乳外上象限见多枚细点状钙化，散在分布

4. 2018-02-26双侧乳腺X线（图9-0-2G～J）的BI-RADS分类，下列哪类合适？（单选）

A. 左乳4B类，右乳4A类

B. 左乳4B类，右乳2类

C. 双乳2类

D. 左乳4A类，右乳3类

E. 左乳3类，右乳2类

5. 2016-05-03乳腺超声（图9-0-2E、F）关于左乳的主要描述有哪些？（多选）

A. 左乳未见异常征象

B. 左乳3点钟方向距乳头1cm处圆形低回声肿块，边缘清晰

C. 左乳乳晕旁圆形低回声肿块，边缘清晰

D. 左乳3点钟方向距乳头1cm处椭圆形低回声肿块，边缘清晰，内见细点状强回声

E. 左乳见多发点状强回声

6. 2017-11-02乳腺超声（图9-0-2M）关于左乳的主要描述有哪些？（多选）

A. 左乳6点钟方向乳头旁不规则低回声肿块

B. 左乳6点钟方向肿块形态不规则，边缘模糊

C. 左乳6点钟方向肿块形态不规则，边缘清晰

D. 左乳6点钟方向肿块形态不规则，边缘成角，内见细点状强回声

E. 左乳6点钟方向乳头旁肿块呈高回声

7. 2018-03-01乳腺超声（图9-0-2N、O）关于左乳的主要描述有哪些？（多选）

A. 左乳6点钟方向乳头旁实性低回声肿块

B. 左乳6点钟方向肿块后方回声衰减

C. 左乳6点钟方向肿块纵向生长，边缘成角

D. 左乳6点钟方向肿块形态不规则，边缘成角，内见细点状强回声

E. 左乳6点钟方向肿块内及周围未见血流信号

8. 2018-03-09乳腺MRI（图9-0-2P～V）关于左乳的主要描述有哪些？（多选）

A. 左乳6点钟方向见非肿块样中度强化灶

B. 左乳6点钟方向病灶DWI呈稍高信号

C. 左乳6点钟方向病灶TIC呈平台型

D. 左乳6点钟方向病灶TIC呈流出型

E. 左乳3点钟方向见多发结节样非肿块样明显强化灶，呈集簇状排列

参考答案

1. ABD　　2. B　　3. ABDE　　4. B

5. BC　　6. AD　　7. ABCDE

8. ABCE

分析要点

1. 临床特点　老年女性，临床触诊阴性，此时影像学检查尤其重要。

2. 影像表现　对比2016年X线片，2018年DBT示左侧乳腺下方（约6点钟位置）前1/3结构扭曲灶，内见多枚等、高密度肿块，边缘遮蔽，较大一枚大小约0.9cm×0.5cm，并见多枚细点状钙化；结构扭曲灶密度增高，其内的肿块增大并伴

有钙化，具有一定恶性风险，虽不具有典型乳腺癌的特征，仍需进一步临床干预，应进行活检。

对比2016年及2017年超声检查，2018年左侧乳腺6点钟乳头旁发现的低回声肿块，呈纵向生长，边缘成角，内可见细点状高回声，伴后方回声衰减，前方Cooper韧带受牵拉、走行平直；CDFI发现肿块内及周边未见明显彩色血流信号。以上征象高度提示乳腺癌的可能，建议活检。

MRI增强扫描动脉期于左侧乳腺下方约6点钟方向见非肿块样异常强化影，范围约1.3cm×0.9cm，动态曲线以Ⅱ型曲线（平台型）为主，部分区域延迟期见对比剂廓清，相应区域DWI呈点状及短线状略高信号，ADC为不均匀等及低信号；左侧乳腺外侧约3点钟方向见多灶结节状或节段样强化影，呈集群样分布，部分融合，病灶较大层面约1.4cm×1.1cm，动态曲线为Ⅱ型曲线。以上征象虽不具有典型乳腺癌的特征，但具有一定恶性风险，仍需建议活检。

3.经验分享　此例为老年女性，常规乳腺X线检查发现左侧乳腺下方的结构扭曲，首先应确定结构扭曲是否真实存在，DBT弥补了FFDM的不足，明确了结构扭曲的存在并清晰显示其内部及周围的结构。随后，则需排除外伤史或手术史所致的结构扭曲，外伤或手术所致的结构扭曲位置往往与手术区域相关，在X线两个不同的常规体位（CC和MLO）形态及密度会发生改变，且结构扭曲灶中央往往夹杂有脂肪密度、脂肪坏死或营养不良性钙化，随访过程中这些改变一般会随时间变化密度减淡。

良性病变，如腺病或硬化性腺病所致的结构扭曲，由于其病理组织学基础主要是纤维组织延伸至乳腺实质的小叶部分所

致的腺体变形，或纤维组织对增生的乳腺小导管挤压所致的变形，通常在乳腺X线上结构扭曲灶的中央夹杂有脂肪密度，一般不伴有肿块，超声常阴性或表现为边缘清晰、不伴血流信号的不规则形实性低回声团。良性病变所致的结构扭曲（图9-0-3A～E），乳腺X线对比增强摄影（CEM）常无强化或轻度均匀强化（图9-0-3C）；MRI增强扫描常轻度强化，且动态增强扫描曲线呈上升型或平台型。

恶性结构扭曲（图9-0-4A～F），在乳腺X线两个常规的不同体位（CC和MLO）形态及密度均没有明显改变，且结构扭曲灶中央多伴有肿块或钙化（图9-0-4A、C），随访过程中这些改变多随时间推移而密度增高。超声通常表现为不规则形低回声肿块，边缘成角；CEM常出现轻度或中度均匀强化（图9-0-4B、D）；MRI增强扫描常呈现不同程度强化，动态增强扫描曲线呈流出型或平台型。

本例患者第1次乳腺X线检查，发现左侧乳腺下方的结构扭曲灶在两个CC和MLO位的形态和密度有变化，病灶中央见等密度小肿块，但未见钙化，超声没有在该位置探及异常征象，X线联合超声考虑良性病变可能性大，但由于是老年女性，仍需临床干预排除恶性可能（BI-RADS 4A类），但该患者没有遵守医嘱。1年后复查超声发现的左侧乳腺6点钟肿块伴钙化、边缘成角，虽然不是典型恶性病变表现，但仍需要进一步临床干预（BI-RADS 4A类）。患者仍然不遵守医嘱，直到2018年再复查乳腺X线联合超声检查，发现左侧乳腺6点钟结构扭曲灶并肿块，MRI则同时发现了左侧乳腺6点钟及3点钟方向的病灶，结合病灶形态和血流动力学，判定两处病灶均具有一定的恶性风险

（MRI-BI-RADS 4类），此时，经验丰富的诊断医师综合临床及前后影像学对比，应可做出乳腺癌的判断（BI-RADS 4C类或BI-RADS 5类）。

病理

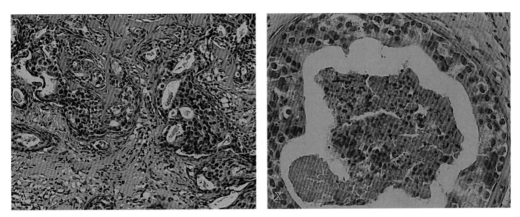

图9-0-2W、X 左乳浸润性导管癌2级伴高级别导管内癌；免疫组化：ER（＋）、PR（＋）、HER2（1＋）、Ki-67（＋，30%）

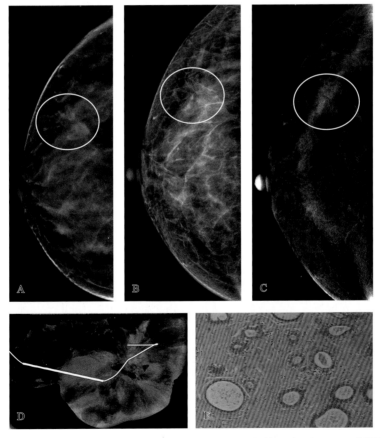

图9-0-3A～E 右乳纤维囊性乳腺病，DBT（A），CEM低能图（B），CEM减影图（C），标本图（D），病理图（E）

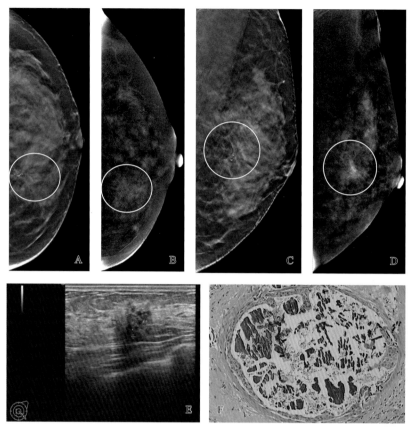

图9-0-4A～F　左乳中级别导管内癌，DBT（A、C），CEM减影图（B、D），左乳内侧结构扭曲伴钙化超声图（E），病理图（F）

▶▶小结

乳腺间期癌（interval breast cancer）是指2次乳腺X检查或普查之间新发现的乳腺癌；通常2次X线检查间隔时间在2年内，且第1次乳腺X线检查为真阴性或判别为阴性。原发性乳腺癌则是指乳腺筛查具有异常发现后，6个月内确诊的乳腺癌。两者影像学表现特征无明显差异，因此，两者的鉴别主要依靠发病时间进行判断。国外研究者分析了2项瑞典和1项美国研究的数据，共收集乳腺癌患者14 846例，其中1772例为间期乳腺癌，其发生率达11.9%。

乳腺间期癌的可能原因有：①筛查设备的敏感性或分辨率不够，病灶未见显影；②投照技术欠缺或单一筛查手段，病灶没能显示；③医师诊断经验不足所致的误、漏诊；④患者没有严格遵守筛查间隔时间；⑤由于肿瘤本身的恶性生物学特性，迅速浸润发展所致。间期癌主要包括以下4类。①Ⅰ类：前一次的X线片已显示出提示恶性肿瘤的征象，只是不典型，占7%～10%。②Ⅱ类：前一次的X线片已表现为典型乳腺癌征象，但被观察者漏诊，约占3%。③Ⅲ类：X线片已能探测到征象，但这些征象无恶性特异性，以至于被错误解释，约占21%。④Ⅳ类：前次X线摄影没有任何X线表现，这类称为真性间期癌，占44%～70%。因此，综合考虑乳腺间期癌发生的原因和其分类，乳腺间期癌难以完全避免。

乳腺间期癌临床主要表现为肿块，其次为乳头溢液。发病年龄较原发性乳腺癌更小，年龄是乳腺间期癌的独立危险因素，年龄越小、乳腺密度越高，乳腺间期癌发生的风险越高。间期癌易发展为浸润性癌，分子亚型以HER2过表达及三阴性型比例相对较高，故更具侵袭性，预后更差。国内学者李毅认为间期癌以浸润性导管癌为主，病理33%的真性间期癌是浸润性粉刺样癌、髓样癌及黏液腺癌，22%为导管内癌，其他病理类型为浸润性小叶癌（16%）、小管癌、混合型肿瘤、纤维肉瘤等。

有作者认为，一次乳腺筛查阴性结果后，1个月出现乳腺肿块或6个月后出现乳头溢液，间期癌的累积发病率会增加。因此，对于有症状的患者要适当调整复查间隔，并选择适当的检查方法，最好是采用多模态的综合影像诊断手段进行复查。

间期癌的影像学表现多种多样，类似原发性乳腺癌，无明显特征性。由于乳腺肿块或乳头溢液就诊的病例，乳腺间期癌X线的诊断敏感性分别为81%和62%，特异性分别为88%和91%。李毅等研究发现，相比于＜1cm的原发性乳腺癌，45.9%的真性间期癌乳腺X线可发现恶性钙化，故常规乳腺X线检查是非常重要的。但由于真性乳腺间期癌易发生于年龄较小的人群，年龄越小，乳腺密度越高，乳腺X线诊断的敏感性相对下降，因此年轻女性和高危人群，应在常规乳腺X线检查的同时，综合使用其他的影像学手段。相比于常规乳腺X线，DBT能明显提高乳腺癌的检出率，可检出更小的、低级别的浸润性癌，提高X线检查的敏感性和特异性，从而提高生存率。但由于间期癌的影像学表现多样，其生物学特征与原发性乳腺癌亦不完全相同，DBT及其他乳腺检查技术的应用并不能降低乳腺间期癌的发生率。因此，DBT对乳腺间期癌诊断的优缺点，仍需大宗数据进一步探讨。

（徐维敏　刘民锋　陈卫国）

参 考 文 献

［1］Jason Messinger，Stacey Crawford，Lane Roland，et al．Review of subtypes of interval breast cancers with discussion of radiographic findings［J］．Current Problems in Diagnostic Radiology，2019，48（6）：592-598．

［2］刘万花．乳腺疾病影像诊断学［M］．南京：江苏科学技术出版社，2011：198-201．

［3］Welch HG，Passow HJ．Quantifying the benefits and harms of screening mammography［J］．JAMA Internal Medicine，2014，174（3）：448-553．

［4］Meshkat B，Prichard RS，Al-Hilli Z，et al．A comparison of clinical-pathological characteristics between symptomatic and interval breast cancer［J］．Breast．2015；24（3）：278-282．

［5］李毅，吕艳丽，赵越，等．110例乳腺间期癌的临床病理特征分析［J］．临床肿瘤学杂志，2015，20（7）：637-641．

［6］Bernardi D，Gentilini MA，De Nisi M，et al．Effect of implementing digital breast tomosynthesis（DBT）instead of mammography on population screening outcomes including interval cancer rates：Results of the Trento DBT pilot evaluation［J］．Breast，2020，50：135-140．

［7］Hovda T，Holen ÅS，Lång K，et al．Interval and consecutive round breast cancer after digital breast tomosynthesis and synthetic 2D mammography versus standard 2D digital mammography in breastScreen norway［J］. Radiology，2020，294（2）：256-264.

［8］Hinton Benjamin，Ma Lin，Mahmoudzadeh Amir Pasha，et al. Derived mammographic masking measures based on simulated lesions predict the risk of interval cancer after controlling for known risk factors：a case-case analysis.［J］. Medical physics，2019，46（3）：1309-1316.

［9］Deependra Singh，Joonas Miettinen，et al. Association of symptoms and interval breast cancers in the mammography-screening programme：population-based matched cohort study［J］. British Journal of Cancer，2018，119（11）：1428-1435.

第10章

乳腺癌保乳术后随访

▶▶病例1

女，51岁，外院行右侧乳腺癌保乳术后5年，内分泌治疗后停经。右乳外上象限、上方及腋窝区见术后瘢痕；双侧乳腺触诊阴性。

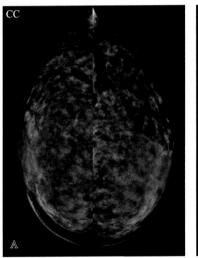 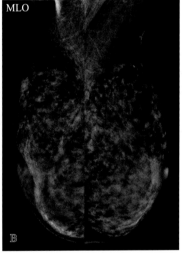

图10-0-1A、B　右侧乳腺癌保乳术后于2015-07-14第1次FFDM

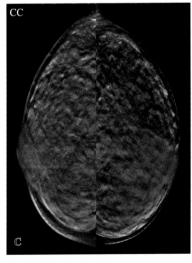 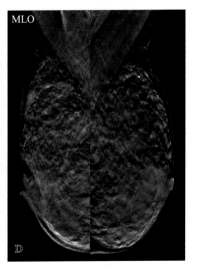

图10-0-1C、D　右侧乳腺癌保乳术后于2015-07-14第1次DBT

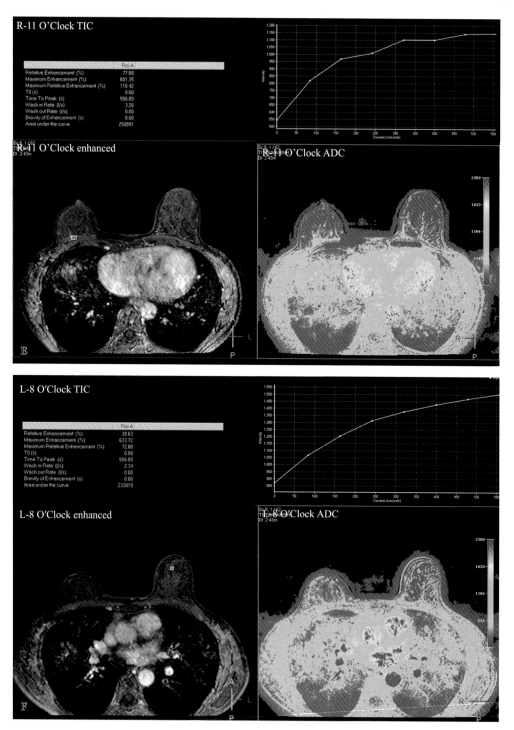

图10-0-1E、F　右侧乳腺癌保乳术后于2015-08-28第1次MRI

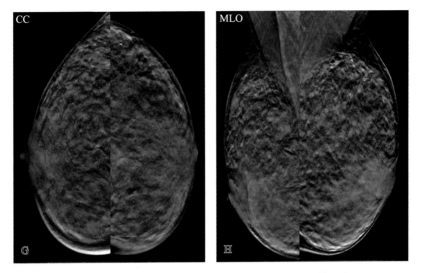

图10-0-1G、H　右侧乳腺癌保乳术后于2017-04-26第2次DBT

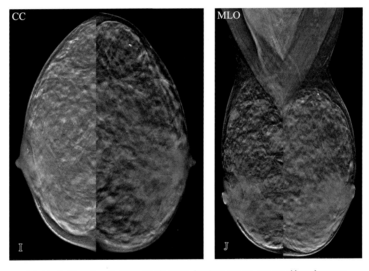

图10-0-1I、J　右侧乳腺癌保乳术后于2017-12-07第3次DBT

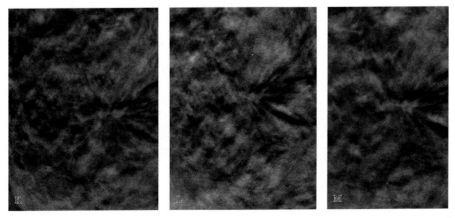

图10-0-1K～M　右侧保乳术后术区MLO物理放大对比图，2015-07（K）、2017-04（L）及2017-12（M）

问题

1. 乳腺X线（包括2015-07、2017-04及2017-12）关于2017-12（图10-0-1I、J）右乳病灶的主要描述有哪些？（多选）

　　A. 右乳上方（约12点钟）后1/3结构扭曲

　　B. 结构扭曲灶内未见钙化及肿块

　　C. 结构扭曲在随访过程中密度减淡

　　D. 右侧乳晕下区皮肤增厚、凹陷

　　E. 右侧腋窝皮肤增厚、凹陷

2. 综合以上乳腺X线，2017-12（图10-0-1I、J）右乳病灶的X线BI-RADS分类，下列哪类较合适？（单选）

　　A. 2类

　　B. 3类

　　C. 4A类

　　D. 4B类

　　E. 4C类

3. 乳腺MRI图像上（图10-0-1E、F）关于双侧乳腺的主要描述有哪些？（多选）

　　A. 右乳内上象限结构扭曲

　　B. 右乳11点钟近胸壁处见斑片状轻度强化灶

　　C. 右乳11点钟病灶TIC曲线呈Ⅰ型

　　D. 左乳8点钟区域TIC曲线呈Ⅰ型

　　E. 双侧乳腺背景呈重度强化

4. 双侧乳腺病灶的MRI-BI-RADS分类，下列哪类较合适？（单选）

　　A. 双侧2类

　　B. 右侧3类，左侧2类

　　C. 双侧3类

　　D. 右侧4类，左侧3类

　　E. 双侧4类

参考答案

1. ABCDE　　　2. A　　　3. ABCDE

4. A

分析要点

中年女性，乳腺癌保乳术后影像学随访，术后乳腺X线主要表现为结构扭曲及周围皮肤的改变，DBT较FFDM能够更清晰地显示术区的变化，结构扭曲灶内未见肿块及钙化，周围小梁结构未见明确改变，MRI能够更好地印证DBT所看到的征象为良性病变；且右乳术后的改变随时间推移，在DBT图像上术区的结构扭曲密度减淡，DBT是保乳术后随访复查的重要检查方法。

▶▶病例2

女，53岁，左侧乳腺癌保乳术后3年余。自述发现左乳上方表皮结节1年余，缓慢生长。左乳12点钟触及一枚1cm×1cm质硬肿块，无红肿，不活动。

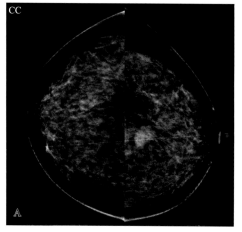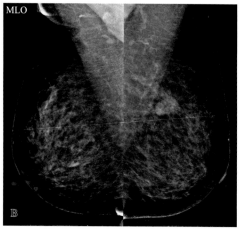

图10-0-2A、B　2014-04-11术前FFDM

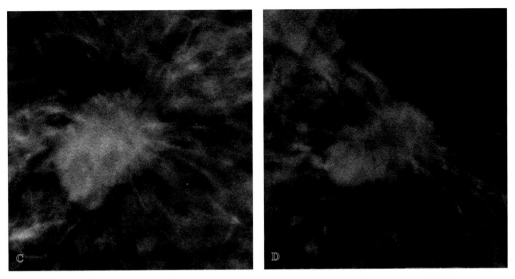

图10-0-2C、D　2014-04-11术前乳腺X线检查左乳上方肿块DBT物理放大图

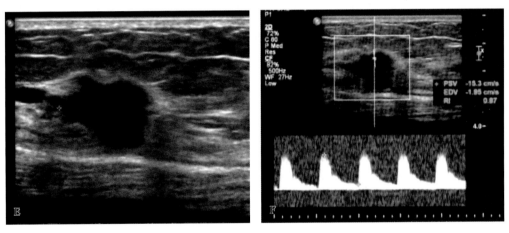

图10-0-2E、F　2014-04-11左乳12点钟位置肿块超声图

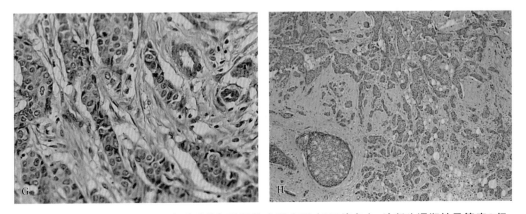

图10-0-2G、H　2014-04-15左乳肿块切除活检术后病理（HE染色），诊断为浸润性导管癌2级

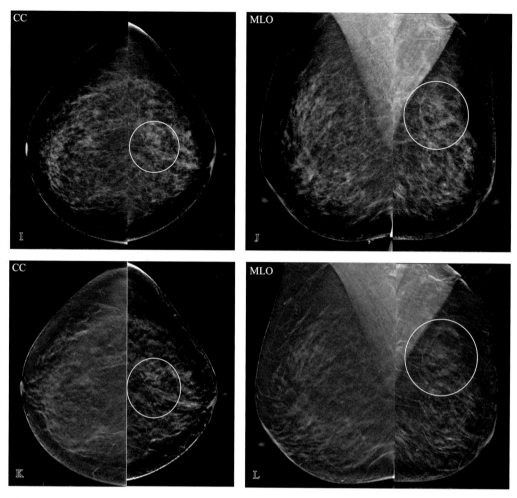

图 10-0-2I～L　2015-06-11左侧乳腺癌保乳术后第1次X线复查，FFDM（I、J），DBT（K、L）

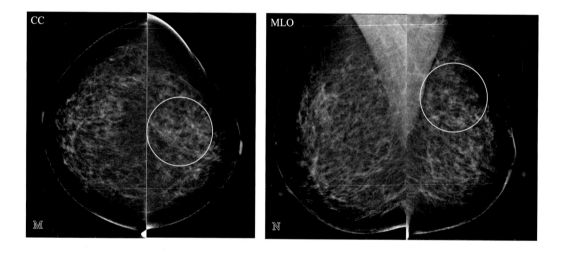

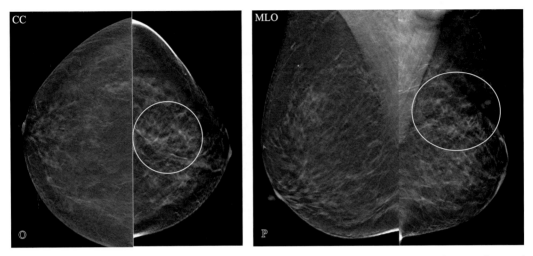

图 10-0-2M ～ P　2016-09-28 左侧乳腺癌保乳术后第 2 次 X 线复查，FFDM（M、N），DBT（O、P）

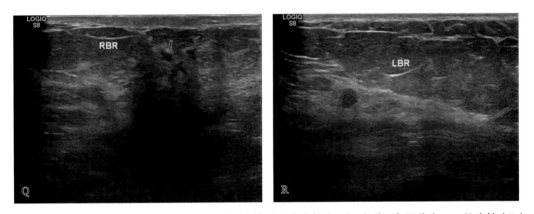

图 10-0-2Q、R　2016-9-29 双乳超声，右乳 5 点钟乳头旁病灶（Q），左乳 3 点距乳头 5cm 处病灶（R）

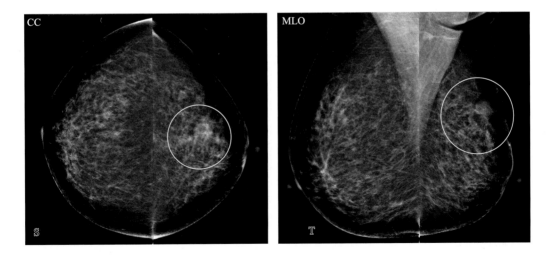

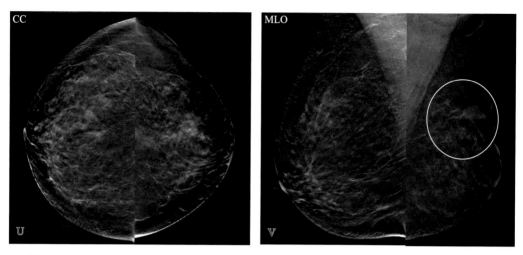

图10-0-2S～V　2017-07-05左侧乳腺癌保乳术后第3次X线复查，左乳上方触及质硬、活动欠佳肿块；FFDM（S、T），DBT（U、V）

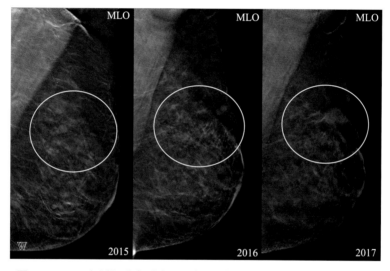

图10-0-2W　左侧保乳术后术区3次X线复查的MLO位DBT图像对比

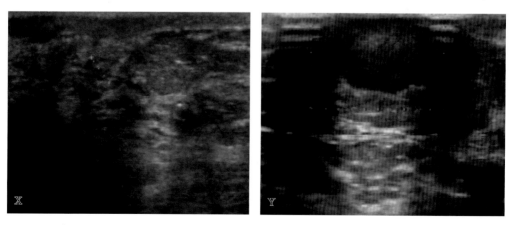

图10-0-2X、Y　2017-07-06保乳术后复查乳腺超声，左乳12点钟方向病灶

问题

1. 2014-04-11乳腺X线（图10-0-2A～D）关于左乳病灶的主要描述有哪些?（多选）

   A. 椭圆形高密度肿块，边缘毛刺

   B. 椭圆形等密度肿块，边缘模糊

   C. 不规则形高密度肿块，边缘毛刺

   D. 周围小梁结构增宽

   E. 肿块内见钙化

2. 2014-04-11左乳病灶（图10-0-2A～D）X线BI-RADS分类，下列哪类较合适?（单选）

   A. 3类

   B. 5类

   C. 4A类

   D. 4B类

   E. 4C类

3. 双乳2015年术后第1次X线（图10-0-2I～L）BI-RADS分类，下列哪类合适?（单选）

   A. 双侧2类

   B. 右侧2类，左侧3类

   C. 右侧3类，左侧2类

   D. 双侧3类

   E. 右侧2类，左侧4A类

4. 2016年乳腺X线（图10-0-2M～P）关于双侧乳腺的主要描述有哪些?（多选）

   A. 双侧乳腺见多枚等密度肿块，边缘清晰

   B. DBT示左乳上方中1/3沿皮下脂肪层走行见等密度肿块，边缘清晰

   C. 左乳上方结构扭曲

   D. 左乳上方皮肤增厚、凹陷

   E. 左乳见多发钙化

5. 双乳2016年术后第2次X线（图10-0-2M～P）BI-RADS分类，下列哪类合适?（单选）

   A. 双侧2类

   B. 右侧2类，左侧3类

   C. 右侧3类，左侧2类

   D. 双侧3类

   E. 右侧2类，左侧4A类

6. 2016年乳腺超声（图10-0-2Q、R）对双侧乳腺病灶的主要描述有哪些?（多选）

   A. 左乳3点钟距离乳头5cm处椭圆形低回声肿块，边缘清晰

   B. 右乳5点钟方向乳头旁椭圆形无回声肿块，边缘清晰

   C. 不规则形低回声肿块，边缘毛刺

   D. 肿块后方回声增强

   E. 肿块内见丰富血流信号影

7. 2017年术后第3次乳腺X线（图10-0-2S～V）关于双侧乳腺的主要描述有哪些?（多选）

   A. 右乳未见明显异常

   B. DBT示左乳上方中1/3沿皮下脂肪层走行见等密度肿块，边缘模糊

   C. 左乳上方结构扭曲

   D. 左乳上方皮肤增厚、凹陷

   E. 左乳见多枚等密度肿块

8. 双乳2017年术后第3次X线（图10-0-2S～V）BI-RADS分类，下列哪类合适?（单选）

   A. 双侧2类

   B. 右侧2类，左侧3类

   C. 右侧3类，左侧2类

   D. 双侧3类

   E. 右侧2类，左侧4B类

参考答案

1. CD　　2. B　　3. A　　4. BCD

5. B　　6. AB　　7. ABCD　　8. E

分析要点

　　1.临床特点　中年女性，左侧乳腺癌

保乳术后3年余，随访发现左乳缓慢生长的质硬、固定肿块。

2.影像表现　患者术前乳腺X线（2014年）示左乳上方边缘毛刺状单纯肿块，具有典型的乳腺癌X线表现。保乳术后随访，左乳上方（约12点钟方向）术区在第1年复查（2015年）的乳腺X线图像上主要表现为结构扭曲；第2次复查（2016年）原术区的结构扭曲灶实质密度增高，结构扭曲灶近皮下脂肪层处新增等密度肿块，但肿块不具有恶性特征，BI-RADS判读为3类，建议短期随访；第3次复查（2017年）原术区结构扭曲灶前缘肿块较前增大，密度较前增高，DBT示肿块沿皮下脂肪层走行，边缘模糊，周围局部小梁结构增宽、纠集，邻近皮肤增厚、内陷；该次X线表现具备恶性病变的特征。

患者术前乳腺超声（2014年），左乳上方病灶具有乳腺癌典型超声表现。保乳术后随访，2016年复查第1次超声，双侧乳腺没有恶性发现；2017年第2次超声复查，左乳12点钟距乳头3cm处皮肤层新增大小1.6cm×1.1cm混合回声肿块，边界欠清；CDFI显示团块周边及内部未见明显彩色血流信号；该次超声表现亦具有可疑恶性病变的特征。综合上述影像表现，此时应进行临床干预。

3.经验分享　乳腺癌保乳术的患者，术前MRI能够更好地把握手术范围，术后MRI对比检查能提高治疗效果，降低复发率。但目前国内由于患者个人和不同医院设备等因素的影响，术前及术后影像学检查往往并不规范。

此例术前影像学具有肿块型乳腺癌典型特征，保乳术后仅进行乳腺X线及超声追踪复查，随访中应着重关注术区变化，注意是单纯表现为术后的结构扭曲，还是合并有其他的征象；若术后改变的结构扭曲在随访过程中随时间的延长而变淡，则多为良性改变。若随访过程中结构扭曲密度增高，甚至伴新增肿块或钙化等其他征象，则应综合影像学及临床特点，考虑肿瘤复发。

该患者术后第2次复查乳腺X线在术区近皮下脂肪层的位置发现新增肿块，超声虽然为阴性，此时也应行MRI检查或乳腺X线对比增强摄影（CEM），进一步判定该肿块的性质，更早进行临床干预。术后第3次复查，术区近皮下脂肪层肿块增大，且伴随周围结构改变，可基本明确为术后复发。

病理

（左乳上方肿块）浸润性导管癌2级，同术前病理类型。

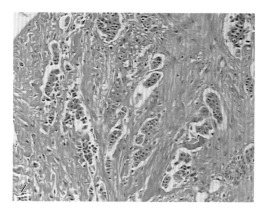

图10-0-2Z　左侧乳腺癌保乳术后，新增肿块术后HE染色图

▶▶**病例3**

女，50岁，右侧乳腺癌保乳术后4年余，常规随访。双侧乳腺触诊阴性。右乳6点钟处及右侧腋窝见术后瘢痕。

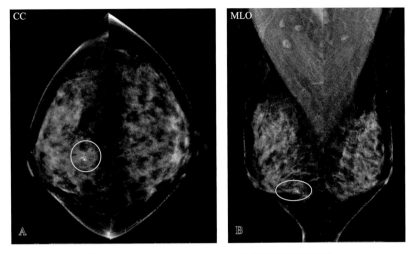

图 10-0-3A、B　2013-12-04 术前双乳 FFDM 图

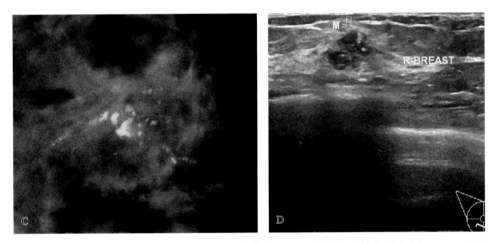

图 10-0-3C、D　2013-12-04 术前右乳下方钙化灶 FFDM 局部物理放大图（C）；2013-12-05 术前右乳 7 点钟处病灶超声图（D）

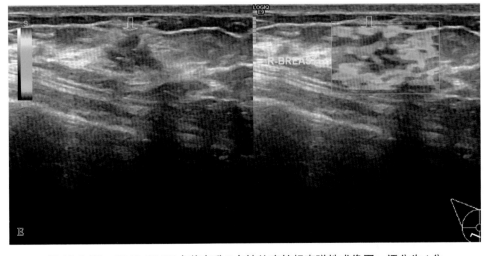

图 10-0-3E　2013-12-05 术前右乳 7 点钟处病灶超声弹性成像图，评分为 4 分

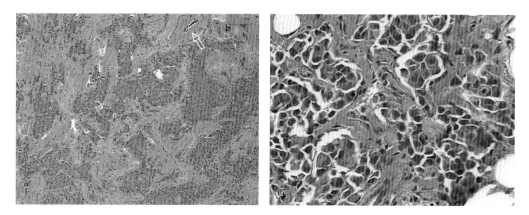

图 10-0-3F、G　2013-12-06右乳钙化切除活检术后（HE染色），病理证实为浸润性导管癌2级；免疫组化：ER（-）、PR（-）、HER2（3+）、P53（+，30%）、Ki-67（+，50%）、E-cad（+）；白箭头所指为光镜下导管内的钙化

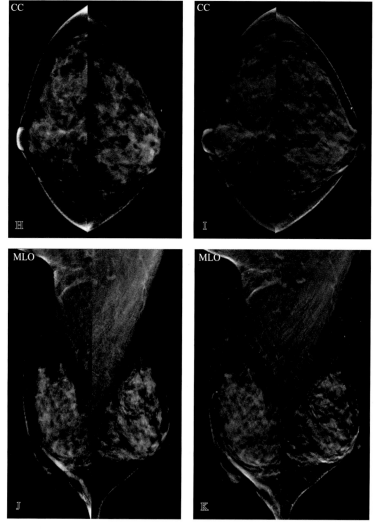

图 10-0-3H～K　2015-04-01右侧乳腺癌保乳术后第1次复查，FFDM（H、J），DBT（I、K）

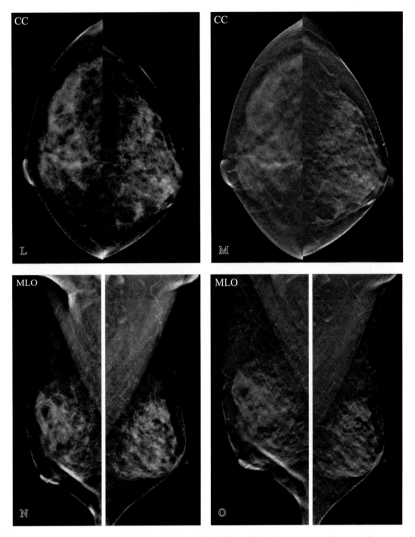

图10-0-3L～O 2016-08-11右侧乳腺癌保乳术后第2次复查，FFDM（L、N），DBT（M、O）

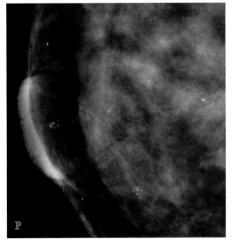

图10-0-3P 2016-08-11右侧乳腺癌保乳术后第2次复查，乳晕下区钙化FFDM物理放大图

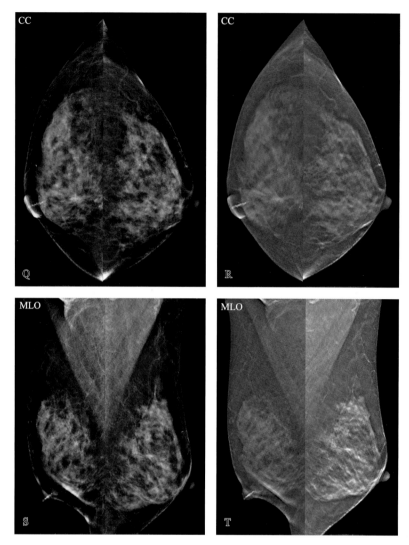

图10-0-3Q～T　2017-11-30右侧乳腺癌保乳术后第3次复查，FFDM（Q、S），DBT（R、T）

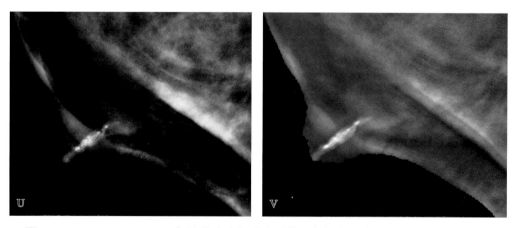

图10-0-3U、V　2017-11-30右侧乳腺癌保乳术后第3次复查，乳晕下区钙化FFDM（U）及DBT物理放大图（V）

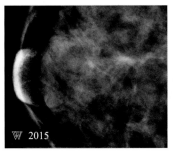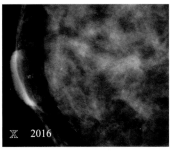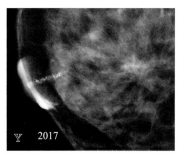

图10-0-3W～Y 右侧乳腺癌保乳术后3次复查对比，右侧乳晕下区FFDM物理放大图

问题

1. 2013-12-04乳腺X线（图10-0-3A～C）关于右乳病灶的主要描述有哪些？（多选）

   A. 细小多形性钙化，成簇分布

   B. 钙化伴局灶不对称

   C. 不规则形高密度肿块，边缘毛刺

   D. 周围小梁结构增宽

   E. 钙化呈段样分布

2. 2013-12-04右乳病灶X线（图10-0-3A～C）BI-RADS分类，下列哪类合适？（单选）

   A. 2类

   B. 3类

   C. 4A类

   D. 4B类

   E. 4C类

3. 所见术前乳腺超声（图10-0-3D、E）对右乳7点钟处病灶的主要描述有哪些？（多选）

   A. 不规则低回声肿块，边缘成角，内见多枚点状强回声

   B. 椭圆形高回声肿块，边缘欠清

   C. 不规则低回声肿块，边缘毛刺

   D. 肿块后方回声增强

   E. 弹性成像显示肿块质硬

4. 右乳病灶术前超声（图10-0-3D、E）BI-RADS分类，下列哪类合适？（单选）

   A. 3类

   B. 4A类

   C. 4B类

   D. 4C类

   E. 5类

5. 对比2015、2016年，2017乳腺X线（图10-0-3Q～V）对右乳的主要描述有哪些？（多选）

   A. 右乳下方（约6点钟方向）结构扭曲

   B. 右乳乳晕下区见线样分布钙化数量增多，延伸至乳头处

   C. 右乳乳晕下区钙化形态为细点状及模糊不定形

   D. 右乳下方皮肤增厚、凹陷

   E. 右侧腋窝皮肤增厚、凹陷

6. 右乳2017年术后第3次X线BI-RADS分类，下列哪类合适？（单选）

   A. 2类

   B. 3类

   C. 4A类

   D. 4B类

   E. 4C类

参考答案

1. ABD　　2. E　　3. AE　　4. D

5. ABCDE　　6. D

分析要点

1. 临床特点 中年女性，右侧乳腺癌保乳术后随访，临床触诊阴性。

2. 影像表现 术前X线表现为成簇分

布细小多形性钙化，超声表现为不规则肿块伴钙化，超声弹性评分4分；X线及超声高度提示肿瘤性病变。右乳保乳术后第1年（2015年）复查仅见术区结构扭曲及周围皮肤改变；第2年（2016年）复查发现乳晕下区新增线样分布细点状钙化，术后的结构扭曲灶没有明确变化；第3年（2017年）复查发现术后的结构扭曲灶仍无明确改变；但乳晕下区线样分布细点状钙化数量较前增多，且钙化灶内新增模糊不定形钙化，随访过程钙化增多，应建议临床干预。

3.经验分享　右乳术前表现为单纯钙化型乳腺癌，术后随访发现原病灶区前方单纯钙化，且具有逐步增多的趋势；由于钙化出现的位置不是术区，且非典型脂肪坏死表现，常规不应首先考虑手术所致的脂肪坏死。该患者虽无乳头血性溢液等异常征象，钙化形态也不是典型恶性表现，但钙化位于乳晕下区，沿导管方向呈线样分布，还需排除导管内癌或间隔癌的可能，故考虑BI-RADS 4B类，建议活检是必要的。

病理

右乳乳晕下区钙化灶穿刺活检，（右乳钙化）未见癌瘤细胞。

▶▶小结

乳腺癌是女性最常见的恶性肿瘤，严重威胁女性健康与生命。目前，保乳手术与改良根治术是乳腺癌主流的手术方式。对于保乳手术的患者，术后会接受相应的放化疗，定期随访复查可及时有效地发现肿瘤复发和转移，提高生存率。

乳腺癌患者在接受保乳手术及局部放射治疗后，会形成瘢痕组织。瘢痕组织是指肉芽组织经改建成熟形成的纤维结缔组织。手术区域成纤维细胞和血管内皮细胞的增殖形成肉芽组织，并随时间的推移，经过血管生成、成纤维细胞增殖和迁移、细胞外基质成分的积聚和纤维组织的重建，最后形成瘢痕组织。此时，其间质的水分逐渐吸收减少，炎性细胞减少并逐渐消失，部分毛细血管管腔闭塞、数目减少，按正常功能的需要少数毛细血管管壁增厚，改建为小动脉和小静脉；成纤维细胞产生越来越多的胶原纤维，同时成纤维细胞数目逐渐减少并变为纤维细胞；最后发生玻璃样变性，细胞和毛细血管成分更少，转化为瘢痕组织并趋于稳定。术后瘢痕组织形成及改变是一个动态的过程。

FFDM及超声是乳腺癌保乳术后的常规检查方法。在乳腺癌保乳术后不同时

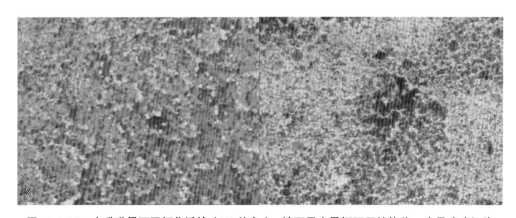

图10-0-3Z　右乳乳晕下区钙化活检（HE染色）：镜下见大量坏死无结构物，未见癌瘤细胞

间段观察乳腺X线改变，重点在于观察水肿、皮肤增厚、结构扭曲、局灶不对称致密及钙化等，尤其要注意双侧乳腺对比观察。乳腺水肿通常在术后6个月至1年达到高峰，主要表现为乳腺实质、间质和皮下脂肪层的网格状改变；随着时间推移，上述改变的程度应逐渐减轻（图10-0-2I～P）。钙化是最重要的保乳术后残留或复发征象，术后即刻的X线标本摄影可帮助判断钙化型病变是否切到或切除干净。术后可出现良性钙化，多见于手术后的6～12个月，一开始表现为纤细、模糊改变，多为坏死组织或脂肪坏死形成的浅淡钙化，以后可逐渐变粗糙，最后则可出现退变样钙化和缝线状钙化。极少数肿瘤切缘部位可有细小钙化形成，提示恶性肿瘤复发或脂肪坏死，脂肪坏死与恶性病变的鉴别较为困难，钙化出现的时间对鉴别诊断较重要。国内学者研究发现乳腺恶性钙化是乳腺癌患者行保乳术预后不良的独立危险因素，伴有恶性钙化的乳腺癌患者保乳术后的局部复发率高，总生存率明显降低，并与患者年龄相关，36～55岁年龄组风险最高。

由于手术及放疗影响，术后改变与术后复发在常规FFDM及超声表现上部分重叠，特别是术后瘢痕组织与瘢痕区肿瘤复发的鉴别诊断存在较大困难。高质量和更先进的乳腺X线技术可提高诊断效能。DBT较FFDM能够更清晰地显示术区的变化，更好地观察术后的改变随时间推移，密度减淡或增加的变化（图10-0-1K～M）。MRI是更好地补充检查方法，能够很好地印证DBT所观察到的征象，且瘢痕组织在T_1WI及T_2WI上表现为低信号，弥散加权不受限，动态增强无强化或表现为流入型曲线，有助于鉴别诊断。

乳腺癌局部复发是指乳腺癌原发灶切除术后，手术区域内软组织、皮肤及区域淋巴结又出现相同病理类型的病灶，主要发生在手术后2年以内。若术后影像学随访发现术区出现异常征象，如新发的肿块、钙化或不对称等，应考虑有无复发。但由于术后瘢痕组织影响，特别是表现为结构扭曲时，乳腺X线摄影无法完全区别术后改变与术后复发。MRI不同序列成像，能更好鉴别术后肿瘤复发，术后复发平扫价值有限，一般T_1WI及T_2WI均表现为等或低信号，动态增强扫描及弥散加权成像具有较高的诊断及鉴别诊断价值，常表现为早期明显强化和弥散受限，动态增强曲线表现为平台型或流出型曲线。

综上所述，乳腺X线检查（尤其是DBT）是保乳术后随访复查的重要检查方法，MRI是诊断及鉴别术后瘢痕与肿瘤复发的最佳检查手段。

（徐维敏　董建宇　陈卫国）

参 考 文 献

［1］顾雅佳，肖勤，郑晓静，等. 乳腺癌保乳治疗后的X线随访［J］. 中华放射学杂志，2006，40（4）：344-349.

［2］陈翱翔，孟然，齐晓敏，等. 乳腺钼靶伴有倾向恶性钙化的乳腺癌患者保乳术后的预后分析［J］. 中国肿瘤临床，2016，43（17）：761-765.

［3］邢海源，伊秀红，包俊优. 乳腺癌钼靶X线影像与保乳外科手术关系的探讨［J］. 实用医学影像杂志，2015（2）：141-143.

［4］Sarakbi WA，Worku D，Escobar PF，et al. Breast papillomas：current management with a focus on a new diagnostic and therapeutic modality［J］. International Seminars in Surgical Oncology，2006，3（1）：1.

［5］郑潜新，宦怡，徐俊卿，等. 磁共振扩散加权成像在乳腺癌保乳术后随访的应用［J］. 医学影像学杂志，2011，21（6）：853-856.

［6］赵永翔. 磁共振在乳腺癌术后复查中的临床应用价值探讨［D］. 首都医科大学，

2017.

［7］Vora SA，Wazer DE，Homer MJ. Management of microcalcifications that develop at the lumpectomy site after breast-conserving therapy［J］. Radiology，1997，203（3）：667-671.

第 11 章

乳腺假体术后合并乳腺病变

第一节　置入型乳腺假体合并乳腺其他病变

▶▶病例1

女，39岁，双侧乳腺假体置入术后数年，右乳外上象限纤维腺瘤术后2年余。触诊：右乳10～11点钟触及一枚2cm×2cm肿块，质韧，膨胀性生长，活动良好。

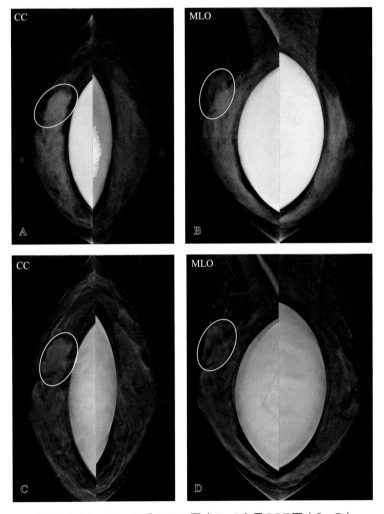

图11-1-1A～D　双乳FFDM图（A、B）及DBT图（C、D）

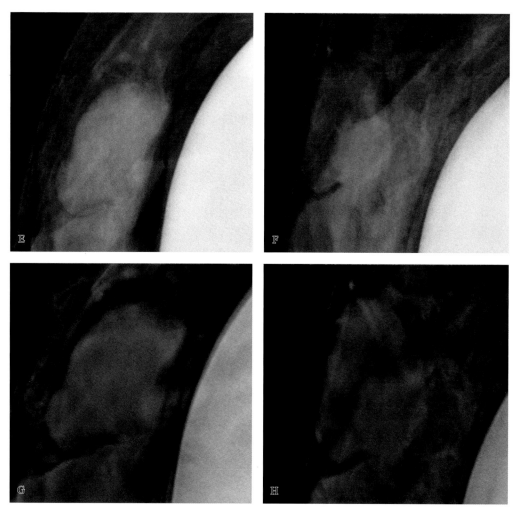

图11-1-1E～H　右乳外上象限肿块X线物理放大图，FFDM（E、F），DBT（G、H）

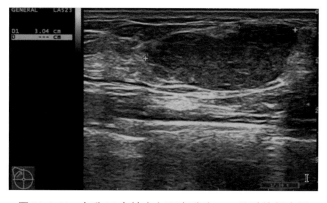

图11-1-1I　右乳10点钟方向距离乳头2cm处肿块超声图

问题

1. 乳腺X线（图11-1-1A～H）关于右乳病灶的主要描述有哪些？（多选）

   A. 椭圆形等密度肿块，边缘模糊

   B. 椭圆形等密度肿块，边缘清晰

   C. 椭圆形等密度肿块伴钙化

   D. 肿块内未见钙化

   E. 肿块周围小梁结构增宽

2. 右乳病灶的X线BI-RADS分类，下列哪类合适？（单选）

   A. 2类

   B. 3类

   C. 4A类

   D. 4B类

   E. 4C类

3. 乳腺X线（图11-1-1A～D）关于双侧乳腺假体的主要描述有哪些？（多选）

   A. 双侧胸大肌后方见置入假体影

   B. 双侧假体未见破裂及移位征象

   C. 双侧假体内见放射状皱褶

   D. 双侧假体破裂

   E. 双侧假体变形

参考答案

1. BD　　2. A　　3. ABC

分析要点

1. 临床特点　年轻女性，双侧乳腺假体置入及右乳纤维腺瘤手术史。触及右乳质韧、膨胀性生长的肿块，活动良好。

2. 影像表现　乳腺X线显示右侧乳腺外上象限前1/3等密度肿块、形态规则、边缘清晰，内未见钙化；超声证实为边缘清晰的实性肿块，与X线大小相似。结合年龄、临床病史及触诊情况，考虑良性肿块、纤维腺瘤可能性大。

3. 经验分享　对于置入型假体行乳腺X线摄影时，可以增加采用假体位（即尽量将假体拉出）及乳腺位（即图像内没有包括假体，仅有纤维腺体组织的显影），但由于考虑剂量的影响，我院实际工作中仅采用常规体位拍摄、假体曝光模式。由于假体类型及置入位置的影响，假体在X线上往往未能完全包括，无论是假体的可疑破裂还是真正破裂征象，X线的诊断价值有限。但FFDM，特别是DBT能够较好地显示假体内及周围的钙化等异常征象。

本例为年轻女性，有纤维腺瘤病史，乳腺X线、超声特征及临床触诊均高度提示纤维腺瘤；详细询问既往史时发现该患者的肿块是在原手术部位复发的，并有多次手术史，且近期肿块较往年有增大的趋势；因此，我们除了常规思路外，还需考虑肿块复发及增大的原因，是由于激素的影响，还是之前的病灶未完全切除导致。由于叶状肿瘤触诊情况类似纤维腺瘤，同时会由于手术切除范围不足，导致复发，并有近期不断增大的特点，故该患者在考虑纤维腺瘤的同时，应注意与叶状肿瘤相鉴别。

总之，分析有乳腺假体的影像学图像时，首先应明确假体类型、假体位置、假体有无破裂或移位，并注意纤维腺体组织内有无肿块或钙化等异常征象。问诊需特别备注假体手术的时间及所发现肿块的生长情况。所发现的异常征象分析思路同常规腺体中发现的异常，但是要注意假体破裂的情况下，纤维腺体组织中所出现的肿块是真正的乳腺肿块还是假体所致的异物肉芽肿，此时应综合多模态影像学做出判断，其中结合MRI表现尤为重要。

病理

右乳肿块切除活检，最后病理证实为良性叶状肿瘤，局部细胞增生明显活跃。

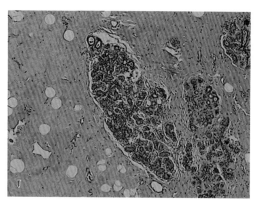
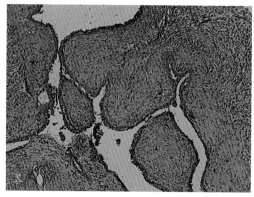

图11-1-1J、K　右乳10点钟肿块光镜下图像（HE染色）

▶▶病例2

女，57岁，双侧乳腺假体置入术后；自述发现左乳肿块1年，近1个月明显增大。左乳1点钟触及一枚约5cm×5cm肿块，质硬，不活动；皮肤表面凸起，皮温升高。

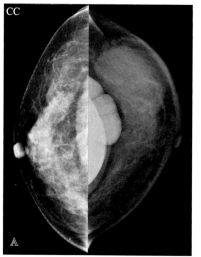
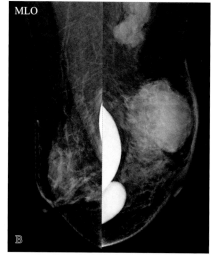

图11-1-2A、B　双乳FFDM图

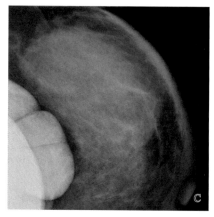
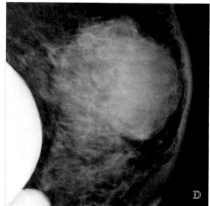

图11-1-2C、D　左乳外上象限肿块FFDM物理放大图

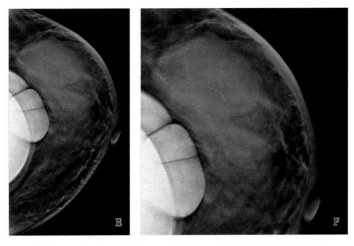

图 11-1-2E、F　左乳外上象限肿块 CC 位 DBT 物理放大图

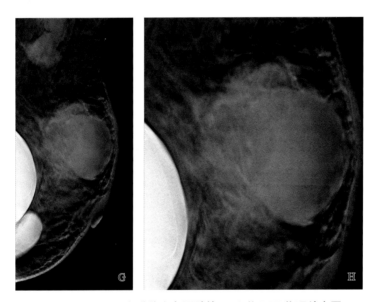

图 11-1-2G、H　左乳外上象限肿块 MLO 位 DBT 物理放大图

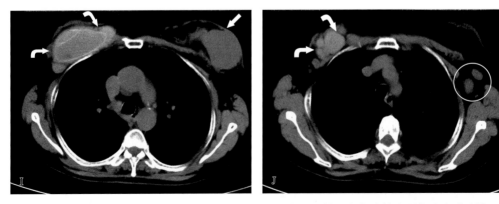

图 11-1-2I、J　胸部平扫 CT，白色弧形箭头所指为右乳假体，白色直箭头所指为左乳肿块，白色圈为左侧腋淋巴结

问题

1. 乳腺X线（图11-1-2A～H）关于左侧乳腺的主要描述有哪些？（多选）

　A. 不规则高密度肿块，边缘模糊

　B. 不规则等密度肿块，边缘微分叶

　C. 不规则等密度肿块伴钙化

　D. 小梁结构增宽

　E. 左侧乳腺皮肤弥漫增厚

2. 左侧乳腺的BI-RADS分类，下列哪类合适？（单选）

　A. 2类

　B. 3类

　C. 4A类

　D. 4B类

　E. 4C类

3. 所见CT（图11-1-2I、J）关于双侧乳腺的主要描述有哪些？（多选）

　A. 左侧乳腺外上象限不规则形等密度肿块，边缘模糊

　B. 左侧乳腺外下象限椭圆形低密度肿块

　C. 左侧腋窝多发肿大淋巴结

　D. 左侧腋窝未见肿大淋巴结

　E. 右侧乳腺假体变形，内见条状高密度分隔及斑片状低密度影

参考答案

1. ADE　　2. E　　3. ACE

分析要点

1. 病例特点　中年女性，发现左乳肿块1年，近1个月明显增大。肿块质硬，不活动，表面凸起，皮温升高。临床触诊符合恶性肿瘤的特点，但不完全除外感染性病变。

2. 影像表现　X线示左侧乳腺外上象限后1/3不规则高密度肿块，边缘模糊，周围实质密度增高，小梁结构增宽，邻近脂肪层模糊，皮肤弥漫增厚，左侧腋窝淋巴结肿大，考虑恶性肿瘤可能性大。但双侧乳腺假体在X线上显影不全，左侧假体形态异常，单纯X线评估假体是否破裂的价值有限，须结合其他影像学检查。

胸部CT显示左侧乳腺外上象限等密度肿块，伴左侧腋窝多发淋巴结肿大；右乳假体变形，其内密度欠均匀，见条状高密度分隔及斑片状低密度影。CT证实了左乳肿块及腋窝淋巴结的改变，同时弥补了X线对假体评价的不足。

3. 经验分享　FFDM、DBT及CT对乳腺置入型假体评价均存在一定的局限性，此类患者应建议综合MRI评估。乳腺纤维腺体组织所发现的异常征象分析思路与常规临床诊断思路相同。该例患者皮肤改变及皮温升高，可能是肿瘤侵犯皮肤所致。

病理

左乳肿物活检术后，病理结果为浸润性导管癌3级；免疫组化ER（＋）、PR（－）、HER2（3＋）、Ki-67（＋，60%）。

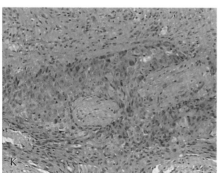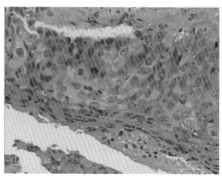

图11-1-2K、L　左乳肿块光镜下病理图（HE染色）

►►**病例3**

女，60岁，双侧乳腺假体置入术后，发现右乳肿块数月余。触诊：右乳9点钟肿块，质韧，膨胀性生长，活动尚可。

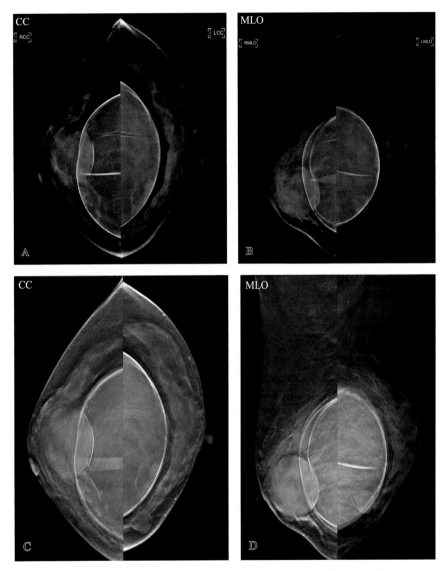

图11-1-3A～D 双乳FFDM图（A、B）及DBT图（C、D）

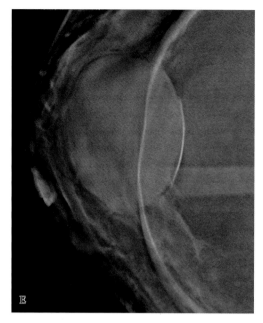
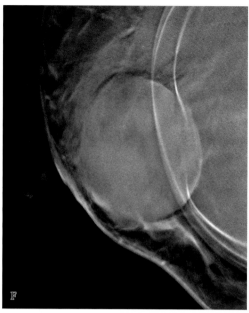

图11-1-3E、F 右乳肿块DBT物理放大图

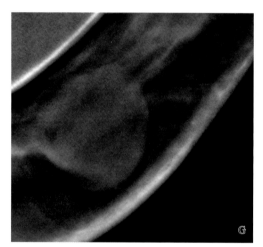
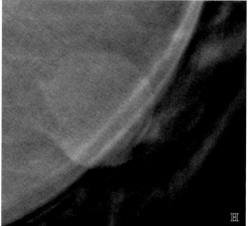

图11-1-3G、H 左乳肿块DBT物理放大图

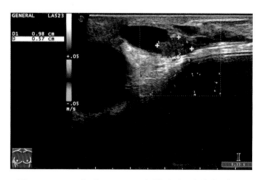
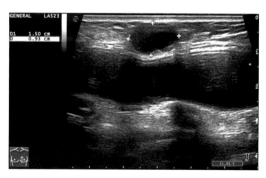

图11-1-3I 右乳7～10点钟方向肿块超声图

图11-1-3J 左乳7点钟方向距离乳头2.5cm处肿块超声图

问题

1. 乳腺X线（图11-1-3A～F）关于右乳病灶的主要描述有哪些？（多选）

   A. 椭圆形高密度肿块，边缘部分清晰、小部分模糊

   B. 椭圆形等密度肿块，边缘遮蔽

   C. 肿块内密度欠均匀，前部见斑片状高密度影

   D. 周围小梁结构增宽、紊乱

   E. 右侧乳腺乳晕区皮肤增厚

2. 右乳病灶X线的BI-RADS分类，下列哪类合适？（单选）

   A. 2类
   B. 3类
   C. 4A类
   D. 4B类
   E. 4C类

3. 乳腺X线（图11-1-3A～D，G、H）关于左乳病灶的主要描述有？（单选）

   A. 圆形高密度肿块，边缘模糊
   B. 圆形等密度肿块，边缘清晰
   C. 肿块内见钙化
   D. 周围小梁结构增粗紊乱
   E. 肿块周围皮肤增厚

4. 左乳病灶X线的BI-RADS分类，下列哪类合适？（单选）

   A. 2类
   B. 3类
   C. 4A类
   D. 4B类
   E. 4C类

5. 右乳超声（图11-1-3I）对病灶的主要描述有哪些？（多选）

   A. 巨大混合回声肿块，边缘清晰
   B. 不规则形混合回声肿块，边缘分叶
   C. 肿块内见多发高回声钙化影
   D. 肿块后方回声增强

   E. 肿块见丰富血流信号

6. 左乳超声（图11-1-3J）对病灶的主要描述有哪些？（多选）

   A. 椭圆形混合高回声肿块，边缘清晰
   B. 不规则形混合回声肿块，边缘分叶
   C. 椭圆形无回声肿块，囊壁偏心性增厚，边缘清晰
   D. 肿块内见多发高回声钙化影
   E. 肿块后方回声增强

参考答案

1. ACDE   2. C   3. B   4. A
5. ADE   6. CE

分析要点

1. 病例特点　老年女性，右乳质韧、膨胀性生长肿块；左乳触诊阴性。

2. 影像表现　X线示右侧乳晕下区高密度肿块，形态规则，前缘边缘模糊，周围小梁结构增宽、紊乱；超声显示该肿块为混合回声，实性部分见丰富血流信号。综合发病年龄及影像学表现，具有活检的必要。超声提示囊实性肿块，实性部分为偏心性，需考虑右侧导管内乳头状病变，究竟是乳头状瘤还是乳头状癌，单纯影像学无法确诊，需要病理组织学证实。

   X线示左侧乳腺内下象限前1/3等密度肿块影，形态规则、边缘清晰，内未见钙化，考虑良性病变，乳腺囊肿或纤维腺瘤的可能性大。超声显示该肿块为囊性病变，但囊壁增厚；综合乳腺X线、超声及临床，考虑囊肿并发感染可能性大。左侧乳腺肿块可临床抽吸囊液治疗或短期内超声复查，该肿块没有进一步的病理组织证实。

3. 经验分享　老年女性的乳腺单纯肿块，乳腺X线联合超声可提高诊断的准确性。特别是乳腺X线表现为单纯肿块，而超声表现为囊实性混合回声时，应着重分

析肿块囊实性的位置、分布、比例及血流情况。可能出现以下几种情况：①若肿块主要表现为囊性，内见实性偏心肿块，囊外壁光整，考虑导管内乳头状病变可能性大（BI-RADS 4A类以上）。②若肿块主要表现为囊性，囊内未见壁结节，可见囊内分隔，囊壁或分隔增厚，考虑复杂囊肿（BI-RADS 4A类以上）。③若肿块主要为囊性，囊内见片状偏心高回声，且片状高回声随体位改变而形态发生变化，探头按压时可出现"蠕动"，无论囊分隔、囊壁、边缘及血流情况，考虑感染性病变的可能性大。④若肿块为单纯囊性病变，考虑单纯囊肿（BI-RADS 2类）。⑤若肿块以实性为主，内夹杂囊性病变，纤维腺瘤、叶状肿瘤或乳腺癌均有可能（BI-RADS 4A

类以上）；必要时可进一步行乳腺X线对比增强摄影（CEM）、超声弹性成像、超声微泡或MRI检查，提高诊断的准确性。

病理

右乳肿块切除活检，病理证实为导管内乳头状瘤。

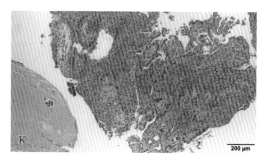

图11-1-3K　右乳肿块光镜下病理图（HE染色）

第二节　注射型乳腺假体合并乳腺其他病变

▶▶**病例1**

女，48岁，双侧乳腺注射隆胸术后

15年，因乳痛症就诊。

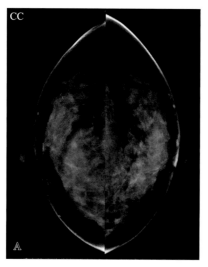

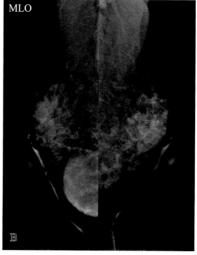

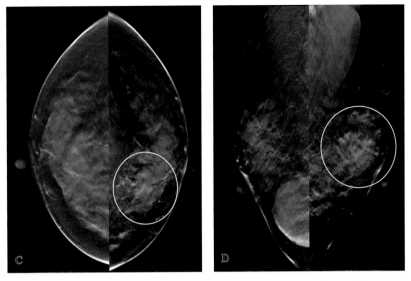

图11-2-1A～D　双乳FFDM图（A、B）及DBT图（C、D）

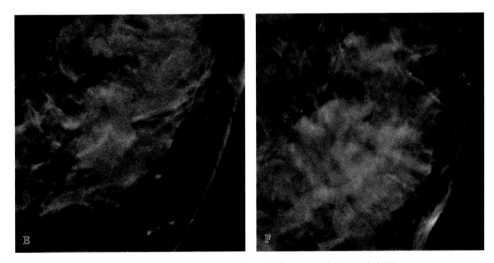

图11-2-1E、F　左乳内上象限肿块DBT局部物理放大图

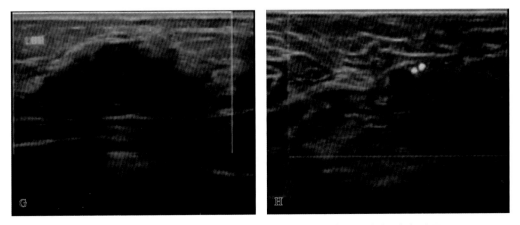

图11-2-1G、H　左乳9～11点病灶（G），左侧腋淋巴结（H）超声图

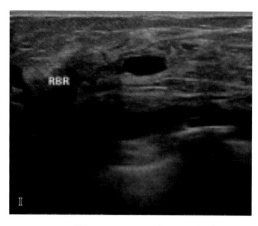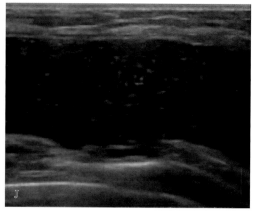

图11-2-1I、J　右乳10点钟处病灶（I），4～5点钟处病灶（J）超声图

问题

1. 乳腺X线（图11-2-1A～F）关于双侧乳腺病灶的主要描述有哪些？（多选）

　A. 多枚高密度肿块，边缘遮蔽

　B. 多枚等密度肿块，边缘清晰

　C. 多枚等密度肿块，边缘遮蔽

　D. 左侧乳腺内上象限肿块形态不规则，边缘微分叶，周围小梁结构增宽

　E. 左乳皮肤增厚

2. 双侧乳腺X线BI-RADS分类，下列哪类合适？（单选）

　A. 双侧0类

　B. 右侧2类，左侧3类

　C. 双侧3类

　D. 右侧4A类，左侧4B类

　E. 双侧4B类

3. 乳腺超声（图11-2-1G～J）对双侧乳腺病灶的主要描述有哪些？（多选）

　A. 右乳10点钟见椭圆形无回声肿块；左乳见不规则实性低回声肿块，边缘成角

　B. 右乳4～5点钟见混合回声肿块，内见多发点状强回声

　C. 混合回声肿块不伴高回声钙化影

　D. 左侧腋淋巴结肿大

　E. 左乳肿块内及周围见丰富血流信号影

4. 双侧乳腺超声的BI-RADS分类，下列哪项合适？（单选）

　A. 双侧2类

　B. 右侧2类，左侧3类

　C. 右侧3类，左侧4A类

　D. 右侧2类，左侧4B类

　E. 右侧3类，左侧4C类

参考答案

1. ACDE　　2. A　　3. ABD　　4. D

分析要点

1. 病例特点　中年女性，双乳注射隆胸术后15年。

2. 影像表现　双侧乳腺DBT见多枚等、高密度肿块，呈注射隆胸术后改变，部分高密度肿块与胸大肌重叠，考虑注射物游离至胸大肌；其中左侧乳腺内上象限肿块呈高密度、不规则形，边缘模糊，周围小梁结构增宽、纠集；且所见左侧未完整显示的腋淋巴结形态饱满，密度增高。左侧乳腺内上象限肿块是注射物所形成的异物肉芽肿还是其他的乳腺病变，左侧腋淋巴结的改变是反应性增生还是其他原因所致，均无法做出准确的评估，需要综合多模态影像学检查。

超声发现双侧乳腺呈注射隆胸后改变，左乳9～11点钟方向实性低回声肿块，形态欠规则，边界欠清，CDFI显示团块周边及内部未见明显彩色血流信号；左侧腋淋巴结皮质增厚、淋巴结门消失。超声提示左乳内上象限肿块与注射物所致的肉芽肿不同，应考虑乳腺其他病变。综合X线及超声检查，左乳内上象限肿块不除外乳腺癌。

3.经验分享 乳腺注射隆胸术后，影响触诊，注射物会掩盖纤维腺体组织及乳腺病变，降低X线的诊断效能。注射隆胸后乳腺的X线图像，应着重分析注射物的类型（国内多用聚丙烯酰胺水凝胶，商品名奥美定）、注射物位置及乳腺所发现的异常，如肿块、钙化等。注射物在乳腺X线上主要位于乳腺纤维腺体组织内或纤维腺体组织后方和胸大肌之间。

奥美定在X线上表现为等或高密度，常与纤维腺体组织融合，可以融合成片、团或块状，分界不清，合并乳腺其他肿块时，两者难以鉴别。因此，注射隆胸术后，单纯乳腺X线评估价值有限，有必要进行乳腺超声和MRI检查。奥美定在超声主要表现为无回声肿块，内可见多发细点状强回声。在MRI上呈长T_1长T_2改变。注射隆胸手术时间会影响注射物所形成异物肉芽肿的血流情况，一般在术后1～2年可见到肉芽肿周围的血流，时间较长的肉芽肿周围一般见不到血流。血流情况可作为异物肉芽肿与乳腺恶性肿瘤的鉴别点之一。

当注射物为脂肪组织时，X线主要表现为脂肪密度肿块，可伴或不伴钙化；脂肪组织可根据超声及MRI图像上是否有血流，判断其是否存活。脂肪组织坏死时，X线上可见弧形或中间透亮的营养不良性钙化；超声表现为低、等或高信号，不伴血流信号，肿块内可见强回声钙化；MRI图像上脂肪组织与纤维腺体组织不易区分，没有X线直观。因此，脂肪注射隆胸后复查，首选乳腺X线检查，联合超声可明显提高诊断效能。

病理

左侧乳腺内上象限肿块活检并行左侧乳腺根治术，病理为浸润性导管癌2级；免疫组化：ER（＋）、PR（＋）、HER2（0）、Ki-67（＋，15%）。

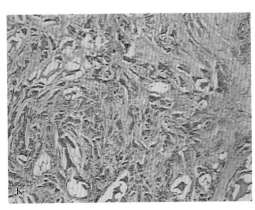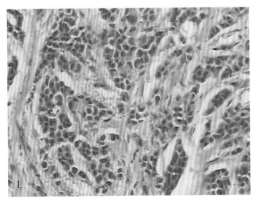

图11-2-1K、L 左乳内上象限肿块镜下病理图（HE染色）

▶▶病例2

女，45岁，双侧乳腺注射隆胸术后20余年，发现左乳肿块。左侧乳腺外上象限触及大小约1.5cm×1.5cm肿块，质韧，活动尚可。

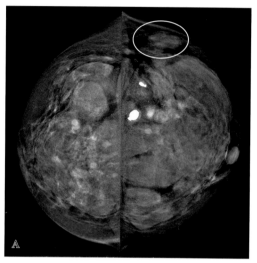
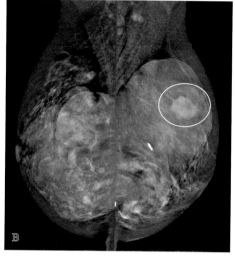

图11-2-2A、B　双乳FFDM图

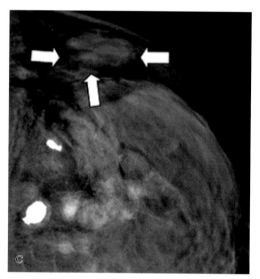
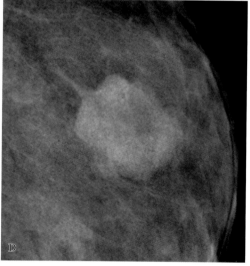

图11-2-2C、D　左乳外上象限肿块FFDM局部物理放大图

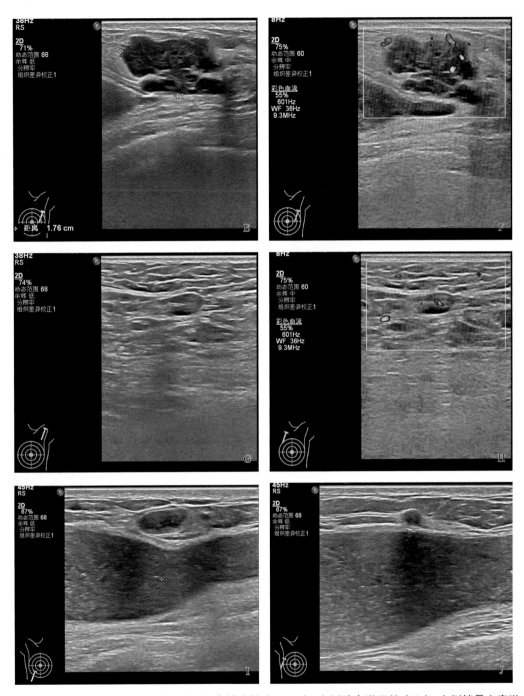

图11-2-2E～J　双乳超声，左乳1点钟病灶（E、F），左侧腋窝淋巴结（G），左侧锁骨上窝淋巴结（H），右乳7点钟病灶（I），右乳9点钟病灶（J）

问题

1. 乳腺X线（图11-2-2A～D）关于左乳外上象限病灶的主要描述有哪些？（多选）

A. 椭圆形高密度肿块，边缘微分叶

B. 椭圆形等密度肿块，边缘微分叶

C. 椭圆形高密度肿块，边缘清晰

D. 肿块内未见钙化

E. 左侧乳腺皮肤正常

2. 左乳的X线BI-RADS分类，下列哪类合适？（单选）

A. 2类

B. 3类

C. 4A类

D. 4B类

E. 4C类

3. 乳腺超声（图11-2-2E～H）对左乳的主要描述有哪些？（多选）

A. 不规则形、低回声肿块，边缘模糊

B. 不规则形、混合回声肿块，边缘模糊

C. 肿块内见多发高回声钙化影

D. 肿块内见血流信号影

E. 左侧腋窝及锁骨上窝淋巴结肿大

4. 左乳外上象限病灶的超声BI-RADS分类，下列哪类合适？（单选）

A. 2类

B. 3类

C. 4A类

D. 4B类

E. 4C类

5. 乳腺X线及超声（图11-2-2A～D、2I、J）关于右乳的主要描述有哪些？（多选）

A. 右乳X线片见多发大小不等的等、高密度肿块影，部分边缘清晰、部分边缘遮蔽

B. 不规则混合回声肿块，边缘不清

C. 右乳见多发椭圆形低回声肿块，边缘清晰

D. 右乳纤维腺体组织后方见片状细密高回声团

E. 右乳见无回声肿块

6. 综合X线及超声表现，右乳的BI-RADS分类，下列哪类合适？（单选）

A. 2类

B. 3类

C. 4A类

D. 4B类

E. 4C类

参考答案

1. ADE   2. D   3. BDE   4. E

5. ACD   6. A

分析要点

1. 病例特点　中年女性，双侧乳腺注射隆胸术后20余年，左乳触及质韧肿物，活动尚可。

2. 影像表现　双侧乳腺X线见多发、大小不等高密度肿块部分边缘清晰、部分边缘遮蔽，符合注射隆胸术后改变。左侧乳腺外上象限中1/3另可见一枚椭圆形高密度肿块影，边缘部分呈微分叶、部分模糊，内未见钙化，肿块与临床触诊位置一致，单独X线检查鉴别注射物形成的异物肉芽肿与乳腺新发病灶存在一定的难度。超声在相同的位置发现左乳1点钟方向距乳头4cm处肿块呈混合回声，边缘模糊，形态不规则，内可见彩色血流信号，与注射物所形成的细密弱回声及少许不规则液性暗区不同。因此，综合X线及超声，尤其是病灶在超声上表现的血流信号，有重要的鉴别诊断价值，而根据注射隆胸20余年的临床病史，异物肉芽肿应该没有血流信号，同时，左侧腋窝及锁骨上窝淋巴结肿大也是重要的鉴别点之一，因此，左乳外上象限肿块应考虑为乳腺恶性病变。

3. 经验分享　聚丙烯酰胺水凝胶（奥美定）注射隆胸所形成的异物肉芽肿与乳腺肿块的鉴别，单纯依靠X线表现存在一定困难。应重视综合影像学检查，尤其是超声的联合作用，回声及血流信号有重要鉴别诊断意义，必要时MRI检查可明显提高诊断效能。

病理

左侧乳腺外上象限肿块活检术后，病理证实为浸润性导管癌。

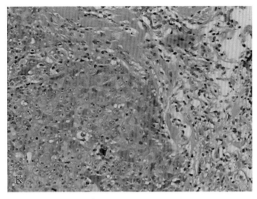

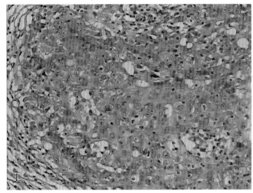

图11-2-2K、L 左乳外上象限肿物镜下病理图（HE染色）

▶▶小结

随着社会进步、观念更新及相关技术的快速发展，乳腺的整形美容手术日渐增多。乳腺整形手术通常有两种方法：假体置入和假体注入。目前假体置入应用最广泛的是单腔或双腔硅胶假体和盐水假体。假体注入包括聚丙烯酰胺水凝胶（商品名-奥美定）、自体脂肪及硅胶注入等。

临床工作中，乳腺假体手术的并发症不可避免。其并发症与手术操作技巧、患者体质、假体的类型及质量等有关。假体手术并发症可分为早期及晚期并发症，早期并发症常发生于术后1个月内，主要表现为血肿、感染、位置及形态不佳等；晚期并发症指发生于手术1个月后出现的并发症，包括假体破裂、包膜挛缩、硬结及脂肪坏死等。乳腺假体手术并发症关注度较高，国内外研究报道较多，但对其合并症的探讨较少，多为个案报道。

乳腺假体手术合并症是指乳腺假体手术后合并乳腺良恶性病变。乳腺假体与乳腺良恶性病变是否存在因果关系，目前原因及机制尚不明确。国内外学者研究发现，假体置入或注入乳腺后会刺激机体的免疫反应，特别是淋巴细胞，且免疫反应会持续存在。不同时期、不同人体的免疫反应不同，当机体免疫低下时会引起一系列的临床症状，如感染等。

乳腺假体手术后可出现不同程度的乳房不适，或出现乳房硬结、变形、压痛、柔软度差等症状，或甚至触及界线不清、类似乳腺癌的肿块或硬化性腺病，临床易造成误诊。因此，影像学检查具有不可替代的作用。

医用聚丙烯酰胺水凝胶是一种由丙烯酰胺、甲基丙烯酰胺经聚合交联而成的联网状结构的多聚体，为均质无色透明的胶状物质，可作为软组织充填剂。研究发现亲水性聚丙烯酰胺水凝胶注入人体后虽可引起细胞的增殖变化，但未检测到 P53 基因的突变，其对人体有无致癌性还需更长时间、更多指标的观察。国内外学者研究提示聚丙烯酰胺水凝胶可能由于丙烯酰胺单体的存在而具有神经毒性。丙烯酰胺单体可以引起神经毒性、生殖毒性、内分泌功能障碍和多系统组织肿瘤，但具体的致癌剂量、接触周期长短及作用机制仍需进一步研究明确。

由于聚丙烯酰胺水凝胶具有流动性，可向周围组织间隙浸润，散在分布于乳腺、皮下、肌肉间隙等多个平面，从而导致影像学注入物形态、位置及分布的动态异常。正常整形注入的聚丙烯酰胺水凝胶应位于乳腺纤维腺体组织与胸大肌之间的区域，乳腺X线上表现为片状、结节状或索条状等、高密度影，容易掩盖乳腺其他的病变；超声则表现为乳腺纤维腺体组织与胸大肌之间无回声囊状区，轮廓线平直，内无分隔，后方回声增强，术后6个月者可见纤细纤维包膜（厚度小于或等于3mm）；MRI信号与水类似，呈长T_1、长T_2改变（图11-3-1A、B）。

无论是聚丙烯酰胺水凝胶注入还是硅胶或盐水袋置入，均会引起机体的异物反应，形成纤维包膜及异物肉芽肿。水凝胶异物肉芽肿主要由水凝胶、血细胞、巨噬细胞和异物巨细胞组成，很少或不伴有纤维化，镜下病理改变为：①形成瘤样肿块；②病变形成蜂窝状、大小不等的囊腔；③囊壁可衬附异物巨细胞，间质亦有异物巨细胞反应，异物巨细胞中吞噬的蓝色物质与囊内物质相同；④部分囊内、脂肪和肌肉可见到凝固性坏死；⑤轻度慢性炎性反应；⑥伴有血管炎。异物肉芽肿在乳腺X线可表现为等、低或高密度肿块，与纤维腺体组织分界不清，因而与乳腺良恶性肿块的鉴别存在一定困难。异物肉芽肿于超声一般位于乳腺皮下和乳腺组织内部，通常表现为圆形、椭圆形或不规则无回声区，边界光滑，内部透声良好，后方回声增强；由于纤维组织的包绕及凝固性坏死的影响，肉芽肿的无回声区内可见纤维分隔及细点状强回声，形成"网格状"改变；纤维分隔还可见低速血流信号。因此，可通过分析肿块的位置、边界、形态、回声及信号特点，鉴别是注射物所致的异物肉芽肿还是乳腺肿瘤（图11-2-2E、F、I、J）。

置入型硅胶假体渗漏或破裂的液体硅胶引起的硅胶肉芽肿与聚丙烯酰胺水凝胶所形成的肉芽肿不同，肉眼观为半透明状有光泽的胶样物质，中间夹杂多样纤维瘢痕组织。镜下见慢性肉芽肿图像，伴有大量紫蓝色或淡蓝色的胶样物质，周围有大量异物巨细胞、慢性炎症细胞浸润和纤维组织增生，可伴周围乳腺病或导管上皮不典型增生。因此，应选择合适的方法密切随访，并警惕乳腺硅胶隆胸术后导致癌的可能性。

硅胶置入型假体包膜主要由胶原纤维沉积构成，伴有数量不等的慢性炎症细胞浸润，胶原排列与假体表面平行，呈波浪状或网格状。包膜组织可分为贴近假体面的致密层和远离假体面的疏松层，两者之间逐渐过渡，无明显分界线。致密层主要由紧密排列的胶原纤维构成，可见少量与胶原纤维平行分布的成纤维细胞；疏松层胶原纤维排列疏松，可见少量毛细血管组织、成纤维细胞、淋巴细胞、巨噬细胞和异物巨细胞。假体包膜在乳腺X线上通常表现为假体周围连续、光整的弧形低密度影；假体真正破裂时假体形态异常、连续性中断，硅胶溢出、移位。游离硅胶在乳腺X线常表现为假体周围等密度、高密度不规则肿块影，边缘模糊，亦可清晰，也可游离至皮下、胸大肌等部位，与纤维腺体组织重叠，与乳腺病变的高密度肿块鉴别困难（图11-3-1C、D）。超声对游离硅胶的判断优于X线，通常位于假体破裂口周围，呈高回声，形态因溢出的多少而异，无血流信号。游离硅胶（图11-3-1E、F）在MRI-T_1WI表现为等或低-等信号，T_2WI、水抑制及压脂序列表现为高信号。硅胶肉芽肿与乳腺癌信号类似，鉴别困难，主要依靠综合影像诊断，最终仍依赖病理确诊。

由于成纤维细胞、淋巴细胞、巨噬细胞和异物巨细胞等主要位于置入型假体的外侧包膜周围，因此置入型假体合并乳腺病变通常见于假体周围。Keech于1997

年首次报道了乳腺置入型假体合并间变性大细胞淋巴瘤（breast implant-associated anaplastic large cell lymphoma，BIA-ALCL），2016年被WHO定义为一种罕见的非霍奇金淋巴瘤类型，发生于因乳腺美容或重建，行乳房置入物手术后，发生率约1.7%。BIA-ALCL是一种T细胞淋巴瘤，置入型假体周围最常出现的征象是积液和肿块，可发生于假体术后1～32年，平均10.5年；若术后假体包膜周围的积液和（或）及肿块持续存在或反复发作，应警惕是否合并BIA-ALCL。乳腺超声及MRI是发现假体周围积液及肿块敏感的检查方法。

由于游离硅胶诱发免疫机制，启动了HLA、Fes及Aif1等基因的改变，硅胶假体手术的患者甚至可伴发自身免疫性或免疫相关性疾病。此外，硅胶置入合并乳腺癌虽属罕见，但并非无报道。文献曾报道硅胶置入后可导致鳞状上皮细胞化生，这可能是形成鳞状细胞癌的前提，但具体机制尚不明确。硅胶置入合并乳腺鳞状细胞癌，病灶主要位于假体包膜周围，且容易通过血行转移导致全身多处多发病灶，预后较差，综合影像学检查能提高诊断的准确性。

乳腺纤维瘤病，也称硬纤维瘤，可起源于置入假体周围的纤维包囊，多发生于假体置入术后3年，但确切的发病机制仍不明确。其发病率小于所有乳腺原发肿瘤的0.2%，发病年龄13～83岁，平均年龄46岁。乳腺纤维瘤病是一种良性非转移性间叶肿瘤，但具有侵袭性生长、局部浸润特点，类似恶性病变的临床表现及影像特征。乳腺X线常表现为不伴钙化的不规则形高密度肿块，边缘毛刺，易误诊为浸润性乳腺癌。超声表现为实性低回声肿块，形态不规则，边缘毛刺或微分叶，后伴声影，Cooper韧带变直并牵拉。MRI的T_1WI及T_2WI征象亦类似乳腺癌，但TIC曲线主要为平台型，此点与多数乳腺癌表现不同，所以MRI是最佳的鉴别方法。

综合我们的病例及国内外文献报道，我们认为：①乳腺假体合并乳腺良性病变时，DBT在发现置入型假体的乳腺良性病变的同时，可以观察置入型假体的内部情况，优于FFDM，但对假体的显示仍不完全，特别是乳腺病变被假体遮盖时，观察仍受限。②表现为结构扭曲的病变易与术后所致的结构扭曲混淆，FFDM和DBT均较难鉴别。此时，结合第二眼超声及MRI检查是较好的综合影像诊断方案。③乳腺DBT及超声对注入型隆胸合并良性病变时，诊断较困难，综合影像检查至为重要。④乳腺假体合并乳腺癌时，表现复杂多样，尤其是注入型假体，对合并病变的检出率及准确性影响甚大，诊断需密切结合临床病史，并综合运用多模态影像学手段。

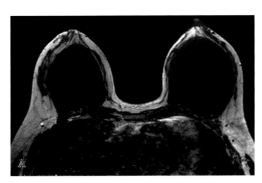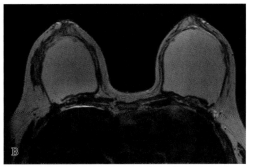

图11-3-1A、B　双侧乳腺奥美定注射隆胸MRI，T_1WI（A），T_2WI（B）

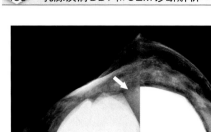

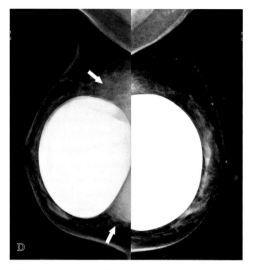

图11-3-1C、D　双侧乳腺硅胶假体置入术后CC位（C）及MLO位（D）FFDM图，游离硅胶假体（白色箭头所指）

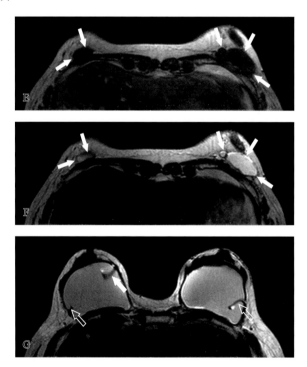

图11-3-1E～G　双侧乳腺硅胶假体置入术后MRI，T_1WI（E），T_2WI（F、G），游离硅胶假体（白色箭头所指），破裂口（空心箭头所指）

（徐维敏　陈路嘉　陈卫国）

参 考 文 献

[1] 孙宝东. 聚丙烯酰胺水凝胶生物特性的实验研究及临床病例分析 [D]. 中国协和医科大学，2006.

[2] 马蕊. 医用聚丙烯酰胺水凝胶对人体乳腺组织的影响研究 [D]. 青岛大学，2008.

［3］De Boer M, De Boer, Mintsje, van der Sluis an Der Sluis WB, De Boer JP, et al. Breast implant-associated anaplastic large-cell lymphoma in a transgender woman［J］. Aesthetic surgery journal, 2017, 37（8）: NP83-NP87.

［4］Doren, EL, Miranda RN, selber JC, et al. US epidemiology of breast implant-associated anaplastic large cell lymphoma［J］. Plastic and reconstructive surgery, 2017, 139（5）: 1042-1050.

［5］Caravantes-Cortes MI, Roldan-Valadez E, Zwojewski-Martinez RD, et al. Breast prosthesis syndrome: pathophysiology and management algorithm［J］. Aesthetic plastic surgery, 2020, 44（5）: 1423-1437.

［6］Eisenberg AM, Eppelheimer CN, Fulop TA, et al. Case 256: Breast implant-associated anaplastic large-cell lymphoma［J］. Radiology, 2018, 288（2）: 624-629.

［7］Alanis L, Roth R, Lerman N, et al. Radiologic images of an aggressive implant-associated fibromatosis of the breast and chest wall: case report and review of the literature［J］. Radiol Case Rep, 2017, 12（3）: 431-438.

［8］Kulkarni SS, Delpolyi AR, Bryce YCD, et al. Cryoablation of a symptomatic chest wall desmoid tumor underneath a silicone breast implant［J］. Case Rep Radiol, 2019, 12: 2650790.

［9］Sutton Elizabeth J, Dashevsky Brittany Z, Watson Elizabeth J, et al. Incidence of benign and malignant peri-implant fluid collections and masses on magnetic resonance imaging in women with silicone implants［J］. Cancer medicine, 2020, 9（10）: 3261-3267.

［10］Zhou Yu M, Chaudhry Huma E, Shah Amar, et al. Breast squamous cell carcinoma following breast augmentation［J］. Cureus, 2018, 10（10）: e3405.

［11］Illman JE, Terra SB, Clapp AJ, et al. Granulomatous diseases of the breast and axilla: radiological findings with pathological correlation［J］. Insights Into Imaging, 2018, 9（1）: 59-71.

［12］Handel N, Cordray T, Gutierrez J, et al. A Long-Term Study of Outcomes, Complications, and Patient Satisfaction with Breast Implants［J］. Plastic and Reconstructive Surgery, 2006, 117（3）: 757-767.

［13］Wong Ting, Lo Lai Wan, Fung Po Yan Eliza, et al. Magnetic resonance imaging of breast augmentation: a pictorial review［J］. Insights Into Imaging, 2016, 7（3）: 399-410.

［14］Kawahara S, Hyakusoku H, Ogawa R, et al. Clinical imaging diagnosis of implant materials for breast augmentation［J］. Annals of Plastic Surgery, 2006, 57（1）: 6-12.

［15］闫磊, 许良标, 张本寿. 超声对聚丙烯酰胺水凝胶注射隆乳术后并发症的诊断价值［J］. 苏州大学学报（医学版）, 2009, 29（2）: 351-352.

［16］王红燕, 姜玉新, 乔群. 超声对聚丙烯酰胺水凝胶注射隆乳术后并发症的诊断价值［J］. 中华整形外科杂志, 2007, 23（2）: 97-100.

［17］万芸, 游玉梅, 黄宇辉, 等. X线及MRI对聚丙烯酰胺凝胶隆胸后乳腺病变诊断价值的评价与比较［J］. 实用放射学杂志, 2007, 23（11）: 1521-1523.

［18］郭艳萍, 杨广英, 袁淑慧. 乳房硅胶隆胸术后并发症的病理分析及鉴别诊断［J］. 实用诊断与治疗杂志, 2008（1）: 75-76.

第12章

男性乳腺疾病

第一节　男性乳腺发育

▶▶病例1

男，35岁，右乳肿痛1年余；右乳明显肿大，触诊呈结节感。

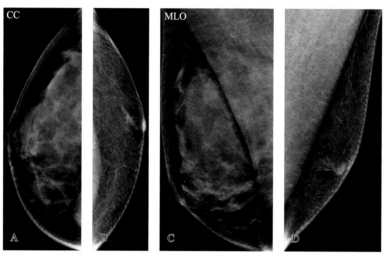

图12-1-1A～D　双乳FFDM图CC位（A、B），MLO位（C、D）

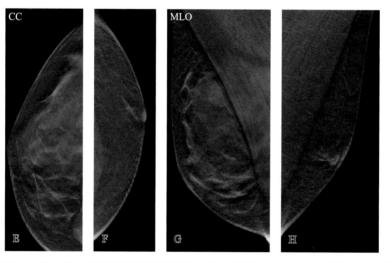

图12-1-1E～H　双乳CC位DBT图（E、F）及双乳MLO位DBT图（G、H）

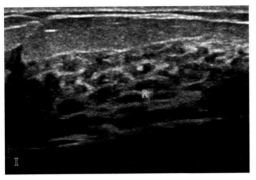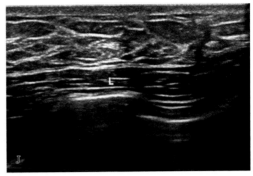

图12-1-1I、J 双乳超声图

问题

1. 双侧乳腺X线（图12-1-1A～H）的BI-RADS分类，下列哪项最为恰当？（单选）

A. 右侧BI-RADS 0类；左侧BI-RADS 0类

B. 右侧BI-RADS 2类；左侧BI-RADS 2类

C. 右侧BI-RADS 3类；左侧BI-RADS 2类

D. 右侧BI-RADS 2类；左侧BI-RADS 3类

E. 右侧BI-RADS 4A类；左侧BI-RADS 2类

2. 关于双侧乳腺超声（图12-1-1I、J）的描述，下列选项哪个正确？（单选）

A. 实性低回声团

B. 腺体样回声

C. 无回声区

D. 点状强回声

E. 混合回声团

3. 该患者双侧男性乳腺发育的类型分别是什么？（单选）

A. 右侧结节型；左侧树突型

B. 右侧弥漫型；左侧结节型

C. 右侧树突型；左侧树突型

D. 右侧弥漫型；左侧树突型

E. 右侧结节型；左侧结节型

参考答案

1. B　　　2. B　　　3. D

分析要点

1. **临床特点**　中青年男性，右乳肿大，触及结节感，提示男性乳腺发育，不除外恶性病变。

2. **影像表现**　FFDM示右侧乳腺增大，双乳纤维腺体组织不对称；右乳见弥漫的结节状、絮片状高密度影，部分融合，类似于女性致密类乳腺表现；左侧乳晕下区少许高密度影，呈线状、分支状伸向乳腺深部脂肪组织。超声示双乳腺体样回声，未见肿块、微钙化等异常征象。乳腺X线及超声表现均与男性乳腺发育症相符，右侧为弥漫型，左侧为树突型，双侧乳腺均未见异常占位，BI-RADS 2类。

3. **经验分享**　患者为中青年男性，右乳增大伴肿痛1年余，是男性乳腺发育最常见的症状。该患者病史无特殊，无特定药物服用史，激素水平无明显异常，睾丸、甲状腺等内分泌组织未见明显异常，为特发性男性乳腺发育。患者右乳明显增大，需排除男性乳腺癌等较少见的恶性病变，乳腺X线及超声联合检查是鉴别男性乳腺发育和男性乳腺癌的有效影像学检查手段。

本例乳腺X线双乳纤维腺体组织表现为不对称，右乳腺体类似女性致密类乳腺改变；DBT能在展现较好空间分辨率的同时，很大程度上减轻乳腺组织对病灶遮蔽的影响；乳腺超声也提示无明确真性肿块，因此可明确诊断为男性乳腺发育症。

▶▶病例2

男，60岁，左乳疼痛2个月余；双侧乳腺对称；左乳稍硬，未扪及肿块，无乳头溢液。

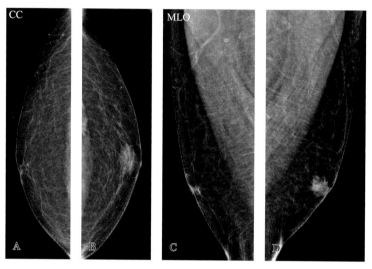

图12-1-2A～D　双乳CC位（A、B）及MLO位（C、D）FFDM图

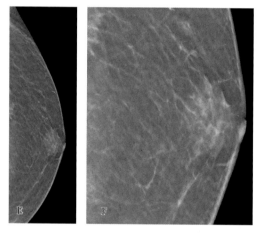

图12-1-2E、F　左乳CC位DBT图（E）及其物理放大图（F）

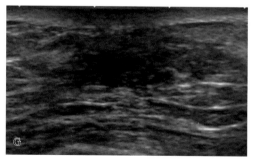
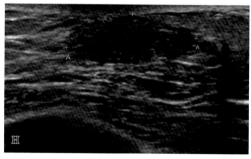

图12-1-2G、H　左乳乳晕下方病灶超声图

问题

1.乳腺X线（图12-1-2A～F）关于左乳病灶的描述，下列哪些选项正确？（多选）

　A.局灶不对称致密

　B.不规则肿块影

　C.边缘欠清

　D.絮片状、团片状

　E.长短不一毛刺影

2.左侧乳腺X线BI-RADS分类，下列哪项最为恰当？（单选）

　A.BI-RADS 4A类

　B.BI-RADS 3类

　C.BI-RADS 2类

　D.BI-RADS 4B类

　E.BI-RADS 4C类

3.乳腺超声（图12-1-2G、H）关于左乳病灶的描述，下列哪些选项正确？（多选）

　A.实性低回声团

　B.形态不规则

　C.内见点、条状彩色血流信号

　D.边缘不清

　E.边缘清晰

4.该患者左乳病灶最可能诊断是什么？（单选）

　A.乳腺癌

　B.纤维腺瘤

　C.男性乳腺发育

　D.假性男性乳腺发育

　E.浆液性乳腺炎

参考答案

1.ACD　　2.C　　3.ABCD　　4.C

分析要点

1.临床特点　老年男性，左乳疼痛2个月余，左乳触诊稍硬，未触及肿块，提示男性乳腺发育可能。

2.影像表现　FFDM示左侧乳晕下区局灶不对称致密，边缘模糊，呈团片状及絮片状，DBT内未见明确肿块。超声左侧乳晕下方见实性低回声团，边缘不清，形态欠规则，团块内可探及点、条状彩色血流信号。乳腺X线为单纯男性乳腺发育表现，考虑BI-RADS 2类。而超声医师则认为实性低回声团存在低度恶性风险，考虑为BI-RADS 4A类。

3.经验分享　此例涉及结节型男性乳腺发育与乳腺占位的鉴别诊断。首先，患者发现左乳疼痛2个月余，触诊时未触及肿块，也无乳头及皮肤改变，临床表现不支持恶性诊断。其次，乳腺超声提示左侧乳晕下方实性低回声团，对应FFDM上表现为左侧乳晕下区局灶不对称致密，DBT表现为乳腺腺体样密度，未见真性肿块，符合男性乳腺发育。本例中，DBT显示出其优势所在，可以进一步明确FFDM显示为局灶不对称的细节特征，有助于结节型男性乳腺发育与乳腺癌的鉴别。

病理

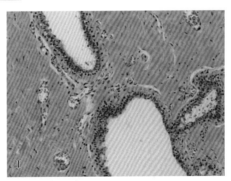

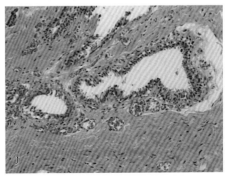

图12-1-2I、J　符合男性乳腺发育症

第二节　男性乳腺癌

▶▶病例1

男，70岁，发现左乳肿块6个月余，自觉无变化；左乳内下象限触及质硬肿块、活动度差，边界不清。

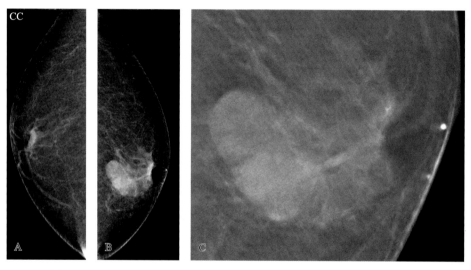

图12-2-1A～C　双乳CC位FFDM图（A、B）及左乳病灶DBT图（C）

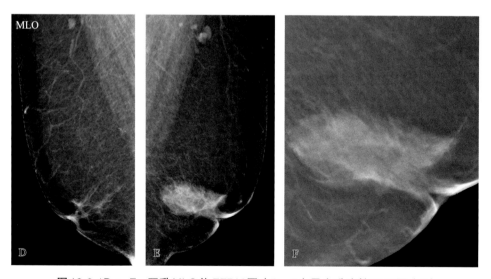

图12-2-1D～F　双乳MLO位FFDM图（D、E）及左乳病灶DBT图（F）

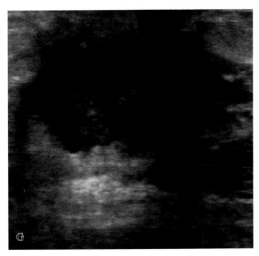 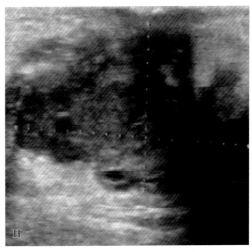

图12-2-1G、H　左乳3点钟乳头旁病灶超声图

问题

1. 乳腺X线（图12-2-1A ～ F）关于左乳病灶的描述，下列哪些选项正确？（多选）
   A. 不规则肿块
   B. 边缘模糊
   C. 乳头回缩
   D. 邻近乳腺结构紊乱
   E. 邻近皮肤增厚

2. 乳腺超声（图12-2-1G、H）关于病灶的描述，下列哪些选项正确？（多选）
   A. 实性低回声团
   B. 边缘清晰
   C. 形态呈分叶状
   D. 边缘不清
   E. 内部回声欠均匀

3. 结合乳腺X线及超声，对于左乳病灶的BI-RADS分类，下列哪项最为恰当？（单选）
   A. BI-RADS 3类
   B. BI-RADS 4A类
   C. BI-RADS 4B类
   D. BI-RADS 4C类
   E. BI-RADS 5类

参考答案

1. ABCDE　　2. ACDE　　3. D

分析要点

1. 临床特点　老年男性，左乳肿块质硬、活动度差、边界不清，需警惕恶性病变。

2. 影像表现　FFDM示左侧乳晕下区不规则高密度肿块，边缘模糊，周围乳腺实质密度增高，结构紊乱，相应区域皮肤增厚、密度增高，左侧乳头回缩。超声则见左乳3点钟方向乳头旁实性低回声团，形态欠规则，呈分叶状，边缘不清。综合乳腺X线及超声表现，判读为BI-RADS 4C类，浸润性导管癌的可能性大。

3. 经验分享　此例患者发现肿块6个月余，自觉无变化，触诊倾向恶性。乳腺X线与超声表现均提示为典型的浸润性病灶，诊断乳腺癌并不困难。

临床工作中，熟知男性乳房解剖的特点有利于深入了解男性乳腺癌的特殊性，男性乳腺癌大多起源于乳晕后大导管，肿块多位于乳晕下，多数为单发肿块。男性乳房小，皮下脂肪少，腺管与乳头之间的距离较短，故易早期侵犯大乳管及皮肤，以上解剖病理特点可充分反映在影像征象上。此外，男性患有一侧乳腺癌时，此后通常需要每年临床检查和乳腺X线超声检查，用以监测对侧乳腺。

病理

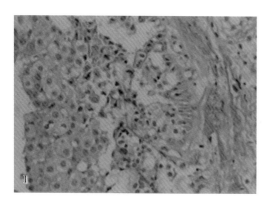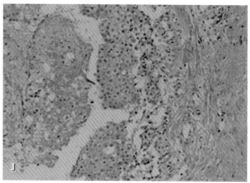

图12-2-1I、J　左乳浸润性导管癌2级；免疫组化：ER（＋）、PR（＋）、HER2（0）、Ki-67（＋，10%）

▶▶病例2

男，56岁，发现左乳肿块6个月余，自觉近来增大；左侧乳头下方触及质韧肿块，活动度差，边界不清，局部皮肤增厚，乳头内陷。

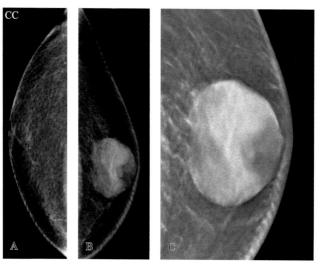

图12-2-2A～C　双乳CC位FFDM图（A、B）及左乳病灶DBT图（C）

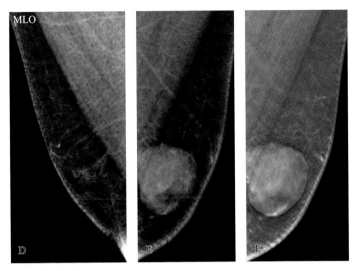

图12-2-2D ～ F　双乳MLO位FFDM图（D、E）及左乳病灶DBT图（F）

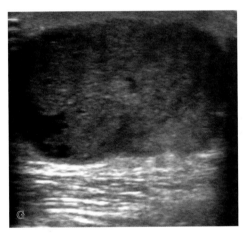
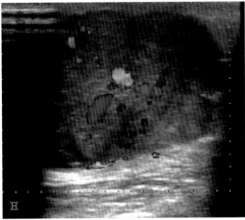

图12-2-2G、H　左乳病灶超声图

问题

1. 乳腺X线检查（图12-2-2A ～ F）关于
   左乳病灶的描述，下列哪些选项正确？
   （多选）

   A. 高密度肿块

   B. 边缘清晰

   C. 乳头回缩

   D. 肿块周围见宽窄不一透亮带

   E. 邻近皮肤增厚、凹陷

2. 乳腺超声检查（图12-2-2G、H）关于病
   灶的描述，下列哪些选项正确？（多选）

   A. 混合回声团

   B. 边缘成角

   C. 形态规则

   D. 平行生长

   E. 不平行生长

3. 左乳病灶的BI-RADS分类，下列哪项
   最为恰当？（单选）

   A. BI-RADS 3类

   B. BI-RADS 4A类

   C. BI-RADS 4B类

   D. BI-RADS 4C类

E. BI-RADS 5类

参考答案

1. ACDE　　2. AD　　3. D

分析要点

1.临床特点　中老年男性，左乳肿块活动度差，边界不清，局部皮肤增厚，乳头内陷，考虑恶性病变。

2.影像表现　超声示左乳实性低回声为主的混合回声团，平行生长，边缘尚清，团块内探及丰富血流信号。FFDM示左侧乳晕下区不规则高密度肿块，边缘局部呈微分叶，DBT显示肿块后缘模糊，周围可见宽窄不一透亮带，邻近小梁结构纠集，皮肤增厚，左侧乳头回缩。综合以上征象，即使肿块大部分边缘清晰，也需相应提高BI-RADS分类。

3.经验分享　此病例乳腺肿块边缘大部分尚清晰、部分呈微分叶，若不仔细观察，很可能忽略在FFDM及DBT上肿块后缘模糊这一恶性征象。我们认为，边缘模糊提示肿块向周围浸润生长，即便肿块边缘大部分清楚，但如确定有部分边缘模糊，则肿块总体边缘应归类为模糊，必须提高其BI-RADS分类。患者为中老年男性，乳腺内高密度肿块，肿块形态不规则，边缘部分微分叶、部分模糊，相应皮肤及乳头均有改变，因此应诊断为恶性病变。

病理

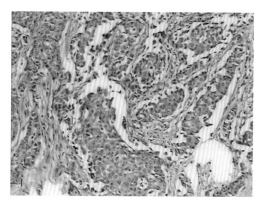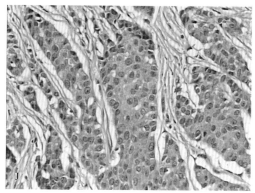

图12-2-2I、J　左乳浸润性导管癌2级；免疫组化：ER（＋）、PR（＋）、HER2（0）、Ki-67（＋，30%）

▶▶**病例3**

男，40岁，发现左乳肿块2年余，自觉近来肿物明显增大。左乳外上象限触及质硬肿块，活动度差，与皮肤粘连。

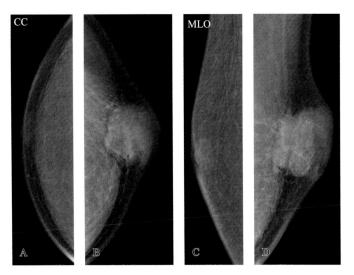

图12-2-3A～D　双乳FFDM图，CC位（A、B），MLO位（C、D）

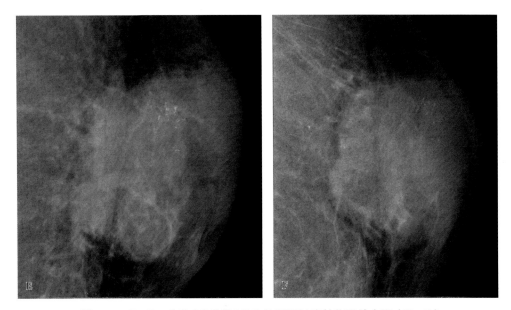

图12-2-3E、F　左乳CC位及MLO位FFDM病灶物理放大图（E、F）

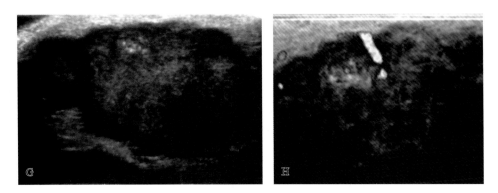

图12-2-3G、H　左乳乳晕区病灶超声图

问题

1. 乳腺X线（图12-2-3A～F）关于左乳病灶的描述，下列哪些选项正确？（多选）

A. 不规则形肿块

B. 边缘模糊

C. 细小多形性微钙化

D. 血供较对侧增加

E. 乳晕区皮肤增厚

2. 乳腺超声（图12-2-3G、H）关于病灶的描述，下列哪些选项正确？（多选）

A. 实性低回声团

B. 边缘不清

C. 簇状钙化灶

D. 回声不均

E. 形态不规则

3. 左乳病灶的BI-RADS分类，下列哪项最为恰当？（单选）

A. BI-RADS 3 类

B. BI-RADS 4A 类

C. BI-RADS 4B 类

D. BI-RADS 4C 类

E. BI-RADS 5 类

参考答案

1. ABCDE　　2. ABCDE　　3. E

分析要点

1. 临床特点　中年男性，发现左乳肿块质硬、活动度差，与皮肤粘连，且有肿块明显增大史，考虑恶性病灶。

2. 影像表现　FFDM示左侧乳晕下区不规则高密度肿块，边缘模糊，肿块内密度不均，见多发细小多形性钙化，左侧乳晕区皮肤增厚，乳头回缩。超声见左乳不规则实性低回声团，边缘欠清，形态不规则，内回声不均，可见多个点状钙化灶，团块内可见条状彩色血流信号。乳腺X线及超声均为典型恶性肿瘤表现，浸润性导管癌可能性大，BI-RADS 5类。

3. 经验分享　此病例对于掌握男性乳腺癌的主要征象及相关征象很有帮助。肿块形态不规则、边缘模糊、高密度和实性低回声等主要征象，均可通过相关影像学检查清楚显示。相关征象，如伴钙化、皮肤及乳头改变等则可进一步增强诊断恶性病变的信心。肿块呈不均匀高密度，所致密度不均的可能原因是肿块内间质分布不均，中心坏死，边缘部分癌实质丰富，同时肿块中间夹杂正常乳腺组织。

病理

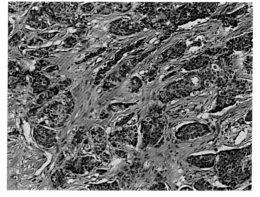

图12-2-3I、J　左乳浸润性导管癌2级；免疫组化：ER（＋）、PR（＋）、HER2（0）、Ki-67（＋，20%）

▶▶病例4

男，60岁，发现右乳肿块1个月余；右乳外上象限触及质韧肿块，活动度一般。

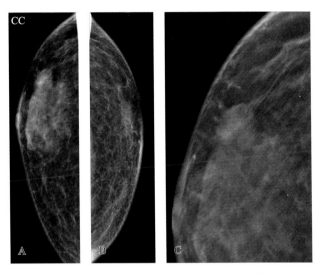

图12-2-4A～C　双乳FFDM图，CC位（A、B）及右乳病灶DBT图（C）

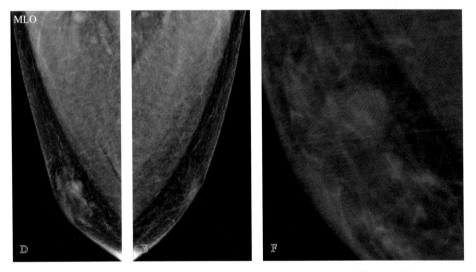

图12-2-4D～F　双乳FFDM图，MLO位（D、E）及右乳病灶DBT图（F）

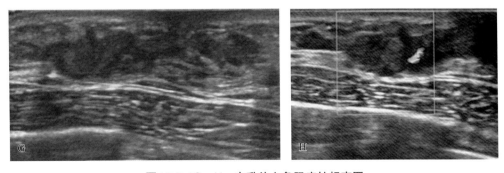

图12-2-4G、H　右乳外上象限病灶超声图

问题

1. 乳腺X线（图12-2-4A～F）对右乳病灶的描述，下列哪项正确？（单选）

　A. 椭圆形肿块，边缘遮蔽

　B. 椭圆形肿块，边缘清晰

　C. 大片状密度增高影，未见明确肿块

　D. 椭圆形肿块，边缘模糊，周围小梁结构增宽

　E. 椭圆形肿块，边缘毛刺

2. 乳腺超声（图12-2-4G、H）关于病灶的描述，下列哪些选项正确？（多选）

　A. 实性低回声团

　B. 边缘不清

　C. 簇状钙化灶

　D. 回声不均

　E. 形态不规则

3. 右乳病灶的BI-RADS分类，下列哪项最为恰当？（单选）

　A. BI-RADS 3类

　B. BI-RADS 4A类

　C. BI-RADS 4B类

　D. BI-RADS 4C类

　E. BI-RADS 5类

参考答案

1. D　　2. ABDE　　3. C

分析要点

1. 临床特点　老年男性，发现右乳肿块质韧、活动度一般，良恶性倾向不明显。

2. 影像表现　FFDM示右乳中央区絮片状密度增高影，右乳外上象限见一枚椭圆形高密度肿块，DBT显示肿块部分边缘模糊，周围小梁结构增宽。超声为不规则实性低回声团，边缘欠清，形态欠规则，内回声不均，团块内及周边可见条状彩色血流信号。此例肿块虽小，但部分边缘模糊且周围小梁结构增宽，综合考虑应提高恶性风险，BI-RADS 4B类。

3. 经验分享　此例为男性乳腺发育症并发乳腺癌，由于男性乳腺纤维腺体组织的重叠，加之肿块较小，仅凭FFDM无法很好地观察肿块形态、边缘和周围结构改变等细节，DBT则可清晰显示肿块边缘模糊。我们认为，乳腺X线及超声表现均需抓住主要矛盾，以恶性程度较高的征象为主要判断依据，因此，总体应考虑恶性病变。以肿块为主要表现的病变，其细节的显示，尤其是病灶边缘，对良恶性的判别至关重要，DBT对此优势明显。

病理

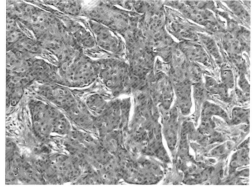

图12-2-4I、J　右乳浸润性导管癌1级。免疫组化：ER（＋）、PR（＋）、HER2（0）、Ki-67（＋，30%）

▶▶小结

正常男性乳腺包含乳头、少许残余导管系统及间质组织（主要为脂肪，可有少许纤维组织）等。男性乳腺疾病在临床上较为少见，多数女性乳腺疾病的类型均可发生于男性。但男性乳腺疾病的病种构成与女性乳腺有所不同，其中男性乳腺发育（gynecomastia，GYN）和男性乳腺癌（male breast cancer，MBC）是最常见的病变。

GYN，又称男性乳腺增生症或男性女性型乳房，是指男性乳房组织异常发育、乳腺结缔组织异常增殖的一种临床病症，可单侧或双侧发生。临床一般分为以下3种类型：①生理性男性乳腺发育；②病理性男性乳腺发育，以上两种的发病机制与性激素作用相关；③特发性男性乳腺发育症，其各种激素测定正常，无明显病因。

GYN可发生在各年龄组，以青春期和老年男性多见。根据乳腺导管和基质增生的程度和时期可分为3型（图12-3-1A～C）：①结节型表现为乳晕后圆形、球形高密度结节影，自乳头向周围呈扇形放射分布，高密度影可均匀分布，也可集中分布于外上象限。②树突型表现为乳头后方分布的分支状结构，线状、条状、分支状影呈放射状伸向乳腺深部脂肪组织内。③弥漫型表现为全乳腺内结构较完整的腺体，类似于女性致密类乳腺的表现。

GYN需与假性男性型乳房相鉴别，后者较常见于肥胖者，肥胖的老年男性有乳腺增大及变柔软的症状，但体检不能触及乳头后方质韧的乳腺组织，此时需要进一步乳腺X线摄影检查，显示增大的乳腺内均为脂肪沉积而无致密影时，才能诊断为假性男性乳腺发育。此外，结节型男性乳腺发育需与乳腺癌相鉴别，后者常表现为单侧乳房的固定肿块，常呈偏心性分布，多伴有皮肤及乳头的改变，鉴别困难时，可行超声检查进一步辅助诊断。患者确诊为男性乳腺发育时，应注意仔细评估睾丸、甲状腺、肝等以排除肿瘤的可能性。

MBC是一种少见的男性恶性肿瘤，与女性乳腺癌之比为1∶100，其发生率占全部乳腺癌的0.5%～1.5%，占所有男性

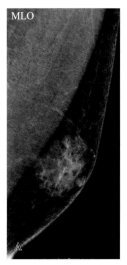
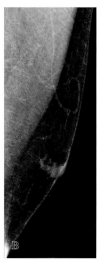
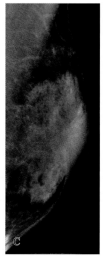

图12-3-1A～C　男性乳腺发育症FFDM图结节型（A）、树突型（B）、弥漫型（C）

恶性肿瘤0.17%。MBC发病原因尚不明确，一般认为与乳腺癌家族史和高危因素有关。MBC高危因素包括基因突变（如BRCA1/BRCA2基因突变）、胸壁放疗史、睾丸功能异常、肝功能损害、职业与环境暴露和内分泌失调（如雌激素和睾酮比例失调）等。

由于男性较少关注乳腺疾病，且因多种原因一般没有及时就诊，因此MBC相对于女性乳腺癌，其确诊时病灶范围相对较大，分期级别更高，预后更差。男性乳腺缺乏小叶结构，故MBC的病理类型大多为浸润性导管癌，浸润性小叶癌罕见。

FFDM是MBC有效的诊断手段，国内外报道其敏感度为92%，特异度达90%，超声检查作为重要的辅助手段，在鉴别男性乳腺肿块中具有重要作用。男性乳腺解剖特点与女性乳腺不同，因此，MBC常具有不同于女性乳腺癌的特征性影像表现。乳腺X线摄影中，80%～90%的MBC表现为肿块。由于MBC大多源于乳晕后大导管，因此肿块多位于乳晕下偏心位，多数单发，呈高密度，形态多不规则，边缘模糊或呈微分叶、毛刺状改变，但其边界多较女性乳腺癌清晰。DBT可更清晰显示肿块边缘的细节情况，对MBC的诊断具有一定优势。MBC钙化较女性少见，出现率为13%～31%，常显示为数量不等的细点状微钙化，分布不均，可出现在肿块内或外；一旦出现钙化，对MBC的诊断至关重要。

男性乳房较小，皮下脂肪少，乳腺导管与乳头之间的距离较短，故MBC易早期侵犯大乳管、乳头及皮肤。本章第二节展示的4例男性乳腺癌，均以肿块为主要征象，其中1例为肿块伴钙化，肿块边界相对清晰，但欠规则，边缘或微分叶或模糊，其中3例均伴有皮肤及乳头的改变。

MBC超声多表现为不规则的实性低回声，回声不均，边缘呈分叶状、毛刺状或成角，部分可见微小钙化点，常成簇分布，也可散在分布，无明显特征性。

MBC的MRI表现与女性乳腺癌类似，为边界尚清的不规则肿块，增强扫描多呈环形强化，病灶中心强化不均匀，可能是由于肿块中心坏死或夹杂正常的乳腺组织。MRI在诊断MBC中假阳性率较高，但在显示病灶侵犯范围、与胸大肌之间的位置关系方面具有独特的优势。

DBT是一种类三维的X线断层成像技术，其最大的优势就是克服传统乳腺X线检查的局限性，通过减少或消除纤维腺体组织的重叠使病灶显示更为清楚。我院多项相关研究表明，DBT运用于乳腺疾病诊断中，有助于提高结构扭曲和小肿块的检出率，降低误诊及漏诊率，同时能更好地显示肿块边缘及病变周围结构改变，这一优势对于结节型男性乳腺发育与MBC的鉴别，以及弥漫型男性乳腺发育中检出小肿块均具有较好的效能。但对极度致密类乳腺，DBT仍然存在一定的局限性，需联合超声、CEM或MRI等多模态乳腺影像方法综合诊断。

（曾凤霞　梁　洁　李　镱
曾　辉　陈卫国）

参 考 文 献

[1] Lawson P，Nissan N，Faermann R，et al. Trends in imaging workup of the male breast：experience from a single center [J].Isr Med Assoc J，2019，21（10）：666-670.

[2] Derkacz M，Chmiel-Perzyńska I，Nowakowski A．Gynecomastia-a difficult diagnostic prob-

lem［J］.Endokrynol Pol，2011，62（2）：190-202.

［3］Adibelli ZH，Oztekin O，Gunhan-Bilgen I，et al. Imaging characteristics of male breast disease［J］. Breast J，2010，16（5）：510-518.

［4］李昆成，孙哲民. 乳腺影像诊断学［M］.北京：人民卫生出版社，2003：60-61.

［5］邬丹. 男性乳腺疾病的钼靶X线诊断［J］. 实用医学影像杂志，2016，17（1）：48-50.

［6］Bock E，Bock C，Campioni P，et al. Problematiche clinico-radiologiche nello studio della mammella maschile nella ginecomastia［Clinico-radiologic problems in the study of the male breast in gynecomastia］［J］.Radiol Med，1998，95（1-2）：44-48.

第 13 章

乳腺影像学技术进展及人工智能的应用

乳腺癌是成年女性最常见的恶性肿瘤，且发病呈现年轻化趋势，严重危害女性的健康。美国癌症协会（American cancer society，ACS）公布的肿瘤相关数据显示，2020年全美预计有 279 100 例新增乳腺癌患者（276 480 名女性，2620 名男性），约占女性新增癌症病变的30%，其中有 42 690 人死于乳腺癌。临床实践证明，早期发现、早期诊断、早期治疗可明显提高乳腺癌患者的生存率。

影像学检查在乳腺癌的早期诊断和治疗中发挥着重要的作用，全视野数字化乳腺X线摄影（full field digital mammography，FFDM）因具备显示钙化灶敏感性高、操作简便快捷和价格低廉等特点，成为乳腺癌筛查和诊断的首选检查手段之一。但亚洲女性的乳腺以致密型居多，FFDM图像中的病变容易被高密度腺体遮挡而造成一定比例的误漏，为了克服这一局限性，数字乳腺断层摄影（digital breast tomosynthesis，DBT）、乳腺X线对比增强摄影（contrast enhanced mammography，CEM）等新技术应运而生，并已经广泛应用于乳腺癌的临床诊断。超声和磁共振成像检查可从不同方面为放射医师提供更多的诊断信息，也是乳腺癌患者常用的检查方法。此外，随着人工智能（artificial intelligence，AI）技术的迅速发展及其在医学领域的广泛应用，用于乳腺影像学诊断的AI产品正在迅速地从实验阶段过渡到临床应用阶段，展现了良好的应用价值及蓬勃的发展态势。

第一节 乳腺影像学技术进展

一、乳腺X线摄影

FFDM是目前乳腺癌主要的影像学筛查方法，也是首选的常规诊断方法之一。FFDM通常由机架、X线球管、高压发生器、平板探测器、控制系统及图像处理站组成，X线球管阳极一般采用钼靶，但由于钼靶穿透性能较差，为了提高致密型乳腺腺体组织影像学诊断的准确性，近年各厂家已经逐步使用钼钨合金靶、钼铑双靶等作为球管阳极。乳腺X线摄影检查时，患者可采用站立位或卧位，其常规投照体位包括乳腺双侧内外斜位（medial lateral oblique，MLO）及轴位或称头尾位（cranio caudal，CC），对于这两种体位都显示不良或未包全的乳腺实质，检查时也可以根据病灶位置的不同加照内外侧夸大头尾位和乳沟位等其他体位。此外，为进一步评价在常规摄影中无法显示出的异常改变，通常也会采用一些特殊摄影，包括局部加压摄影、放大摄影或局部加压放大摄影。

乳腺X线摄影虽然操作简捷、价格合适且诊断准确率有一定保障，但仍然存在不少缺陷。最主要的问题是随着乳腺密度的增加，乳腺X线摄影的灵敏度会逐渐降低。在致密型腺体组织的女性中，正常乳腺组织与病变重叠易产生"结构性噪声"。其次，检查时乳腺X线摄影机器对乳腺组织的压迫会影响病灶及周围组织的形态，影响放射科医师的判断。另外，乳腺X线摄影检查存在一定的辐射，不适用于妊娠期女性。但是，乳腺X线摄影作为乳腺癌筛查的常规方法，至今在临床中仍发挥着举足轻重的作用。

DBT是一种三维的X线断层成像技术，可在一定角度下通过旋转X线球管采集一系列低剂量的X线图像，然后经计算机后处理重建为新的断层影像。DBT检查时需保持整个乳腺绝对静止不动，其压迫方式与传统乳腺X线检查类似。DBT摄影时，德国Siemens及美国Hologic公司生产的乳腺机X线球管旋转范围分别是50°（±25°）和15°（±7.5°），前者每旋转2°低剂量曝光1次，后者每旋转1°曝光1次；美国GE公司的乳腺机X线球管在25°（±12.5°）范围内旋转，共曝光9次。DBT的摄影体位通常采用最为常见的内外斜位及头尾位，有时也使用其他标准投照体位。DBT最大的优势就是可克服传统DM的局限性，通过减少或消除腺体组织的重叠使病灶显示更为清楚。Bian等通过对631例乳腺病灶行DBT和DM检查的数据进行分析，结果显示DBT与DM对于病变诊断的敏感性分别为68.1%、58.8%，准确性分别为95.2%、86.7%，该研究认为DBT对致密型乳腺腺体良恶性病变的

检测比DM更为敏感和准确，DBT对于边界清楚的良性肿块和分叶状的恶性肿块检测的敏感性明显高于传统的DM。

多项研究表明，DBT有助于提高结构扭曲、肿块及钙化检出率，降低误诊及漏诊率，但对于其是否能够进一步提高微钙化的检出率仍存在争议。有研究报道乳腺X线摄影中微钙化的形态及分布特点直接影响着乳腺良恶性病变的判断，Kopans等指出DBT和传统的DM对于微钙化都具有良好的图像可见性，但Spangler等研究却发现DBT对于微钙化检测的敏感性并不如传统的DM灵敏。微钙化敏感度的研究结果不同，其原因可能是DBT的三维影像是在有限角度内获得的投影重建得到的，而且图像极易产生平面伪影，因此对钙化的分布及形态显示不够完全。

除了在乳腺微钙化的显示方面存在争议，DBT的辐射剂量也一直备受关注，研究报道，DBT在多次的小剂量曝光中，当保持恒定kVp、降低mAs，其每次曝光剂量都仅是传统乳腺X线摄影辐射剂量的5%～10%。Gennaro等研究指出，在相同剂量下获取的双侧乳腺内外斜位的DBT影像和FFDM影像（包括头尾位和内外斜位），以乳腺影像报告和数据系统（breast imaging reporting and data system，BI-RADS）为诊断标准对获取的影像进行评估，发现在总辐射剂量相同的情况下，两者的诊断效能相似。从患者角度来说，美国食品药品监督管理局（food and drug administration，FDA）认为相对DBT带来的辐射剂量的风险，其对于乳腺癌筛查敏感性和准确性的提高可带来的收益更大。

CEM技术主要是指在传统的数字乳腺X线摄影基础上，通过注射碘对比剂后，利用碘的K缘效应进行高低能量曝

光，使在低能图上未能显示的病变得到充分显影，CEM仅通过一次对比剂的注射就能完成双侧乳腺多个体位的检查，对比剂以3ml/s的速率经高压注射器团注入上臂静脉内，注射对比剂后的2min开始摄片。CEM的概念最早在2003年被提出，并在2011年获得FDA批准开始应用于临床。它可以克服传统FFDM的局限性，去掉正常重叠的腺体组织（其效果视背景强化的多少而不同），使病灶显示更为清楚，还能通过病灶强化与否，以及强化程度不同，评价乳腺病变的新生血管多寡，间接性地提供乳腺的生理和解剖等多种形态学信息。

我们曾立足于CEM对乳腺可疑病变的诊断价值问题进行临床研究，纳入临床或筛查发现乳腺可疑病变且最终经病理确诊的97例患者，均行FFDM＋DBT和CEM检查，结果表明结合CEM和不结合CEM两种方法对可疑病灶诊断的AUC值分别为0.923和0.900，差异有统计学意义，充分证实了CEM的临床诊断价值。除此之外，Mori等对经病理学证实的58例乳腺癌患者分别行CEM与传统的FFDM检查，结果表明CEM、DM的敏感性分别为86.2%和53.4%，特异性分别为94.1%和85.9%，准确性分别为90.9%和72.15%，相比传统的DM，CEM对于乳腺癌的诊断更为精准。Patel等对74例已被证实为乳腺癌的病灶分别利用传统的FFDM、CEM及超声进行大小测量，以病理结果作为金标准，研究发现CEM比传统的DM及超声对于病灶大小的测量更为准确。此外，该研究也证实CEM对于乳腺局部结构扭曲具有更高的敏感性与准确性。Cheung等指出CEM对于乳腺癌微钙化增强的敏感性、特异性、准确性、阴性

预测值分别为90.9%、83.78%、86.4%及93.94%，可以为无肿块的乳腺癌病灶提供更多的功能信息。

CEM与磁共振成像（magnetic resonance imaging，MRI）具有相似的病灶强化原理，很多学者把两者对乳腺癌的诊断性能进行了对比研究，例如，Dong等对263例经FFDM筛查具有可疑病灶的患者分别行CEM与MRI检查，通过病理验证，结果显示CEM、MRI的敏感性分别为91.5%、91.5%，准确性分别为81%、80.2%，特异性分别为89.5%、71.7%，阳性预测值分别为94.7%、90.5%，阴性预测值分别为83.7%、82.1%，表明CEM对乳腺癌病灶的诊断性能略高于MRI；Li等对66例乳腺病变分别行CEM、MRI检查，也得出类似的结果。目前新辅助化疗是乳腺癌患者的标准治疗方法，它可以缩小肿瘤的大小、降低乳腺癌的分期。乳腺癌新辅助化疗疗效检测的常规影像学检查为MRI。Bhavika等对65例患者在新辅助化疗前后行CEM与MRI检查，结果显示对比病灶完全缓解的评估，CEM与MRI的敏感性均为95%，特异性则分别为66.7%和68.9%，阳性预测值分别为55.9%和57.6%，阴性预测值分别为96.7%和96.9%，表明CEM与MRI评估乳腺癌新辅助化疗的效果具有相似的准确性。尽管CEM还处于起步阶段，其临床研究所选取的乳腺癌病理种类不够完整，但相比MRI，CEM具有的检查时间短、适用范围广和诊断效能高等诸多优点使其逐步得到重视，并逐步推广应用于临床。

二、乳腺超声成像

乳腺超声通常被视作乳腺癌的补充

检查方法。1952年，Wild先用A型回波法、15MHz探头，通过特殊装置来诊断乳腺的良恶性肿瘤，同时他们又用B型超声观察正常的乳腺及乳腺病变，这也是最早应用二维超声进行乳腺疾病的临床诊断。1954年，Howary等利用B型超声进行放射状扫查，首先报道了乳腺硬癌的超声图像，此后随着临床试验的反复研究，乳腺超声得到巨大的发展与进步，时至今日，乳腺超声已经成为乳腺X线检查的"黄金组合"，广泛应用于乳腺癌的筛查。

超声检查时患者通常采用仰卧位或侧卧位，偶尔也会选择特殊体位，检查时患者的患侧手臂尽量上抬外展，充分显露乳房及腋下，探头直接放在乳房表面，对乳头、乳晕及乳房外上、外下、内上、内下进行全面扫查，同时还需检查患者腋窝淋巴结的状况。但传统的二维超声呈现灰阶图像，观察受限，所获取的切面图像并不能满足影像及临床医师的需求。超声造影、三维超声、超声弹性成像等新技术的出现，将乳腺超声诊断推上了一个新的台阶。

20世纪90年代初，Goldberg等将超声造影首先应用于动物实验，经过一系列的反复研究，超声造影技术开始应用于临床。超声造影技术是指通过静脉注射对比剂，利用血液中气体微泡的高反射作用，提高超声检查对低流量、低速血流显示能力的一项新技术。既往对乳腺疾病血供情况的研究主要依赖于彩色多普勒成像，但其对于低流速小血管的检测并不敏感，而超声造影技术却可以更精确的显示肿瘤血液灌注程度及病灶的坏死情况，提高病灶的检出率。三维超声成像技术是利用计算机采集一系列二维图像并按一定规律进行重建，从而增加时间维度，构建出乳腺的三维影像，Rotten等于1999年首先应用三维成像技术研究乳腺肿块，其后又有研究报道三维乳腺超声可克服传统超声的局限性，提供具有三维功能的冠状位图像，结合彩色多普勒可以更为直观的显示肿瘤的供血情况。

此外，乳腺超声也可进行弹性成像。组织的弹性信息对于疾病的诊断具有重要意义，但传统的二维超声却无法直接提供组织弹性这一基本的力学属性信息。Ophir等于1991年最早提出弹性成像的概念，通过使用外部手动加压的方法获取静态条件下应变图，使之成为静态弹性成像最为常用的方法。1998年Krouskop等首次提出乳腺内不同组织的弹性系数是不相同的，另外有文献指出乳腺恶性病灶的硬度大于正常的腺体组织和良性病灶。超声弹性成像通过对肿块的硬度与应变率进行评估，利用弹性评分标准判断肿块的良恶性程度。最初国内外研究者主要是参照日本Tsukuba大学的超声弹性成像5分法标准对乳腺肿块进行硬度分级，并以≥3分或≥4分作为恶性病变的诊断标准。但由于5分法存在着很多缺陷，检查者极易产生误判。此后超声弹性成像评分法经过了一系列发展。2007年，罗葆明等首先提出乳腺超声弹性成像8分评分标准，该标准代表了国内学者在弹性评分法方面的研究水准，全面包含了乳腺病变在超声弹性成像中表现，分类更为细致合理。

虽然应用于乳腺诊断的超声技术发展迅速，常用的超声技术也已日趋成熟，但超声技术仍然有其不足之处。乳腺超声易受到操作者技术熟练程度及经验的影响，导致影像的诊断及判别结果不同，其次，乳腺超声观察的局限性也会使病灶显示不全，容易造成漏诊等问题。

三、乳腺MRI成像

乳腺MRI成像是乳腺癌的高端辅助检查方法，对于乳腺X线摄影或超声检查无法确定性质的病灶，通常采用MRI作为进一步检查手段。MRI多序列成像使其在乳腺癌诊断、术前分期、新辅助化疗预后评价及手术方式的选择中都起到了重要作用。1982年Ross等首先将MRI技术应用于乳腺病变的检测，2007年美国癌症协会乳腺癌筛查指南主张对乳腺癌高危人群实行一年一度的乳腺X线摄影及乳腺MRI检查。

MRI检查时采用双乳腺相控阵表面线圈，为使乳腺充分伸展，患者通常取俯卧位，双侧乳房自然悬垂于乳腺线圈中央，检查最佳时机为月经结束后1～2周，检查时常规进行T_1WI、T_2WI检查，主要序列为自旋回波（SE）序列、快速自旋回波（FSE）、梯度回波（GRE）序列及T_2WI脂肪抑制序列。T_1WI图像主要用于显示乳腺的解剖结构，也包括乳腺癌灶的边缘形态、血肿或出血、乳头内陷、皮肤增厚、胸大肌及胸壁等受累情况，而T_2WI图像则用于显示乳腺病变，尤其是对含液体病变的显示更为清晰，而T_2WI脂肪抑制序列则可观察到乳腺癌囊变、坏死、纤维化和扩张导管等其他病变。

近几年，MRI技术得到了迅速发展，特别是功能磁共振成像，以高软组织分辨率及多方位成像的特点受到了广泛关注。磁共振扩散加权成像（diffusion weighted imaging，DWI）能反映微结构中水分子扩散受限的程度。水分子扩散主要受两个因素即生物膜结构的限制和大分子物质对水分子吸附作用的影响，细胞繁殖越旺盛，密度越高，生物膜结构对水分子扩散的限制越明显。多项研究表明表观扩散系数（apparent diffusion coefficient，ADC）在乳腺癌良恶性病变的鉴别诊断、肿瘤的预后判断及疗效评估等方面都发挥着重要作用。通常恶性肿瘤生长活跃、细胞密度高、ADC值小，而良性肿瘤细胞密度低、ADC值大。Teruel等研究指出，当ADC阈值为$1.33\times10^{-3}mm^2/s$时，区分良恶性肿瘤具有较好的灵敏度及特异性。Chen等对13项乳腺DWI成像研究进行Meta分析，结果表明DWI区分良恶性病变的敏感性、准确性分别为84%、79%。磁共振波谱成像（magnetic resonance spectroscopy，MRS）是一种无创性评估生化组织特性的技术，可以从分子水平上了解疾病的生理和新陈代谢情况。目前最常见的是氢质子波谱成像（^1H magnetic resonance spectroscopy，^1H-MRS）。相关研究结果显示，胆碱与细胞增殖和肿瘤血管的生成有关，而^1H-MRS又可以检测到体内多种微量代谢物，因此，总胆碱浓度与乳腺癌的MRI表现成正相关，多数乳腺癌在3.2ppm处出现诊断意义的胆碱峰升高。MRS诊断乳腺癌的敏感性为70%～100%，特异性为67%～100%，提示^1H-MRS对乳腺良恶性病灶的鉴别有重要意义。

动态增强磁共振成像（dynamic contrast enhanced magnetic resonance imaging，DCE-MRI）是目前使用较为广泛的工具，扫描过程是指自肘静脉内快速团注顺磁性对比剂后对感兴趣区域进行一系列多时相的信号采集，获得病变形态学特征、病变感兴趣区时间－信号强度曲线及相应参数值，从而反映病灶的血供情况及血管通透性等。其不仅对病变的检出率接近100%，还可根据血流信号的情况绘制出时间-信号强度曲线以鉴别肿瘤的良恶性。曲线判读通常分为两部分：早期强化和延迟强化。早期强化是指在注入对比剂后最初2min或曲线开始变化时的强化率，分为缓慢强化、中等强化和快速强化。延迟强化也分为3种状况：Ⅰ型（持续上升型，又称流入型）、Ⅱ型（平台型）和Ⅲ型（廓清型）。持续上升型（流入型）是指渐进性持续强化无高峰，通常提示良性病变；平台型指早期无明显强化，中晚期强化信号不再增加，良恶性病变均可以出现；而廓清型是指早期强化明显，信号强度达峰值后降低，高度提示乳腺癌。有研究表明乳腺癌的强化峰值时间、早期强化率及时间-信号强度曲线类型与微血管密度及血管内皮生长因子有明显相关性。动态增强磁共振定量参数是通过注射对比剂采集血流动力学数据，计算药代动力学参数，分析这些参数对肿瘤组织血管生成的影响，可为乳腺肿物的定性诊断提供更多的参考信息。

总之，乳腺MRI检出病变的敏感性高，一般而言，MRI阴性者可除外癌肿，目前广泛应用于临床诊断。但MRI技术亦有其缺点，首先MRI特异性相对偏低，良、恶性征象有一定重叠，因此假阳性稍高，可能导致不必要的召回和乳腺活检；其次，MRI空间分辨率低，对微小钙化显示率低，尚待临床进一步研究及技术的改进。此外，MRI检查价格高、检查时间长，不适宜用于乳腺筛查。

（马梦伟　潘德润　胡仰玲　秦耿耿）

第二节　人工智能技术在乳腺影像学中的应用

伴随着影像技术的不断发展，以及数据量不可逆转的增加，以深度学习和影像组学为代表的人工智能方法在医学领域的应用日益广泛，在乳腺病灶检测、病灶分类及分割等多个方面表现出优异的性能。随着人工智能技术的应用，影像学正在从一种主观的感知技能转变为一种更客观的科学。

一、深度学习在乳腺影像学中的应用

深度学习（deep learning，DL）是机器学习领域中一系列试图使用多重非线性变换对数据进行多层抽象的算法，不仅学习输入和输出之间的非线性映射，还学习输入数据向量的隐藏结构，以用来对新的样本进行智能识别或预测。作为一类多层神经网络学习算法，可通过深层非线性网络结构学习特征，并且通过组合低层特征形成更加抽象的深层表示（属性类别或特征），实现复杂函数逼近，表征输入数据分布式表示，从而可以学习到数据集的本质特征。

深度学习在医学图像上的常见应用主要为分割及分类，其中代表性网络分别是U-Net和卷积神经网络（convolutional neural network，CNN）。CNN的架构由卷积层、池化层和全连接层组成。通过使用深度CNN架构来模拟自然的神经形态多

层网络，深度学习可以自动地学习多个层次的特征，卷积层越深，其能学习到的特征越抽象，这些抽象的特征在分类时作用比较大，但是由于物体一些细节的丢失，对于物体的轮廓不能很好地分割。而U-Net以全卷积神经网络为基础，将较浅的高分辨率层用于解决像素的定位问题，较深的层用来解决像素的分类问题，将浅层特征图与深层特征图像结合，用于图像的分割与边缘检测。

许多研究者致力于利用深度学习对乳腺图像进行自动分割，如提取乳腺MRI图像及乳腺X线片中纤维腺体区域、乳腺X线内外斜位片上自动识别胸肌等，为乳腺密度的自动分类提供了良好的技术支持。也有部分学者尝试以深度学习构建乳腺密度分类评估模型，取得了一定的进展。Songfeng Li等使用域自适应重采样方法训练深度卷积神经网络来估计乳房密度的概率图。对于独立测试集，深度卷积神经网络模型Dice系数（Dice coefficient，DC）为0.76±0.09，Pearson相关系数（r）为0.94，模型性能显著优于基于特征的学习方法。Mohamed等利用一个庞大的数字乳腺X线成像数据集，构建了一个基于CNN的深度学习模型，用于区分散在纤维腺体类和不均匀致密类这两种乳腺密度，该模型AUC值最高可达到0.9882和0.9857。该研究显示，深度学习模型在放射科医师常规评估的两种难以区分的乳腺密度类别之间，有较高的分类准确率。Lehman等构建深度卷积神经网络用于评估乳腺X线片的BI-RADS密度分类，该模型的密度分类水平堪比一个有经验的放射科医师。

在乳腺病灶的检出及分类上，Seung等提出了一种基于超声图像进行乳腺肿块定位和分类的方法。他们使用强标注的小数据集和弱标注的大数据集混合训练CNN来定位和分类乳腺B超图像中的肿块。强标注包括肿块区域的边框坐标（表示为Loc）和图像分类诊断标签（标记为DX），弱标注仅包含图像分类诊断标签。使用CorLoc来表示正确定位目标对象的图像百分比，CorLoc达到84.50%。作者认为，这样的一种方法可以辅助临床医师在人工阅片前检测出候选病变。Yousefi利用深度卷积神经网络（deep convolutional neural networks，DCNN）和多示例学习（multiple instance learning，MIL）构建在DBT图像中检测乳腺肿块的模型，其准确率接近87%。Herent等构建基于深度学习的乳腺病灶分类模型，335例MRI图像作为训练集，168例作为测试集，其独立测试集中AUC可达81.6%。在乳腺病灶的分割方面，Kumar等构建了一种基于乳腺超声图像对可疑乳腺肿块进行实时自动分割的模型，其中模型底层的多层U-Net算法是基于CNN模型进行改进，最终平均DC值达到0.82，优于原始的U-Net模型。

在已有的研究基础上，我们和中山大学智能系统工程学院苟超教授等开展医工合作研究，利用精确掩模生成的反病灶图像来提高乳腺X线图像上乳腺肿块分割的性能。该研究引入条件生成对抗网络（conditional generative adversarial network，CGAN）生成乳腺X线肿块图像，以增加数据集的多样性，同时引入了一种改进的U-Net网络用于乳腺肿块分割，并通过可视化和两位专业放射科医师进行定性评估，其AUC值最高可达0.92，在加入CGAN生成的图像后可进一步提高肿块分割的性能。在病灶性质分类方面，我们基于数字乳腺断层摄影（DBT）不同体位图像的纹理特征建立深度学习分类模型，对肿块型病变的良恶性进行鉴别，结果表明CC位和MLO位模型获得的AUC值分别为0.74和0.76，在一定程度上体现了深度学习模型对乳腺良恶性病变的鉴别能力。

关于乳腺肿块影像学分割的详细研究概况，读者们可参见本章第三节。

二、影像组学在乳腺影像学中的应用

近年来，计算机的快速发展以及自动化数据特征提取手段的增加，使得从医学图像中提取大量特征成为可能。事实上，医学图像除了主观可视、半定量化的特征信息外，还蕴含了大量可深度挖掘的数字化信息，期望人类肿瘤的表型差异及其隐藏的内涵信息能得到有效的可视化。2012年，Lambin等在European Journal of Cancer上率先提出Radiomics，即影像组学（radiomics）。影像组学是以图像分析、特征提取、特征筛选及模型构建为基础的新兴前沿学科方向，利用若干相关性较强的影像特征直观定量地描述病灶的状态，通过模型训练的方法将病理或者基因结果相关联，从而为临床决策提供有力的影像学基础。现有影像组学在乳腺病灶研究的方向主要侧重于良恶性诊断、乳腺癌分子亚型的分类以及预后分析，为传统影像学诊断乳腺病灶提供新的解决思路和方案。

目前已有大量研究表明影像组学特征，如乳腺实质纹理特征、熵值等在区分乳腺病灶良恶性方面具有一定的价值。在一项关于乳腺MRI的影像组学研究中，

熵值被认为是判断恶性病变的一个有用的参数，与良性病变相比，恶性病变的熵值更高，可反映肿瘤的异质性及血管状态。Li H等通过在FFDM上使用对侧乳腺正常组织和患侧乳腺病灶的影像组学特征，构建乳腺病灶良恶性分类的影像组学模型，结果表明联合患侧病灶和对侧正常乳腺实质的影像组学特征对乳腺病灶的鉴别能力优于单独使用患侧病灶的影像组学特征（AUC：0.84 ± 0.03 vs 0.79 ± 0.03；$P = 0.047$）。

在乳腺癌分子亚型预测方面，Zhang等的研究表明基于FFDM所提取的4个影像组学特征（病灶的圆度、凹度、灰度均值和偏斜度）有助于区分三阴性与非三阴性乳腺癌。Mazurowski等研究发现DCE-MRI中乳腺癌的影像组学特征与Luminal B型乳腺癌之间存在显著相关性（$P = 0.0015$）。在乳腺癌疗效评估方面，Elizabeth等基于DCE-MRI中的影像组学特征预测乳腺癌患者经新辅助治疗后病灶完全缓解（pathologic complete response，pCR），AUC值可达到0.707。Drukker K等探讨利用MRI影像组学特征预测淋巴结为阳性的乳腺癌病灶在新辅助治疗后能否达到完全缓解。该研究从158例患者新辅助治疗前的MRI影像中提取出包括从原发病灶及腋窝淋巴结中49个组学特征，构建的影像组学模型预测pCR的AUC值可高达0.82。

对乳腺癌分子亚型预测的影像组学详细研究概况，请读者们参见本章第四节。

三、文本信息与人工智能结合在乳腺影像学的应用

来自于原始影像图像的影像组学特征

在乳腺癌的诊断、治疗、疗效评估及预后预测等多个方面展现出优异的性能，主要是由于其表征与肿瘤异质性的微观特征相关。影像组学虽受到算法复杂性和缺乏标准化的限制，仍然具有高度自动化及提高不同医师阅片一致性的优点。文本信息，尤其是病灶影像学征象，是专家对原始病变及其周围区域的成像特征的宏观观察。尽管这些征象存在可重复性和一致性较差的问题，它仍然是解释病灶的主要影像特征和预测其生物学特性的基本工具，这是一种基于专家的评估方法。近年来，越来越多学者开始关注文本信息所带来的预测价值，并探讨其在基于人工智能的预测模型中所发挥的作用。

BI-RADS的普及为乳腺癌影像描述制定了规范化的标准。Wu等基于第5版BI-RADS中的乳腺X线摄影及MRI影像学征象，构建乳腺癌分子亚型预测的机器学习模型。该研究回顾性选取了363例浸润性乳腺癌患者的82个乳腺X线摄影及MRI影像学征象，并结合9个临床信息，以决策树为分类器，采用10折交叉验证，结果显示该决策树模型预测乳腺癌分子亚型的准确性高达74.1%。Biho Shi等分别探讨由放射科医师提取影像学征象构建的机器学习模型与计算机所提取的影像组学特征构建的模型在区分导管原位癌和浸润性导管癌的性能，研究表明，基于影像组学模型的AUC值为0.75，而基于文本信息的预测模型AUC值为0.68。Yu等基于临床信息与超声影像组学特征预测早期浸润性乳腺癌的腋淋巴结是否发生转移，研究结果表明单独使用影像组学特征所构建的模型AUC值最高达到0.78，而联合临床信息与影像组学特征所构建的混合模型AUC值可高达0.84。Li等基于乳腺X线影像分别提取影像学征象和影像组学特征，并联合患者的临床信息构建浸润性导管癌的预测模型，结果表明，基于文本信息和影像组学的预测模型优于仅使用影像组学特征的模型和仅使用文本信息的模型。

影像组学可以提取更多肉眼不可见的信息，基于影像组学构建的模型性能优于基于单纯文本信息构建的模型。但是，文本信息的加入，进一步提高了影像组学模型的性能，在一个计算框架内结合影像组学特征和文本信息在临床实践中可能是一个可行的选择。

人工智能辅助临床医师为患者提供诊疗方案，对于提高医师的诊断准确率和效率、提高医院竞争力有一定的积极作用，但是也面临许多挑战。首先，人工智能的学习需要高质量的带标注的海量数据，需要统一的规范来进行医学影像数据标注，对数据进行标准化处理。目前大多数的人工智能模型是基于国外的公开数据库完成的，不能完全反映我国疾病特点。其次，目前人工智能尚处于"弱人工智能"阶段，距离全面融入临床医师日常工作、全球范围大规模使用、缩小不同地区间医疗水平差距等目标的实现尚有很长的路要走。影像科医师要适应人工智能，接受人工智能，将其整合到日常工作中，使其更好地辅助临床工作。

（曾凤霞　温　晶　潘德润　秦耿耿）

第三节　乳腺肿块影像学分割技术现状及进展

乳腺X线检查是乳腺癌筛查的首选检查方法，乳腺超声及乳腺MRI是重要的补充检查手段。但上述检查方法均存在相同的缺点，即乳腺病灶可能与背景腺体分界不清。为了帮助影像诊断医师更好地区别病灶与乳腺腺体实质，计算机辅助诊断技术（computer aided diagnosis，CAD）应运而生，成为国内外研究的热点。

CAD中最重要的一环是对病灶进行分割。病灶分割是根据病灶与背景区域的差异，将病灶从影像图像上分割出来以便更好地观察，从而提高医师的诊断效能。国际上很早已经开始对乳腺病灶的分割技术进行研究，但国内对此研究相对较少。随着人工智能研究的兴起，国内对乳腺肿块的分割研究也逐渐得到广泛关注。

目前CAD系统多用于对乳腺肿块的检测及分割，良好的分割可以更精确地提取肿块特征，为后续诊断提供重要依据。钙化是乳腺实质内更高密度的病变，可因多种因素影响而形成，但乳腺癌钙化多以模糊不定形或细小多形性的微钙化为主，其形态及边缘难以在腺体背景上进行有效的剥离；乳腺结构扭曲是指乳腺实质变形失常但无明确肿块，包括从一点发出的毛刺状阴影，或乳腺实质边缘的局灶收缩，并无明确边界，与周围腺体组织难以区分。钙化及结构扭曲的解剖特殊性为乳腺病灶分割带来了更大的挑战，国内外对乳腺钙化及结构扭曲的研究多集中在病灶的检测上，对此两类病变的分割尚未有明确的研究，故本节仅对乳腺肿块的分割进行综述。

一、基于乳腺X线摄影的肿块分割技术

乳腺X线摄影的乳腺肿块分割方法可以分为传统分割方法和基于深度学习的人工神经网络分割方法。传统分割方法包括基于区域、基于边缘和两者混合的分割方法。基于区域的分割算法依赖于图像的空间局部特征，如灰度、纹理及其他像素的统计特性。分割结果很大程度上依赖于种子点及算法的选择，不同算法及种子点可能分割产生不同区域。基于边缘的分割算法主要利用梯度信息确定物体的边界，但对噪声敏感，容易产生假边界或不连续的边界而产生假阳性。Kass在1978年提出的基于参数的动态轮廓模型（Snake模型）是较常使用的边缘分割方法。这种模型使用局部轮廓曲率控制轮廓曲线的连续性和平滑性，并结合图像特征来计算得到轮廓的边缘。这种模型的缺陷是分割结果在很大程度上使得轮廓停留在第一个发现的强边缘点上而产生假边界。

为了克服上述两种方法的缺点，Sheila Timp等提出动态规划方法来求得乳腺肿块边缘，同时利用基于边缘的信息和关于肿块周围感兴趣区的灰阶分布知识来分割乳腺肿块，将乳腺肿块的分割问题看作是一个多阶段决策过程的最优化问题。David M.Catarious则通过重复线性分割方法来分割乳腺肿块，采用高斯微分过滤器的CAD系统所确定的区域作为参考，新的分割方法通过估计该区域内外部像素来优化可疑肿块的边界，降低背景噪声的影响。

近年来，深度学习方法尤其是CNN用于乳腺影像图像特征提取及分析引起了广泛关注。John等2015年使用CNN替代原有的手动提取特征方法，使乳腺X线图像病灶的分类准确率得到显著提高。但此方法大多是在人工勾画或提取病变区域ROI后再进行分割的，前期准备工作烦琐且具有较大主观性，增加了整个分割流程的复杂程度，使CAD系统发展受到一定限制。2019年，孙辉等提出的基于全卷积神经网络的FFDM肿块分割研究，引入更有效的非对称编码器-解码器网络架构，结合注意力引导密集上采样（attention-guided denseupsampling，AU）模块，提出了注意力引导密集上采样网络（AU-Net）以提高分割性能，实现了最佳分割结果，不仅能很好地分割不规则和小尺寸的乳腺肿块，而且能通过注意力选择机制有效地减少假阳性，同时不增加假阴性结果。

二、基于乳腺超声的肿块分割技术

尽管乳腺X线检查是乳腺癌筛查的首选检查方法，但超声仍然是乳腺癌筛查的重要辅助手段。然而，乳腺超声图像斑点噪声多，病灶边缘模糊，灰度欠均匀，肿瘤受压形状多变，这些缺点为超声病灶分割带来了很大的挑战。

传统的乳腺超声病灶分割算法包括阈值法、聚类法、分水岭法、活动轮廓模型法、马尔科夫随机场法、图论法等。活动轮廓模型是一种常用的边缘提取算法。2001年Chan等基于区域性水平集思想和Mumford-Shah泛函理论提出基于区域的水平集活动轮廓（chan-vese，CV）模型，并于2002年进一步改进后推广到多相水平集的情况进行运用；2013年杨谊等对此模型进行适应性改进，引入了表达肿块全局和局部信息的自适应能力，能够较好地处理灰度变化非均匀、噪声大、对比度低的乳腺超声图像，实现了乳腺肿块的准确快速分割。2017年刘磊等则在CV模型的基础上提出了一种基于指数加权平均比率（ratio of exponential weighted averages，ROEWA）算子改进的CV模型，主要适用于含有乘性噪声的图像，相较于传统CV模型及其基于梯度改进后模型，该算法在肿块分割上具有更优的准确度（0.974 ± 0.0067）和更快的分割速度。

基于深度学习的分割算法主要包括基于DCNN、全卷积神经网络（fully convolutional neural networks，FCNN）及U-Net的分割算法。U-Net由Ronneberger等在2015年提出，2018年梁舒等在U-Net的基础上增加其网络深度，并加入残差学习单元，提出了残差学习U型卷积神经网络（RcsU-Net），解决了网络加深出现的梯度消失问题，使分割效果得到显著提升，并借鉴了移动最小二乘形变的方法，在扩大数据集规模提高网络泛化能力的同时，保证了重要诊断信息的完整性，能够精准高效地分割肿块区域（肿块分割相似度系数DC为0.9568，交并比为0.9173）。

常规超声需要医师对整个区域进行扫描，同时采集图像及解释图像，使医师疲劳的同时增加了癌灶的漏诊率，而三维自动乳腺超声（3D automated breast ultrasound systems，ABUS）可以解决这些局限性。三维自动乳腺超声系统用一个传感器将二维切面堆叠起来形成三维图像，具有成像速度快、重复性好的优点，可能在乳腺成像及年轻女性乳腺癌检测和诊断方面带来一场革命。

由于三维图像的分割算法需要提取三维对象，因此向高维方向发展会使问题变得复杂。Kuo等使用径向梯度指数（radial gradient index，RGI）粗略地估计肿块体积，选取RGI最高的轮廓线作为分割结果；Li等则根据该初始轮廓提出基于边缘的变形模型。而E.Kozegar等根据前人经验提出了一种新的半自动分割三维ABUS肿块的方法（结合肿块信息的两阶段分割算法），第一阶段采用新的自适应生长算法对肿块边界进行粗略估计，第二阶段在此基础上提出了一种新的基于边缘的变形模型。此种新的分割算法根据Dice测度实现了精确的肿块分割结果。

三、基于乳腺CT的肿块分割技术

乳腺X线摄影是国际公认推荐的乳腺检查方法，但仍存在一定的误诊率。DBT虽然能提高乳腺癌检测的性能，但并不是完全的三维技术，图像采集过程覆盖的角度范围有限。近年来，专用乳腺CT（breast computed tomography，BCT）可以生成乳腺三维图像，避免乳腺X线摄影中组织重叠导致的病灶遮盖问题而得到推广。但乳腺CT三维检查产生了更多的图像，在加重影像医师工作量的同时，也为图像肿块分割带来了很大的难度。

最开始的研究中，Reiser和Kupinsiki等使用RGI算法对BCT图像中的肿块进行分割，结果显示93%的肿块产生了不低于0.4的重叠率。Ray等提出了BCT上第一个自动或半自动病灶分割算法，该算法需要人工输入标记来进行初始编辑，使用迭代分水岭分割（iterative watershed segmentation，IWS）算法并经人工神经网络（artificial neural network，ANN）优化后进行三维病灶分割，初步表明CADx对乳腺病变进行定量分析是可行的（AUC_{max}为0.70 ± 0.02）。

2007年Yuan等提出了一种基于水平集的方法，该方法能够以自然的方式处理分割和融合，从而在乳腺X线图像上分割肿块。而Hsien-Chi Kuo等将这种水平集方法扩展到乳腺CT增强（dynamic contrast enhanced dedicated breast computed tomography，DCE-BCT）三维图像，并使用之前开发的RGI分割来生成初始轮廓，结合主动轮廓模型，增加三个停止标准来终止病灶边缘处的迭代轮廓演化过程，通过计算与手工勾画的病灶轮廓的重叠率来评估自动肿块分割算法，结果显示该算法重叠率大于0.65（Dice系数为0.7），可以很好地应用于乳腺CT图像中肿块的分割。由于CT增强后乳腺病变比平扫图像中的病灶更明显，病变边缘更清晰且更容易被分割算法捕获，并且DCE-BCT比DCE-MRI具有更好的时间及空间分辨率。因此，病灶分割算法在增强CT图像上的研究具有很大的潜能。

四、基于乳腺MRI的肿块分割技术

乳腺MRI扫描是乳腺疾病的重要补充检查手段，在原位癌及无钙化病灶的诊断中具有重要意义。DCE-MRI凭借其高组织分辨率的优点，成为重要的乳腺癌早期诊断手段，而以DCE-MRI为基础的计算机辅助诊断技术作为一种新兴研究也逐渐应用于乳腺癌的临床诊疗，相应的病灶分割技术亦成为研究重点。

常用的MRI乳腺病灶分割方法包括形态学分割、聚类分割、边缘分割和特定理论分割等，使乳腺病灶的分割精度得到很大提升，但有些分割方法仍具有局限性。2015年叶希鹏等为探索更具稳定和准确的分割方法，融合模糊C均值聚类算法（fuzzy C-means clustering，FCM）和GVF snake模型，用FCM进行初始定位，GVF Snake模型进行全自动精细分割，并运用MRI序列帧间灰度分布相似、肿块位置、形状相近的原理对分割结果最优化，最终提高整个序列的分割精度及稳定性。2017年褚晶辉等提出一种基于超像素和改进C-V模型的三维全自动分割方法，利用磁共振图像序列帧间的相关性，采用像素算法提取肿块的大致轮廓，再采用改进的C-V水平集算法对可疑病灶边缘进行优化，以得到更接近肿块实际边缘的边界，较好地解决了乳腺MRI图像序列中肿块的三维分割问题，准确率高，具有较高的分割精度（以手动分割轮廓为基准，该法平均重叠率为87.84%，对比C-V模型58.90%，超像素和水平集结合模型76.36%，K均值＋C-V模型83.62%）。

虽然乳腺动态对比增强DCE-MRI发展迅速，但此方法因需要注射对比剂而被认为是有创检查。MRI-DWI序列不需要注射对比剂，作为MRI检查的一种辅助序列，可以提高乳腺MRI的准确性，减少不必要的活检。但DWI序列整体成像质量差、噪声严重、分辨率低，基于乳腺DWI-MRI自动全乳腺分割技术面临巨大挑战。2019年Zhanglei、Aly A.Mohamed等使用深度学习模型（U-Net和Seg-Net）和迁移学习作为分割方法，在DCE-MRI预先训练模型上进行迁移学习，结果显示U-Net模型具有更好的性能，从而提出DWI序列有可能在未来代替DCE-MRI成为乳腺MRI诊断的新武器。

五、小结

乳腺癌的防治工作是世界范围内的公共健康问题，早预防早诊治迫在眉睫。随着计算机技术的不断进步，计算机及医学结合的辅助诊断系统得到广泛研究及临床应用。CAD系统基于乳腺影像图像，借助计算机图像处理、数据统计以及人工智能等技术，能探测乳腺病灶，尤其是被腺体组织重叠影响而漏诊的乳腺病变，并能协助区分病变的良恶性，降低召回率和活检率，对乳腺癌的诊治提供了很大的帮助。如何选择合适的方法或算法，更好地分割肿块与乳腺组织，帮助放射学专家更准确地诊断乳腺癌，降低乳癌死亡率，提高患者生存率及生存质量，仍然任重而道远。

（冯晨雅　秦耿耿　陈卫国）

第四节　影像组学在乳腺癌分子分型中的应用现状及研究进展

目前对于乳腺癌的研究已深入分子水平，准确判定乳腺癌分子分型对治疗方案的选择及患者的预后有重大意义。如何在术前科学而无创地判断乳腺癌分子分型成为亟须解决的问题。医学影像学作为一种强大的成像工具，在疾病的诊断、治疗及预后中具有至关重要的作用。影像组学作为一项新兴领域，通过非侵入式采集图像的方法，将疾病特征与影像组学数据相整合，并进一步挖掘两者之间联系，已逐渐成为研究的重点。

一、乳腺癌分子分型与影像组学

乳腺癌分子分型的概念最早由 Perou 等提出，其中雌激素受体（estrogen receptor，ER）、孕激素受体（progesterone receptor，PR）、人表皮生长因子受体（human epidermal growth factor receptor 2，HER2）和增殖细胞核抗原（Ki-67）被认为是乳腺癌生物学特性的主要决定因素。第13届 St.Gallen 国际乳腺癌会议将乳腺癌分为以下4类：Luminal A 型、Luminal B 型、HER2 过表达型及三阴性，其中 Luminal B 型乳腺癌根据 HER2 状态被分为两个亚型。不同分子分型的乳腺癌治疗方式及预后截然不同。目前乳腺癌分子分型的获取主要依靠活检样本的免疫组织化学检测，但该方法存在诸多缺陷，不仅为有创性，更重要的是由于乳腺肿瘤存在异质性，单个区域的样本检测结果并不能代表整个乳腺病灶，其最终获取的分子分型的结果存在着不确定性。

随着精准医学概念的提出，影像组学在临床医学中的应用愈发受到重视，乳腺癌作为影像组学研究的热门话题，在很多方面都已进行较多的科学试验及临床研究，尤其在乳腺癌分子分型中的研究取得了突破性进展，这主要是由于不同分子分型的乳腺癌影像及临床表现复杂多样，极易与良性病变混淆，相较于传统的免疫组织化学检测，影像组学通过无创性的提取组学特征间接反映其在细胞和分子水平上的变化，在乳腺癌分子分型的鉴别上具有独特的优势，为术前乳腺癌分子分型的预测提供了新的解决思路和方案。

二、基于乳腺X线的影像组学模型在乳腺癌分子分型中的应用

FFDM 作为乳腺癌检查最常用的方法，具有分辨率高、价格适中、操作简单等优点。Zhou 等在乳腺 X 线摄影图像中提取出186个影像组学特征，并利用所提取的特征分别建立以支持向量机和逻辑回归为分类器的乳腺癌 HER2 状态预测模型，结果表明联合 CC 位和 MLO 位的影像组学特征所构建的逻辑回归模型预测性能最佳，其敏感性、特异性、准确性和 AUC 值分别为73.91%、68.75%、77.00% 和0.787，该研究不仅表明影像组学特征可作为乳腺癌患者术前评估 HER2 状态的有效工具，同时也发现联合两个摄影体位的影像组学特征所建立的模型比单一体位影像组学特征所构建的模型预测乳腺癌分子分型的性能高。Ma 等针对331名浸润性乳腺癌患者的 X 线摄影图像进一步探讨其他乳腺癌分子分型与影像组学特征之间的相关性，并以朴素贝叶斯为分类器建立乳腺癌分子分型的预测模型，其三阴性与非三阴性、HER2 过表达型与非 HER2 过表达型、Luminal 型与非 Luminal 型的 AUC 值分别为0.796、0.784、0.752，且该研究还发现其中的4个影像组学特征包括凹度、灰度值、相关性及圆度在乳腺癌分子分型的鉴别中有统计学意义（$P < 0.05$）。上述研究均是通过乳腺 X 线图像的纹理特征实现乳腺癌分子分型的有效鉴别，但缺点是传统的乳腺 X 线摄影所获取的是二维图像，腺体组织重叠过多，病变细微结构易被掩盖。

DBT 是在传统的 FFDM 基础上发展形成，通过利用不同的投照角度成像，从

而减少腺体组织的重叠使病灶显示更为清楚。Tagliafico等使用计算机分别提取20例乳腺癌和20例对照组的DBT纹理特征，结果显示其特征熵值与ER状态明显相关。Ki-67作为一种与细胞增殖密切相关的核蛋白，目前已成为乳腺癌患者临床常规检查的分子生物学指标。2011年圣加仑共识小组认为Ki-67可用于区分Luminal A和Luminal B型乳腺癌。有学者在70例浸润性乳腺癌患者的DBT图像中提取出106个影像组学特征，并以AUC为评价标准，结果发现其中34个特征与Ki-67值明显相关（P值均＜0.01），其中球度、自相关、四分位数间距等5个特征联合预测Ki-67值的AUC为0.698。DBT虽在一定程度上克服了FFDM的缺点，但却无法提供肿瘤血供情况，只能反映病灶形态学的改变，还存在着诸多限制。

CEM技术不仅消除了腺体组织重叠所造成的干扰，还可间接地显示病灶血供状态，从而能够更准确地评估病变性质。Maria等采用Mazda软件在CEM图像中提取了300个影像组学特征，结果发现所提取的部分影像组学特征在鉴别激素受体状态、HER2阳性/HR阴性与HER2阴性/HR阳性的准确率分别为78.4%、97.2%，该研究也表明部分CEM影像组学特征与乳腺癌分子分型密切相关。但基于CEM影像的影像组学在鉴别乳腺癌分子分型研究报道较少，尚处在初级阶段，该结论还需要更多、更大规模的研究进行验证。

三、基于乳腺超声的影像组学模型在乳腺癌分子分型中的应用

乳腺超声与FFDM被称为乳腺癌筛查和诊断的首选组合方法，但超声图像易受扫描切面和操作者操作水平的影响，图像质量难以标准化，因此，目前关于超声影像组学和乳腺癌分子分型之间的研究也较为少见。Moon等使用交叉验证对85例三阴性乳腺癌和84例良性纤维腺瘤患者的超声影像组学特征进行分析，结果表明所提取的形态学特征集和纹理特征集鉴别三阴性乳腺癌和良性纤维腺瘤的AUC值分别0.8470、0.8542。Lee等则采用影像组学评分的方法，建立基于超声纹理分析的三阴性乳腺癌与良性纤维腺瘤的预测模型，该模型在训练组预测三阴性乳腺癌与良性纤维腺瘤的AUC值为0.910，测试集AUC值为0.838。Guo等通过探讨超声影像学征象与乳腺癌分子分型之间的关系间接反映所提取的影像组学特征和乳腺癌分子分型之间是否存在关联。该研究共提取463个影像组学特征，并根据BI-RADS将其转换为6个影像学征象：形状、边缘、边界、回声模式、病灶后方回声和钙化，其中回声模式对乳腺癌分子分型的预测效果最好，AUC值可达0.738（95%CI：0.734～0.742）。该研究也间接反映基于超声影像所提取的组学特征与乳腺癌分子分型有关。

四、基于乳腺MRI的影像组学模型在乳腺癌分子分型中的应用

MRI技术以高软组织分辨力、多方位成像、无电离辐射等优点备受临床青睐，在乳腺疾病诊断中得到广泛应用。Mazurowski等从48名浸润性乳腺癌患者的DCE-MRI影像中共提取出23个影像组学特征，通过Logistic回归和似然比检验评估影像组学特征与乳腺癌分子分型

之间的关系，结果显示Luminal B型乳腺癌与所提取的影像组学特征之间存在着关联，且该分型的乳腺癌病灶增强率与背景实质增强率比值较其他乳腺癌分子分型高。Leithner等利用MaZda方法提取91例乳腺癌患者的DCE-MRI影像组学特征，并构建乳腺癌分子分型的预测模型，在训练集中预测Luminal A与Luminal B型、Luminal B与三阴性乳腺癌的准确率分别为84.2%、83.9%，在测试集中，准确率亦分别达到79.4%和77.1%，提示DCE-MRI影像组学特征对乳腺癌激素受体状态和分子分型的评估具有较高的诊断准确性。Fan等在MRI影像组学的基础上加入临床信息，在60例浸润性乳腺癌患者的DCE-MRI影像及临床资料中提取出88个影像组学特征和2个临床特征，并对所提取的特征进行降维、筛选，构建以Logistic回归为分类器的乳腺癌分子分型的预测模型，该模型的预测准确率高达86.9%。Li等证实部分DCE-MRI影像组学特征可以用于预测乳腺癌分子分型，并进一步证实特征熵值与乳腺癌分子分型之间存在统计学差异。Saha等利用机器学习的方法对922例乳腺癌患者的529个MRI影像组学特征进行分析，并建立乳腺癌分子分型的多分类预测模型，结果显示该模型预测乳腺癌Luminal A型、三阴性、ER、PR的AUC值分别为0.697、0.654、0.649和0.622，该研究还进一步明确部分DCE-MRI影像组学特征与乳腺癌分子分型有关。

目前关于乳腺癌分子分型的MRI影像组学研究处于初步阶段，尚不能直接应用于临床，但不可否认MRI影像组学特征可作为早期预测乳腺癌分子分型的生物学指标之一。

五、小结

虽然关于影像组学与乳腺癌分子分型的研究受到了广泛关注，但仍处于起步阶段，部分研究存在一定的缺陷，尚不能完全代替有创的免疫组织化学检测。一方面可能是由于影像科医师对影像组学的基本概念缺乏深入了解，且未建立有效和标准化的特征提取和数据共享系统，阻碍了影像组学在临床中的应用。另外，大多数涉及乳腺癌分子分型的影像组学研究属于回顾性分析，样本量不足，而且均为单一模态的影像组学，预测准确率仍待进一步提高。总之，随着大数据时代的到来，影像组学的发展以及对精准医疗的需求，影像组学联合基因组学、蛋白质组学将成为未来研究的新方向。

（马梦伟　曾凤霞　秦耿耿　陈卫国）

参 考 文 献

［1］Siegel RL，Miller KD，Jemal A. Cancer statistics，2020［J］. CA Cancer J Clin，2020，70（1）：7-30.

［2］龚敬，郝雯，彭卫军. 人工智能技术在乳腺影像学诊断中的应用现状与展望［J］. 肿瘤影像学，2019，28（3）：134-138.

［3］Giess CS，Pourjabbar S，Ip IK，et al，Comparing diagnostic performance of digital breast tomosynthesis and full-field digital mammography in a hybrid screening environment［J］. American Journal of Roentgenology. 2017，209（4）：929-934.

［4］Svahn TM，Chakraborty DP，Ikeda D，et al，Breast tomosynthesis and digital mammography：a comparison of diagnostic accuracy［J］. The British Journal of Radiology，

2012, 85（1019）: e1074-e1082.

［5］Kopans D. Calcifications in the breast and digital breast tomosynthesis［J］. The Breast Journal, 2011, 17（6）: 638-644.

［6］程兰兰, 刘斌, 胡汉金, 等. 数字乳腺断层摄影与常规影像学检查对乳腺肿块型病变诊断的对比研究［J］. 临床放射学杂志, 2019, 38（9）: 1637-1641.

［7］Mori M, et al. Diagnostic accuracy of contrast-enhanced spectral mammography in comparison to conventional full-field digital mammography in a population of women with dense breasts［J］. Breast Cancer, 2017, 24（1）: 104-110.

［8］Patel BK, et al. Assessing tumor extent on contrast-enhanced spectral mammography versus full-field digital mammography and ultrasound［J］. Clinical Imaging, 2017, 46: 78-84.

［9］Cheung YC, et al. Clinical utility of dual-energy contrast-enhanced spectral mammography for breast microcalcifications without associated mass: a preliminary analysis［J］. Eur Radiol, 2016, 26（4）: 1082-1089.

［10］Li L, et al. Contrast-enhanced spectral mammography（CESM）versus breast magnetic resonance imaging（MRI）: A retrospective comparison in 66 breast lesions［J］. Diagn Interv Imaging, 2017, 98（2）: 113-123.

［11］Patel BK, et al. Contrast-Enhanced Spectral Mammography is Comparable to MRI in the Assessment of Residual Breast Cancer Following Neoadjuvant Systemic Therapy［J］. Annals of Surgical Oncology, 2018, 25（5）: 1350-1356.

［12］张平安, 罗娅红. 乳腺癌功能磁共振［J］. 放射学实践, 2017, 32（6）: 582-586.

［13］Palle L, B. Reddy. Role of diffusion MRI in characterizing benign and malignant breast lesions［J］. Indian J Radiol Imaging, 2009, 19（4）: 287-290.

［14］Teruel JR, et al. Diffusion weighted imaging for the differentiation of breast tumors: From apparent diffusion coefficient to high order diffusion tensor imaging［J］. J Magn Reson Imaging, 2016, 43（5）: 1111-1121.

［15］Chen X, et al. Meta-analysis of quantitative diffusion-weighted MR imaging in the differential diagnosis of breast lesions［J］. BMC cancer, 2010, 10（1）: 693.

［16］Chen JH, et al. Clinical characteristics and biomarkers of breast cancer associated with choline concentration measured by ^{1}H MRS［J］. NMR in Biomedicine, 2011, 24（3）: 316-324.

［17］Wilczek B, et al. Adding 3D automated breast ultrasound to mammography screening in women with heterogeneously and extremely dense breasts: Report from a hospital-based, high-volume, single-center breast cancer screening program［J］. European Journal of Radiology, 2016, 85（9）: 1554-1563.

［18］Ophir J, et al. Elastography: a quantitative method for imaging the elasticity of biological tissues［J］. Ultrason Imaging, 1991, 13（2）: 111-134.

［19］Pesapane F, Codari M, Sardanelli F. Artificial intelligence in medical imaging: threat or opportunity? Radiologists again at the forefront of innovation in medicine［J］. Eur Radiol Exp, 2018, 2（1）: 35.

［20］Nakata N. Recent technical development of artificial intelligence for diagnostic medical imaging［J］. Jpn J Radiol, 2019, 37（2）: 103-108.

［21］Sk lansk y J. Image segmentation and feature extraction IEEE Transactions on Systems, Man, and Cybernetics, 1978, 8（5）:

237-2471.

[22] Zhang Y, et al. Automatic Breast and Fibroglandular Tissue Segmentation in Breast MRI Using Deep Learning by a Fully-Convolutional Residual Neural Network U-Net [J]. Academic Radiology, 2019, 26 (11): 1526-1535.

[23] Dalmis MU, et al. Using deep learning to segment breast and fibroglandular tissue in MRI volumes[J]. Med Phys, 2017, 44(2): 533-546.

[24] Lee J. Nishikawa. Automated mammographic breast density estimation using a fully convolutional network [J]. Medical Physics, 2018, 45 (3): 1178-1190.

[25] Ma X, et al. Automated pectoral muscle identification on MLO-view mammograms: comparison of deep neural network to conventional computer vision [J]. Medical Physics, 2019, 46 (5): 2103-2114.

[26] Li S, et al. Computer-aided assessment of breast density: comparison of supervised deep learning and feature-based statistical learning. Physics in Medicine & Biology, 2018, 63 (2): 025005.

[27] Mohamed AA, et al. A deep learning method for classifying mammographic breast density categories [J]. Medical Physics, 2018, 45 (1): 314-321.

[28] Chan HP, Helvie A.Deep Learning for mammographic breast density assessment and beyond[J]. Radiology, 2019, 290(1): 59-60.

[29] Yousefi MA. Krzyzak, CY, Suen.Mass detection in digital breast tomosynthesis data using convolutional neural networks and multiple instance learning [J]. Comput Biol Med, 2018, 96: 283-293.

[30] Herent P, Schmauch B, et al. Detection and characterization of MRI breast lesions using deep learning [J]. Diagnostic and Interventional Imaging, 2019, 100: 219-225

[31] Kumar V, et al. Automated and real-time segmentation of suspicious breast masses using convolutional neural network [J]. Plos One, 2018, 13 (5): e0195816.

[32] Shen T, et al. Learning from adversarial medical images for X-ray breast mass segmentation [J]. Computer Methods and Programs in Biomedicine, 2019, 180: 105012.

[33] 苏会芳, 周国锋, 谢传淼, 等. 放射组学的兴起和研究进展 [J]. 中华医学杂志, 2015, 95 (7): 553-556.

[34] Lambin P, Rios-Velazquez E, Leijenaar R, et al. Radiomics: extracting more information from medical images using advanced feature analysis [J]. European Journal of Cancer, 2012, 48 (4): 441.

[35] Parekh VS, Jacobs MA. Integrated radiomic framework for breast cancer and tumor biology using advanced machine learning and multiparametric MRI [J]. NPJ Breast Cancer, 2017, 3 (1): 43-49.

[36] Li H, Mendel KR, Lan L, et al. Digital mammography in breast cancer: additive value of radiomics of breast parenchyma[J]. Radiology, 2019, 291 (1): 15-20.

[37] Mazurowski MA, Zhang J, Grimm LJ, et al. Radiogenomic analysis of breast cancer: luminal B molecular subtype is associated with enhancement dynamics at MR imaging [J]. Radiology, 2014, 273 (2): 365-372.

[38] Cain EH, Saha A, Harowicz MR, et al. Multivariate machine learning models for prediction of pathologic response to neoadjuvant therapy in breast cancer using MRI features: a study using an independent validation set [J]. Breast Cancer Res Treat, 2019, 173 (2): 455-463.

［39］Drukker K，Edwards A，Doyle C，et al. Breast MRI radiomics for the pretreatment prediction of response to neoadjuvant chemotherapy in node-positive breast cancer patients［J］. J Med Imaging（Bellingham），2019，6（3）：34502.

［40］Wu M，Zhong X，Peng Q，et al. Prediction of molecular subtypes of breast cancer using BI-RADS features based on a "white box" machine learning approach in a multi-modal imaging setting［J］. European Journal of Radiology，2019，114：175-184.

［41］Shi B，Grimm LJ，Mazurowski MA，et al. Can occult invasive disease in ductal carcinoma in Situ be predicted using computer-extracted mammographic features？［J］. Academic Radiology，2017，24（9）：1139-1147.

［42］Yu F，Wang J，Ye X，et al. Ultrasound-based radiomics nomogram：A potential biomarker to predict axillary lymph node metastasis in early-stage invasive breast cancer［J］. European Journal of Radiology，2019，119：108658.

［43］Li J，Song Y，Xu S，et al. Predicting underestimation of ductal carcinoma in situ：a comparison between radiomics and conventional approaches［J］. International Journal of Computer Assisted Radiology and Surgery，2019，14（4）：709-721.

［44］Bian T，et al. Digital breast tomosynthesis：a new diagnostic method for mass-like lesions in dense breasts［J］. The Breast Journal，2016，22（5）：535-540.

［45］Gennaro G，et al. Digital breast tomosynthesis versus digital mammography：a clinical performance study［J］. European Radiology，2010，20（7）：1545-1553.

［46］文婵娟，徐维敏，曾辉，等. 对比增强X线摄影对乳腺可疑病变的诊断价值［J］.

中华放射学杂志，2019，53（9）：737-741.

［47］何子龙，吕闻冰，秦耿耿，等. 基于数字乳腺断层摄影图像纹理特征提取的单纯肿块型病变的深度学习分类模型构建的可行性［J］. 中华放射学杂志，2018，52（9）：668-672.

［48］Gu S，Chen Y，Sheng F，et al. A novel method for breast mass segmentation：from superpixel to subpixel segmentation［J］. Machine Vision and Applications，2019，30（7-8）：1111-1122.

［49］徐泽园，秦耿耿，陈卫国. 致密型乳腺影像筛查技术及研究进展［J］. 国际医学放射学杂志，2019，42（3）：312-316.

［50］孙克英，王昌元，李月卿，等. 乳腺肿块的分割方法［J］. 泰山医学院学报，2005（3）：81-83.

［51］Timp S，Karssemeijer N. A new 2D segmentation method based on dynamic programming applied to computer aided detection in mammography［J］. Med Phys，2004，31（5）：958-971.

［52］Catarious DJ，Baydush AH，Floyd CJ. Incorporation of an iterative，linear segmentation routine into a mammographic mass CAD system［J］. Med Phys，2004，31（6）：1512-1520.

［53］Arevalo J，Gonzalez FA，Ramos PR，et al. Convolutional neural networks for mammography mass lesion classification［J］. Conf Proc IEEE Eng Med Biol Soc，2015，2015：797-800.

［54］梁舒. 基于残差学习U型卷积神经网络的乳腺超声图像肿瘤分割研究［D］. 华南理工大学，2018.

［55］Horsch K，Giger ML，Venta LA，et al. Automatic segmentation of breast lesions on ultrasound［J］. Med Phys，2001，28（8）：1652-1659.

［56］Yap MH，Edirisinghe EA，Bez HE. Fully

automatic lesion boundary detection in ultra-sound breast images：SPIE，2007.

［57］Moon WK，Lo CM，Chen RT，et al. Tu-mor detection in automated breast ultrasound images using quantitative tissue clustering ［J］. Med Phys，2014，41（4）：42901.

［58］Huang YL，Chen DR. Watershed segmen-tation for breast tumor in 2-D sonography ［J］. Ultrasound Med Biol，2004，30（5）：625-632.

［59］Gomez W，Leija L，Alvarenga AV，et al. Computerized lesion segmentation of breast ultrasound based on marker-controlled wa-tershed transformation ［J］. Med Phys，2010，37（1）：82-95.

［60］Moraru L，Moldovanu S，Biswas A. Op-timization of breast lesion segmentation in texture feature space approach ［J］. Med Eng Phys，2014，36（1）：129-135.

［61］Gao L，Liu X，Chen W. Phase-and GVF-based level set segmentation of ultrasonic breast tumors ［J］. Journal of Applied Mathematics，2012，2012：1-22.

［62］Madabhushi A，Metaxas DN. Combining low-，high-level and empirical domain knowledge for automated segmentation of ultrasonic breast lesions ［J］. IEEE Trans Med Imaging，2003，22（2）：155-169.

［63］Pons G，Marti J，Marti R，et al. Evalu-ating lesion segmentation on breast sonogra-phy as related to lesion type ［J］. J Ultra-sound Med，2013，32（9）：1659-1670.

［64］Huang QH，Lee SY，Liu LZ，et al. A robust graph-based segmentation method for breast tumors in ultrasound images ［J］. Ultrasonics，2012，52（2）：266-275.

［65］Zhou Z，Wu W，Wu S，et al. Semi-auto-matic breast ultrasound image segmentation based on mean shift and graph cuts ［J］. Ultrason Imaging，2014，36（4）：256-276.

［66］Huang Q，Bai X，Li Y，et al. Optimized graph-based segmentation for ultrasound im-ages ［J］. Neurocomputing，2014，129：216-224.

［67］Chan TF，Vese LA. Active contours with-out edges ［J］. IEEE Trans Image Process，2001，10（2）：266-277.

［68］Kozegar E，Soryani M，Behnam H，et al. Mass segmentation in automated 3-D breast ultrasound using adaptive region growing and supervised edge-based deformable model ［J］. IEEE Transactions on Medical Imaging，2018，37（4）：918-928.

［69］Kuo H，Giger ML，Reiser I，et al. Au-tomatic 3D lesion segmentation on breast ultrasound images：SPIE，2013.

［70］Kozegar E，SoryanIM，Behnam H，et al. Mass segmentation in automated 3-D breast ultrasound using adaptive region growing and supervised edge-based deformable model ［J］. IEEE Transactions on Medical Imaging，2018，37（4）：918-928.

［71］Yuan Y，Giger ML，Li H，et al. A du-al-stage method for lesion segmentation on digital mammograms ［J］. Med Phys，2007，34（11）：4180-4193.

［72］Zhang L，Mohamed AA，Chai R，et al. Automated deep learning method for whole-breast segmentation in diffusion-weighted breast MRI ［J］. J Magn Reson Imaging，2020，51（2）：635-643.

［73］Perou CM，Sorlie T，Eisen MB，et al. Molecular portraits of human breast tumours ［J］. Nature，2000，406（6797）：747-752.

［74］Lei C，Wei W，Liu Z，et al. Mammogra-phy-based radiomic analysis for predicting benign BI-RADS category 4 calcifications ［J］. European Journal of Radiology，2019，121：108711.

［75］Cain EH，Saha A，Harowicz MR，et al.

Multivariate machine learning models for prediction of pathologic response to neoadjuvant therapy in breast cancer using MRI features: a study using an independent validation set [J]. Breast Cancer Res Treat, 2019, 173 (2): 455-463.

[76] Zhang H, Sun Z, Cheng Y, et al. A pilot study of radiomics technology based on X-ray mammography in patients with triple-negative breast cancer [J]. Journal of X-Ray Science and Technology, 2019, 27 (3): 485-492.

[77] Zhou J, Tan H, Bai Y, et al. Evaluating the HER-2 status of breast cancer using mammography radiomics features [J]. European Journal of Radiology, 2019, 121: 108718.

[78] Ma W, Zhao Y, Ji Y, et al. Breast cancer molecular subtype prediction by mammographic radiomic features [J]. Academic Radiology, 2019, 26 (2): 196-201.

[79] Tagliafico AS, Valdora F, Mariscotti G, et al. An exploratory radiomics analysis on digital breast tomosynthesis in women with mammographically negative dense breasts [J]. The Breast, 2018, 40: 92-96.

[80] Viale G, Hanlon NA, Walker E, et al. Ki-67 (30-9) scoring and differentiation of Luminal A-and Luminal B-like breast cancer subtypes [J]. Breast Cancer Res Treat, 2019, 178 (2): 451-458.

[81] Tagliafico AS, Bignotti B, Rossi F, et al. Breast cancer Ki-67 expression prediction by digital breast tomosynthesis radiomics features [J]. European Radiology Experimental, 2019, 3 (1): 36.

[82] Marino MA, Pinker K, Leithner D, et al. Contrast-enhanced mammography and radiomics analysis for noninvasive breast cancer characterization: initial Results [J]. Molecular Imaging and Biology, 2020, 22 (3): 780-787

[83] Moon WK, Huang YS, Lo CM, et al. Computer-aided diagnosis for distinguishing between triple-negative breast cancer and fibroadenomas based on ultrasound texture features [J]. Med Phys, 2015, 42 (6): 3024-3035.

[84] Lee SE, Han K, Kwak JY, et al. Radiomics of US texture features in differential diagnosis between triple-negative breast cancer and fibroadenoma [J]. Scientific Reports, 2018, 8 (1): 13546.

[85] Guo Y, Hu Y, Qiao M, et al. Radiomics analysis on ultrasound for prediction of biologic behavior in breast invasive ductal carcinoma [J]. Clinical Breast Cancer, 2018, 18 (3): e335-e344.

[86] Mazurowski MA, Zhang J, Grimm LJ, et al. Radiogenomic analysis of breast cancer: luminal B molecular subtype is associated with enhancement dynamics at MR imaging [J]. Radiology, 2014, 273 (2): 365-372.

[87] Leithner D, Horvat JV, Marino MA, et al. Radiomic signatures with contrast-enhanced magnetic resonance imaging for the assessment of breast cancer receptor status and molecular subtypes: initial results [J]. Breast Cancer Research, 2019, 21 (1): 106.

[88] Saha A, Harowicz MR, Grimm LJ, et al. A machine learning approach to radiogenomics of breast cancer: a study of 922 subjects and 529 DCE-MRI features [J]. Br J Cancer, 2018, 119 (4): 508-516.

英中文名词对照

（按英文字母顺序）

A

adenoid cystic carcinoma,ACC（腺样囊性癌）

adenosis tumor（腺病瘤）

Ag（银）

American cancer society，ACS（美国癌症协会）

amorphous calcification（无定形钙化）

androgen receptor，AR（雄激素受体）

apocrine carcinoma，AC（大汗腺癌）

apparent diffusion coefficient，ADC（表观扩散系数）

architectural asymmetry（结构不对称）

architectural distortion（结构扭曲）

artificial intelligence，AI（人工智能）

artificial neural network，ANN（人工神经网络）

asymmetries（不对称）

asymmetric tubular structure/solitary dilated-duct（不对称管样结构/单发扩张导管）

attention-guideddense-upsampling，AU（注意力引导密集上采样）

average glandular dose，AGD（平均腺体剂量）

acute suppurative mastitis（急性化脓性乳腺炎）

B

background parenchymal enhancement，BPE（背景实质强化）

breast computed tomography，BCT（专用乳腺CT）

breast adenosis（乳腺腺病）

breast imaging reporting anddata system，BI-RADS（乳腺影像报告和数据系统）

breast implant-associated anaplastic large celll ymphoma，BIA-ALCL（乳腺置入型假体合并间变性大细胞淋巴瘤）

C

calcification（钙化）

chan-vese，CV（水平集合活动轮廓）

chromogranin A，CgA（嗜铬颗粒蛋白A）

circumscribed（边缘光滑、清晰或锐利）

cytokeratin，CK（角蛋白）

cleavage，CV（乳沟位）

clumped（集丛样）

cluster ring intensity（簇样环形强化）

coarse heterogeneous calcification（粗糙不均质钙化）

coarse or popcorn-like calcification（粗大或"爆米花样"钙化）

computer aided diagnosis，CAD（计算机辅助诊断技术）

conditional generative adversarial network，cGAN（条件生成对抗网络）

contrast-enhanced digital mammography，CEDM（数字化乳腺X线对比增强摄影）

contrast enhanced mammography，CEM（乳腺X线对比增强摄影）

contrast-enhancement spectral mammography，CESM（对比增强能谱乳腺X线摄影）

convolutional neural network，CNN（卷积神经网络）

cranio-caudul，CC（头尾位）

Cu（铜）

D

deep convolutional neural networks，DCNN（深度卷积神经网络）

deep learning，DL（深度学习）

degree of enhancement（强化程度）

density（密度）

developing asymmetry（进展性不对称）

Dice coefficient，DC（Dice系数）

diffuse（弥漫性）

diffusion weighted imaging，DWI（磁共振扩散加权成像）

digital breast tomosynthesis，DBT（数字乳腺断层摄影）

digital mammography，DM（数字乳腺X线摄影）

distribution（分布）

ductal carcinoma in situ,DCIS（导管原位癌）

ductal carcinoma in situ with microinvasion，DCIS-MI（导管内癌伴微小浸润癌）

dynamic contrast-enhanced dedicated breast CT，DCE-BCT（乳腺CT增强）

dynamic contrast-enhanced magnetic resonance imaging，DCE-MRI（动态增强磁共振成像）

dystrophic calcification（营养不良性钙化）

E

equal density（等密度）

estrogen receptor，ER（雌激素受体）

exaggerated cranio-caudal,XCC（夸大头尾位）

F

fat-containing（含脂肪密度）

fibroadenoma（纤维腺瘤）

fibrocystic breast change，FBC（乳腺纤维囊性改变）

fibrocystic breast disease，FBD（纤维囊性乳腺病）

fine linear or fine-linear branching calcification（细线样或线样分枝状钙化）

fine pleomorphic calcification（细小多形性钙化）

focal（局灶区域性）

focal asymmetry（局灶不对称）

focus/foci enhancement（点/多点强化）

food and drug administration，FDA（食品药品监督管理局）

fast spin echo，FSE（快速自旋回波）

fully convolutional neural networks，FCNN（全卷积神经网络）

full field digital mammography，FFDM（全视野数字乳腺X线摄影）

fuzzy C-means clustering，FCM（模糊C均值聚类算法）

G

galactocele（积乳囊肿）

general electric，GE（通用电气）

global asymmetry（宽域性不对称）

glycogen-rich clear cell carcinoma，GRCC（富糖原透明细胞癌）

gradient echo，GRE（梯度回波）

grouped（簇状或集群分布）

gynecomastia，GYN（男性乳腺发育）

H

high energy，HE（高能量）

heterogeneous（不均匀）

high density（高密度）

high-grade ductal carcinoma in situ（高级别导管内癌）

homogeneous（均匀的）

human epidermal growth factor receptor 2，HER2（人表皮生长因子受体 -2）

half-value layer，HVL（半价层）

^{1}H magnetic resonance spectroscopy，^{1}H-MRS（氢质子核磁共振波谱成像）

hamartoma（错构瘤）

I

indistinct（模糊的）

intermediate-grade and low-grade ductal carcinoma in situ（中、低级别导管内癌）

internal enhancement characteristics（内部强化特征）

interval breast cancer（乳腺间期癌）

intraductal papillary carcinoma（导管内乳头状癌）

intramammary lymph node（乳内淋巴结）

invasive cribriform carcinoma，ICC（浸润性筛状癌）

invasive ductal carcinoma，IDC（浸润性导管癌）

invasive ductal carcinoma of no special type，IDC-NST（浸润性导管癌，非特殊类型）

invasive lobular carcinoma，ILC（浸润性小叶癌）

invasive micropapillary carcinoma，IMPC（浸润性微乳头状癌）

invasive papillary carcinoma，IPC（浸润性乳头状癌）

irregular（不规则形）

iterative watershed segmentation，IWS（迭代分水岭分割）

intraductal papilloma（导管内乳头状瘤）

K

Kep（速率常数）

Ktrans（容量转移常数）

L

large rod-like calcification（大杆状钙化）

lateral medial，LM；medial lateral，ML（外内/内外侧位）

latero-medial oblique，LMO（外内斜位）

linear（线样）

lobulated（分叶状）

low density（低密度）

lipoma（脂肪瘤）

M

magnetic resonance imaging，MRI（磁共振成像）

magnetic resonance spectroscopy，MRS（磁共振波谱成像）

male breast cancer，MBC（男性乳腺癌）

male breast disease，MBD（男性乳腺疾病）

malignant myoepithelioma，MME（恶性肌上皮瘤）

mammary duct ectasia，MDE（导管扩张症/导管周围乳腺炎）

margin（边缘）

marked（重度）

mass（肿块）

medio-lateral oblique，MLO（内外斜位）

medullary carcinoma，MC（髓样癌）

metaplastic carcinoma（化生性癌）

microlobulated（微分叶）

milk of calcium（钙乳样钙化）

mild（轻度）

minimal（极少）

mixed tubular carcinoma，MTC（混合型小管癌）

Mo（钼）

moderate（中度）

molecular breast imaging，MBI（乳腺分子影像）

mucinous carcinoma（黏液腺癌）

multiple instance learning，MIL（多示例学习）

multiple regional（多发区域性）

myoepithelial carcinoma，MEC（肌上皮癌）

myoepithelial lesion，MEL（肌上皮病变）

N

neuroendocrine carcinoma（神经内分泌癌）

neuron-specific enolase，NSE（神经元特异性烯醇化酶）

nipple inversion（乳头内陷）

nipple retraction（乳头回缩）

nodular fasciitis，NF（结节性筋膜炎）

nodular sclerosing adenosis（结节状硬化性腺病）

no-mass enhancement，NME（非肿块样强化）

non-reinforced internal septations（内部分隔）

O

obscured（遮蔽）

oil cyst（含油囊肿）

oval（椭圆形）

P

papillary carcinoma of breast（乳腺乳头状癌）

pathologic complete response，pCR（病理完全缓解）

phyllodes tumor（叶状肿瘤）

plasma cell mastitis，PCM（浆细胞性乳腺炎）

posterior nipple oblique（后乳头线）

progesterone receptor，PR（孕激素受体）

pure tubular carcinoma，PTC（单纯型小管癌）

Q

R

radial gradient index，RGI（径向梯度指标）

radial scar，RS（放射状瘢痕）

radiomics（影像组学）

ratio of exponential weighted averages，ROEWA（指数加权平均比率）

regional distribution（区域性分布）

Rh（铑）

round enhancement（环形强化）

round（圆形）

round calcification（圆形钙化）

S

sarcom atoidcarcinoma（肉瘤样癌）

scattered/diffuse distribution（散在或弥漫分布）

spin echo，SE（自旋回波）

secretory carcinoma（分泌型癌）

segmental（段样）

shape（形状）

skin calcification（皮肤钙化）

skin lesion（皮肤病变）

skin retraction（皮肤回缩）

skin thickening（皮肤增厚）

solid papillary carcinoma，SPC（实性乳头状癌）

spiculated（毛刺）

spindle cell carcinoma（梭形细胞癌）

suspicious morphology calcification（可疑恶性钙化）

suture calcification（缝线钙化）

synaptophysin，Syn（突触素）

synthetic mammography，SM（合成二维乳腺影像）

T

tangential，TAN（切线位）

terminal ductal lobular unit，TDLU（终末导管小叶单位）

Ti（钛）

Titanium contrast-enhanced mammography，TiCEM（钛对比增强乳腺X线摄影）

time-intensity curve，TIC（时间-信号强

度曲线）

trabecular thickening（小梁结构增宽）

tubular adenoma（管状腺瘤）

tubular carcinoma（小管癌）

typical benign calcification（典型良性钙化）

three dimensional automated breast ultra-sound systems，ABUS 3D（3D自动乳腺超声）

V

vascular calcification（血管钙化）

Ve（血管外细胞外间隙容积比例参数）

Vimentin（波形蛋白）

W

W（钨）

（温　晶　曾　辉　徐维敏）

中英文名词对照

（按拼音字母顺序）

B

半价层（half value layer，HVL）

背景实质强化（background parenchymal enhancement，BPE）

边缘（margin）

边缘光滑、清晰或锐利（circumscribed）

边缘型钙化（rim calcification）

表观扩散系数（apparent diffusion coefficient，ADC）

病灶完全缓解（pathologic Complete Response，pCR）

波形蛋白（Vimentin）

不对称（asymmetries）

不对称管样结构/单发扩张导管（asymmetric tubular structure-solitary dilated duct）

不规则形（irregular）

不均匀（heterogeneous）

C

磁共振波谱成像（magnetic resonance spectroscopy，MRS）

磁共振成像（magnetic resonance imaging，MRI）

磁共振扩散加权成像（diffusion weighted imaging，DWI）

雌激素受体（estrogen receptor，ER）

粗糙不均质钙化（coarse heterogeneous calcification）

粗大或"爆米花样"钙化（coarse or popcorn-like calcification）

簇样环形强化（cluster ring）

簇状或集群分布（grouped）

错构瘤（hamartoma）

90°侧位（lateral medial，LM；medial lateral，ML）

CE2D（contrast-enhanced 2D）

CEDM（contrast-enhanced digital mammography）

D

大汗腺癌（apocrine carcinoma，AC）

大杆状钙化（large rod-like calcification）

单纯型小管癌（pure tubular carcinoma，PTC）

导管扩张症/导管周围乳腺炎（mammary duct ectasia，MDE）

导管内癌伴微小浸润癌（ductal carcinoma in situ with microinvasion，DCIS-MI）

导管内乳头状癌（intraductal papillary carcinoma）

导管内乳头状瘤（intraductal papilloma）

导管原位癌（ductal carcinoma in situ，DCIS）

等密度（equal density）

低密度（low density）

点/多点强化（focus/foci enhancement）

典型良性钙化（typical benign calcification）

迭代分水岭分割（iterative watershed segmentation，IWS）

动态增强磁共振成像（dynamic contrast-enhanced magnetic resonance imaging, DCE-MRI）

段样（segmental）

对比增强能谱乳腺X线摄影（contrast-enhancement spectral mammography, CESM）

多发区域性（multiple regional）

多示例学习（multiple instance learning，MIL）

E

恶性肌上皮瘤（malignant myoepithelioma，MME）

F

放射状瘢痕（radial scar，RS）

非肿块样强化（no-mass enhancement，NME）

分布（distribution）

分叶形（lobulated）

分泌型癌（secretory carcinoma）

缝线钙化（suture calcification）

富糖原透明细胞癌（glycogen-rich clear cell of carcinoma，GRCC）

G

钙化（calcification）

钙乳样钙化（milk of calcium）

高级别导管内癌（high-grade ductal carcinoma in situ）

高密度（high density）

高能量（high energy，HE）

管状腺瘤（tubular adenoma）

H

含脂肪密度（fat-containing）

合成二维乳腺影像（synthetic mammography，SM）

后乳头线（posterior nipple oblique）

化生性癌（metaplastic carcinoma）

环形强化（rim）

混合型小管癌（mixed tubular carcinoma，MTC）

J

集丛样（clumped）

肌上皮癌（myoepithelial carcinoma，MEC）

肌上皮病变（myoepithelial lesion，MEL）

积乳囊肿（galactocele）

急性化脓性乳腺炎（acute suppurative mastitis）

极少（minimal）

计算机辅助诊断技术（computer aided diagnosis，CAD）

浆细胞性乳腺炎（plasma cell mastitis，PCM）

角蛋白（cytokeratin，CK）

结构不对称（asymmetry）

结构扭曲（architectural distortion）

结节性筋膜炎（nodular fasciitis）

结节状硬化性腺病（nodular sclerosing adenosis）

浸润性癌，非特殊类型［invasive carcinoma of no special type（NST）］

浸润性导管癌（invasive ductal carcinoma，IDC）

浸润性乳头状癌（invasive papillary carcinoma，IPC）

浸润性筛状癌（invasive cribriform carcinoma，ICC）

浸润性微乳头状癌（invasive micropapillary carcinoma，IMC）

浸润性微乳头状乳腺癌（invasive micropapillary carcinoma，IMPC）

浸润性小叶癌（invasive lobular carcinoma，ILC）

进展性不对称（developing asymmetry）

径向梯度指标（radial gradient index，RGI）

局灶不对称（focal asymmetry）

局灶区域性（focal）

卷积神经网络（convolutional neural network，CNN）

均匀（homogeneous）

K

可疑恶性钙化（suspicious morphology calcification）

夸大头尾位（exaggerated cranio-caudal，XCC）

快速自旋回波（fast spin echo，FSE）

宽域性不对称（global asymmetry）

L

铑（Rh）

M

毛刺（spiculated）

美国癌症协会（American cancer society，ACS）

密度（density）

弥漫性（diffuse）

钼（Mo）

模糊（indistinct）

模糊C均值聚类算法（fuzzy C-means clustering，FCM）

N

男性乳腺癌（male breast cancer，MBC）

男性乳腺发育（gynecomastia，GYN）

男性乳腺疾病（male breast disease，MBD）

黏液腺癌（mucinous carcinoma）

内部非强化分隔（dark internal septations）

内部强化特征（internal enhancement characteristics）

内外斜位（medio-lateral oblique，MLO）

P

皮肤病变（skin lesion）

皮肤钙化（skin calcification）

皮肤回缩（skin retraction）

皮肤增厚（skin thickening）

平均腺体剂量（average glandular dose，AGD）

Q

强化程度（degree of enhancement）

切线位（tangential，TAN）

轻度（mild）

清晰（circumscribed）

氢质子磁共振波谱成像（^{1}H magnetic resonance spectroscopy，^{1}H-MRS）

区域性分布（regional distributron）

全卷积神经网络（fully convolutional neural networks，FCNN）

全视野数字化乳腺X线摄影（full field digital mammography，FFDM）

R

人表皮生长因子受体2（human epidermal growth factor receptor 2，HER2）

人工神经网络（artificial neural network，ANN）

人工智能（artificial intelligence，AI）

容量转移常数（Ktrans）

肉瘤样癌（sarcom atoid carcinoma）

乳沟位（cleavage，CV）

乳内淋巴结（intramammary lymph node）

乳头回缩（nipple retraction）

乳头内陷（nipple inversion）

乳腺CT增强（dynamic contrast-enhanced dedicated breast computed tomography，DCE-BCT）

乳腺导管扩张（mammary duct ectasia）

乳腺分子影像（molecular breast imaging，MBI）

乳腺间期癌（interval breast cancer）

乳腺乳头状癌（papillary carcinoma，PC）

乳腺X线对比增强摄影（contrast enhanced mammography，CEM）

乳腺X线摄影（digital mammography，DM）

乳腺腺病（breast adenosis）

乳腺纤维囊性改变（fibrocystic breast change，FBC）

乳腺影像报告和数据系统（breast imaging reporting and data system，BI-RADS）

乳腺置入型假体合并间变性大细胞淋巴瘤（breast implant-associated anaplastic large cell lymphoma，BIA-ALCL）

S

散在或弥漫分布（scattered/diffuse distribution）

深度卷积神经网络（deep convolutional neural networks，DCNN）

深度学习（deep learning，DL）

神经内分泌癌（neuroendocrine carcinoma）

神经元特异性烯醇化酶（neuron-specific enolase，NSE）

时间-信号强度曲线（time of intensity curve，TIC）

实性乳头状癌（solid papillary carcinoma，SPC）

嗜铬颗粒蛋白A（chromogranin A，CgA）

数字乳腺断层摄影（digital breast tomosynthesis，DBT）

水平集合活动轮廓（chan-vese，CV）

速率常数（Kep）

髓样癌（medullary carcinoma，MC）

梭形细胞癌（spindle cell carcinoma）

T

钛（Ti）

梯度回波（gradient echo，GRE）

条件生成对抗网络（conditional generative adversarial network，cGAN）

铜（Cu）

通用电气（general electric，GE）

头尾位（cranio-caudul，CC）

突触素（Synaptophysin，Syn）

椭圆形（oval）

钛双能对比乳腺增强摄影（Titanium contrast-enhanced mammography，TiCEM）

W

外内斜位（latero-medial oblique，LMO）

微分叶（microlobulated）

钨（W）

无定形钙化（amorphous calcification）

X

Dice系数（Dice coefficient，DC）

细线样或线样分枝状钙化（fine linear or fine-linear branching calcification）

细小多形性钙化（fine pleomorphic calcification）

线样（linear）

纤维囊性乳腺病（fibrocystic breast disease，FBD）

纤维腺瘤（fibroadenoma）

腺样囊性癌（adenoid cystic carcinoma，ACC）

腺病瘤（adenosis tumour）

小管癌（tubular carcinoma）

小梁结构增宽（trabecular thickening）

形状（shape）

雄激素受体（androgen receptor，AR）

血管钙化（vascular calcification）

血管外细胞外间隙容积比例参数（Ve）

Y

叶状肿瘤（phyllodes tumor）

银（Ag）

影像组学（radiomics）

营养不良性钙化（dystrophic calcification）

含油囊肿（oil cyst）

圆形（round）

圆形钙化（round calcification）

孕激素受体（progesterone receptor，PR）

Z

3D自动乳腺超声（three dimensional automated breast ultrasound systems，ABUS 3D）

遮蔽（obscured）

指数加权平均比列（ratio of exponential weighted averages，ROEWA）

脂肪瘤（lipoma）

中、低级别导管内癌（intermediate-grade and low-grade ductal carcinoma in situ）

中度（moderate）

重度（marked）

肿块（mass）

终末导管小叶单位（terminal ductal lobular unit，TDLU）

注意力引导密集上采样（attention-guided dense-upsampling，AU）

专用乳腺CT（breast computed tomography，BCT）

自旋回波序列（spin echo，SE）

（温　晶　曾　辉　徐维敏）